എസ്കാസോ കോഡ്

അമിതവണ്ണത്തേയും ജീവിതശൈലി രോഗങ്ങളെയും
നേരിടുവാനുള്ള ഏറ്റവും ഫലപ്രദവും ലളിതവുമായ വഴി

തടി കുറയ്ക്കാൻ ഓടേണ്ട!

ഗ്രിന്റോ ഡേവി
ചിറക്കേക്കാരൻ

notionpress.com
INDIA • SINGAPORE • MALAYSIA

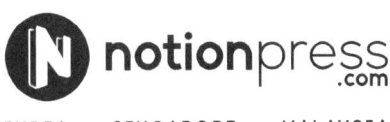

Notion Press

No.8, 3rd Cross Street,
CIT Colony, Mylapore,
Chennai, Tamil Nadu – 600004

First Published by Notion Press 2020
Copyright © Grinto Davy Chirakekkaren 2020
All Rights Reserved.

ISBN 978-1-64899-769-3

This book has been published with all efforts taken to make the material error-free after the consent of the author. However, the author and the publisher do not assume and hereby disclaim any liability to any party for any loss, damage, or disruption caused by errors or omissions, whether such errors or omissions result from negligence, accident, or any other cause.

While every effort has been made to avoid any mistake or omission, this publication is being sold on the condition and understanding that neither the author nor the publishers or printers would be liable in any manner to any person by reason of any mistake or omission in this publication or for any action taken or omitted to be taken or advice rendered or accepted on the basis of this work. For any defect in printing or binding the publishers will be liable only to replace the defective copy by another copy of this work then available.

സമർപ്പണം

പുതിയ തലമുറയിലെ സമൂഹത്തിനും, ഇപ്പോഴും അമിതവണ്ണത്തിന്റെയും ജീവിതശൈലീരോഗങ്ങളുടെയും കാരണമറിയാതെ അതിന്റെ പരിഹാരം തേടി, ഉത്തരം തേടി നടക്കുന്നവർക്കും, കുടുംബങ്ങൾക്കും, ആരോഗ്യത്തോടെ ജീവിക്കണം എന്നാഗ്രഹിക്കുന്നവർക്കും, പ്രായമായവർക്കും, ആരോഗ്യം സംരക്ഷിക്കണമെന്ന് ആഗ്രഹിക്കുന്ന എല്ലാവർക്കും വേണ്ടി ഈ പുസ്തകം സമർപ്പിക്കുന്നു.

ഉള്ളടക്കം

യഥാർത്ഥ സാക്ഷ്യങ്ങൾ	7
ആശംസകൾ	15
കൃതജ്ഞത	23
1. ആമുഖം	29
2. അമിതവണ്ണം - സ്ഥിതിവിവര കണക്കുകൾ	38
3. അമിതവണ്ണം - കുറയ്ക്കണം	41
- അമിതവണ്ണവും ജീവിതശൈലീ രോഗങ്ങളും	45
- കോവിഡ് -19 അഥവാ കൊറോണ വൈറസും അമിതവണ്ണവും	47
4. എന്റെ മാറ്റങ്ങൾ	54
5. മനോഭാവം, അവബോധം, വിശ്വാസം	61
6. നിങ്ങൾ ഭാരം കുറയ്ക്കണമോ ?	70
- ശരീരഘടന വിശകലനങ്ങൾ	72
- രക്ത പരിശോധനകൾ	80
7. അമിതവണ്ണം കുറഞ്ഞാലുള്ള ഗുണങ്ങൾ	83
8. എസ്കാസോ കോഡ് - ജി.ഡി.ഡയറ്റ് ®	89
I ഭക്ഷണം കഴിക്കുക	90
- എന്തിന് ഭക്ഷണം കഴിക്കണം	91
- ഭക്ഷണം കഴിച്ചില്ലെങ്കിൽ	101
- സമയം	106
- അളവുകൾ	112
- ഗുണമേന്മ	123
- എന്തെല്ലാം കഴിക്കാം	127

- ഒഴിവാക്കേണ്ട ഭക്ഷണങ്ങൾ	138
- ഭക്ഷണസങ്കലനം	157
II വ്യായാമങ്ങൾ	169
- വ്യായാമങ്ങളെക്കുറിച്ചുള്ള തെറ്റിദ്ധാരണകൾ	172
- എന്തിന് വ്യായാമങ്ങൾ ചെയ്യണം	179
- ന്യൂറോ മസ്കുലാർ സ്റ്റിമുലേഷൻസ്	189
III ജീവിതപരിവർത്തനം	196
- ആസൂത്രണം	203
- ജേർണൽ	212
- അഭിനന്ദനം	215
- സാമൂഹിക ജീവിതം	216
- എന്തുകൊണ്ട് ഭാരം കൂടുന്നു, എന്തുകൊണ്ട് ഭാരം കുറയുന്നില്ല	220
9. ഭക്ഷണം കഴിക്കുന്നതിന്റെ മനഃശാസ്ത്രം	237
- മെറ്റബോളിസം അഥവാ ഉപാപചയം	239
- അറിഞ്ഞു കഴിക്കുന്നതിന്റെ ശക്തി	240
10. മാനസിക സമ്മർദ്ദം അഥവാ സ്ട്രെസ്സ്	244
11. ഉറക്കം	251
- ഉറക്കവും അമിതവണ്ണവും	256
- മികച്ച ഉറക്കത്തിനായുള്ള മാർഗ്ഗങ്ങൾ	257
12. കുട്ടികളിലെ അമിതവണ്ണം	262
13. ഉപസംഹാരം	273
Frequently Asked Questions	*279*
Main References	*287*
ഗ്രന്ഥകർത്താവിനെ കുറിച്ച്	*301*

യഥാർത്ഥ സാക്ഷ്യങ്ങൾ

1. എനിക്ക് എസ്കാസോയും ഇവിടത്തെ ഭക്ഷണരീതികളും വളരെ അധികം ഇഷ്ടപ്പെട്ടു. ഇത്രയ്ക്കും മാറ്റങ്ങൾ എന്റെ ശരീരത്തിൽ സംഭവിക്കുമെന്ന് ഒരിക്കൽ പോലും ഞാൻ വിചാരിച്ചിരുന്നില്ല. വടിയുടെയും, രണ്ടുപേരുടെ സഹായത്തോടെയും മാത്രമേ എനിക്ക് നടക്കുവാൻ സാധിച്ചിരുന്നുള്ളു. നട്ടെല്ലിലാണ് എന്റെ പ്രശ്നം. നട്ടെല്ലിന്റെ കഴുത്തുഭാഗവും, നടുഭാഗവും കൂടാതെ കാൽമുട്ടിനും ശസ്ത്രക്രിയ വേണ്ടിവരും എന്നാണ് ഡോക്ടർമാർ പറഞ്ഞിരുന്നത്. പ്രായമായതുകൊണ്ടും അമിതരക്തസമ്മർദ്ദമുള്ളതുകൊണ്ടും ശസ്ത്രക്രിയ ഡോക്ടർമാർക്കും ബുദ്ധിമുട്ടായിരുന്നു. പിന്നെ അവർ പറഞ്ഞ ഒരേയൊരു മാർഗ്ഗം ശരീരഭാരം കുറയ്ക്കുക എന്നതായിരുന്നു. ഓപ്പറേഷൻ വിജയകരമാകാത്തതിന് പ്രധാന കാരണമായി ഡോക്ടർമാർ പറയുന്നത് എന്റെ തൈറോയ്ഡ്, ഹൈപ്പർ ടെൻഷൻ, കൊളസ്ട്രോൾ എന്നി പ്രശ്നങ്ങളാണ്. ആയതിനാൽ ഫിസിയോ തെറാപ്പിയും ഭാരം കുറയ്ക്കലുമാണ് ആദ്യം ചെയ്യേണ്ടത്. ഭക്ഷണരീതികൾക്കും ഭക്ഷണങ്ങൾക്കും ഇത്രയേറെ പ്രാധാന്യമുണ്ടെന്ന് ഇവിടെ വന്നപ്പോഴാണ് എനിക്ക് മനസ്സിലായത്. നമ്മുടെ വീട്ടിൽ ഉണ്ടാക്കുന്ന ഏത് ഭക്ഷണവും കഴിക്കാം. ഞാൻ ഇവിടെ വരുമ്പോൾ എനിക്ക് 72 വയസ്സാണ്. 72 കിലോ ഭാരവുമുണ്ടായിരുന്നു. മൂന്ന് മാസത്തെ പ്രോഗ്രാമിന് ശേഷം ഞാൻ 62 കിലോയായി. 10 കിലോയോളം കുറച്ചു. ഇപ്പോൾ നടക്കുവാൻ എനിക്ക് ആരുടെയും സഹായം ആവശ്യമില്ല. എല്ലാ കാര്യങ്ങളും ഒറ്റയ്ക്കു ചെയ്തു തീർക്കുവാൻ സാധിക്കുന്നു. നമ്മുക്ക് ഒരു ബുദ്ധിമുട്ടും ഇല്ലാത്ത ഗുണകരമായ ട്രീറ്റ്മെന്റ് ആണ് ഇവിടെ ഉള്ളത്. ഇത്

എന്റെ അനുഭവത്തിൽ നിന്ന് പറയുന്നതാണ്. എല്ലാവർക്കും പ്രത്യേകിച്ച് ഗ്രിന്റോ ഡേവിക്കും ഒരുപാട് നന്ദി.

ആലീസ് ജോൺ

2. ഞാൻ ഇവിടെ വളരെയധികം പ്രയാസങ്ങളോടു കൂടിയാണ് വന്നത്. പ്രധാനമായും വണ്ണം കൂടുതൽ ഉള്ളത് കൊണ്ടുള്ള ബുദ്ധിമുട്ടായിരുന്നു. എങ്ങനെ കുറയ്ക്കാൻ സാധിക്കും എന്നറിയില്ലായിരുന്നു. മുൻപ് പലതും പരീക്ഷിച്ചിരുന്നു. എന്നാൽ താൽക്കാലികമായ ഒരു പരിഹാരം മാത്രമേ ലഭിച്ചിരുന്നുള്ളു. എന്നാൽ ഇവിടെ ട്രീട്മെന്റ് ആരംഭിച്ചപ്പോൾ വളരെ അധികം മാറ്റങ്ങൾ ഉണ്ടായി. വണ്ണം കുറയാൻ തുടങ്ങി ആത്മവിശ്വാസം വർദ്ധിച്ചു. ജീവിതകാലം മുഴുവൻ ഇത് തുടർന്ന് കൊണ്ട് പോകാൻ സാധിക്കും എന്ന ഒരു വിശ്വാസം ഉണ്ടായി. പിന്നെ എടുത്തു പറയേണ്ട കാര്യം സ്വയമായി ഭക്ഷണരീതികൾ രൂപപ്പെടുത്തുവാൻ പഠിപ്പിക്കുന്നു എന്നതാണ് ജി.ഡി.ഡയറ്റിന്റെ പ്രത്യേകത. അല്ലാതെ മുൻകൂട്ടി ഒരു ചാർട്ട് തന്ന് അത് തന്നെ ചെയ്യാൻ പറയുന്ന സാധാരണ രീതികൾ ഇവിടെയില്ല. അതുകൊണ്ടുതന്നെ വളരെ എളുപ്പത്തിൽ ഇത് പിന്തുടരുവാൻ സാധിക്കുന്നു. നടക്കുവാൻ വളരെ അധികം പ്രയാസം ഉണ്ടായിരുന്ന എനിക്ക് ഇപ്പോൾ സുഖകരമായി നടക്കുവാൻ സാധിക്കുന്നു. എന്ത് കൊണ്ടും ഇവിടെ വന്നത് നല്ലതാണെന്നു തോന്നുന്നു.

ജെസ്സി ജോയ്

3. അമിതവണ്ണം മൂലം ഞാൻ വളരെയധികം വിഷമിച്ചിരുന്നു. വീട്ടിലെ എല്ലാവർക്കും വണ്ണമുണ്ട്. അപ്പച്ചന് അമിതവണ്ണവും കൂടെ ധാരാളം അസുഖങ്ങളും ഉണ്ടായിരുന്നു. ഞാനും വണ്ണം വയ്ക്കുന്നതുകൊണ്ട് അസുഖങ്ങൾ വരുമെന്ന് എനിക്ക് പേടിയുണ്ടായിരുന്നു.

പരിപാടികൾക്കൊന്നും ഞാൻ പോകാറില്ലായിരുന്നു. എവിടെപ്പോയാലും വണ്ണം കൂടിയ കാര്യം മാത്രമേ ആളുകൾക്ക് ചോദിക്കാനുള്ളു. പലരുടെയും ധാരണ ഞാൻ ഒന്നും ചെയ്യാതിരുന്നിട്ടാണ് വണ്ണം വയ്ക്കുന്നതെന്നാണ്. എന്നാൽ വീട്ടിലെ എല്ലാ പണികളും ചെയ്യുന്നത് ഞാനാണ്. പല തരത്തിലുള്ള ഡയറ്റുകളും ഞാൻ പരീക്ഷിച്ചിട്ടാണ് എസ്കാസോയിൽ വന്നത്. ഇവിടത്തെ ഭക്ഷണക്രമം കേട്ടപ്പോൾ എനിക്ക് ആദ്യം വിശ്വസിക്കാൻ സാധിച്ചില്ല. ചോറും കറിയുമെല്ലാം കഴിക്കാമെന്ന് പറഞ്ഞപ്പോൾ ഇതൊന്നും നടക്കില്ല എന്ന് ഞാൻ മനസ്സിൽ പറഞ്ഞു. പക്ഷെ വളരെ രസകരമായി അതിന്റെ കാര്യങ്ങളും വണ്ണം വച്ചതിന്റെ കാരണങ്ങളും ഗ്രിന്റോ ഡേവി പറഞ്ഞുതന്നു. എന്റെ ഭക്ഷണരീതി മുഴുവൻ അഴിച്ചു പണിതു. ആറ് മാസം കൊണ്ട് ഞാൻ 22 കിലോയോളം കുറച്ചു. എന്റെ എനർജി ലെവൽ എല്ലാം കൂടി. എന്റെ കുടുംബത്തിന് വേണ്ടി കൂടിയാണ് ഞാനിത് ചെയ്തത്. എനിക്ക് ആരോഗ്യമുണ്ടെങ്കിലേ കുടുംബം നന്നായി കൊണ്ടുപോകാൻ സാധിക്കുകയുള്ളു. എസ്കാസോ പ്രോഗ്രാം കഴിഞ്ഞിട്ട് ഇപ്പോൾ 6 കൊല്ലത്തോളമായി. ഇപ്പോഴും ഇതേ ഭക്ഷണരീതി ഞാൻ പിന്തുടരുന്നു. എന്റെ എല്ലാ ആശംസകളും നന്ദിയും രേഖപെടുത്തുന്നു.

ജോളി കാച്ചപ്പള്ളി

4. എന്റെ സന്തോഷം പറഞ്ഞറിയിക്കുവാൻ സാധിക്കുകയില്ല.. വണ്ണം നന്നായി കുറഞ്ഞു. മുഴുവനായി ഒരു മാറ്റം ഫീൽ ചെയ്യുന്നു. പ്രസവത്തിന് ശേഷം വയർ നന്നായി കൂടിയിരുന്നു. ഇപ്പോൾ നന്നായി കുറഞ്ഞു. ഇവിടെ വന്നത് ജീവിതത്തിലെ നല്ല തീരുമാനമായി കരുതുന്നു. ഭാരം കൂടുന്നതിനെക്കുറിച്ചും, ഭക്ഷണരീതികളെ കുറിച്ചും, വ്യായാമങ്ങളെക്കുറിച്ചും ധാരാളം സംശയങ്ങൾ ഉണ്ടായിരുന്നു. ഇവിടെ

വന്നതോടുകൂടി അതൊക്കെ മാറി. ഒരുപാട് പുതിയ അറിവുകൾ കിട്ടി. സമയത്തിന്റെ പ്രാധാന്യം മനസ്സിലാക്കുവാൻ സാധിച്ചു. വണ്ണം കുറയ്ക്കുക എന്നത് ഇത്ര എളുപ്പമാണെന്ന് മനസ്സിലാക്കി തന്ന ഗ്രിന്റോ ഡേവിക്കും എസ്കാസോ സെന്ററിലെ എല്ലാവർക്കും ഒരുപാട് നന്ദി

സ്നേഹ ലിജോ

5. ഞാൻ ഇവിടെ വരുമ്പോൾ 82 കിലോ ഭാരമായിരുന്നു. വ്യായാമങ്ങൾ ചെയ്യുവാൻ എനിക്കിഷ്ടവുമാണ്. എന്നാൽ എനിക്ക് ആസ്ത്മ ഉള്ളതുകൊണ്ട് കൂടുതൽ വ്യായാമങ്ങൾ ചെയ്യുവാൻ സാധിക്കാറില്ല. അപ്പോഴേക്കും ശ്വാസംമുട്ടൽ ആരംഭിക്കും. ആസ്ത്മയുള്ളതുകൊണ്ട് അതിന്റെ മരുന്നുകൾ ഞാൻ സ്ഥിരമായി ഉപയോഗിച്ചിരുന്നു. അതും ഭാരം കൂടുന്നതിന് കാരണമാണെന്ന് ഡോക്ടർമാർ എന്നോട് പറഞ്ഞിരുന്നു. വ്യായാമം ചെയ്യാൻ സാധിക്കാത്തതുകൊണ്ട് എനിക്ക് ഭാരം കുറയ്ക്കാൻ സാധിക്കുകയില്ല എന്നാണ് ഞാൻ വിചാരിച്ചിരുന്നത്. ഇവിടെ വന്ന് ഗ്രിന്റോ ഡേവിയുമായി സംസാരിച്ചപ്പോഴാണ് ഭക്ഷണരീതികളാണ് ഏറ്റവും പ്രധാനം എന്ന് എനിക്ക് മനസ്സിലായത്. നാലുമാസം കൊണ്ട് 9 കിലോ ഞാൻ കുറച്ചു. ഭാരം കുറഞ്ഞപ്പോൾ ശ്വാസം മുട്ടലിൽ വളരെയേറെ കുറവ് വന്നു. ഇപ്പോൾ പ്രോഗ്രാം കഴിഞ്ഞിട്ടും വളരെ കൃത്യമായി ജി.ഡി.ഡയറ്റ്® ഞാൻ പിന്തുടരുന്നു. ഞാൻ മാത്രമല്ല എന്റെ കുടുംബം മുഴുവൻ. എല്ലാവരോടും ഞാൻ പ്രത്യേകം നന്ദി പറയുന്നു.

ഷൈനി ജോൺസൻ

6. അമിതവണ്ണം കാരണം മറ്റുള്ളവരെ അഭിമുഖീകരിക്കാൻ ഞാൻ വളരെ അധികം വിഷമിച്ചിരുന്നു. എന്നാൽ ഇപ്പോൾ എനിക്ക് നല്ല ആത്മവിശ്വാസം ഉണ്ട്.

അണിഞ്ഞൊരുങ്ങുവാനും ഇഷ്ടമുള്ള വസ്ത്രം ധരിക്കാനും തടി കാരണം എനിക്ക് മടി ആയിരുന്നു. അമിതവണ്ണം കുറഞ്ഞപ്പോൾ ഇതെല്ലാം നന്നായി ഞാൻ ആസ്വദിക്കുന്നു. സുഖമായി ഇരിക്കുവാനും, നടക്കുവാനും, കുമ്പിട്ടിരുന്ന് ജോലികളെടുക്കുവാനുമെല്ലാം ഇപ്പോൾ എനിക്ക് സുഖമായി സാധിക്കുന്നു. സന്ധി വേദന ഒരു പരിധി വരെ കുറഞ്ഞു. എന്റെ ഭർത്താവ് മെലിഞ്ഞതായതിനാൽ എന്റെ പ്രസവശേഷമുള്ള തടിയും 10 വർഷമായി കൊണ്ട് നടക്കുന്ന കഴുത്തിലെയും മുഖത്തെയും കറുത്ത പാടുകളും എനിക്ക് വളരെയധികം വിഷമമുണ്ടാക്കിയിരുന്നു. അതിന്റെ കാരണം മോശം ഭക്ഷണരീതികളാണെന്ന് ഗ്രിന്റോ സർ പറഞ്ഞപ്പോൾ എനിക്ക് അത്ഭുതമായിരുന്നു. ഭക്ഷണസമയങ്ങളും ഭക്ഷണത്തിന്റെ ഗുണനിലവാരങ്ങളും ശരിയാക്കിയതോടുകൂടി കഴുത്തിലെ കറുപ്പ് പൂർണമായി മാറി. 6 മാസം കൊണ്ട് എന്റെ 22 കിലോ ഭാരമാണ് കുറഞ്ഞത്. ഒരുപാട് നന്ദിയുണ്ട്.

അശ്വതി സഞ്ജയ്

7. എസ്കാസോ വളരെ സുന്ദരവും സന്തോഷവും തരുന്ന സ്ഥലമാണ്. ആസ്വദിച്ച് ഭക്ഷണം കഴിച്ച് രസാവഹമായി ഭാരം കുറയുന്ന ഒരു മാജിക് ഡയറ്റ് ആണ് ഇവിടെയുള്ളത്. ഇവിടെ എത്തിയില്ലായിരുന്നുവെങ്കിൽ രോഗിയും വയസ്സിയുമായി ഞാൻ ഇപ്പോഴും ഇരുന്നേനേ...! മുട്ടുവേദനയും നടുവേദനയും കാരണം ജീവിതത്തിനോട് മടുപ്പ് തോന്നിയ അവസ്ഥയിലായിരുന്നു ഞാൻ. നാലു വർഷമായി യോഗ ചെയ്തും പഴങ്ങളും പച്ചക്കറികളും മാത്രം കഴിക്കാവുന്ന ഡയറ്റ് പരീക്ഷിച്ചും ഒരു കിലോ പോലും കുറയാതെ 70 കിലോയിൽ എത്തിയപ്പോഴാണ് ഞാൻ എസ്കാസോയിൽ വന്നത്.

എസ്കാസോയിലെ ഭക്ഷണരീതികളും, വ്യായാമത്തി നുപകരം ചെയ്യുന്ന മയോസ്റ്റിമുലേഷൻസും വളരെ അത്ഭുതകരമായി തോന്നി. ശരീരഭാരം കൂടുന്നതുകൊണ്ട്, വർഷങ്ങളായി മുട്ടയും ഇറച്ചിയും മീനും ഒഴിവാക്കിയിരുന്ന ഞാൻ ഇപ്പോൾ അതെല്ലാം കഴിക്കുവാൻ തുടങ്ങി. ഭക്ഷണം ഒഴിവാക്കി അല്പം ഭാരം കുറഞ്ഞാൽ തന്നെ ശരീരത്തിന്റെ ആകൃതി നഷ്ടപെടുമായിരുന്നു. എന്നാൽ ഇവിടെ എല്ലാ ഭക്ഷണങ്ങളും കഴിച്ചുകൊണ്ട് ശരീരഭാരം കുറയുന്നതിനോടൊപ്പം ശരീരത്തിന്റെ ആകൃതിയും തിരിച്ചുകിട്ടി. ഇവിടെ വരുന്നതിനുമുമ്പ് ഒരു മണിക്കൂർ കാറിൽ യാത്ര ചെയ്താൽ പോലും ക്ഷീണിച്ചിരുന്ന ഞാൻ ഇപ്പോൾ ഒരു ദിവസം മുഴുവൻ യാത്ര ചെയ്താലും എനെർജിറ്റിക് ആണ്. എസ്കാസോ ജി.ഡി.ഡയറ്റ് ഭക്ഷണത്തോടുള്ള എന്റെ മനോഭാവം തന്നെ മാറ്റി. നമ്മുടെ വീട്ടിൽ ഉള്ളതും ശരീരത്തിനാവശ്യമായ എല്ലാ പോഷകങ്ങളും ഉൾപ്പെടുന്ന ഭക്ഷണ രീതിയാണ് ഇത്. വളരെ അധികം ക്ഷമയോടെ നമ്മുടെ ചോദ്യങ്ങൾക്കും സംശയങ്ങൾക്കും ഗ്രിന്റോ ഡേവി മറുപടി തന്നിരുന്നു. എസ്കാസോയിൽ പോകുന്നു എന്നത് വളരെ അഭിമാനത്തോടെയും സന്തോഷത്തോടെയും ആണ് ഞാൻ മറ്റുള്ളവരോട് പറയുന്നത്. ഒരുപാട് നന്ദി.

ജോയ ദിലീപ്

8. നാല് മാസത്തെ പ്രോഗ്രാമാണ് ഞാൻ എടുത്തത്. അമിതവണ്ണം മൂലം ധാരാളം ശാരീരിക അസ്വസ്ഥതകൾ എനിക്കുണ്ടായിരുന്നു. എന്റെ ആത്മവിശ്വാസം വളരെ കുറഞ്ഞു തുടങ്ങിയിരുന്നു. വളരെയധികം സ്ട്രെസും ഞാൻ അനുഭവിച്ചിരുന്നു. ആദ്യത്തെ മാസം ഭക്ഷണം ശരിയാക്കിയപ്പോൾത്തന്നെ 7 കിലോയോളം ഞാൻ കുറഞ്ഞു. ഇത്ര സുഖകരമായി പിന്തുടരാൻ പറ്റുന്ന ഒരു ഭക്ഷണരീതി, അതും ഭാരം കുറയ്ക്കുന്ന പ്രോഗ്രാമുകളിൽ

ഞാൻ കണ്ടിട്ടില്ല. വീട്ടിലെ എല്ലാവര്ക്കും വളരെ എളുപ്പത്തിൽ ഇത് ചെയ്യാൻ സാധിക്കും. അത് ലൈഫ് ലോങ്ങ് തുടരാൻ സാധിക്കുകയും ചെയ്യും. എല്ലാ സ്റ്റാഫിന്റേയും സർവീസ് എടുത്തു പറയണം. 4 മാസത്തെ പ്രോഗ്രാമിൽ ഞാൻ 18 കിലോ കുറഞ്ഞു. അതോടുകൂടി എന്റെ ആത്മവിശ്വാസം തിരിച്ചു വന്നു. കാലിലുണ്ടായിരുന്ന വേദനകൾ മാറി, സ്ട്രെസ് വളരെയധികം കുറഞ്ഞു. എല്ലാത്തരത്തിലും ഞാനിപ്പോൾ സന്തോഷവതിയാണ്. നന്ദി!

സുഹാന ഷക്കീർ

9. എത്രയെല്ലാം ശ്രമിച്ചിട്ടും ശരീരഭാരം കൂടിക്കൊണ്ടിരുന്നിരുന്നതിനാൽ ഞാൻ വളരെ വിഷമത്തിലായിരുന്നു. 80 കിലോ ഭാരവുമായാണ് ഞാൻ ഇവിടെ വന്നത്. ഇവിടത്തെ ഭക്ഷണരീതികൾ ആദ്യം കേട്ടപ്പോൾ ആകെ സംശയമായിരുന്നു. കാരണം ഇവിടെ എല്ലാ ഭക്ഷണവും കഴിക്കാനാണ് പറയുന്നത്. ഭാരം കുറയുമ്പോൾ, മുഖത്തിന്റെ ഭംഗി കുറയുമോ, ചർമ്മം തൂങ്ങുമോ എന്നൊക്കെയുള്ള സംശയങ്ങൾ ഉണ്ടായിരുന്നു. പക്ഷേ ഒട്ടും തന്നെ മുഖത്തിന് ചേഞ്ച് ഇല്ലാതെ ശരീരം ഷേയ്പ് ആവാൻ തുടങ്ങിയപ്പോൾ വളരെ സന്തോഷം തോന്നി. നാല് മാസം കൊണ്ട് ഞാൻ 10 കിലോയോളം കുറഞ്ഞു. ഇപ്പോൾ നല്ല എനെർജിറ്റിക് ആയി.എല്ലാവർക്കും വളരെ നന്ദി.

ലിജി പ്രിൻസൺ

10. ഞാൻ എസ്കാസോയിലേക്ക് വരുമ്പോൾ 89.5 kg ഉണ്ടായിരുന്നു. അമിതവണ്ണം കുറയ്ക്കാൻ ധാരാളം പ്രോഗ്രാമുകളും ഡയറ്റുകളും പരീക്ഷിച്ചിട്ടുണ്ടായിരുന്നതുകൊണ്ട് വലിയ പ്രതീക്ഷയൊന്നുമുണ്ടായിരുന്നില്ല. വീണ്ടും മറ്റൊരു ഡയറ്റ് എന്ന് മാത്രമേ ഞാൻ വിചാരിച്ചിരുന്നുള്ളു. ഇവിടെ വന്നപ്പോൾ എന്റെ എല്ലാ

ധാരണകളെയും മാറ്റിക്കൊണ്ട്, ഭക്ഷണം കഴിക്കാൻ ഉപദേശിക്കുന്നു. നോൺ വെജ് കഴിക്കുന്നവരോട് അതുതന്നെ കഴിക്കുവാൻ പറയുന്നു, ചോറും മീൻ കറിയും കഴിക്കാമെന്ന് പറയുന്നു. ഇതെല്ലാം എനിക്ക് പുതിയ അറിവായിരുന്നു. ഞാനിതുവരെ കേട്ടിരുന്നത് ഭക്ഷണം കുറയ്ക്കുന്ന കാര്യങ്ങളായിരുന്നു. അതുകൊണ്ട് ആദ്യം അല്പം ഭയമുണ്ടായിരുന്നു. പക്ഷെ ഗ്രിന്റോ ഡേവി യുടെ ഡയറ്റ് ക്ളാസ്സുകളും വിവരണങ്ങളും എന്നെ വളരെയധികം മാറ്റി. ഭക്ഷണത്തെ വിശ്വസിക്കുവാൻ പഠിച്ചു. ഇവിടെത്തെ പ്രോഗ്രാം വഴി രണ്ടുമാസം കൊണ്ട് 8 കിലോ ഞാൻ കുറഞ്ഞു. ആദ്യമായിട്ടാണ് ഞാൻ ഒരു പ്രോഗ്രാമിൽ ഇത്രയും ഭാരം കുറയുന്നത്. ഭാരം കുറഞ്ഞത് മാത്രമല്ല, എല്ലാംകൊണ്ടും ഒരു പോസിറ്റീവ് എനർജി എനിക്ക് അനുഭവിക്കാൻ സാധിക്കുന്നു. ക്ഷീണവും സന്ധിവേദനകളും എല്ലാം കുറഞ്ഞു. നന്ദി പറഞ്ഞാൽ തീരില്ല. അത്രയ്ക്കും മാറ്റം ഞാൻ അനുഭവിച്ചു.

സലീലാ റഫീഖ്

ആശംസകൾ

ഇന്ന് വളരെ പേർ അഭിമുഘീകരിക്കുന്ന പ്രശ്നമാണ് അമിതവണ്ണമെന്നത്. പലരും അമിതവണ്ണം കുറയ്ക്കാൻ വളരെയധികം കഷ്ടപ്പെടുകയും ചെയ്യുന്നു. എന്നാൽ എല്ലാറ്റിനുമുപരി മാനസികമായും ശാരീരികമായും ഹെൽത്തി ആയി ഇരിക്കുക എന്നതാണ് ഏറ്റവും പ്രധാനം. എല്ലാ തരം രീതികളും പരീക്ഷിച്ച് പരാജയപ്പെട്ടിരിക്കുമ്പോഴാണ് ശ്രീ.ഗ്രിന്റോ ഡേവിയെക്കുറിച്ചും അദ്ദേഹത്തിന്റെ ജി.ഡി.ഡയറ്റിനെക്കുറിച്ചും എസ്കാസോയെക്കുറിച്ചും ഞാൻ കേൾക്കുന്നത്. ഗ്രിന്റോ ഡേവിയുമായുള്ള ആദ്യത്തെ മീറ്റിംഗ് കഴിഞ്ഞപ്പോൾ തന്നെ, എന്റെ അത്രവരെയുള്ള കാഴ്ചപ്പാടിനെ മാറ്റുന്ന രീതിയിലുള്ള ധാരാളം ഇൻഫൊർമേഷൻസ് കിട്ടി. ഏകദേശം രണ്ടാഴ്ചയൊക്കെയെടുത്തു ഞാൻ ഈ ഭക്ഷണക്രമത്തിലേക്ക് മാനസികമായി മാറാനായിട്ട്. വർഷങ്ങളായി ചോറ് കഴിക്കാൻ പേടിച്ചിരുന്ന ഞാൻ ചോറ് കഴിക്കുവാൻ തുടങ്ങി. തൈരും സംഭാരവുമെല്ലാം പേടി കൂടാതെ കഴിക്കുവാൻ തുടങ്ങി. എങ്ങനെയെങ്കിലും ശരീരഭാരം കുറയ്ക്കുക എന്നതല്ല, ആരോഗ്യത്തോടു കൂടിയിരിക്കുക എന്നതാണ് ഏറ്റവും പ്രധാനം എന്ന് അന്നാണ് എനിക്ക് മനസ്സിലായത്. ഇന്നും ഞാൻ ഈ ഭക്ഷണക്രമം പിന്തുടരുന്നു.

വളരെ ലളിതമായ രീതിയിൽ ശ്രീ.ഗ്രിന്റോ ഡേവി എഴുതി തയ്യാറാക്കുന്ന എസ്കാസോ കോഡ് എന്ന പുസ്തകം, അമിതവണ്ണത്തെക്കുറിച്ചും ഭക്ഷണരീതികളെക്കുറിച്ചും വ്യായാമങ്ങളെക്കുറിച്ചുമുള്ള തെറ്റിദ്ധാരണകൾ മാറുവാനും ശരിയായ അറിവുകൾ ലഭിക്കുവാനും സഹായിക്കുമെന്ന് എനിക്ക് ഉറപ്പുണ്ട്. എന്റെ എല്ലാ ഭാവുകങ്ങളും നേരുന്നു.

കാവ്യാ മാധവൻ
സിനിമ താരം, എഴുത്തുകാരി, കവിയത്രി

തടി കൂടി, ചബ്ബിയായി എന്നെല്ലാം കേട്ട് കേട്ട് മടുത്ത കാലമുണ്ടായിരുന്നു. പിന്നെ വണ്ണം കുറഞ്ഞപ്പോൾ എല്ലാവരും ചോദിക്കുന്നത് എങ്ങനെ ഇത്രയും വണ്ണം കുറഞ്ഞു എന്നതാണ്. ആദ്യം ഞാൻ വണ്ണം കുറച്ചത് ശ്രീ.ഗ്രിന്റോ ഡേവി നിർദ്ദേശിച്ച ഭക്ഷണരീതികളിലൂടെയാണ്. ആദ്യം എനിക്ക് വർക് ഔട്ടുകൾ ബുദ്ധിമുട്ടായിരുന്നു. ഭക്ഷണരീതികൾ ശരിയാക്കി ഭാരം കുറഞ്ഞുതുടങ്ങിയപ്പോൾത്തന്നെ എനിക്ക് നല്ല ഉന്മേഷം ലഭിച്ചുതുടങ്ങി. എന്റെ ശരീരം കൂടുതൽ ഷേപ്പ് ആയിതുടങ്ങി. 2012 -14 കാലഘട്ടത്തിലാണ് ഞാൻ എസ്കാസോ പ്രോഗ്രാം ചെയ്യുന്നത്.

എസ്കാസോ കോഡ് എന്ന ഈ പുസ്തകം വളരെപ്പേർക്ക് ഗുണം ചെയ്യുമെന്ന് എനിക്കുറപ്പുണ്ട്. എന്റെ എല്ലാ വിധ ആശംസകളും ശ്രീ. ഗ്രിന്റോ ഡേവിക്കും അദ്ദേഹത്തിന്റെ ഈ പുസ്തകത്തിനും നേരുന്നു.

റിമി ടോമി

ഗായിക, അവതാരക, സിനിമ ടെലിവിഷൻ താരം.

അല്പം വണ്ണം കൂടിയെന്ന് തോന്നിയത് കൊണ്ടാണ് ഞാൻ എസ്കാസോയിൽ ഗ്രിന്റോ ഡേവിയെ കാണുവാൻ വരുന്നത്. സ്വാഭാവികമായും മറ്റ് പലരുടെയും പോലെ എങ്ങനെയെങ്കിലും വണ്ണം കുറയ്ക്കുക എന്ന ലക്ഷ്യമായിരുന്നു എനിക്കുണ്ടായിരുന്നത്. ക്ലൈന്റ് എന്ന നിലയിലാണ് ഞാൻ എസ്കാസോയിലേക്ക് ആദ്യം വരുന്നതെങ്കിലും ഇവിടത്തെ പ്രോഗ്രാം കഴിഞ്ഞപ്പോഴേക്കും വലിയൊരു സുഹൃദ്ബന്ധം ഗ്രിന്റോ ഡേവിയുമായും ഭാര്യ ജോൺസിയുമായി സ്ഥാപിക്കാൻ കഴിഞ്ഞു.

ഭക്ഷണം എങ്ങനെയെങ്കിലും എപ്പോഴെങ്കിലും കഴിക്കുക, അല്ലെങ്കിൽ കഴിക്കാതിരിക്കുക, അതിനുശേഷം ധാരാളം വർക്ക്ഔട്ട് ചെയ്യുക, അപ്പോൾ വണ്ണം കുറയും എന്നാണ് പൊതുവെ എല്ലാവരുടെയും മനസ്സിലെ ധാരണ. പലർക്കും മധുരത്തിനോടുള്ള ക്രേവിങ്ങും രാത്രിയാകുമ്പോൾ ഭക്ഷണം കൂടുതൽ കഴിക്കണം എന്ന തോന്നലുകളും സാധാരണമാണ്. ചിലപ്പോൾ ചിലർ പറയും ചോറ് കഴിക്കരുത്, അത് കഴിക്കരുത്, ഇത് കഴിക്കരുത്. എനിക്ക് തന്നെ ആകെ കൺഫ്യൂഷൻ ആയിരുന്നു. എവിടെപ്പോയാലും ഭക്ഷണം ഒഴിവാക്കലിനെക്കുറിച്ചാണ് സംസാരിക്കുന്നത്.

പക്ഷെ ഗ്രിന്റോ ഡേവിയുമായി ആദ്യം സംസാരിച്ചതിന് ശേഷം, ഭക്ഷണത്തിന്റെ പ്രാധാന്യത്തെക്കുറിച്ചു എനിക്ക് വ്യക്തമായി മനസ്സിലായി. ഇതിൽ ഏറ്റവും പ്രധാനമായി എനിക്ക് തോന്നിയത്, ഓരോ ആഹാരവും എന്റെ ശരീരത്തിൽ എന്തെല്ലാം മാറ്റങ്ങൾ വരുത്തുന്നുണ്ട് എന്ന് സ്വയം മനസ്സിലാക്കുവാൻ സാധിച്ചുതുടങ്ങി എന്നുള്ളതാണ്. എന്നെ സംബന്ധിച്ചിടത്തോളം ചോറ് ഒഴിവാക്കുക എന്ന് ചിന്തിക്കാനേ സാധിക്കാത്ത കാര്യമാണ്. ഗ്രിന്റോ ഡേവി പറഞ്ഞത്, പ്രധാന ആഹാരങ്ങൾ ഒന്നുംതന്നെ ഒഴിവാക്കേണ്ട ആവശ്യമില്ല എന്നാണ്. എന്തെല്ലാം വ്യായാമങ്ങൾ ചെയ്താലും, അതിനുശേഷം ഞാൻ എന്ത് കഴിക്കുന്നു എന്നതാണ് പ്രധാനമെന്ന് എനിക്ക് മനസ്സിലാക്കി തന്നു.

എന്റെ ശരീരത്തിലേക്ക് എങ്ങനെ ഞാൻ ന്യൂട്രിയന്റ്സ് കൊടുക്കുന്നു എന്നതിനെ ആശ്രയിച്ചാണ് വണ്ണം കൂടുന്നതും കുറയുന്നതെന്നുമുള്ള വലിയ ഒരു പാഠം എനിക്ക് ലഭിച്ചു.

രണ്ടു വർഷത്തോളം ഞാൻ ഇവരുടെ സഹായത്തോടെയും നിർദ്ദേശ്ശങ്ങളിലൂടെയും ഭക്ഷണക്രമങ്ങളിൽ സാവകാശം മാറ്റം വരുത്തി. ശരീരത്തെക്കുറിച്ചും ശരീരത്തിന്റെ പ്രവർത്തനങ്ങളെക്കുറിച്ചും, ഓരോ ഭക്ഷണങ്ങളും എങ്ങനെ ശരീരത്തിൽ പ്രവർത്തിക്കുന്നു എന്നതിനെക്കുറിച്ചും ഒരുപാട് കാര്യങ്ങൾ പഠിച്ചെടുക്കുവാൻ എനിക്ക് സാധിച്ചു. സ്വയം എന്റെ ശരീരത്തെ മനസ്സിലാക്കുവാൻ സാധിച്ചു എന്നുള്ളതാണ് എടുത്തു പറയേണ്ട കാര്യം. ഇപ്പോൾ എല്ലാ നല്ല ഭക്ഷണങ്ങളും ഞാൻ കഴിക്കുന്നു. ഈ പറഞ്ഞ അടിസ്ഥാനങ്ങളിൽ നിന്ന് കൊണ്ട് ആഹാരരീതികളിൽ പുതിയ ഐഡിയകൾ ഞാൻ തന്നെ വരുത്തുന്നു. എസ്കാസോയിൽ വന്നത് ധാരാളം തെറ്റിദ്ധാരണകൾ മാറ്റുവാൻ സഹായിച്ചിട്ടുണ്ട്. ഇവിടെ വരുന്ന ആർക്കും സ്വന്തം ശരീരത്തെക്കുറിച്ച് വ്യക്തമായ ധാരണ ലഭിക്കുവാനും അതിനനുസരിച്ച് ശരിയായ മാറ്റങ്ങൾ വരുത്തി മുന്നോട്ട് പോകുവാൻ സാധിക്കും.

ഭക്ഷണശീലങ്ങളെക്കുറിച്ചും ജീവിതശൈലി നന്നാക്കുന്നതിന്റെ ആവശ്യകതെയും കുറിച്ച് ഗ്രിന്റോ ഡേവി കൊടുക്കുന്ന തരത്തിലുള്ള ബോധവൽക്കരണം ജനങ്ങൾക്കു വളരെ ആവശ്യമുള്ള ഒരു കാലഘട്ടമാണിത്. ഗ്രിന്റോ ഡേവി എഴുതുന്ന എസ്കാസോ കോഡ് എന്ന ഈ പുസ്തകം അതിനായി വളരെയേറെ സഹായിക്കുമെന്ന് ഞാൻ ഉറച്ചു വിശ്വസിക്കുന്നു. ഈ പുസ്തകത്തിനും, ഗ്രിന്റോ ഡേവി, ജോൺസി എന്നിവർക്കും എസ്കാസോ എന്ന സ്ഥാപനത്തിനും എന്റെ എല്ലാവിധ പ്രാർത്ഥനകളും ആശംസകളും നേരുന്നു.

മഞ്ജരി

പിന്നണി ഗായിക, ശാസ്ത്രീയ സംഗീതജ്ഞ

'ഭക്ഷണം തന്നെ മരുന്നാ'യിരുന്ന ഒരു കാലത്തിൽ നിന്നും ' ഭക്ഷണം കഴിച്ചാൽ മരുന്ന് 'എന്ന കാലത്തിലേക്ക് വളരെ വേഗത്തിൽ നാം ഓടിയെത്തി. മലയാളിയുടെ ഭക്ഷണരീതികളും ജീവിതശൈലികളും വളരെയധികം മാറിമറിഞ്ഞു. ഇതിൽ ഏറ്റവും പ്രകടമായ മാറ്റം ഭക്ഷണരീതികളിൽത്തന്നെ. ഭക്ഷണങ്ങളുടെ സമയങ്ങൾ മാറി, വളരെ വൈകിയുള്ള അമിതഭക്ഷണം ശീലമാക്കി. പലരുടെയും ജോലിസമയങ്ങളും, അതുപോലെ തന്നെ വളരെ വൈകിയാലും സാമൂഹിക മാധ്യമങ്ങളിലെ സാന്നിധ്യവും ജീവിതശൈലീ രോഗങ്ങൾക്കും കാരണമായി. ഫലമോ പ്രെഷർ, ഷുഗർ, കൊളസ്ട്രോൾ എന്നീ ജീവിത ശൈലീ രോഗങ്ങൾക്കൊപ്പം അമിത വണ്ണവും അതുമൂലമുള്ള ആരോഗ്യ പ്രശ്നങ്ങളും. അമിത വണ്ണം മൂലമുള്ള ആരോഗ്യ പ്രശ്നങ്ങൾ എന്ന് ഒറ്റ വാക്കിൽ പറഞ്ഞാൽ പോരാ, അമിതമായ ദേഷ്യം, ആർത്തവ പ്രശ്നങ്ങൾ, അമിത രോമ വളർച്ച, വന്ധ്യത, ഹൃദ്രോഗം എന്നിവയെല്ലാം. ഇതിനൊക്കെ പുറമേ വിഷം നിറഞ്ഞ ഭക്ഷണം കഴിച്ചു കഴിച്ചു മിക്കവരും കാൻസർ, കിഡ്നി രോഗികളായി മാറുന്നു.

എങ്ങനെ നമുക്ക് ഇതിനെയൊക്കെ മറികടക്കാം? തീർച്ചയായും ആരോഗ്യ സമ്പുഷ്ടമായ ഭക്ഷണ ശീലത്തിലൂടെ നിഷ്പ്രയാസം സാധിക്കും! എന്താണ് ആരോഗ്യ സമ്പുഷ്ടമായ ഭക്ഷണം? അതെങ്ങനെ നമുക്ക് തിരിച്ചറിയാൻ കഴിയും? നമ്മുടെ ശരീരത്തിനു വേണ്ടത് മാത്രം കഴിയ്ക്കുക.അതും കൃത്യമായി ഇടവേളകളിൽ, വളരെ മികച്ചതു മാത്രം. മറ്റാർക്കും അവകാശപ്പെടുവാനില്ലാത്ത മികച്ച ഭക്ഷണ ശീലത്തിന് ഉടമകൾ ആയിരുന്നു നാം. എന്നാൽ നാം എല്ലാവരും ഇന്ന് ഓരോരോ ഡയറ്റുകളുടെ പിന്നാലെയാണ്. ഡയറ്റ് എന്ന് പറഞ്ഞു ആദ്യം തന്നെ ചോറ്, നെയ്യ്, എണ്ണ ഇവയെല്ലാം ഒഴിവാക്കുവാൻ പറയും. ഇതെല്ലാം ഉൾപ്പെടുത്തി നമ്മുടെ വിവേകമതികളായ മുത്തശ്ശിമാർ ഒരുക്കി തന്ന ആരോഗ്യ ഭക്ഷണ ശീലത്തിലേക്കുള്ള ഒരു മടക്കയാത്രയാണ് ജി.ഡി.ഡയറ്റ്® നമുക്കായി

ഒരുക്കിത്തരുന്നത്. ഓർക്കുക ഒഴിവാക്കൽ അല്ല ഡയറ്റ്. വേണ്ടത് നല്ല രീതിയിൽ ഉൾക്കൊള്ളിയ്ക്കുന്നതാണ്. ഈ മികച്ച ഭക്ഷണ ശീലത്തിലൂടെ നമ്മുടെയും കുടുംബത്തിന്റെയും ആരോഗ്യം മെച്ചപ്പെടുത്തുവാൻ ജി.ഡി.ഡയറ്റും എസ്കാസോയും നമ്മെ സഹായിക്കുന്നു. വർഷങ്ങളായി ഞാൻ എസ്കാസോ കാണിച്ചു തന്ന വഴിയിലൂടെ സഞ്ചരിക്കുന്നു. ഒന്നും രണ്ടുമല്ല പ്രസവ ശേഷം കൂടിയ ഇരുപത് കിലോയോളമാണ് എല്ലാം 'കഴിച്ചു കഴിച്ചു ' ഞാൻ കുറച്ചത്.

ഇങ്ങനെ ഒരു വഴി നടത്തലിലൂടെ ശ്രീ.ഗ്രിന്റോ ഡേവി ശരിക്കും ചെയ്യുന്നത് ഒരു സാമൂഹിക സേവനം തന്നെയാണ് എന്ന് ഞാൻ ഉറപ്പിച്ചു പറയും. നൂറിൽ കൂടുതൽ തൂക്കമുള്ള ഒരു വ്യക്തിയുടെ ശാരീരിക മാനസിക പ്രശ്നങ്ങൾ എത്ര വലുതാണെന്ന് ഊഹിക്കാമോ? ഹൃദ്രോഗം, ഉറക്കത്തിൽ ശ്വാസം മുട്ടുന്ന സ്ലീപ് അപ്നിയ പോലെയുള്ള പ്രശ്നങ്ങൾ, വന്ധ്യത അങ്ങനെ എത്രയോ പ്രശ്നങ്ങൾ പരിഹരിക്കാൻ ടീം എസ്കാസോയ്ക്ക് കഴിഞ്ഞു. അഭിമാനമാണ് എസ്കാസോയേക്കുറിച്ച് പറയാൻ.

തീർച്ചയായും ഗ്രിന്റോ ഡേവിക്കും, ജോൺസി ചേച്ചിയ്ക്കും കുടുംബത്തിനും എസ്കാസോ ടീമിനും എത്ര നന്ദി പറഞ്ഞാലും തീരില്ല.എന്റെ സ്നേഹവും നന്ദിയുമറിയിക്കുന്നു. മുന്നോട്ടുള്ള എസ്കാസോയുടെ വളർച്ചയ്ക്ക് എല്ലാവിധ ആശംസകളും പ്രാർത്ഥനകളും. ഒപ്പം എസ്കാസോ കോഡ് എന്ന പുസ്തകം നിങ്ങളുടെ എല്ലാവരുടെയും കൈകളിൽ എത്തി സുരക്ഷിത ഭക്ഷണ ശീലത്തിലേക്ക് നയിയ്ക്കട്ടെ എന്ന് പ്രാർത്ഥിക്കുന്നു.

എന്ന്, സ്നേഹപൂർവ്വം

ലക്ഷ്മി പ്രിയ,

സിനിമ ടെലിവിഷൻ താരം, എഴുത്തുകാരി, അവതാരക

ഞാൻ എസ്കാസോ ക്ലിനിക്കിൽ വന്നുതുടങ്ങിയിട്ട് കുറച്ച് വർഷങ്ങളായി. ഗ്രിന്റോ ഡേവി വിശദീകരിച്ച് തരുന്ന ഇവിടത്തെ ഭക്ഷണരീതികൾ പിന്തുടരുവാൻ വളരെ എളുപ്പമുള്ളതും ആരോഗ്യകരവുമാണ്. എനിക്ക് ഇഷ്ടമുള്ള ഭക്ഷണങ്ങളൊക്കെ കഴിക്കാൻ സാധിക്കുന്നു എന്നുള്ളതാണ് എന്നെ ഏറ്റവും ആകർഷിച്ചത്. ഞങ്ങളെപോലെയുള്ളവർക്ക് പലരും ഉപദേശിക്കുക ക്രാഷ് ഡയറ്റുകളാണ്. ഭക്ഷണക്രമവും വ്യായാമവും തമ്മിലുള്ള പല കാര്യങ്ങളും എനിക്ക് പുതിയ അറിവുകളായിരുന്നു. എല്ലാം കഴിച്ചുകൊണ്ടുതന്നെ എന്റെ ശരീരഭാരവും എനിക്കിപ്പോൾ നിയന്ത്രിക്കാൻ സാധിക്കുന്നുണ്ട്. വളരെ പ്രാക്ടിക്കലായ കാര്യങ്ങൾ മാത്രമാണ് ഗ്രിന്റോ ഡേവി നിർദ്ദേശിക്കാറുള്ളു. അതുകൊണ്ടുതന്നെ വളരെ സമാധാനമായും സന്തോഷമായും ഈയൊരു ഭക്ഷണക്രമം പിന്തുടരുവാൻ സാധിക്കും. നമ്മുടെ ആത്മവിശ്വാസം തീർച്ചയായും വർധിക്കുകയും ചെയ്യും. അദ്ദേഹം എഴുതുന്ന ഈ പുസ്തകവും വളരെ ലളിതമായി തന്നെ, ജനങ്ങൾക്ക് മനസ്സിലാകും. അദ്ദേഹത്തിന്റെ ഭക്ഷണരീതികളെപോലെതന്നെ, വരുന്നവരോടുള്ള പെരുമാറ്റവും സേവനങ്ങളും ക്ഷമാപൂർണമായ തിരുത്തലുകളും എന്നെ വളരെയധികം ആകർഷിച്ചിട്ടുണ്ട്. സെലിബ്രിറ്റികൾ ധാരാളം പേർ അദ്ദേഹത്തിന്റെ പ്രോഗ്രാം പിന്തുടരുന്നു. ഗ്രിന്റോ ഡേവി എഴുതുന്ന എസ്കാസോ കോഡ് എന്ന പുസ്തകം വളരെയേറെപ്പേർക്ക് ഗുണം ചെയ്യുമെന്ന് എനിക്കുറപ്പുണ്ട്. അദ്ദേഹത്തിന് എല്ലാ ആശംസകളും നേരുന്നു.

ഷംന കാസിം

സിനിമ താരം, അവതാരക, നർത്തകി

എസ്കാസോ കോഡ് എന്ന ഈ പുസ്തകത്തിൽ എഴുതിയിരിക്കുന്ന വിവരങ്ങൾ വിദ്യാഭ്യാസപരവും പൊതുവായ അറിവുകൾക്കും മാത്രമുള്ളതാണ്. വിദഗ്ധ മെഡിക്കൽ ഉപദേശം, രോഗനിർണയം അല്ലെങ്കിൽ ചികിത്സ എന്നിവയ്ക്ക് പകരമായി ഈ ഉള്ളടക്കം ഉദ്ദേശിച്ചിട്ടില്ല. നിങ്ങളുടെ അസുഖങ്ങളെപ്പറ്റിയും ആരോഗ്യാവസ്ഥയെയും കുറിച്ച് നിങ്ങൾക്ക് എന്തെങ്കിലും സംശയങ്ങളോ ചോദ്യങ്ങളോ ഉണ്ടെങ്കിൽ എപ്പോഴും നിങ്ങളുടെ ഡോക്ടറുടെയോ യോഗ്യതയുള്ള മറ്റ് ആരോഗ്യ സംരക്ഷണ ദാതാവിന്റെയോ ഉപദേശം തേടുക. വിദഗ്ധ വൈദ്യോപദേശത്തെ ഒരിക്കലും അവഗണിക്കരുത്. സ്വയം ചികിത്സ അരുത്. അത് തേടുന്നതിൽ കാലതാമസം വരുത്തരുത്.

ഗ്രിന്റോ ഡേവി ചിറക്കേക്കാരൻ

കൃതജ്ഞത

കാരുണ്യവാനായ ദൈവം എനിക്ക് തന്ന അനുഗ്രഹമാണ് ഈ ജീവിതം. അവിടുന്ന് എനിക്ക് നേടി തന്ന വിവരവും വിവേകവും വിദ്യാഭ്യാസവുമാണ് ഇന്ന് ഈ പുസ്തകത്തിലെ ഓരോ വരിയും എഴുതാൻ എനിക്ക് സാധ്യമാക്കി തന്നത്. എന്റെ കരങ്ങൾ പിടിച്ച് ഓരോ പടിയും എന്നെ മുൻപോട്ടു നടത്തുന്ന ആ സർവശക്തന് മുൻപിൽ ഞാൻ നന്ദിപൂർവം ശിരസ്സ് നമിക്കുന്നു.

എന്നെ ഞാനാക്കിയത് എന്റെ ഡാഡി ശ്രീ. ഡേവി ആന്റോ ചിറക്കേക്കാരെനും, എന്റെ മമ്മി ശ്രീമതി. ഗ്രേസി ഡേവിയുമാണ്. എന്റെ ജീവിതത്തിലെ എല്ലാ നേട്ടങ്ങളിലും പ്രതിസന്ധികളിലും ഇവരുടെ ജീവിതപരിചയവും, പിന്തുണയുമാണ് എനിക്ക് വെളിച്ചമായത്. എസ്കാസോയുടെ ഡയറക്ടർമാരായി ചുമതല വഹിക്കുന്ന ഇരുവരും എന്റെ ഈ പുസ്തകത്തെ കുറിച്ച് ഏറെ സന്തോഷിച്ചവരും പ്രതീക്ഷയർപ്പിച്ചവരുമാണ്. ഈ പുസ്തകം രചിച്ച എന്നെക്കാൾ ഏറെ ഇതിലെ ഓരോ വരികളും മനഃപാഠമാവും വിധം വായിച്ചു ചിട്ടപ്പെടുത്തിയത് ഡാഡിയാണ്. അവരിരുവരോടുമുള്ള എന്റെ നന്ദിയും കടപ്പാടും ഞാനിവിടെ രേഖപ്പെടുത്തുന്നു.

ശ്രീമതി. ജോൺസി റോസ്, എന്റെ ഭാര്യ, എന്റെ സന്തത സഹചാരി. ഏതൊരു പ്രതിസന്ധിയേയും ഒരു പുതിയ സാഹചര്യമായി കണക്കാക്കുന്ന ജോൺസിയുടെ ധൈര്യമാണ് എനിക്ക് ഈ പുസ്തകം ഉൾപ്പടെയുള്ള ഓരോ കാര്യങ്ങൾ ചെയ്യുന്നതിനുമുള്ള പ്രചോദനം. പുസ്തകം എന്ന ചിരകാല സ്വപ്നത്തെ സാക്ഷാത്ക്കാരത്തിലേക്ക് എത്തിക്കാൻ ജോൺസി വഹിച്ച പങ്ക് ചെറുതല്ല. എസ്കാസോയുടെ ഡയറക്ടറായ ജോൺസി സ്ഥാപനത്തിന്റെ ഓരോ ഉപഭോക്താവിനേയും തന്റെ കുടുംബാംഗം എന്ന രീതിയിൽ

വളരെ അടുത്തു ഇടപഴകിയാണ് പരിചരിക്കുക. ഏതു സാഹചര്യത്തിലും ജോൺസി എനിക്കൊപ്പമുണ്ട് എന്നത് തന്നെയാണ് എന്റെ ഏറ്റവും വലിയ ധൈര്യവും ശക്തിയും.

എന്റെ പ്രിയപ്പെട്ട മക്കൾ, ആൻജെലിൻ, മിയ, ആമി, ടിയ. അവരുടെ സാനിധ്യം എനിക്ക് നൽകിയ പ്രോത്സാഹനം ഈ പുസ്തകത്തിലുടനീളമുണ്ട്. ഇതിലെ പല ഭാഗങ്ങളും ചിട്ടപ്പെടുത്തിയത് ആൻജെലിൻ ആണ്. ഏത് ജോലി തിരക്കിലും എന്നെ മനസ്സിലാക്കുന്ന അവർ നാലുപേരും എന്റെ ജീവിതത്തെ താങ്ങി നിർത്തുന്ന നാല് തൂണുകളാണ്.

എന്റെ ഭാര്യാമാതാവ് ശ്രീമതി. ജോസഫൈൻ കൊള്ളന്നൂർ, എന്റെ ആശയങ്ങളെ പൂർണ്ണമായി മനസ്സിലാക്കി, എനിക്ക് വേണ്ടുന്ന പ്രചോദനം എന്നും നൽകിയിട്ടുണ്ട്. ഈ പുസ്തകം പ്രൂഫ് റീഡ് ചെയ്ത് തിട്ടപ്പെടുത്തുന്നതിൽ മമ്മിയും വലിയ പങ്ക് വഹിച്ചു. എന്റെ എല്ലാ പ്രവർത്തനങ്ങളുടെയും വിജയത്തിന് പ്രാർത്ഥനകളിലൂടെ അകമഴിഞ്ഞ പിന്തുണ തന്നുകൊണ്ടിരിക്കുന്ന എന്റെ സഹോദരി ഡിന ജോമോൻ, ജോൺസിയുടെ സഹോദരനും ശ്വാസകോശരോഗ വിദഗ്ധനുമായ ഡോ.ജാൻസോ കൊള്ളന്നൂർ എന്നിവർക്കും അവരുടെ കുടുംബത്തിനും എന്റെ നന്ദി പറയുന്നു.

ഒരു ഫിസിയോതെറാപിസ്റ്റ് എന്ന നിലയിലും ഒരു വ്യക്തി എന്ന നിലയിലും തുടക്കം മുതൽ എനിക്ക് എല്ലാവിധ പിന്തുണയും, സഹായവും, മാർഗനിർദ്ദേശ്ശങ്ങളും തന്ന എന്റെ പ്രിയപ്പെട്ട അമ്മാവനും, പ്രശസ്ത ഗൈനക്കോളജിസ്റ്റുമായ ഡോ. ആന്റോ ടി ജോസഫിന് ഞാൻ പ്രത്യേകം നന്ദി രേഖപ്പെടുത്തുന്നു. അമിതവണ്ണത്തെ കുറിച്ചും, ഇത് സ്ത്രീകളിലെ ആർത്തവം, പോളിസിസ്റ്റിക് ഓവറി സിൻഡ്രോം, വന്ധ്യത തുടങ്ങി അനുബന്ധ രോഗാവസ്ഥകളെ കുറിച്ചും മനസ്സിലാക്കാൻ അദ്ദേഹം എന്നെ ഏറെ സഹായിച്ചിട്ടുണ്ട്.

എന്റെ സുഹൃത്തുക്കളില്ലാതെ ഞാൻ ഒന്നുമല്ല. അഫ്സർ അലിയാർ, മഹേഷ് രാജ്, ടിജി മാത്യു, തോമസ് മാത്യു, അഭിലാഷ് സതീഷ്, വിനൂപ് ഖാൻ ഇവരെല്ലാം എന്നെയും, എന്റെ ജീവിതത്തെയും, എന്റെ സ്ഥാപനത്തെയും, എന്റെ ജോലിയെയും, വളരെ അധികം സ്വാധീനിച്ചവരും, സഹായിച്ചവരുമാണ്. അവരുടെ അഭിപ്രായങ്ങളും സഹായങ്ങളും എനിക്ക് ഇപ്പോഴും ലഭിച്ചുകൊണ്ടിരിക്കുന്നു. ഈ പുസ്തകത്തിന്റെ ശീർഷകം രൂപപ്പെടുത്തുന്നതിന് അഫ്സർ അലിയാർ എന്നെ വളരെയേറെ സഹായിച്ചു. ഇവരോടെല്ലാവരോടുമുള്ള എന്റെ ഹൃദയം നിറഞ്ഞ നന്ദി ഞാൻ ഇവിടെ രേഖപ്പെടുത്തുന്നു

പ്രശസ്ത ഫിസിഷ്യനും ആർത്രൈറ്റിസ് രോഗങ്ങളുടെ വിദഗ്ധനുമായ ഡോ. ടി പി ആന്റണി, എല്ലു രോഗ വിദഗ്ധനായ ഡോ. റാംമോഹൻ എന്നിവരുടെ സഹായങ്ങളും ഉപദേശങ്ങളും പ്രൊഫഷണൽ ജീവിതത്തിൽ എന്നെ വളരെയേറെ സഹായിച്ചിട്ടുണ്ട്. എന്റെ സ്ഥാപനത്തിലെ മറ്റ് ഡോക്ടർമാർ, ഡോ. വിജയൻ, ഡോ. ജോസഫ് തോമസ്, ഡോ.ലക്ഷ്മി സുകുമാരൻ എന്നിവരോടും എന്റെ അകമഴിഞ്ഞ നന്ദി രേഖപെടുത്തുന്നു.

ശ്രീ.ശ്രീജിത്ത് നമ്പൂതിരി, ശ്രീ.ആന്റോ ലിജോ, ശ്രീ.രാഗേഷ്, ശ്രീ.ജിജി ജോർജ് എന്നിവർ എന്റെ ഫിസിയോ തെറാപ്പി പ്രൊഫെഷനുമായി ബന്ധപ്പെട്ട സുഹൃത്തുക്കളും അതിനാവശ്യമായ സഹകരണങ്ങൾ ചെയ്തു തരുന്നവരു മാണ്. ധാരാളം ഫിസിയോതെറാപ്പി പുസ്തകങ്ങൾ എഴുതിയിട്ടുള്ള എന്റെ സുഹൃത്ത്, ശ്രീ.സുബിൻ സോളമൻ, ഒരു പുസ്തകം എങ്ങനെ എഴുതണം, എങ്ങനെ പബ്ലിഷ് ചെയ്യണം എന്ന മാർഗ്ഗനിർദ്ദേശങ്ങളെല്ലാം എനിക്ക് നൽകി. ഇവരോടെവരോടും എന്റെ ആത്മാർത്ഥമായ നന്ദി രേഖപ്പെടുത്തുന്നു.

എന്റെ സംഘടനകളായ ഇന്ത്യൻ അസോസിയേഷൻ ഓഫ് ഫിസിയോതെറാപിസ്റ്റ്, കേരള അസ്സോസിയേഷൻ

ഓഫ് ഫിസിയോതെറാപിസ്റ്റ് കോർഡിനേഷൻ എന്നിവയിലെ എല്ലാ ഭാരവാഹികളെയും അംഗങ്ങളെയും ഞാൻ നന്ദിയോടെ സ്മരിക്കുന്നു.

എന്റെ സ്ഥാപനത്തിൽ ജോലി ചെയ്യുന്ന, മറ്റ് ഡോക്ടർമാർ, ഫിസിയോതെറാപ്പിസ്റ്റുകൾ, ഡയറ്റിഷ്യന്മാർ, മറ്റ് ജീവനക്കാർ എന്നിവരും ഈ പുസ്തകത്തിന്റെ പൂർത്തീകരണത്തിന് ഒരു വിധത്തിൽ അല്ലെങ്കിൽ മറ്റൊരു വിധത്തിൽ എന്നെ സഹായിച്ചവരാണ്. അവരുടെ ക്ഷമാപൂർവമുള്ള പെരുമാറ്റവും, സഹകരണവും, പിന്തുണയും എന്നെ വളരെയേറെ പ്രചോദിപ്പിച്ചിട്ടുണ്ട്. എസ്കാസോയുടെ ഓരോ ഉപഭോക്താവിന്റെയും വിവരങ്ങൾ, അവരുടെ റിസൾട്ടുകൾ, എന്നിവയെല്ലാം അവലോകനം ചെയ്ത് രേഖപെടുത്തി അവരെന്നെ സഹായിക്കുന്നു.

എന്നെ ഈ നിലയിലേക്കെത്തിച്ച എന്റെ സ്കൂൾ ജീവിതത്തിലെ, കോളേജ് ജീവിതത്തിലെ, ഫിസിയോതെറാപ്പി പഠനത്തിലെ, ക്ലിനിക്കൽ ന്യൂട്രിഷൻ, ഹെൽത്ത് ആൻഡ് വെൽനെസ്സ് കോച്ചിങ് എന്നിവടങ്ങളിലെ എല്ലാ അധ്യാപകരേയും ഞാൻ കൃതജ്ഞതാപൂർവം സ്മരിക്കുന്നു. പ്രത്യേകിച്ച്, ശ്രീമതി. അച്ചാമ്മ, ശ്രീമതി. കൊച്ചുറാണി, ശ്രീ.സനൽ, ശ്രീമതി. പ്രീതി റാവു, അപ്പോളോ ഹോസ്പിറ്റലിലേയും, മദ്രാസ് മെഡിക്കൽ മിഷനിലേയും ഡോക്ടർമാർ, ഫിസിയോതെറാപ്പിസ്റ്റുകൾ, എറണാകുളം ലിസി ഹോസ്പിറ്റലിലെ ജീവനക്കാർ, ഒല്ലൂർ ഹോളി ഫാമിലി മെഡിക്കൽ സെന്റർ, തൃശ്ശൂർ എലൈറ്റ് മിഷൻ ഹോസ്പിറ്റൽ എന്നിവടങ്ങളിലെ ഡോക്ടർമാരെയും മറ്റ് ജീവനക്കാരേയും ഞാൻ നന്ദിയോടെ ഓർക്കുന്നു.

എന്നെ വിശ്വസിച്ച്, എന്റെ ചികിത്സാരീതികളിൽ വിശ്വാസമർപ്പിച്ചു വന്ന ഓരോ എസ്കാസോ ഉപഭോക്താവിനോടും എനിക്കുള്ള നന്ദി അനിർവചനീയമാണ്. എന്റെ സ്ഥാപനത്തിന്റെ അടിസ്ഥാനവും, വളർച്ചയുമെല്ലാം

അവർ നൽകിയ ആത്മാർത്ഥമായ പിന്തുണയും, മാർഗ്ഗനിർദ്ദേശങ്ങളും ഉപദേശങ്ങളുമാണ്.

എസ്കാസോ കോഡ് എന്ന പുസ്തകത്തിന്റെ അണിയറയിൽ പ്രവർത്തിച്ച വന്ദന രാജൻ, ഈ പുസ്തകത്തിന്റെ ഡിസൈൻ, പ്രസിദ്ധീകരണം, വിതരണം എന്നിവ നടത്തുവാൻ സഹായിച്ച ചെന്നൈയിലെ നോഷൻ പ്രെസ്സ് ജീവനക്കാർ എന്നിവരെയും ഈയവസരത്തിൽ ഞാൻ പ്രത്യേകം ഓർക്കുകയും നന്ദി അറിയിക്കുകയും ചെയ്യുന്നു.

എസ്കാസോ കോഡ് എന്ന പുസ്തകം ഈ രൂപത്തിലാകുന്നതിന് ദൈവവചനങ്ങളും, സമൂഹത്തിലെ ധാരാളം വ്യക്തികളുടെ അനുഭവങ്ങളും, നിർദ്ദേശങ്ങളും, എസ്കാസോ ഉപഭോക്താക്കളുടെ അനുഭവങ്ങളും സ്വാധീനിച്ചിട്ടുണ്ട്. നന്ദി എന്ന രണ്ടു വാക്കിൽ പറഞ്ഞാൽ തീരുന്ന കടപ്പാടല്ല ആരോടും ഉള്ളത്. ഇവിടെ പരാമർശിക്കപ്പെടാത്ത, എന്നെ അറിഞ്ഞ, ഞാൻ അറിഞ്ഞ ഓരോ സുമനസ്സുകൾക്കും ഹൃദയത്തിന്റെ ഭാഷയിൽ നന്ദി!

ഗ്രിന്റോ ഡേവി ചിറക്കേക്കാരൻ

1

ആമുഖം

നന്ദി! നിങ്ങളുടെ ജീവിതശൈലീ മെച്ചപ്പെടുത്തുന്നതിനും, അമിതവണ്ണം കുറയ്ക്കുന്നതിനും, നിയന്ത്രിക്കുന്നതിനും, ജീവിതശൈലീ രോഗങ്ങളിൽ നല്ല മാറ്റങ്ങൾ വരണം എന്നാഗ്രഹിക്കുന്നവരും എസ്കാസോ കോഡ് എന്ന ഈ പുസ്തകം തിരഞ്ഞെടുത്തതിൽ ആദ്യമായി നിങ്ങളോട് എന്റെ ഹൃദയം നിറഞ്ഞ നന്ദി അറിയിക്കുന്നു.

കഴിഞ്ഞ അനേകം വർഷങ്ങളായി അമിതവണ്ണമുള്ളവരും പലതരം ഡയറ്റുകൾ പിന്തുടരുന്നവരും പലവിധ വ്യായാമങ്ങൾ ചെയ്യുന്നവരും, വ്യായാമങ്ങൾ ചെയ്യാൻ സാധിക്കാത്തവരും, പലവിധ ജീവിതശൈലീ രോഗങ്ങൾ, പ്രതേകിച്ചു പ്രമേഹം, ഫാറ്റി ലിവർ, പോളിസിസ്റ്റിക് ഓവറി ഡിസീസ്, കുട്ടികളില്ലാത്ത പ്രശ്നത്തിന് ചികിത്സിക്കുന്നവർ, ഹൃദ്രോഗമുള്ളവർ, സ്ലീപ് അപ്നിയ, കാൻസർ രോഗികൾ എന്നിവരുമായി അടുത്തിടപഴുകുവാൻ എനിക്ക് സാധിച്ചിട്ടുണ്ട്. എല്ലാവരും വളരെ കൃത്യമായി മരുന്നുകൾ കഴിക്കുന്നവരും, മറ്റ് ചികിത്സകൾ നടത്തുന്നവരുമാണ്. ഭൂരിഭാഗം പേരോടും ഡോക്ടർമാർ അമിതവണ്ണം കുറയ്ക്കണം എന്ന് നിർദ്ദേശിച്ചിട്ടുള്ളതുമാണ്. ഇത്തരം അസുഖങ്ങൾ മൂലവും അമിതമായ ശരീരഭാരം മൂലവും കഷ്ടപ്പെടുന്നവർക്ക് എങ്ങനെ ഭാരം കുറയ്ക്കാം എന്നതിനെക്കുറിച്ചു കാര്യമായ ബോധ്യമില്ല എന്നതാണ് സത്യം. കാരണം ശാരീരികമായി ഓടുവാനും ചാടുവാനും മറ്റ് വ്യായാമങ്ങൾ ചെയ്യുന്നവർക്ക് മാത്രമേ ശരീരം ഭാരം കുറയ്ക്കാൻ സാധിക്കൂ എന്നൊരു തെറ്റിദ്ധാരണ നമ്മളിലുണ്ട്.

എസ്കാസോ കോഡ് എന്ന ഈ പുസ്തകം ജനങ്ങൾക്ക് വളരെയധികം ഉപകാരപ്പെടും എന്ന് എനിക്ക് ഉറപ്പുണ്ട്.

നിങ്ങൾ സത്യം അറിയുകയും സത്യം നിങ്ങളെ
സ്വതന്ത്രരാക്കുകയും ചെയ്യും.
(യോഹന്നാൻ 8: 32)

യേശു പറയുന്നു സത്യം നിങ്ങളെ സ്വതന്ത്രരാക്കും എന്നാൽ സത്യം ആദ്യം കയ്പേറിയതായിരിക്കും. നമ്മൾ പലപ്പോഴും നമ്മളെക്കുറിച്ചുള്ള സത്യം അറിയാൻ ശ്രമിക്കുന്നില്ല. നമ്മുടെ ബലഹീനതകൾ, നമ്മുടെ മോശം ശീലങ്ങൾ, പ്രത്യേകിച്ച് നമ്മുടെ ഉദ്ദേശങ്ങൾ. എന്നാൽ നാം ചെയ്യുന്നത് എന്താണെന്നും എന്തിനാണെന്നും വ്യക്തമായി മനസ്സിലാക്കുന്നത് വരെ മാറ്റങ്ങൾ എല്ലാം തന്നെ താൽകാലികമായിരിക്കും.

ജനങ്ങൾ ആഗ്രഹിക്കുന്നത് താത്കാലികമായ റിസൾട്ടുകളല്ല എന്നെനിക്കറിയാം. അവർ അന്വേഷിക്കുന്നത് ശരിയായ അറിവുകളാണ്. എങ്ങനെയാണ് ഞാൻ വണ്ണം കൂടുന്നത്, ഭക്ഷണം ഒഴിവാക്കിയിട്ടും ധാരാളം കഷ്ടപ്പെട്ട് വ്യായാമങ്ങൾ ചെയ്തിട്ടും എന്റെ അമിതവണ്ണം കുറയാത്തത് എന്തുകൊണ്ട്? എന്തുകൊണ്ടാണ് കഷ്ടപ്പെട്ട് ഞാൻ അമിതവണ്ണം കുറച്ചാലും അല്പദിവസത്തിനകം കുറഞ്ഞ ഭാരം തിരിച്ചു വരുന്നത്? എന്തുകൊണ്ടാണ് എനിക്ക് പ്രമേഹം വന്നത്? എന്ത് കൊണ്ട് എനിക്ക് അമിതരക്തസമ്മർദ്ദം? എന്തുകൊണ്ട് മറ്റൊരു പ്രശ്നങ്ങളില്ലെങ്കിലും കുഞ്ഞുങ്ങളില്ലാത്തത്? എന്തുകൊണ്ട് എനിക്ക് പി സി ഓ ഡി ? ഈ അസുഖങ്ങളുടെയെല്ലാം യഥാർത്ഥ കാരണങ്ങൾ രോഗിക്ക് മനസ്സിലായാലേ അവരുടെ ചികിത്സകൾക്ക് നല്ല ഫലങ്ങൾ ലഭിക്കുകയുള്ളു. ജനങ്ങളും ഇതറിയാൻ ആഗ്രഹിക്കുന്നു. പക്ഷെ പലപ്പോഴും അമിതവണ്ണം അല്ലെങ്കിൽ അല്പം വയർ ചാടിയതാണ് എന്റെ പ്രശ്നം എന്ന് അവർ വിചാരിക്കുന്നു. അമിതവണ്ണവും ഭക്ഷണരീതികളും,

അസുഖങ്ങളും തമ്മിലുള്ള ബന്ധങ്ങൾ മനസ്സിലാക്കുവാൻ അവർ പരാജയപ്പെടുന്നു. ചികിത്സിക്കുന്നവരിൽ പലരും ഈ ബന്ധങ്ങളുടെ, കാരണങ്ങൾ മനസ്സിലാക്കി കൊടുക്കുന്നതിൽ പരാജയപ്പെടുകയും ചെയ്യുന്നു. ഇത്തരം അസുഖങ്ങൾക്ക് മരുന്ന് കഴിച്ചു തുടങ്ങിയാൽ ജീവിതകാലം മുഴുവൻ ഈ മരുന്നുകൾ ഉപേക്ഷിക്കാൻ സാധിക്കുകയില്ല എന്ന മിഥ്യാബോധവും ജനങ്ങളുടെ ഇടയിലുണ്ട്.

എന്ത് കഴിക്കണം, എന്ത് കഴിക്കരുത് എന്നതിനെച്ചൊല്ലി വളരെയധികം തർക്കങ്ങളും ആശയക്കുഴപ്പങ്ങളും നമ്മുടെ സമൂഹത്തിൽ നിലനിൽക്കുന്നു. ദിവസവും പരസ്പര വിരുദ്ധമായ ഉപദേശങ്ങളും പഠനങ്ങളും വന്നുകൊണ്ടേയിരിക്കുന്നു. നിലവിലുള്ള അമിതവണ്ണം കുറയ്ക്കുന്ന കാര്യങ്ങളാണെങ്കിൽ അവ വളരെയേറെ വേദനകളും, കഷ്ടപ്പാടുകളും നിറഞ്ഞതാണ്. ഡയറ്റ് എന്ന് കേൾക്കുമ്പോൾ തന്നെ പലർക്കും പേടിയാണ്. വ്യായാമങ്ങളാണെങ്കിൽ പലർക്കും ചെയ്യാൻ സാധിക്കാത്തതും. എന്നാലും നമ്മൾ എങ്ങനെയെങ്കിലും ശരീരത്തെ കഷ്ടപെടുത്തിയിട്ടാണെങ്കിലും അതെല്ലാം ചെയ്യുവാൻ ശ്രമിക്കുന്നു. കാരണം അതുമാത്രമാണ് ഏക പോംവഴി എന്ന തെറ്റിദ്ധാരണ സമൂഹത്തിൽ വളർന്നിരിക്കുന്നു അല്ലെങ്കിൽ വളർത്തിയിരിക്കുന്നു. ദിവസവും പലവിധത്തിലുള്ള ഡയറ്റുകൾ വന്നുകൊണ്ടിരിക്കുന്നു, ഭാരം കുറയ്ക്കാനായി പുതിയ വസ്തുക്കൾ ഇറങ്ങുന്നു, നമ്മുടെ ശരീരത്തിന്റെ പ്രതിച്ഛായയെ തന്നെ പലരും മോശമായി ചിത്രീകരിക്കുന്നു. വികാരപരമായ ഭക്ഷണരീതികൾ, അനന്തമായ ഡയറ്റിങ്ങുകൾ, പട്ടിണി കിടക്കൽ, സ്വന്തം ശരീരത്തോടുള്ള വെറുപ്പ്, മോശമായ ഭക്ഷണരീതികൾ ഇതെല്ലാം പ്രശ്നം സങ്കീർണമാക്കുകയാണ് ചെയ്യുന്നത്. എന്നിരുന്നാലും അമിതവണ്ണത്തിന്റെയും ജീവിതശൈലീ രോഗങ്ങളുടെയും തോത് കൂടിക്കൊണ്ടേയിരിക്കുന്നു.

ഭക്ഷണത്തെക്കുറിച്ചുള്ള ആധി, വണ്ണം കൂടുന്നതിനെക്കുറിച്ചുള്ള ആശങ്ക, ജീവിതശൈലീ രോഗങ്ങൾ കൊണ്ടുള്ള ബുദ്ധിമുട്ടുകൾ, അതിന്റെ ചികിത്സകൾ ഇതെല്ലാം നമ്മെ വ്യക്തിപരമായി ശാരീരികമായും മാനസികമായും തളർത്തുന്നു. നമ്മുടെ പ്രവർത്തന ക്ഷമതയും ഉത്പാദനക്ഷമതയും കുറയ്ക്കുന്നു. അമിതവണ്ണം കുറയ്ക്കാൻ നമ്മൾ പിന്തുടരുന്ന ഭൂരിഭാഗം ഭക്ഷണരീതികളും, നമ്മളെ നിർബന്ധിച്ച് കാര്യങ്ങൾ ചെയ്യിക്കുന്നു, ഭക്ഷണത്തിന്റെ അളവുകൾ കുറച്ച് കഴിക്കാൻ പ്രേരിപ്പിക്കുന്നു, ശരീരത്തെകൊണ്ട് അമിതമായി വ്യായാമങ്ങൾ ചെയ്യുന്നതിന് നിർബന്ധിക്കുന്നു, ഭക്ഷണത്തെ വെറുക്കുവാൻ പഠിപ്പിക്കുന്നു. അവസാനം നമ്മൾ സ്വന്തം ശരീരത്തെത്തന്നെ ഇഷ്ടപെടാത്ത അവസ്ഥയിലേക്ക് എത്തിച്ചേരുന്നു.

ഇതിനെല്ലാം ഒരു മാറ്റം വരുത്തണമെന്ന് ഞാൻ ആഗ്രഹിക്കുന്നു. നമ്മുടെ സ്വന്തം ശരീരത്തിന്റെ കഴിവുകളെ കുറിച്ച് നിങ്ങൾ മനസ്സിലാക്കണം എന്ന് ഞാൻ ആഗ്രഹിക്കുന്നു. അമിതവണ്ണം കുറയ്ക്കുന്നതിനും ജീവിതശൈലീ രോഗങ്ങളെ പ്രതിരോധിക്കുന്നതിനും മാറ്റുന്നതിനും സ്വന്തം ശരീരത്തെ നിങ്ങൾ ശരിയായി മനസ്സിലാക്കേണ്ടത് അത്യാവശ്യമാണ്. നിങ്ങളുടെ ശരീരത്തിന്റെ കഴിവുകളെ കുറിച്ച് പോസിറ്റീവായി സംസാരിക്കാൻ നിങ്ങൾക്ക് സാധിക്കണം. ഭക്ഷണം സന്തോഷത്തോടെ കഴിക്കാൻ നിങ്ങൾക്ക് സാധിക്കണം.

ഈ കാലഘട്ടത്തിൽ നമ്മൾ നേരിടുന്ന വെല്ലുവിളികൾ, പ്രത്യേകിച്ച് അമിതവണ്ണം, രോഗ പ്രതിരോധശേഷി, ജീവിതശൈലീ രോഗങ്ങളുടെ പ്രതിരോധം, രോഗങ്ങൾ ചികില്സിക്കുമ്പോൾ ഭക്ഷണരീതികളിൽ ശ്രദ്ധിക്കേണ്ട ആവശ്യകത, ഭക്ഷണം കഴിക്കുന്നതിന്റെ മനഃശാസ്ത്രം, പോഷകാംശങ്ങൾ ഇല്ലാത്ത ഭക്ഷണം ശരീരത്തിലുണ്ടാക്കുന്ന

പ്രശ്നങ്ങൾ, എന്നിവയെ കുറിച്ചെല്ലാം ഇതിൽ പ്രതിപാദിപ്പിക്കുന്നു.

ഫിസിയോതെറാപ്പി ബിരുദവും ബിരുദാനന്തര ബിരുദവും പഠിക്കുമ്പോൾ ശരീരത്തിന്റെയും അതിന്റെ പ്രവർത്തനങ്ങളെയും കുറിച്ച ലഭിച്ച എന്റെ അറിവുകൾ, സന്ധി വേദനകളും, സ്ട്രോക്കും പ്രമേഹവും ആയ രോഗികളെ അവരുടെ റീഹാബിലിറ്റേഷൻ നടത്തുമ്പോൾ കിട്ടിയ അനുഭവങ്ങളും, ക്ലിനിക്കൽ ന്യൂട്രിഷൻ & ഡയറ്റെറ്റിക്സ് പഠിച്ചപ്പോൾ കിട്ടിയ ഭക്ഷണത്തെ കുറിച്ചും അവ ശരീരത്തിൽ ഉണ്ടാക്കുന്ന മാറ്റങ്ങളെക്കുറിച്ചുള്ള അറിവുകളും, പുതിയ ഗവേഷണങ്ങൾ, ശാസ്ത്രപഠനങ്ങൾ, ഞങ്ങൾക്ക് വരുന്ന രോഗികളുടെ അനുഭവങ്ങൾ, അവരുടെ ശരീരത്തിലെ മാറ്റങ്ങൾ എന്നിവയെ വിശകലനം ചെയ്തു കിട്ടിയ ഫലങ്ങളും, ഒരു ഹെൽത്ത് & വെൽനെസ്സ് കോച്ച് എന്ന നിലയിൽ, ഒരു വ്യക്തിയെ എങ്ങനെ അവരുടെ ശരീരത്തെ കുറിച്ച് മനസ്സിലാക്കി, അവരുടെ പരിമിതികളെ മറികടന്ന്, അവർക്ക് സ്വയം അമിതവണ്ണവും ജീവിതശൈലീ രോഗങ്ങളും കുറയ്ക്കുവാനും നിയന്ത്രിക്കുവാനും സാധിക്കുമെന്ന് അറിഞ്ഞു രൂപപെടുത്തിയെടുത്തതാണ് എസ്കാസോ കോഡും, ജി.ഡി.ഡയറ്റും, എസ്കാസോ എന്ന സ്ഥാപനത്തിലെ പ്രോഗ്രാമുകളും. ഈ പുസ്തകത്തിനാധാരമായ ശാസ്ത്രപഠനങ്ങളെക്കുറിച്ചും, ഗവേഷണങ്ങളെ ക്കുറിച്ചുമെല്ലാം Main Reference എന്ന അവസാനഭാഗത്ത് കൊടുത്തിട്ടുണ്ട്.എസ്കാസോയിൽ വരുന്ന വ്യക്തികളെ പഠിപ്പിക്കുന്ന ചികിത്സാ രീതികളെ അടിസ്ഥാനമാക്കിയാണ് ഈ പുസ്തകം എഴുതിയിരിക്കുന്നത്.

വിശ്വാസത്തെകുറിച്ച് ദൈവവചനകളിലൂടെ കിട്ടിയ അറിവുകളും, ദൈവം മനുഷ്യന്റെ ശരീരത്തിനെ എങ്ങനെ കാത്തുപരിപാലിക്കുന്നു എന്ന് മനസ്സിലാക്കിയതും, അവിടത്തെ വാഗ്ദാനങ്ങളും അവിടത്തോടുള്ള വിശ്വാസവും ഈ പുസ്തകത്തെ വളരെയേറെ സ്വാധീനിച്ചിട്ടുണ്ട്.

അമിതവണ്ണം കുറയ്ക്കാനുള്ള അനേകം പുസ്തകങ്ങൾ നിങ്ങൾ വായിച്ചിട്ടുണ്ടാകാം. വിവിധതരത്തിലുള്ള ഡയറ്റ് പ്ലാനുകൾ നിങ്ങൾ പരീക്ഷിച്ചിട്ടുണ്ടാകാം. വിജയിച്ചിട്ടുണ്ടാകാം, പരാജയപ്പെട്ടിട്ടുണ്ടാകാം. അതെല്ലാം നിങ്ങൾ മറക്കുക. ഒരു പ്രത്യേക ഡയറ്റ് ഇതിൽ പറയുന്നില്ല. മറിച്ച് സാധാരണയായി എങ്ങനെയാണ് നമ്മുടെ ശരീരം പ്രവർത്തിക്കുന്നത്, എങ്ങനെ ഭക്ഷണം കഴിച്ചാലാണ് അമിതവണ്ണം കുറയ്ക്കാൻ സാധിക്കുന്നതും, നിയന്ത്രിക്കാൻ സാധിക്കുന്നതും, വ്യായാമങ്ങളുടെ സ്ഥാനം എന്താണ്? എന്തിനാണ് വ്യായാമങ്ങൾ ചെയ്യുന്നത്? ഭക്ഷണം കഴിക്കുന്നതിന്റെ മനഃശാസ്ത്രം എന്താണ്, ഏതു പ്രായക്കാർക്കും എങ്ങനെ ഇത് ഫലപ്രദമാക്കാം, ഇത്തരം കാര്യങ്ങളാണ് ഇതിൽ ഉൾപ്പെടുത്തിയിരിക്കുന്നത്. ഏതു വ്യായാമങ്ങൾ എന്നതിനേക്കാളുപരി, എപ്പോഴാണ് വ്യായാമങ്ങൾ നമ്മുടെ ശരീരത്തിൽ ഗുണമുണ്ടാക്കുന്നതെന്നും, എന്തിനാണ് വ്യായാമങ്ങൾ ചെയ്യേണ്ടതെന്നും പറയുവാനാണ് ഞാൻ ശ്രമിക്കുന്നത്.

അമിതവണ്ണത്തിന്റെ ആഴത്തിലുള്ള ശാസ്ത്രീയ വിശദീകരണങ്ങളോ, ശരീരത്തിനെകുറിച്ചുള്ള ആഴത്തിലുള്ള പഠനങ്ങളോ ഒന്നും തന്നെ ഈ പുസ്തകത്തിലില്ല. കാരണം അതെല്ലാം നിങ്ങൾ വായിച്ച പുസ്തകങ്ങളിൽ നിന്ന് നിങ്ങൾക്കറിവുള്ളതായിരിക്കുമല്ലോ?.

എന്റെ ഉദ്ദേശം, അമിതവണ്ണമുള്ള ഒരു വ്യക്തിക്ക്, അത് കുട്ടികളായാലും, മുതിർന്നവരായാലും, ശാസ്ത്രത്തിന്റെ, മനുഷ്യശരീരത്തിന്റെ പ്രവർത്തനങ്ങളിൽ വേണ്ടത്ര പരിജ്ഞാനമില്ലാത്തവരായാലും ശരി, വളരെ എളുപ്പത്തിൽ, അമിതവണ്ണത്തെ എങ്ങനെ പ്രായോഗികമായി നിയന്ത്രിക്കാമെന്നും, ജീവിത ശൈലീ രോഗങ്ങൾ മരുന്നുകൾ കൊണ്ട് ചികിത്സിക്കുമ്പോൾ, നല്ല ഭക്ഷണശീലങ്ങൾ പാലിക്കുന്നതിന്റെ ആവശ്യകത എന്താണെന്നും മനസ്സിലാക്കി കൊടുക്കുകയാണ്. ലളിതമായി സാധാരണ ജനത്തിന്

മനസ്സിലാകുന്ന രീതിയിൽ അവതരിപ്പിക്കുവാൻ ഞാൻ വളരെയധികം ശ്രമിച്ചിട്ടുണ്ട്.

ഇത് കേവലം ഒരു അറിവ് എന്ന നിലയിൽ കാണാതെ, നിർബന്ധമായും ശീലിക്കേണ്ട നിർദ്ദേശങ്ങളായി കണക്കാക്കണം. ഇന്ന് മുതൽ തന്നെ നിങ്ങളുടെ ജീവിതത്തിൽ മാറ്റം വരുത്തുവാൻ ശ്രമിക്കുകയും വേണം. ഇതിലെ നിർദ്ദേശങ്ങളെല്ലാം തന്നെ വളരെ എളുപ്പമുള്ളതാണ്. ഒരു കാര്യം പ്രത്യേകം ശ്രദ്ധിക്കണം. നല്ല ഭക്ഷണം കഴിക്കുവാൻ സമയമുണ്ടാക്കണം

ഡോക്ടർമാരും, മറ്റ് ആരോഗ്യരംഗത്തെ വിദഗ്ധർക്കും ഇത് വെറുതെ വായിച്ചു പോകാവുന്നതാണ്.

നിങ്ങൾ ഏത് ഭക്ഷണക്രമം പിന്തുടരുന്നവരാണെങ്കിലും, ഏത് വ്യായാമ രീതികൾ ചെയ്യുന്നവർ ആണെങ്കിലും, അമിതവണ്ണം കുറയ്ക്കാൻ ശ്രമിക്കുന്നവരാണെങ്കിലും, നല്ലൊരു ജീവിതശൈലീ ആഗ്രഹിക്കുന്നവരാണെങ്കിലും, ഈ പുസ്തകത്തിൽ എഴുതിയിരിക്കുന്ന കാര്യങ്ങൾ പ്രയോജനപ്പെടും.

എന്നാൽ എസ്കാസോ സെന്ററിൽ ഞാൻ സ്വന്തമായി വികസിപ്പിച്ചെടുത്ത ജി.ഡി.ഡയറ്റ്® എന്ന ഭക്ഷണക്രമം പിന്തുടരുന്നു. ഈ ഭക്ഷണക്രമത്തെക്കുറിച്ച് എസ്കാസോ കോഡ് എന്ന പുസ്തകത്തിലെ എട്ടാം അദ്ധ്യായത്തിൽ വിവരിച്ചിരിക്കുന്നു. ഞങ്ങളുടെ സഹായത്തോടെ ജി.ഡി.ഡയറ്റ്® പിന്തുടരണമെങ്കിൽ എസ്കാസോ സെന്ററിലോ, ഓൺലൈനായോ പ്രോഗ്രാം ചെയ്യാവുന്നതാണ്.

ഈ പുസ്തകത്തിൽ ആരോഗ്യപരമായ ജീവിതത്തിന് ആവശ്യമായ മാർഗ്ഗനിർദ്ദേശ്ശങ്ങൾ നിങ്ങൾക്ക് നൽകുന്നു. എന്നാൽ ഇപ്പോൾ നിലവിലുള്ള നിങ്ങളുടെ അസുഖങ്ങളുടെ ചികിത്സ നിർദ്ദേശിക്കുന്ന പുസ്തമല്ല. മറിച്ച് അമിതവണ്ണവും, ഏത് ജീവിതശൈലീ രോഗങ്ങളും ചികിത്സിക്കുമ്പോൾ,

ഭക്ഷണരീതികളിലും ജീവിതശൈലീകളിലും ശ്രദ്ധിക്കേണ്ട കാര്യങ്ങളാണ്.

എസ്കാസോ കോഡ്, ജി.ഡി.ഡയറ്റ്® എന്നിവ നിങ്ങളെ കുറിച്ച്, ശരീരത്തെക്കുറിച്ച് ഭക്ഷണവുമായുള്ള ശരീരത്തിന്റെ ബന്ധത്തെക്കുറിച്ച്, ദൈവം ദാനമായി തന്ന ശരീരത്തിന്റെ കഴിവുകളെക്കുറിച്ച്, നമ്മുടെ ലക്ഷ്യങ്ങളെ കുറിച്ച് ആഴത്തിൽ മനസ്സിലാക്കി തരുന്നു.

നിങ്ങൾ എളുപ്പവഴികളാണ്, ഷോർട്ട് കട്ടുകളാണ് നോക്കുന്നതെങ്കിൽ, ഈ പുസ്തകം താഴെ വക്കാം. എന്നാൽ നിങ്ങൾ ദൈവത്തോടും നിങ്ങളോടും മറ്റുള്ളവരോടും സത്യസന്ധത പുലർത്തികൊണ്ടു നല്ലൊരു ആരോഗ്യകരമായ ജീവിതം കെട്ടിപ്പടുക്കുവാൻ ആഗ്രഹിക്കുന്നുവെങ്കിൽ നിങ്ങൾക്ക് തുടർന്ന് വായിക്കാം

പ്രത്യേകം ശ്രദ്ധിക്കുക: പ്രമേഹമോ, മറ്റ് രോഗങ്ങളോ ഉള്ളവർ ഇതിൽ പറയുന്ന ജീവിതശൈലീ മാറ്റങ്ങൾ വരുത്തുമ്പോൾ, നിങ്ങളുടെ രക്തപരിശോധനകൾ, കൂടെ കൂടെ നടത്തേണ്ടതും, നിങ്ങൾ കാണുന്ന ഡോക്ടർമാരെ കണ്ട് മരുന്നുകൾ ക്രമീകരിക്കേണ്ടതുമാണ്. സ്വയം ചികിത്സ ചെയ്യാതിരിക്കുക. ഉദാഹരണത്തിന്, ഇതിൽ പറയുന്ന രീതിയിൽ ജീവിതശൈലിയിൽ മാറ്റം വരുത്തുമ്പോൾ, രക്തത്തിലെ പഞ്ചസാരയുടെ അളവുകൾ നിയന്ത്രണവിധേയമാകാം.ആ അവസ്ഥയിൽ പ്രമേഹത്തിനു മരുന്നുകളോ, ഇൻസുലിനോ ഉപയോഗിക്കുന്നവർ, അവരുടെ ഡോക്ടർമാരുടെ നിർദ്ദേശാനുസരണം ഇൻസുലിന്റെ അളവുകൾ കുറയ്ക്കേണ്ടതായി വരാം. സ്വയമായി മരുന്നുകൾ കുറയ്ക്കുകയോ, കൂട്ടുകയോ ചെയ്യാതിരിക്കുക.

എസ്കാസോ സെന്ററിൽ പ്രോഗ്രാം ചെയ്യുന്നവർക്ക്, ഡോക്ടർമാരുടെ സേവനം ലഭ്യമായിരിക്കും. രക്തപരിശോധനകളും, അവയുടെ ഫലങ്ങളും നിർദ്ദേശിക്കുന്നതും, പരിശോധിക്കുന്നതും മെഡിക്കൽ ഡോക്ടർമാരായിരിക്കും.

അമിതവണ്ണം ഒരു അസുഖമാണ്. വളരെയധികം, ശ്രദ്ധയും പരിചരണവും വേണ്ട ഒരു അസുഖം. അമിതവണ്ണം കുറയ്ക്കുന്നത് ഒരു സൗന്ദര്യവർദ്ധക ചികിത്സയുമല്ല. വിദഗ്ദരായ ഡോക്ടർമാരുടെയും, നുട്രിഷിനിസ്റ്റുകളുടെയും, ഹെൽത്ത് കോച്ചുകളും, ഫിസിയോതെറാപ്പിസ്റ്റുകളുടെയും ഒരു ടീം തന്നെ ഇതിനാവശ്യമാണ്

2

അമിതവണ്ണം - സ്ഥിതിവിവര കണക്കുകൾ

ഏറ്റവും പുതിയ കണക്കുകളനുസരിച്, ലോകത്തിൽ 210 കോടി (2.1 ബില്യൺ) ജനങ്ങളാണ് അമിതവണ്ണം മൂലം ബുദ്ധിമുട്ടുന്നത്. അതായത് ലോകജനസംഖ്യയുടെ 30 ശതമാനം. ഈ സംഖ്യ ഇപ്പോഴും ഉയർന്നുകൊണ്ടേയിരിക്കുന്നു. 1975 നു ശേഷം അമിതവണ്ണം മൂന്നിരട്ടിയായി എന്ന് കണക്കാക്കുന്നു. എല്ലാ വർഷവും ഏകദേശം 30 ലക്ഷം ആളുകൾ (3 മില്യൺ) അമിതവണ്ണം കൊണ്ടുണ്ടാകുന്ന അസുഖങ്ങളാൽ മരണപ്പെടുന്നു. എന്നാലും ആരും തന്നെ അമിതവണ്ണം മൂലം മരണപ്പെട്ടു എന്ന് നമ്മൾ പറയാറില്ല. അതിൽനിന്നുണ്ടാകുന്ന അസുഖങ്ങളുടെ പേരാണ് നമ്മൾ മരണകാരണമായി രേഖപ്പെടുത്തുന്നത്. അറ്റാക്ക് വന്നു, രക്തസമ്മർദ്ദം കൂടി, സ്ട്രോക്ക് ആയിരുന്നു, പ്രമേഹം കൂടുതലായിരുന്നു, ഫാറ്റി ലിവറായിരുന്നു, ലിവർ സിറോസിസ് ആയിരുന്നു എന്നിങ്ങനെ പോകുന്നു കാരണങ്ങൾ. അപ്പോഴും അമിതവണ്ണത്തെ ഒരു അസുഖമായി നമ്മൾ കാണുന്നില്ല എന്നതാണ് ദുഖകരമായ വസ്തുത.

ഇന്ത്യയിൽ 13.5 കോടി ജനങ്ങൾ അമിതവണ്ണത്തിന്റെ പിടിയിലാണ്. അതിൽ 1.4 കോടി കുട്ടികളാണ്. 80 മുതൽ 90 ശതമാനം ജീവിതശൈലീ രോഗങ്ങളുടെയുംകാരണം അമിതവണ്ണമാണ്. പ്രതേകിച്ച് പ്രമേഹം, അമിതരക്ത സമ്മർദ്ദം, ഫാറ്റി ലിവർ, ലിവർ സിറോസിസ്, ഹൃദ്രോഗങ്ങൾ, സ്ത്രീകളിലെ പോളിസിസ്റ്റിക് ഓവറി ഡിസീസ്,

ആർത്തവസംബന്ധമായ അസുഖങ്ങൾ, പലതരം കാൻസറുകൾ - പ്രത്യേകിച്ച് ആമാശയം, ചെറുകുടൽ, പാൻക്രിയാസ്, വൃക്ക, ഗർഭപാത്രം, എന്നിവയിലെ കാൻസറുകൾ, സ്ലീപ് അപ്നിയ - (ഉറക്കത്തിൽ ശ്വാസതടസം, കൂർക്കം വലി) പിത്താശയ രോഗങ്ങൾ, ഉദര സംബന്ധമായ അസുഖങ്ങൾ, സ്ട്രോക്ക് (തളർവാതം), സന്ധി വേദനകൾ മുതലായവ ഇതിൽ ഉൾപ്പെടുന്നു. ഗർഭണികളെ സംബന്ധിച്ചിടത്തോളം അമിതവണ്ണം, അമ്മയെയും കുട്ടിയെയും വളരെ ദോഷകരമായി ബാധിക്കുന്നു.

കേരളത്തിലും അമിതവണ്ണത്തിന്റെ പ്രശ്നങ്ങൾ രൂക്ഷമായിക്കൊണ്ടിരിക്കുന്നു. ഇന്ത്യൻ സംസ്ഥാനങ്ങളിലെ, 2017 വരെയുള്ള കണക്കുകളനുസരിച്ച് കേരളത്തിലെ 34 ശതമാനം ആളുകൾ ഭാരക്കൂടുതലും അമിതവണ്ണവുമായി പഞ്ചാബിന് താഴെ രണ്ടാം സ്ഥാനത്ത് നിൽക്കുന്നു. ദേശീയ ആരോഗ്യ സർവ്വേ പ്രകാരം കുട്ടികളിലെ അമിതവണ്ണത്തിന്റെ തോതും കേരളത്തിൽ കൂടിവരുന്നു.

Prevalence of Obesity in India: A Systematic Review

Rajeev Ahirwar 1, Prakash Ranjan Mondal

https://pubmed.ncbi.nlm.nih.gov/30641719/

Diabetes & Metabolic Syndrome: Clinical Research & Review Vol.13. Issue. Jan - Feb 2019, Page 318 -321).

In charts: Fat tax or not, India's obesity problem is not restricted to Kerala

https://scroll.in/pulse/811461/in-charts-fat-tax-or-not-indias-obesity-problem-is-not-restricted-to-kerala

Obesity among Reproductive Age Women in Rural Kerala: A Hidden Threat Parameshwari Prahlad1, Ramesh H2

പുകവലിയേക്കാൾ മാരകമാണ് അമിതവണ്ണമെന്ന്, ബ്രിട്ടീഷ് മെഡിക്കൽ ജേർണൽ പറയുന്നു. ബ്രിട്ടീഷ് സൊസൈറ്റി ഓഫ് ഗ്യാസ്ട്രോ എന്ററോളജി പറയുന്നത്, ഏറ്റവും കൂടുതൽ ഫാറ്റി ലിവർ, ലിവർ സിറോസിസ് എന്നിവയുടെ കാരണം അമിതവണ്ണമാണ് എന്നാണ്, അല്ലാതെ മദ്യപാനമല്ല.

അമിതവണ്ണം വളരെ ഫലപ്രദമായി നേരിടുക എന്നത് സമൂഹത്തിന്റെ ആവശ്യമാണ്. അമിതവണ്ണം കുറയ്ക്കാം എന്ന അവകാശവാദവുമായി വരുന്ന, ഭക്ഷണങ്ങളും, പലതരം പൊടികളും, ഫുഡ് സപ്പ്ളിമെന്റുകളും വ്യായാമ പാക്കേജുകളും, കിടക്കകളും, ആപ്പുകളും ധാരാളമായി ഇറങ്ങിക്കൊണ്ടിരിക്കുന്ന ഈ നൂറ്റാണ്ടിൽ തന്നെയാണ് അമിതവണ്ണവും, ജീവിതശൈലീ രോഗങ്ങളും നിയന്ത്രണാതീതമായി വർദ്ധിച്ചുകൊണ്ടിരിക്കുന്നത് എന്ന വസ്തുത നാം മനസ്സിലാക്കേണ്ടതുണ്ട്. അതുകൊണ്ടുതന്നെ അമിതവണ്ണത്തിന്റെ യഥാർത്ഥ കാരണങ്ങളും കൃത്യമായ രീതിയിൽ അമിത വണ്ണം കുറയ്ക്കേണ്ട രീതികളും മനസ്സിലാക്കേണ്ടത് ഒരു നല്ല നാളേക്ക് അത്യാവശ്യമാണ്. അത് മനസ്സിലാക്കേണ്ടത് ഓരോ വ്യക്തിയുമാണ്.

സർക്കാരുകളെ സംബന്ധിച്ചിടത്തോളം ആരോഗ്യരംഗത്തും, സാമ്പത്തികരംഗത്തും ഭീമമായ നഷ്ടം വരുത്തികൊണ്ടിരിക്കുന്ന ഒന്നായി അമിതവണ്ണം മാറി കഴിഞ്ഞിരിക്കുന്നു. "കുറച്ച് കഴിക്കുക - കൂടുതൽ ഓടുക" എന്ന സ്ഥിരം പല്ലവികളിൽ നിന്ന് മാറി ചിന്തിക്കുവാനുള്ള സമയം അതിക്രമിച്ചിരിക്കുന്നു. പലപ്പോഴും നല്ല ഭക്ഷണരീതികളെക്കാൾ ഫിസിക്കൽ ഫിറ്റ്നസ് എന്ന പേരിൽ വ്യായാമങ്ങൾ മാത്രം പ്രോത്സാഹിപ്പിച്ചാൽ, ഉദ്ദേശിച്ച ഫലങ്ങൾ കിട്ടുകയില്ല എന്ന് മനസ്സിലാക്കണം.

അമിതവണ്ണത്തെ സംബന്ധിച്ചിടത്തോളം, നല്ല ഭക്ഷണരീതി എന്നത് കുറച്ച് കഴിക്കലോ, ഭക്ഷണം ഒഴിവാക്കാലോ അല്ല എന്ന് വ്യക്തിക്ക് മനസ്സിലാക്കി കൊടുത്താലേ, വ്യായാമങ്ങൾ പ്രോത്സാഹിപ്പിച്ചിട്ട് കാര്യമുള്ളൂ. ലോകത്തിലെ എല്ലാ പഠനങ്ങളും ഇത് തന്നെ ചൂണ്ടികാണിക്കുന്നു.

തെറ്റിദ്ധരിക്കരുത്, ഞാൻ ഇവിടെ സൂചിപ്പിക്കുന്നത് അമിതവണ്ണത്തെയും അതുമൂലമുണ്ടാകുന്ന അസുഖങ്ങളെ നിയന്ത്രിക്കുന്ന കാര്യങ്ങളെയുമാണ്. ആരോഗ്യമുള്ളവർ ചെയ്യുന്ന വ്യായാമങ്ങളെകുറിച്ചല്ല എന്ന് മനസ്സിലാക്കണം.

3

അമിതവണ്ണം - കുറയ്ക്കണം

ജോസ് എന്ന 45 വയസുള്ള ചേട്ടനെ അദ്ദേഹത്തിന്റെ ഭാര്യയാണ് നിർബന്ധിച്ച് എന്റെ അടുത്ത് കൊണ്ടുവരുന്നത്. അദ്ദേഹത്തിന് വളരെ വണ്ണം കൂടുതലായിരുന്നു. 124 കിലോ ഭാരം. കൊഴുപ്പ് 46 ശതമാനം. 170 സെന്റിമീറ്റർ ഉയരം. അദ്ദേഹത്തിന്റെ ബോഡി കോമ്പോസിഷൻ പ്രകാരം 30 - 35 കിലോ കൊഴുപ്പ് കൂടുതലാണ് ശരീരത്തിൽ. എന്നാൽ ഭാര്യ അദ്ദേഹത്തെ കൊണ്ടുവന്നതിന് അത് മാത്രമായിരുന്നില്ല കാരണം. കഴിഞ്ഞ ആറു വർഷമായി നല്ല പ്രമേഹം. അഞ്ചു വർഷമായിട്ട് ഇൻസുലിൻ കുത്തിവയ്ക്കുന്നു. ഡോസ് കൂട്ടുകയല്ലാതെ കുറച്ച ചരിത്രമില്ല. കൂടെ അമിതരക്തസമ്മർദ്ദം, ഫാറ്റി ലിവർ, വളരെ ഉയർന്ന ട്രൈഗ്ലിസറൈഡ് ലെവലുകൾ, വയർ വളരെ കൂടുതൽ. അമിതവണ്ണത്തിന്റെ കൂടെ ഈ അസുഖങ്ങൾ ഉണ്ടെങ്കിൽ ജീവന് തന്നെ പ്രശ്നമാണെന്ന് അദ്ദേഹത്തിന്റെ ഭാര്യ വായിച്ചിട്ടുണ്ട്.

എന്നാൽ ജോസേട്ടനെ സംബന്ധിച്ചിടത്തോളം ഇതൊന്നും ഒരു പ്രശ്നമല്ല. ആൾക്ക് വണ്ണം കുറയ്ക്കാനൊന്നും താല്പര്യമില്ല. അസുഖമെല്ലാം ഒരു പ്രായമായാൽ എല്ലാവർക്കും വരും. ഒരു ദിവസം എല്ലാവരും മരിക്കും. വരുന്നത് പോലെ കാണാം. അത് വരെ ഇങ്ങനെയൊക്കെ പോകും. ഇതാണ് മറ്റു പലരുടെയും പോലെ ജോസേട്ടന്റെ വാദം.

വളരെ നേരമെടുത്തു എല്ലാ കാര്യങ്ങളും വിശദീകരിക്കുവാൻ. ഇത്തരം അസുഖങ്ങൾ കൂടിയാലുള്ള ബുദ്ധിമുട്ടുകളുടെ ഒരു നീണ്ട പ്രഭാഷണം തന്നെ ഞാൻ

നടത്തി. ഒരു രക്ഷയുമില്ല. ജോസേട്ടൻ പറയുന്നത്, ഈ ഭാരം കൊണ്ട് എനിക്ക് പ്രശ്നമൊന്നുമില്ല. പിന്നെ അസുഖങ്ങൾക്കൊക്കെ ഞാൻ ചിട്ടയായി മരുന്ന് കഴിക്കുന്നുണ്ട്. എനിക്ക് നടക്കാൻ പറ്റുന്നുണ്ട്, ജോലികളൊക്കെ ചെയ്യുവാൻ സാധിക്കുന്നുണ്ട്. ഡയറ്റ് ഒന്നും നോക്കാൻ എനിക്ക് സമയമില്ല. പിന്നെ എനിക്കും ഉത്തരമില്ലാതായി. ഇതുപോലെ ധാരാളം ആളുകൾ വരാറുണ്ട്. ചിലർ വന്നാൽ കാര്യങ്ങൾ മനസ്സിലാക്കും. ഇതിന്റെ പ്രാധാന്യം മനസ്സിലാക്കും. ചിലർക്ക് ഇതെല്ലാം വെറും പാഴ്ച്ചെലവ് മാത്രം.

പക്ഷെ അവിടെ ജോസേട്ടന്റെ ഭാര്യ ഇടപെട്ടു. അവർ അദ്ദേഹത്തോട് പറഞ്ഞ കാര്യം എന്നെ വിസ്മയിപ്പിച്ചു. നിങ്ങൾ മറ്റേതെങ്കിലും രീതിയിൽ നേരത്തെ മരിക്കുകയാണെങ്കിൽ അത് എന്റെയും മക്കളുടെയും വിധിയാണെന്ന് ഞാൻ വിചാരിക്കാം. എന്നാൽ നമുക്ക് സ്വയം ശരിയാക്കാൻ സാധിക്കുന്ന, അമിതവണ്ണവും പ്രമേഹവും അമിത രക്തസമ്മർദ്ദവും മറ്റ് അസുഖങ്ങളും നിയന്ത്രിക്കാനാവാതെ നമ്മുടെ അശ്രദ്ധ കൊണ്ട് നിങ്ങൾ മരിക്കുകയാണെങ്കിൽ, വിധിയാണെന്ന് വിശ്വസിക്കാൻ ഞാൻ തയ്യാറല്ല. നിങ്ങൾക്കും, നമുക്കൊരുമിച്ചും സ്വയം ശരിയാക്കാൻ സാധിക്കുമായിരുന്ന ഈ അസുഖങ്ങൾ, നിങ്ങൾ ചെയ്യാതെ നിങ്ങൾ മരിക്കുകയാണെങ്കിൽ, നിങ്ങൾ ഒന്ന് പരിശ്രമിക്കുകപോലും ചെയ്തില്ലല്ലോ എന്ന വിഷമം എനിക്കും മക്കൾക്കും എന്നുമുണ്ടായിരിക്കും.

സത്യത്തിൽ ഞാൻ അത്ഭുതപ്പെട്ടു. ഞെട്ടി എന്ന് പറയുന്നതാണ് കൂടുതൽ ശരി. ജോസേട്ടന് പിന്നീട് ഒന്നും പറയുവാനുണ്ടായിരുന്നില്ല. അവർ തിരിച്ചു പോയി. ഒരാഴ്ച കഴിഞ്ഞപ്പോൾ ജോസേട്ടൻ, സ്വമേധയാ ഞങ്ങളുടെ സെന്ററിൽ വന്നു. നാലു മാസത്തെ പ്രോഗ്രാമിന് ചേർന്നു. നാലു മാസം കൊണ്ട് ജോസേട്ടൻ 24 കിലോയോളം ഭാരം കുറച്ചു. 5 മുതൽ 6 കിലോ കുറഞ്ഞപ്പോഴേക്കും അമിത രക്തസമ്മർദ്ദത്തിന്റെ മരുന്നുകൾ ഡോക്ടർമാർ ഒഴിവാക്കി.

പ്രമേഹത്തിന്റെ മരുന്നുകൾ നാലുമാസം കൊണ്ട് 90 ശതമാനത്തോളം കുറച്ചു. മുഖത്തുണ്ടായിരുന്നു കറുത്തപാടുകൾ എല്ലാം അപ്രത്യക്ഷമായി. വല്ലപ്പോഴുമുണ്ടായിരുന്ന മദ്യപാനം നിർത്തി. ഭക്ഷണക്രമം ശരിയാക്കിയപ്പോൾ മദ്യം കഴിക്കണം എന്ന തോന്നലുകൾ അവസാനിച്ചു.

"വിശ്വസിക്കാനാവാത്ത മാറ്റങ്ങൾ" ഇതാണ് ജോസേട്ടൻ എന്നോട് പറഞ്ഞത്. അദ്ദേഹത്തിന്റെ പ്രവത്തനക്ഷമതയും ഊർജ്ജസ്വലതയും കൂടി. ഞാൻ എല്ലാ ക്രെഡിറ്റും കൊടുക്കുന്നത് അദ്ദേഹത്തിന്റെ ഭാര്യക്കും മക്കൾക്കുമാണ്.

നമ്മൾ ഇപ്പോഴും വിധിയെ, സമൂഹത്തെ, പാരമ്പര്യത്തെ, ഭക്ഷണത്തെ കുറ്റപ്പെടുത്തി നടക്കുന്നവരാണ്. എന്നാൽ ജോസേട്ടന്റെ ഭാര്യ പറഞ്ഞത് പോലെ, നമുക്ക് സ്വയം മാറ്റുവാൻ സാധിക്കുന്ന അസുഖങ്ങൾ, നമ്മുടെ ശ്രദ്ധയില്ലാതെ നിയന്ത്രിക്കാനാകാതെ വരുന്നത് കഷ്ടമാണ്. നമ്മൾ നമ്മുടെ കുടുംബത്തെ, മക്കളെ നിരാശയിലാക്കുകയാണ്.

ജോസേട്ടൻ ഇപ്പോഴും ജി.ഡി.ഡയറ്റ്® അതുപോലെ തന്നെ പിന്തുടരുന്നു. കാരണം അത് അദ്ദേഹത്തിന്റെ ജീവിതം തന്നെ മാറ്റിമറിച്ചു, കാഴ്ചപ്പാടുകൾ മാറി, മനോഭാവം മാറ്റി.

വണ്ണം കുറയ്ക്കാൻ പോകുക എന്നത് ഇപ്പോഴും ഒരു പാഴ്ചെലവായി കണക്കാക്കുന്ന ഒരു സമൂഹമാണ് നമ്മുടേത്. അമിതവണ്ണം കുറയ്ക്കണം എന്ന് പറഞ്ഞാൽ ഭൂരിഭാഗം പേരും ധാരാളം ഒഴിവുകഴിവുകൾ പറയാറുമുണ്ട്.

അതിൽ ചിലത് താഴെ കൊടുക്കുന്നു. ഇതിൽ നിങ്ങൾ പറയുന്ന ഒഴിവുകഴിവുകൾ ടിക്ക് ചെയ്യുക

☐ എനിക്ക് ഈ വണ്ണം കൊണ്ട് ഒരു കുഴപ്പവുമില്ല

☐ എനിക്ക് നിങ്ങളെക്കാൾ ഈസിയായി കാര്യങ്ങൾ ചെയ്യുവാൻ സാധിക്കും

☐ എനിക്ക് പ്രതേകിച്ചു അസുഖങ്ങളൊന്നുമില്ല.

- ☐ എനിക്ക് വ്യായാമം ചെയ്യാൻ സമയം കിട്ടാറില്ല
- ☐ ഭക്ഷണം കഴിക്കലൊന്നും നടക്കില്ലന്നെ!
- ☐ ഈ സുഖമില്ലാത്ത കാല് വച്ച് ഓടാനും ചാടാനൊന്നും എനിക്ക് സാധിക്കില്ല
- ☐ കുട്ടികളാണെങ്കിൽ, മാതാപിതാക്കൾ പറയും, അവന്റെ പഠിപ്പ് കഴിയട്ടെ
- ☐ എനിക്ക് വയർ മാത്രമേയുള്ളു, അത് മാത്രം കുറച്ചാൽ മതി
- ☐ അസുഖം വരുമ്പോൾ നോക്കാം
- ☐ ഭക്ഷണം ഒഴിവാക്കാനൊന്നും എനിക്ക് സാധിക്കില്ല
- ☐ പലതും ചെയ്തുനോക്കി, ആദ്യം അല്പം കുറയും, വീണ്ടുംകൂടി, പിന്നെ ഇപ്പോൾ ഒന്നും ശ്രദ്ധിക്കാറില്ല
- ☐ വീട്ടിൽ എല്ലാവരുടെയും കാര്യങ്ങൾ നോക്കണം, പിന്നെ ഒന്നിനും സമയം കിട്ടാറില്ല.
- ☐ ....
- ☐ ....

ഇതിൽ പലതും നിങ്ങൾ പറഞ്ഞതായിരിക്കാം, നിങ്ങൾക്ക് മനസ്സിൽ തോന്നിയതായിരിക്കാം.

ഇത്തരം ഒഴിവുകഴിവുകളുടെ പ്രധാനകാരണം, അമിതവണ്ണം കുറയ്ക്കുന്നതിനെ കുറിച്ച് നമുക്ക് കിട്ടിയിട്ടുള്ള തെറ്റിദ്ധാരണകളാണ്. ആ തെറ്റിദ്ധാരണകൾ തിരുത്തുവാനും, യഥാർത്ഥ രീതികൾ മനസ്സിലാക്കുവാനും, വളരെ ലളിതമായി അമിതവണ്ണത്തെ കുറയ്ക്കുവാനുമുള്ള രീതികളാണാവശ്യം.

എന്റെ ഇത്രയും കാലത്തെ പ്രവർത്തന പരിചയത്തിൽ ഞാൻ സംസാരിച്ചിട്ടുള്ള അമിതവണ്ണമുള്ള വ്യക്തികളിൽ, ഞാൻ മനസ്സിലാക്കിയ ഒരു കാര്യം, മുൻപ് സൂചിപ്പിച്ച ന്യായങ്ങളൊക്കെ പറയുമെങ്കിലും, ഉള്ളിന്റെയുള്ളിൽ

അമിതവണ്ണം കുറയ്ക്കണമെന്നും, ആരോഗ്യത്തോടെ ഇരിക്കണമെന്നും, നല്ല മോഡേൺ വസ്ത്രങ്ങൾ ധരിക്കണമെന്നും ആഗ്രഹിക്കാത്ത ഒറ്റ വ്യക്തിപോലുമില്ല എന്നതാണ് സത്യം.

പക്ഷെ വണ്ണം കുറയ്ക്കൽ, എന്നത് വളരെ ബുദ്ധിമുട്ടേറിയതും, കഷ്ടപ്പാട് നിറഞ്ഞതാണ് എന്നുമുള്ള തെറ്റായ ധാരണകളും, നെഗറ്റീവ് ചിന്തകളും, ആത്മവിശ്വാസക്കുറവുമാണ് പലരെയും ഇതിൽനിന്ന് പിന്തിരിപ്പിക്കുന്നത്. എത്രയൊക്ക കഷ്ടപെട്ടാലും ഞാനൊന്നും, ഭാരം കുറയില്ല എന്ന ചിന്തയും, കുറഞ്ഞാൽ, വീണ്ടും കൂടും എന്ന വാദങ്ങളും, ഇഷ്ട ഭക്ഷണങ്ങളൊക്ക ഒഴിവാക്കേണ്ടി വരുമോ എന്ന ചിന്തകളും, ഇവരെ പിന്നോക്കം വലിക്കുന്ന ഘടകങ്ങളാണ്.

ഇത്തരം കാര്യങ്ങളിൽ പ്രത്യേകിച്ച് നിങ്ങളുടെ ചിന്തകളിലും, ഭക്ഷണത്തെ കുറിച്ചും ഭക്ഷണ സമയങ്ങളെക്കുറിച്ചുമുള്ള തെറ്റിദ്ധാരണകളിലും മാറ്റം വന്നു കഴിഞ്ഞാൽ, അമിതവണ്ണവും, ജീവിത ശൈലീ രോഗങ്ങളും വളരെ ഭംഗിയായി നിയന്ത്രിക്കാൻ സാധിക്കും എന്ന ബോധ്യമാണ് നിങ്ങൾക്കാവശ്യം. അത്തരത്തിലുള്ള ഒരു ബോധവത്കരണമാണ് ഞാൻ പിന്തുടരുന്നത്.

കാരണം, ഏതു പ്രായത്തിലുള്ളവർക്കാണെങ്കിലും, ഏതെല്ലാം അസുഖങ്ങളാൽ ബുദ്ധിമുട്ടുന്നവരാണെങ്കിലും, നടക്കാനും ഓടാനും കഴിയാത്തവരാണെങ്കിലും, അമിതഭാരം കുറയ്ക്കണം എന്നത് ആവശ്യമാണ്.

അമിതവണ്ണവും ജീവിതശൈലീ രോഗങ്ങളും

താഴെ പറയുന്ന അസുഖങ്ങൾ അമിതവണ്ണവുമായി ബന്ധപ്പെട്ട് കിടക്കുന്നു. ചിലത് അമിതവണ്ണത്തിന് കാരണമാകുന്നു. ചിലത് അമിതവണ്ണമൂലമുണ്ടാകുന്നു..

- ☐ പ്രമേഹം
- ☐ ഹൃദ്രോഗങ്ങൾ
- ☐ അമിത രക്തസമ്മർദ്ദം
- ☐ സന്ധി വേദനകൾ
- ☐ പിത്താശയ രോഗങ്ങൾ
- ☐ പോളിസിസ്റ്റിക് ഓവറി സിൻഡ്രോം
- ☐ കുട്ടികളില്ലാത്ത പ്രശ്നങ്ങൾ
- ☐ ഫാറ്റി ലിവർ (മദ്യപാനമൂലമല്ലാത്ത ഫാറ്റി ലിവർ)
- ☐ ലിവർ സിറോസിസ്
- ☐ ശ്വാസകോശ രോഗങ്ങൾ
- ☐ സ്ലീപ് അപ്നിയ (ഉറങ്ങുമ്പോൾ ശ്വാസം തടസ്സം, കൂർക്കം വലി)
- ☐ സ്ട്രോക്ക്
- ☐ സ്ട്രെസ്സ്, വിഷാദരോഗങ്ങൾ
- ☐ പാൻക്രിയാസ് അസുഖങ്ങൾ
- ☐ പലവിധ കാൻസറുകൾ (സ്തനം, ഗർഭപാത്രം, ആമാശയം, കുടൽ, പ്രോസ്റ്റേറ്റ്, വൃക്ക, അന്നനാളം)
- ☐ വെരികോസ് വെയ്ൻ
- ☐ ഗൗട്ട്

ഇവയിൽ ഏതെങ്കിലും അസുഖങ്ങൾ നിങ്ങൾക്ക് ഉണ്ടെങ്കിൽ ടിക്ക് ചെയ്യുക. ഇത്തരം അസുഖങ്ങൾ നിങ്ങൾ ചികിത്സിക്കുന്നുണ്ടെങ്കിൽ, നിങ്ങളുടെ ഭക്ഷണ രീതികളിലും ജീവിതശൈലികളിലും മാറ്റം വരുത്തേണ്ടത് ചികിത്സയുടെ വിജയത്തിന് അത്യന്താപേക്ഷിതമാണ്.

അമിതവണ്ണവും അനുബന്ധ ആരോഗ്യപ്രശ്നങ്ങളും

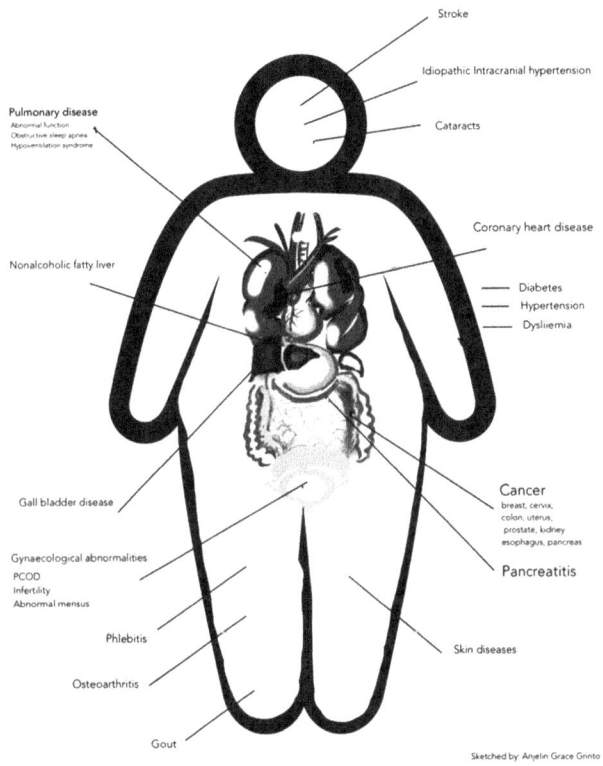

Sketched by: Anjelin Grace Grinto

അതുപോലെതന്നെ ഭൂരിഭാഗം പേരും ശ്രമിക്കുന്നത് അമിതമുള്ള ഭാരം കുറയ്ക്കുക എന്നത് മാത്രമാണ്. അതിനോട് അനുബന്ധിച്ചുള്ള നമ്മുടെ ശാരീരികവും മാനസികവുമായ മറ്റ് പ്രശ്നങ്ങൾ നാം പലപ്പോഴും ശ്രദ്ധിക്കാറില്ല. അമിതവണ്ണവും താഴെ പറയുന്ന വളരെ സാധാരണയായ പ്രശ്നങ്ങളും തമ്മിലുള്ള ബന്ധം നമ്മൾ മനസ്സിലാക്കാറില്ല. അതുകൊണ്ട് ഇത്തരം ബുദ്ധിമുട്ടുകൾ നിങ്ങൾക്കുണ്ടോ എന്ന് സ്വയം പരിശോധിച്ചറിയുക

- ☐ ക്ഷീണം (Fatigue) - പ്രതേകിച്ച് യാതൊരു കാരണവുമില്ലാതെ എപ്പോഴും ക്ഷീണം അനുഭവപ്പെടുക, കാര്യങ്ങൾ ചെയ്യുന്നതിൽ ഉത്സാഹക്കുറവ് അനുഭവപ്പെടുക.

- ☐ വൈകാരിക തലത്തിലെ വ്യതിയാനങ്ങൾ (Mood Swings) - മാറി മാറി വരുന്ന വൈകാരിക ഭാവങ്ങൾ, ചിലപ്പോൾ അമിതമായ ദുഃഖം, ചിലപ്പോൾ അമിതമായ സന്തോഷം, വിഷാദം എന്നിവയെല്ലാം ഇതിൽ പെടുന്നു.

- ☐ വിട്ടുമാറാത്ത കാലങ്ങളായുള്ള വേദനകൾ (Chronic Pain) - സന്ധി വേദനകൾ, ഉദാഹരണത്തിന്, മുട്ടുവേദന, ഉപ്പൂറ്റി വേദന, പേശി വേദനകൾ, പ്രത്യേകിച്ചൊരു സ്ഥലം പറയാനില്ലാത്ത തരത്തിൽ മേലാസകലം വേദനകൾ, കഴപ്പുകൾ അനുഭവപ്പെടുക

- ☐ ഭക്ഷണത്തോടുള്ള അമിതമായ ആസക്തി (Food Cravings)- ചില പ്രത്യേക ഭക്ഷണങ്ങളോട്, പ്രത്യേകിച്ച് ശരീരത്തിന് മോശമായ, കൂടുതൽ മധുരമടങ്ങിയവ, പാക്കറ്റ് ഭക്ഷണം, ജ്യൂസുകൾ, എന്നിവയോടുള്ള ആസക്തി.

- ☐ എപ്പോഴും വിശക്കുക (Frequent Hunger) - ഭക്ഷണത്തോടുള്ള ആസക്തി കൂടുന്നതിനനുസരിച്ച്, വിശപ്പും കൂടിക്കൊണ്ടിരിക്കും. എന്തുകഴിച്ചാലും തൃപ്തിയാകാത്ത അവസ്ഥ

- ☐ ഓർമ്മകുറവ് (Memory Issues) - പലകാര്യങ്ങളും ഓർമ്മിച്ചുവെക്കാൻ ബുദ്ധിമുട്ട്. പലതും പെട്ടെന്ന് തന്നെ മറന്ന് പോകുന്ന അവസ്ഥ.

- ☐ കാര്യങ്ങൾ ഫോക്കസ് ചെയ്യാൻ സാധിക്കാതെ വരിക. ഏകാഗ്രത നഷ്ടപ്പെടുക (Poor Concentration levels)

- ☐ രാവിലെ എഴുന്നേൽക്കുമ്പോൾ സന്ധികളും പേശികളും വഴങ്ങാത്ത അവസ്ഥ (Morning Stiffness)
- ☐ ദഹനസംബന്ധമായ പ്രശ്നങ്ങൾ (Digestive Problems) - ഗ്യാസ്, പുളിച്ച തികട്ടൽ, മലബന്ധം, വയർ വന്ന് വീർക്കുക തുടങ്ങിയവ
- ☐ നീർക്കെട്ട് (Water retention) - കുറെ സമയം ഇരിക്കുമ്പോൾ, നടക്കുമ്പോൾ, കാലിൽ നീര് വരിക, ശരീരമാകെ നീര് വന്നപോലെ തോന്നുക, വസ്ത്രം ധരിച്ച് അൽപ സമയം കഴിയുമ്പോൾ ഇറുകിയ പോലെ തോന്നുക
- ☐ പേശികളുടെ ബലക്കുറവ് (Poor muscle tone)
- ☐ ഉറക്കം കുറയുക, രാത്രിയിലെ ഉറക്കം ഇടയ്ക്കിടെ തടസ്സപ്പെടുക (poor sleep/disturbed sleep)
- ☐ എപ്പോഴും അസ്വസ്ഥത അനുഭവപ്പെടുക, ക്ഷോഭിക്കുക (Irritability)

മുകളിൽ പറഞ്ഞ കാര്യങ്ങളിൽ മൂന്നോ അതിലധികമോ പ്രശ്നങ്ങൾ അമിതവണ്ണത്തിനു പുറമെ നിങ്ങളെ അലട്ടുന്നുണ്ടെങ്കിൽ ഇന്ന് തന്നെ നിങ്ങളുടെ ഭക്ഷണരീതികളും ജീവിതശൈലീകളിലെ പോരായ്മകളും പരിശോധിച്ച് നല്ല മാറ്റങ്ങൾ വരുത്തേണ്ടത് അത്യാവശ്യമാണ്. കാരണം ഇതെല്ലാം പരസ്പരം ബന്ധപ്പെട്ട് കിടക്കുന്നു. ഇതിൽ പലതിനും മരുന്നുകളുണ്ടെങ്കിലും നല്ലൊരു ജീവിതശൈലീ മാറ്റത്തിലൂടെമാത്രമേ ദീർഘകാല ഫലങ്ങൾ ലഭിക്കുകയുള്ളു.

കോവിഡ് -19 അഥവാ കൊറോണ വൈറസും അമിതവണ്ണവും

കോവിഡ് -19 അഥവാ കൊറോണ വൈറസ് എന്ന മഹാമാരി ലോകം മുഴുവൻ പടർന്ന് പിടിച്ചുകൊണ്ടിരിക്കുകയാണ്. ഇതെഴുതുന്നതുവരെ ചികിത്സകൾ ഒന്നും തന്നെ ഈ അസുഖത്തിനെതിരായി കണ്ടുപിടിച്ചിട്ടില്ല. പ്രായഭേദമില്ലാതെ ആർക്കും പിടിപെടാവുന്ന അസുഖമാണ് കോവിഡ്-19. അതുകൊണ്ട് തന്നെ വരാതിരിക്കുവാനുള്ള കാര്യങ്ങൾ എല്ലാം തന്നെ എല്ലാവരും ചെയ്തുകൊണ്ടിരിക്കുന്നു. ലോകം മുഴുവൻ ലോക്ക്ഡൗൺ ചെയ്യുന്ന കാഴ്ചകളും നമ്മൾ കണ്ടുകഴിഞ്ഞു. രോഗപ്രതിരോധശേഷി വളരെ കുറവുള്ളവർക്ക് ഈ രോഗം കൂടുതൽ മാരകമാകുന്നു. മാസ്ക് ധരിക്കലും കൈകഴുകലും സാമൂഹിക അകലം പാലിക്കലും നമ്മൾ നിർബന്ധമായും ചെയ്യേണ്ട കാര്യങ്ങളാണ്. എന്നാൽ അതിനേക്കാൾ ശ്രദ്ധിക്കേണ്ട കാര്യങ്ങളിലേക്കാണ് കോവിഡ്-19 ബാധിച്ച് രോഗം മൂർച്ഛിച്ചവരെയും, വെന്റിലേറ്ററുകളിൽ കഴിയുന്നവരെയും, മരണമടഞ്ഞവരെയും കുറിച്ചുള്ള പഠനങ്ങൾ പുറത്തുകൊണ്ടുവരുന്നത്. പ്രായമായവരിലാണ് കൊറോണ വൈറസ് ബാധ കൂടുതൽ പ്രശ്നങ്ങൾ സൃഷ്ടിക്കുന്നത് എന്ന് ഒരു വശം. എന്നാൽ ഇവരിൽ ഭൂരിഭാഗം പേർക്കും മറ്റ് ജീവിതശൈലീ രോഗങ്ങൾ കൂടിയുള്ളതായി റിപ്പോർട്ടുകൾ പറയുന്നു. അതുപോലെ തന്നെ അമേരിക്കയിലും ലണ്ടനിലും നടന്ന പഠനങ്ങൾ ചൂണ്ടിക്കാണിക്കുന്നത്, അൻപത് വയസ്സിന് താഴെയുള്ളവരിൽ അമിതവണ്ണമുള്ളവരിലാണ് കോവിഡ്-19 മാരകമാകുന്ന തെന്നാണ്. ഇവർക്ക് മറ്റ് അസുഖങ്ങൾ ഒന്നുമില്ലെങ്കിലും അമിതവണ്ണം മൂലം ഇവരിൽ രോഗം മൂർച്ഛിക്കുന്നതായും അതുമൂലം ആശുപത്രിയിൽ പ്രവേശിപ്പിക്കേണ്ടതായും വരുന്നു. ന്യൂയോർക്ക് ടൈംസിൽ വന്ന വാർത്തയിൽ പറയുന്നത്, അമിതവണ്ണമുള്ള ചെറുപ്പക്കാരിൽ കൊറോണ വൈറസ് ബാധ കൂടുതൽ അപകട സാധ്യത ഉണ്ടാക്കുന്നു എന്നതാണ്. എന്ത് കൊണ്ടാണ് ഇത് സംഭവിക്കുന്നത് എന്ന്

വ്യക്തമായിട്ടില്ല എങ്കിലും ചില ഡോക്ടർമാർ പറയുന്നത്, അമിതവണ്ണമുള്ളവർക്ക് പൊതുവെ അവരുടെ ശ്വാസകോശപ്രവർത്തനം മോശമായിരിക്കും എന്നതാണ്. അവരുടെ വയറിനുചുറ്റുമുള്ള അമിതകൊഴുപ്പും, അതുമൂലം ഡയഫ്രം, ശ്വാസകോശം എന്നിവയുടെ പ്രവർത്തനത്തിൽ ഉണ്ടാകുന്ന തടസ്സങ്ങളും രോഗാവസ്ഥയെ സങ്കീർണമാക്കുന്നു. അമിതവണ്ണമുള്ളവരിൽ എപ്പോഴും രക്തചംക്രമണത്തിൽ കുറഞ്ഞ അളവിൽ ഇൻഫ്ലമേഷൻ ഉണ്ടായിരിക്കും ഒപ്പം സൈറ്റോകൈൻസും. കൊറോണ വൈറസ് ബാധിക്കുമ്പോൾ ഇവരിൽ രക്തചംക്രമണത്തിലെ സൈറ്റോകൈനുകളുടെ വർദ്ധനയ്ക്ക് കാരണമാകുന്നു. സൈറ്റോകൈൻ സ്റ്റോം (Cytokines Storm) എന്നു വിളിക്കുന്ന ഈ അവസ്ഥയിൽ രോഗപ്രതിരോധശേഷി കൂടുതൽ തകരാറിലാകുകയും കോശങ്ങളുടെ ഇൻഫ്ലമേഷനോടുള്ള പ്രതികരണം നിയന്ത്രണാതീതമാവുകയും ഈ അവസ്ഥയിൽ സ്വന്തം കോശങ്ങളെ തന്നെ ക്രമാതീതമായി ആക്രമിക്കുകയും കോവിഡ് -19 കൂടുതൽ മാരകമാകുന്നു ചെയ്യുന്നു.

ന്യൂയോർക്കിലെ, ഡോ.ഗുലിക്സ് പറയുന്നത്, ആശുപത്രയിൽ പ്രവേശിപ്പിച്ച 54 വയസ്സിനുതാഴെയുള്ള ആളുകളിൽ പകുതിയിൽ കൂടുതലും അമിതവണ്ണം ഉള്ളവരാണ് എന്നതാണ്. മാർച്ച് 2020 മുതൽ ഏപ്രിൽ 2020 വരെ 4000 പേരിൽ നടത്തിയ മറ്റൊരു പഠനം കാണിക്കുന്നത് അമിതവണ്ണം ഏറ്റവും പ്രധാനമായ ഒരു പ്രശ്നമാണ് എന്ന് തന്നെയാണ്. അതുപോലെ തന്നെ അമിതവണ്ണം ഉള്ളവരിൽ ഭൂരിഭാഗം പേർക്കും അമിത രക്തസമ്മർദ്ദവും കാണുന്നു. ഇതെല്ലാം കൂടിയാകുമ്പോൾ രോഗം കൂടുതൽ സങ്കീർണമാവുകയാണ് ചെയ്യുന്നത്. മാത്രമല്ല അവരുടെ രോഗപ്രതിരോധശേഷിയും കുറവായിരിക്കും. ചൈനയിൽ നടന്ന പഠനങ്ങളും ഇതേ കാര്യങ്ങൾ ചൂണ്ടികാണിക്കുന്നു.

ലണ്ടനിൽ നടന്ന പഠനങ്ങളിലും അമിതവണ്ണമുള്ളവർക്ക് കൊറോണ വൈറസിൽ നിന്ന് മികച്ച സംരക്ഷണം നൽകണം

എന്നാണ് പറയുന്നത്. 50 വയസ്സിന് താഴെയുള്ളവരിൽ ഹൃദ്രോഗം, ഉയർന്ന രക്തസമ്മർദ്ദം, പ്രമേഹം എന്നിവയേക്കാൾ അമിതവണ്ണം കോവിഡിന്റെ മാരകമായ സങ്കീർണതകൾക്ക് കാരണമാകുന്നുവെന്ന് കാണിക്കുന്നു. ഓക്സ്ഫോർഡ് യൂണിവേസിറ്റി ഹോസ്പിറ്റലിലെ ഡോ.രാജർഷി ബാനർജി പറയുന്നത്, അമിതവണ്ണമുള്ളവരിൽ കൊഴുപ്പ് കൂടുതൽ അടിഞ്ഞുള്ള ഇൻഫ്ലമേഷൻസ് മൂലം ആന്തരികാവയവങ്ങൾക്ക് കേടുപാടുകൾ സംഭവിക്കുന്നത് രോഗാവസ്ഥയെ വർദ്ധിപ്പിക്കുന്നു എന്നാണ്. ആശുപത്രിയിൽ പ്രവേശിപ്പിച്ച 50 വയസ്സിനുതാഴെയുള്ള 60 ശതമാനത്തോളം അമിതവണ്ണം ഉള്ളവരും, 19 ശതമാനം പ്രമേഹരോഗികളും ബാക്കി അമിതരക്തസമ്മർദ്ദമുള്ളവരും, ഹൃദ്രോഗികളുമാണ്. അമിതവണ്ണം ഉള്ളവരിൽ കോവിഡ്-19 രോഗം എങ്ങനെ ബാധിക്കുന്നു എന്ന പഠനങ്ങളെല്ലാം തന്നെ ശൈശവദശയിലാണെങ്കിലും, എല്ലാ പഠനങ്ങളിലും അമിതവണ്ണം കൂടിയവർക്കുള്ള മുന്നറിയിപ്പുകളാണ് നൽകുന്നത്.

ഇത് കോവിഡ് ബാധിക്കുന്നവരുടെ കാര്യം മാത്രമല്ല എന്ന് ഓർക്കണം. ഇൻഫ്ലുവെൻസ, ന്യൂമോണിയ മുതലായ ശ്വാസകോശ സംബന്ധമായ അസുഖങ്ങളും അമിതവണ്ണം ഉള്ളവരിലാണ് കൂടുതൽ സങ്കീർണമാകുന്നത്.

അതുകൊണ്ട് തന്നെ ഇത്തരം അസുഖങ്ങൾ നമ്മെ ബാധിച്ചാലും മാരകമാകാതെ നോക്കുന്നതിന് നമ്മുടെ ഭക്ഷണരീതികളിലും ജീവിതശൈലികളിലും മാറ്റം വരുത്തേണ്ടതും നല്ല രോഗ പ്രതിരോധ ശേഷി ഉണ്ടായിരിക്കേണ്ടതും ശരിയായ ശരീരഭാരം നിലനിർത്തേണ്ടതും അത്യാവശ്യമാണ്.

Obesity Linked to Severe Coronavirus Disease, Especially for Younger Patients Published April 16, 2020 Updated April 17, 2020

https://www.nytimes.com/2020/04/16/health/coronavirus-obesity-higher-risk.html

Obesity in Patients Younger Than 60 Years Is a Risk Factor for COVID-19 Hospital Admission

Jennifer Lighter, Michael Phillips, Sarah Hochman, Stephanie Sterling, Diane Johnson, Fritz Francois, Anna Stachel

https://academic.oup.com/cid/advance-article/doi/10.1093/cid/ciaa415/5818333

High prevalence of obesity in severe acute respiratory syndrome coronavirus-2 (SARS-CoV-2) requiring invasive mechanical ventilation

Arthur Simonnet Mikael Chetboun Julien Poissy Violeta Raverdy Jerome Noulette Alain Duhamel Julien Labreuche Daniel Mathieu Francois Pattou Merce Jourdain The Lille Intensive Care COVID-19 and Obesity study group

https://onlinelibrary.wiley.com/doi/10.1002/oby.22831

Obesity and COVID-19 Severity in a Designated Hospital in Shenzhen, China Posted: 1 Apr 2020 Cai Qingxian Southern University of Science and Technology - National Clinical Research Center for Infectious Diseases

Fengjuan Chen Guangzhou Medical University - Guangzhou Eighth People's Hospital

https://papers.ssrn.com/sol3/papers.cfm?abstract_id=3556658

[Clinical Characteristics and Outcomes of 112 Cardiovascular Disease Patients Infected by 2019-nCoV]

[Article in Chinese]

Y D Peng 1, K Meng 1, H Q Guan 1, L Leng 1, R R Zhu 1, B Y Wang 1, M A He 2, L X Cheng 1, K Huang 1, Q T Zeng

https://pubmed.ncbi.nlm.nih.gov/32120458/

4

എന്റെ മാറ്റങ്ങൾ

ഞാൻ ഫിസിയോതെറാപ്പി ബിരുദം കഴിഞ്ഞു പ്രാക്ടീസ് ചെയ്ത് തുടങ്ങുന്നത് 2000 ത്തിൽ ആണ്. മറ്റുള്ള മെഡിക്കൽ സിലബസുകളെപോലെ തന്നെ വളരെ കുറച്ച് മാത്രമേ ന്യൂട്രിഷൻ എന്ന വിഷയം പഠിക്കുവാനുള്ളു. അതും ഒരു ഇന്റേർണൽ വിഷയം. അതുകൊണ്ടുതന്നെ അത്ര പ്രാധാന്യമേ ന്യൂട്രിഷൻ എന്ന വിഷയത്തിന് കൊടുത്തിരുന്നുള്ളു. കോളേജുകളും വലിയ പ്രാധാന്യമൊന്നും ഈ വിഷയത്തിന് കൊടുക്കാറുമില്ല. ഞാൻ പഠിച്ചുകൊണ്ടിരിക്കുമ്പോൾ ഏകദേശം 93 കിലോയോളും ഭാരമുണ്ടായിരുന്നു. തടിയൻ എന്നാണ് എന്റെ സുഹൃത്തുക്കൾ എന്നെ വിളിച്ചിരുന്നത്. ഭക്ഷണ കാര്യങ്ങളിലൊന്നും യാതൊരു ശ്രദ്ധയും എനിക്കുണ്ടായിരുന്നില്ല. കിട്ടുന്ന ഭക്ഷണം, കിട്ടുന്ന സമയത്ത് കഴിക്കുക. ചിലപ്പോൾ രാവിലെ കഴിക്കില്ല, ചിലപ്പോൾ രാത്രി വളരെ വൈകി കഴിച്ച് കിടന്നുറങ്ങും. ധാരാളം അസ്വസ്ഥതകൾ ഉണ്ടായിരുന്നു, ദഹനം ശരിയല്ല, വയറു വേദന, പേശി വേദന, ഉറക്കമില്ലായ്മാ, അങ്ങനെ പലതും. ട്രൈ ഗ്ലിസറൈഡ് അന്ന് ഏകദേശം 300 ന് അടുത്തായിരുന്നു. ഓരോ വേദനയ്ക്കും ഓരോ നിറത്തിലുള്ള മരുന്നുകൾ. പക്ഷെ എങ്ങനെയാണ് ജീവിതശൈലീ എന്ന് ആരും ചോദിച്ച് മനസ്സിലാക്കിയിട്ടില്ല. മരുന്നുകൾ പലവിധം തരുന്നു എന്നല്ലാതെ, ഭക്ഷണരീതികളിൽ കൂടി മാറ്റം വരുത്തണം എന്ന് ആരും പറഞ്ഞു തന്നിരുന്നില്ല.

ഫിസിയോതെറാപ്പി പ്രാക്ടീസ് തുടങ്ങി പിന്നെയും മൂന്ന് നാല് കൊല്ലം കഴിഞ്ഞാണ് ന്യൂട്രിഷൻ എന്ന വിഷയത്തിന്റെ പ്രാധാന്യത്തെക്കുറിച്ചും, അത് നമ്മുടെ ശരീരത്തിൽ

വരുത്തുന്ന വിസ്മയകരമായ മാറ്റങ്ങളെക്കുറിച്ചും കൂടുതൽ മനസ്സിലാക്കി തുടങ്ങിയത്. ചെറിയ ചെറിയ മാറ്റങ്ങൾ എന്റെ ഭക്ഷണക്രമത്തിൽ വരുത്തി നോക്കി. ഭക്ഷണ സമയങ്ങൾ ആദ്യം ശരിയാക്കി. ഭക്ഷണം ഒഴിവാക്കുന്നത് ഞാൻ നിർത്തി. ആ ചെറിയ രണ്ട് കാര്യങ്ങളിൽ മാറ്റം വരുത്തിയപ്പോൾ തന്നെ ശരീരത്തിൽ വന്ന മാറ്റങ്ങൾ എന്നെ അത്ഭുതപ്പെടുത്തി. അത് ഭാരം കുറഞ്ഞ മാറ്റങ്ങളല്ല, എന്റെ ആരോഗ്യത്തിൽ, എന്റെ പ്രവർത്തനത്തിൽ, ചലനത്തിൽ, ചിന്തകളിൽ, ഏകാഗ്രതയിൽ, എല്ലാം ആ മാറ്റങ്ങൾ ഞാൻ തിരിച്ചറിഞ്ഞു. സാധാരണ കഴിക്കുന്ന എല്ലാ ഭക്ഷണങ്ങളും ഞാൻ കഴിച്ചുകൊണ്ടിരുന്നു. ഒരു ഡയറ്റായി ഞാൻ ഇതിനെ കണക്കാക്കിയിരുന്നില്ല. ഭക്ഷണം ഒഴിവാക്കുന്ന കാര്യങ്ങളൊന്നും എനിക്ക് ചിന്തിക്കാൻ സാധിക്കുകയില്ല. ചോറ് കഴിക്കാതെ എന്ത് ജീവിതം. അല്ലെ ?

പിന്നെയും ഒന്നു രണ്ട് വർഷമെടുത്തു, ഭക്ഷണം എന്താണെന്നും, അതിന്റെ പ്രാധാന്യം എന്താണെന്നും, ഓരോ ഭക്ഷണവും സമയത്തു നമ്മുടെ ശരീരത്തിൽ വന്നാൽ വരുന്ന മാറ്റങ്ങളും മനസ്സിലാക്കുവാൻ.

ഫിസിയോതെറാപ്പിക്ക് സ്ഥിരമായി വരുന്ന രോഗികളിൽ ചിലർ, എന്റെ ഭക്ഷണരീതികളിലെ പരീക്ഷണങ്ങൾ സന്തോഷമായി സ്വീകരിച്ചു. രോഗികളിൽ, പ്രത്യേകിച്ച് മുട്ടുവേദന, നടുവേദന, മറ്റ് പേശി സംബന്ധമായ അസുഖങ്ങൾ, സ്ട്രോക് രോഗികൾ, എന്നിവരിൽ ഭൂരിഭാഗവും അമിതവണ്ണമുള്ളവരായിരുന്നു. അതിൽ നല്ലൊരു ശതമാനവും പ്രമേഹരോഗികളും. അവർ സ്ഥിരമായി അസുഖങ്ങൾക്ക് ഡോക്ടർമാരെ കാണുന്നു, വേദനക്ക് മരുന്ന് കഴിക്കുന്നു, ഫിസിയോതെറാപ്പി ചെയ്യുന്നു, വേദന കുറയുന്നു. രണ്ടോ മൂന്നോ മാസം കഴിയുമ്പോൾ വീണ്ടും ഇതെല്ലാം ആവർത്തിക്കുന്നു. എന്നാലും അവരുടെ ഭക്ഷണരീതികളും, അമിതവണ്ണവും ജീവിതശൈലിയും ഒന്നും ഞാനും ഒരു പ്രശ്നമായി കണ്ടിരുന്നില്ല. ഇതെല്ലാം അവരുടെ

അസുഖങ്ങളെ സാരമായി ബാധിക്കുന്നുണ്ടെന്ന് ഞാൻ വിചാരിച്ചിരുന്നില്ല. അതുകൊണ്ട് തന്നെ അവരുടെ ഭക്ഷണരീതികളും ജീവിതശൈലിയും ഞാൻ ചോദിക്കാറേയില്ല. വേദന പറയുന്നു, വേദനക്കുള്ള ഫിസിയോതെറാപ്പി ചെയ്യുന്നു. അത്ര തന്നെ. ഇനി അമിതവണ്ണത്തിന്റെ കാര്യം പറഞ്ഞാൽ തന്നെ, വണ്ണം കുറയ്ക്കൽ ഒരു ആഡംബരമായി കാണുന്നവരാണ് പലരും. അത് ഒരു ആവശ്യമായി ആർക്കും തോന്നാറുമില്ല. ഇനി അമിതവണ്ണം കുറയ്ക്കണമെന്ന് ചിലർ മനസ്സിലാക്കിയാൽ തന്നെ, അവർ മനസ്സിലാക്കിയിരിക്കുന്നത്, വണ്ണം കുറയണമെങ്കിൽ ഓടണം, ചാടണം, ജിമ്മിൽ പോകണം, ഭാരം ഉയർത്തണം, ചോറ് കഴിക്കാൻ പറ്റില്ല, ഇറച്ചിയും മീനും കഴിക്കുന്നവരാണെങ്കിൽ അതൊഴിവാക്കേണ്ടി വരുമോ, പച്ചക്കറി മാത്രം കഴിക്കണം എന്നിങ്ങനെ പോകുന്നു. അവർ വിചാരിക്കും അതിലും ഭേദം വേദന വരുമ്പോൾ ഒരു ഗുളിക കഴിക്കാം തൽകാലം വേദന കുറയാൻ ഫിസിയോതെറാപ്പി ചെയ്യാം.

ഇനി ഈ തടസ്സങ്ങളെല്ലാം അതിജീവിച്ച്, കുറച്ച് കഴിച്ച് കൂടുതൽ ഓടാം എന്ന് തീരുമാനിച്ചാലോ? ആദ്യം കുറച്ച് ദിവസം ഇതെല്ലാം നടക്കും. പിന്നെയെല്ലാം പഴയതുപോലെ. വേദന വരുമ്പോൾ, അസുഖങ്ങൾ കൂടുമ്പോൾ എല്ലാം അവസാനിപ്പിക്കും. അല്പം ഭാരം കുറഞ്ഞത് അതിന്റെ ഇരട്ടിയായി തിരിച്ചുവരികയും ചെയ്യും.

ഇനി ചിലർക്ക് അസുഖങ്ങൾ മാറുന്നതിന് അമിതമായ ശരീരഭാരം കുറയ്ക്കണമെന്ന് അറിയാമെങ്കിലും അവരുടെ പ്രായം, ഭാരം, വേദനകൾ, ഭക്ഷണം ഒഴിവാക്കുമ്പോൾ ഉണ്ടാകാവുന്ന ബുദ്ധിമുട്ടുകൾ, ഇതെല്ലാം അവരെ വണ്ണം കുറയ്ക്കാം എന്ന കാര്യത്തിൽ നിന്നും പിന്തിരിപ്പിക്കുന്നു. മുകളിൽ സൂചിപ്പിച്ച കാര്യങ്ങളിലൂടെ ഭാരം കുറയ്ക്കാൻ ഇത്തരക്കാർക്ക് സാധ്യമല്ല. ഇനി കഷ്ടപ്പെട്ട് ഇതെല്ലാം ചെയ്ത് ശരീരഭാരം കുറച്ചാലും, അതെല്ലാം

അവസാനിപ്പിച്ചാൽ അല്പദിവസങ്ങൾക്കുള്ളിൽ തന്നെ കുറച്ച ഭാരം മുഴുവൻ തിരിച്ച് വന്നിട്ടുമുണ്ടാകും.

അപ്പോൾ ഇത്തരം കഷ്ടപ്പാടുകൾ ഇല്ലാതെ തന്നെ, ശരീരഭാരം കുറയ്ക്കുവാനും കുറഞ്ഞ ഭാരം നിലനിർത്തുവാനും നമുക്ക് സാധിക്കണം, അതും സാധാരണ പോലെ ഭക്ഷണം കഴിച്ചുകൊണ്ടുതന്നെ. അവിടെയാണ് നമ്മൾ കഴിക്കുന്ന യഥാർത്ഥ ഭക്ഷണത്തിന്റെ ശക്തി പ്രകടമാകുന്നത്. ഭക്ഷണമാണ് യഥാർത്ഥ മരുന്ന്.

ആദ്യമെല്ലാം ഞാനും വിചാരിച്ചിരുന്നത് 100 കലോറി കഴിച്ച് 200 കലോറി പോകുന്നതുവരെ ഓടിയാൽ വണ്ണം കുറയുമെന്നാണ്. എന്നാൽ നമ്മുടെ ശരീരത്തിന്റെ പ്രവർത്തനം അതുപോലെയല്ല. ഞാനും ആദ്യം രോഗികളോട് പറഞ്ഞിരുന്നത്, കുറച്ച് കഴിച്ചാൽ മതിയെന്നാണ്.

എന്നാൽ ഞാനിപ്പോൾ മാറ്റി പറയുന്നു

"ഭക്ഷണം കഴിക്കണം
സമയത്തിന് കഴിക്കണം
ആവശ്യമുള്ളത്ര കഴിക്കണം,
കഴിക്കുന്നത് സന്തോഷത്തോടെ,
ആസ്വദിച്ച് കഴിക്കാൻ സാധിക്കണം."

കഴിക്കുന്ന മരുന്നുകളെ പോലെ, അല്ലെങ്കിൽ അതിനേക്കാളും പ്രാധാന്യം ഭക്ഷണത്തിനുണ്ടെന്ന് ഞാൻ മനസ്സിലാക്കുന്നു. കാരണം കഴിക്കുന്ന മരുന്നുകൾകൊണ്ട് ശരീരത്തിന് കൂടുതൽ പ്രയോജനം ലഭിക്കണമെങ്കിൽ ഭക്ഷണ ക്രമം ശരിയായിരിക്കണം. എന്നെ മാറി ചിന്തിക്കാൻ പ്രേരിപ്പിച്ചതും അത് തന്നെയാണ്. ഭക്ഷണങ്ങളുടെ അത്ഭുതകരമായ ശക്തി എനിക്ക് മനസ്സിലായി, തുടർന്നങ്ങോട്ട് ധാരാളം ഡയറ്റ് പുസ്തകങ്ങൾ (പുസ്തകങ്ങളിൽ പ്രധാനപ്പെട്ടത് ഗ്യാരി ടോബ്സ് എഴുതിയ ഗുഡ് കലോറിസ്, ബാഡ് കലോറിസ്, നീന ടികോൾസ് എഴുതിയ ദി ബിഗ് ഫാറ്റ്

സർപ്രൈസ് എന്നിവയായിരുന്നു. ഡോ.മാർക്ക് ഹൈമൻ, ഡോ. ഡേവിഡ് ലഡ്‌വിങ് എന്നിവരുടെ ബുക്കുകളും എന്നെ വളരെയേറെ സ്വാധീനിച്ചു) ലോകത്തിൽ നടന്ന വ്യായാമങ്ങളെയും അമിതവണ്ണത്തെയും ന്യൂട്രിഷ്യനെയും കുറിച്ചുള്ള ശരിയായ പഠനങ്ങളും, ജീവിതശൈലീ രോഗങ്ങളുടെ പ്രധാന കാരണങ്ങൾ, അവയുടെ യഥാർത്ഥത്തിലുള്ള ചികിത്സകൾ, വായിച്ച് മനസ്സിലാക്കി. പലതും പുതിയ അറിവുകളായിരുന്നു. പലതും എന്നെ അത്ഭുതപ്പെടുത്തി. പഠിച്ച കാര്യങ്ങളിൽ നിന്നും വളരെ വ്യസ്ത്യസ്തമായ കാര്യങ്ങൾ. ജീവിതശൈലിയിലെ ചെറിയ മാറ്റങ്ങൾ പോലും വളരെയധികം മാറ്റങ്ങൾ നമ്മുടെ ശരീരത്തിൽ സംഭവിക്കുന്നു. ഇതിലൂടെ നല്ല മാറ്റങ്ങൾ ഇപ്പോഴും കൊടുക്കുവാൻ ഞങ്ങൾക്ക് സാധിക്കുന്നു.

എന്റെ ശരീരത്തിൽ ഈ കാര്യങ്ങൾ എല്ലാം ഞാൻ പരീക്ഷിച്ചു നോക്കി, എല്ലാ നല്ല യഥാർത്ഥ ഭക്ഷണങ്ങളും കഴിച്ചു, സമയങ്ങൾ ശരിയാക്കി. എന്റെ ഏകദേശം 12 കിലോയോളം മൂന്ന് മാസം കൊണ്ട് കുറഞ്ഞു. കഴിഞ്ഞ 15 വർഷമായി എന്റെ ഭാരം 76 കിലോയായി നിലനിർത്തുവാൻ എനിക്ക് സാധിക്കുന്നു.

എന്റെ ഫിസിയോതെറാപ്പി ക്ലിനിക്കിൽ വന്നിരുന്ന ഒരു അമ്മയുണ്ടായിരുന്നു. ഞാൻ മുൻപ് പറഞ്ഞ പോലെ എല്ലാ രണ്ടു മൂന്ന് മാസം കൂടുമ്പോഴും മുട്ടുവേദനയ്ക്കും, നടുവേദനയ്ക്കും ചികിത്സിക്കുവാൻ വരും. കൂടാതെ പ്രമേഹവും അമിത രക്തസമ്മർദ്ദവും അവർക്കുണ്ടായിരുന്നു. ശരീരഭാരമാണെങ്കിൽ 92kg. നടക്കുവാൻ വളരെ കഷ്ടപ്പാട്. കാൽമുട്ടുകൾ വളഞ്ഞു തുടങ്ങിയിരുന്നു. ഫിസിയോതെറാപ്പി ചെയ്യുമ്പോൾ, എന്ത് വ്യായാമം ചെയ്യുവാൻ പറഞ്ഞാലും സന്തോഷത്തോടെ ചെയ്യും. വണ്ണം കുറയ്ക്കണമെന്ന് അതിയായ ആഗ്രഹവുമുണ്ട്. വണ്ണം കുറയ്ക്കാൻ വേണ്ടി അല്പസ്വല്പമൊക്ക പട്ടിണി കിടക്കലും ഭക്ഷണം കുറയ്ക്കലുമൊക്കെയുണ്ട്. ഒന്ന് രണ്ടു കിലോയോക്കെ

കുറയും, അതുപോലെ കൂടുകയും ചെയ്യും. ചില ദിവസങ്ങളിൽ രാവിലെ ഭക്ഷണമൊന്നും കഴിക്കാറില്ല. രാത്രി വളരെ കുറച്ച് മാത്രം അതും ചോറ് പേടിച്ച് ചപ്പാത്തി, അല്ലെങ്കിൽ ഓട്സ്.

ഞാൻ അമ്മയോട് പറഞ്ഞു, ഭക്ഷണം ശരിക്ക് കഴിച്ചാൽ വണ്ണം കുറയും, ഒന്ന് പരീക്ഷിച്ചു നോക്കിയാലോ? അമ്മക്ക് സമ്മതം. ഞാൻ ഓടാൻ പറഞ്ഞാലും പട്ടിണി കിടക്കാൻ പറഞ്ഞാലും 'അമ്മ സന്തോഷത്തോടെ ചെയ്യും. പക്ഷെ ഭക്ഷണം കഴിക്കാൻ പറഞ്ഞപ്പോൾ അമ്മക്കൊരു സംശയം. 'അമ്മ പറഞ്ഞു " ഞാൻ ഇത്ര കുറച്ച് കഴിച്ചിട്ട് ഇങ്ങനെ തടി, ഇനി ഭക്ഷണം കൂടി കഴിച്ചാൽ കുഴപ്പമാകുമോ ?" ഞാൻ ചിരിച്ചു, കാരണം എനിക്കും വല്യ ഉറപ്പൊന്നുമില്ല. എന്തായാലും അമ്മ റെഡി.

ആദ്യം ഭക്ഷണ രീതികൾ ക്രമപ്പെടുത്തി. കഴിക്കുന്ന സമയങ്ങൾ - സമയത്തിന് ഭക്ഷണം കഴിക്കണം എന്നതായിരുന്നു ആദ്യ നിർദ്ദേശം. പ്രാതലും, ഉച്ചഭക്ഷണവും അത്താഴവുമെല്ലാം സമയാസമയങ്ങളിൽ കഴിച്ച് തുടങ്ങി. വീട്ടിൽ വയ്ക്കുന്ന എല്ലാത്തരം നാടൻ ഭക്ഷണങ്ങളും ഡയറ്റിൽ ഉൾപ്പെടുത്തി. കാലങ്ങൾക്ക് ശേഷമായിരുന്ന അമ്മ മുട്ട കഴിക്കുന്നത്. ആദ്യത്തെ മൂന്ന് ദിവസം കൊണ്ട് ഏകദേശം ഒരു കിലോ ശരീരഭാരം കൂടി. പക്ഷെ കൂടുതലും പേശികളുടെ ഭാരമായിരുന്നു. പിന്നീടങ്ങോട്ട് അമ്മ അല്പാല്പമായി കുറഞ്ഞു തുടങ്ങി. ഏകദേശം ഒരുമാസം കൊണ്ട് 3 കിലോയോളം അമ്മ കുറഞ്ഞു. ആദ്യത്തെ ഒരു കിലോകുറഞ്ഞപ്പോഴേ, അവർക്ക് മാറ്റങ്ങൾ അനുഭവപ്പെട്ട് തുടങ്ങി.

അവർ പറഞ്ഞത് "ഞാൻ വളരെ ലൈറ്റ് ആയി" എന്നാണ്. ഭാരം അളക്കുന്ന മെഷീനിൽ വളരെ സാവധാനമാണ് കുറയുന്നതെങ്കിലും അവർ കൂടുതൽ ഉർജ്ജസ്വലയായി. വേദനകൾ കുറഞ്ഞു തുടങ്ങി, നടത്തം മെച്ചപ്പെട്ടു. ഭക്ഷണം സന്തോഷത്തോടെ കഴിക്കാൻ തുടങ്ങി. ആദ്യമേ തന്നെ

അവരുടെ ശരീരത്തിന്റെ അളവുകൾ ഞാൻ രേഖപ്പെടുത്തി വച്ചിരുന്നു. എല്ലാ അളവുകളും കുറഞ്ഞു തുടങ്ങി. കുറയുന്നത് അമിതമായ കൊഴുപ്പിൽ നിന്നാണെന്ന് ബോഡി കോമ്പോസിഷൻ അനാലിസിസിലൂടെ ഉറപ്പ് വരുത്തി. പേശികളുടെ ഭാരം കുറഞ്ഞതേയില്ല. ചില സമയങ്ങളിൽ പേശികളുടെ ഭാരം കുറയുമെന്ന് തോന്നുമ്പോൾ വീണ്ടും ഭക്ഷണക്രമം ശരിയാക്കി കൊടുക്കും. കൂടുതൽ വ്യായാമങ്ങൾക്ക് പകരം ന്യൂറോ മസ്കുലാർ സ്റ്റിമുലേഷൻസ് ഉപയോഗിച്ചു. ഇത് വ്യായാമങ്ങൾക്ക് പകരമായി ചെയ്യുന്നതാണ്.

ഫിസിയോതെറാപിസ്റ്റ് എന്ന നിലയിൽ ന്യൂറോ മസ്കുലാർ സ്റ്റിമുലേഷൻ അറിയാമായിരുന്നെങ്കിലും, അമിതവണ്ണത്തിന്റെ ചികിത്സക്ക് ഇതിന്റെ പ്രാധാന്യം വ്യക്തമല്ലായിരുന്നു. നല്ലൊരു ഭക്ഷണ രീതിയും ന്യൂറോ മാസ്ക്കുലാർ സ്റ്റിമുലേഷനും കൂടി ചേർന്നപ്പോൾ നല്ല മാറ്റങ്ങൾ കാണാറായി.

5

മനോഭാവം, അവബോധം, വിശ്വാസം

അമിതവണ്ണത്തിൽ നിന്നും, അതിൽ നിന്നുണ്ടാകുന്ന രോഗങ്ങളിൽ നിന്നും, ശ്വാശത പരിഹാരമാണ് നിങ്ങൾ ഉദ്ദേശിക്കുന്നതെങ്കിൽ, എങ്ങനെ നമ്മൾ വണ്ണം കൂടി എന്ന് മനസ്സിലാക്കുന്നത് നന്നായിരിക്കും. അതുകൊണ്ടുതന്നെ, ഫലങ്ങൾ നമുക്ക് ലഭിക്കണമെങ്കിൽ, താഴെ പറയുന്ന വളരെ പ്രധാനപ്പെട്ട മൂന്ന് കാര്യങ്ങൾ മനസ്സിലാക്കണമെന്ന് ഞാൻ നിർദ്ദേശിക്കുന്നു.

മനോഭാവം (Attitude)

അമിതവണ്ണത്തോടുള്ള നമ്മുടെ മനോഭാവം തീർച്ചയായും മാറ്റിയിരിക്കണം. നല്ലൊരു ശതമാനം ആളുകളും കരുതുന്നത്, അമിതവണ്ണം ഒരു സൗന്ദര്യപ്രശ്നം മാത്രമാണെന്നാണ്. അല്ലെങ്കിൽ അല്പം വയർ കൂടിയ പ്രശ്നമാണെന്നാണ്. പലരും ഞങ്ങളെ വിളിച്ചന്വേഷിക്കുന്നതും അങ്ങനെ തന്നെയാണ്. " അടുത്തമാസം കല്യാണമാണ്, 98 കിലോ ഭാരമുണ്ട്, 165 cm ഉയരമേയുള്ളു. 65 കിലോ ആകണം, എത്രയാകും. എങ്ങനെയാകുമെന്നല്ല, എത്രയാകുമെന്നാണ് ചോദ്യം.

അമിതവണ്ണമുള്ളവരോടുള്ള മനോഭാവവും മറ്റുള്ളവർ മാറ്റേണ്ടതുണ്ട്. പലപ്പോഴും അമിതവണ്ണം ഉള്ളവരെ മടിയന്മാരും ഭക്ഷണപ്രിയരുമായിട്ടാണ് പലരും കണക്കാക്കുന്നത്. എന്നാൽ അവർ അങ്ങനെയല്ല. അവരെ മനസ്സിലാക്കുവാനും അതിനനുസരിച്ച് സഹായിക്കുവാനും

സാധിക്കണം. മറ്റേതൊരു അസുഖം ഉള്ളവരെ പോലെ തന്നെയാണ് അമിതവണ്ണം ഉള്ളവരും. അതുകൊണ്ട് മാനസികമായ ഒരു പിന്തുണ ഇവർക്കാവശ്യമാണ്. കുറ്റപ്പെടുത്തുന്ന രീതിയിലുള്ള സംസാരങ്ങളും കളിയാക്കലുകളും ഒഴിവാക്കുക. അവർ മടിയന്മാരായിട്ടല്ല വ്യായാമങ്ങൾ ചെയ്യാതിരിക്കുന്നതെന്ന് മനസ്സിലാക്കുക. വീടുകളിൽ അവർക്ക് നല്ലൊരു പിന്തുണ ആവശ്യമാണ്. അമിതവണ്ണമുള്ള കുട്ടികൾ വളരെയധികം മനോവിഷമം അനുഭവിക്കുന്നവരാണ്. അവരോടുള്ള മനോഭാവം മാറ്റണം. അവരെ അമിതവണ്ണത്തിൽ നിന്ന് രക്ഷപെടുത്തുന്നതിനുള്ള കാര്യങ്ങൾ വ്യക്തമായി മനസ്സിലാക്കി അവ ചെയ്തുകൊടുക്കുക. അത് ഭക്ഷണം കൊടുക്കാതിരിക്കലോ, കുറച്ചു കൊടുക്കലോ, കഠിനമായി വ്യായാമങ്ങൾ ചെയ്യിക്കലോ അല്ല. അമിതവണ്ണം കുറയ്ക്കുന്ന കാര്യത്തിൽ ജയവും തോൽവിയുമൊന്നുമില്ല. അമിതവണ്ണത്തോടും അമിതവണ്ണം ഉള്ളവരോടുമുള്ള മനോഭാവം മാറ്റി മുന്നോട്ട് പോകുക. എല്ലാ പിന്തുണയും അവർക്ക് കൊടുക്കുക. അമിതവണ്ണം ആ വ്യക്തിയുടെ കുറ്റമല്ല എന്ന് മനസ്സിലാക്കുക.

അമിതവണ്ണം എന്ന് പറയുന്നത് എന്നെ ബാധിച്ചിരിക്കുന്ന, എന്റെ കുടുംബത്തെ ബാധിച്ചിരിക്കുന്ന, എന്റെ കുട്ടികളെ ബാധിച്ചേക്കാവുന്ന, വളരെ ഗൗരവമേറിയ ഒരു അസുഖമാണെന്ന്, എന്ന് നമ്മൾ തിരിച്ചറിഞ്ഞു തുടങ്ങുന്നുവോ, അന്ന് മുതലേ അമിതവണ്ണമെന്ന അസുഖത്തെ വളരെ ഗൗരവത്തോടെ നമ്മൾ ചികിത്സിച്ചു തുടങ്ങുകയുള്ളു.

അമിതവണ്ണത്തോടുള്ള നമ്മുടെ മനോഭാവം മാറ്റുന്നതിന്റെ ആവശ്യകത ഈ പുസ്തകം കൂടുതൽ വായിക്കുമ്പോൾ നിങ്ങൾക്ക് മനസ്സിലാകും. അതുകൊണ്ട് കൂടുതലായി ഇവിടെ ഞാൻ വിവരിക്കുന്നില്ല.

അവബോധം (Awareness)

അമിതവണ്ണത്തെ കുറിച്ച് വ്യക്തമായ അറിവ് നമുക്കുണ്ടായിരിക്കണം. എങ്ങനെയാണ് ഞാൻ വണ്ണം കൂടിയത്, എങ്ങനെയാണ് ഞാൻ വണ്ണം കുറഞ്ഞത്, എന്തുകൊണ്ടാണ് പലപ്പോഴും കുറഞ്ഞ വണ്ണം വീണ്ടും അതേപടി കൂടുന്നത്, ഏതാണ് നല്ല ഭക്ഷണം, ഏതാണ് മോശം ഭക്ഷണം എന്നിങ്ങനെയുള്ള കാര്യങ്ങൾ നമ്മൾ കൃത്യമായി മനസ്സിലാക്കണം.

പലരുടെയും ധാരണ വണ്ണം കൂടുന്നത് കൂടുതൽ ഭക്ഷണം കഴിച്ചിട്ടാണെന്നാണ്. എന്നാൽ വണ്ണം കൂടുതലുള്ള ഭൂരിഭാഗം പേരും, പ്രത്യേകിച്ച് സ്ത്രീകൾ പറയുന്നത് "നിങ്ങൾ വിചാരിക്കുന്ന പോലെ ഭക്ഷണം കഴിക്കുന്ന ആളല്ല ഞാൻ" എന്നാണ്. വളരെ കുറച്ചു പേര് മാത്രമേ പറയൂ, "ഞാൻ കഴിച്ചുണ്ടാക്കിയ വണ്ണമാണ്, കുറയ്ക്കാമെങ്കിൽ കുറച്ചോളു"

ഇവിടെ വിൽപവർ കൊണ്ട് അമിതവണ്ണം കുറയ്ക്കാൻ സാധിക്കുകയില്ല. അതുകൊണ്ടാണ്, പലപ്പോഴും മോശം ഭക്ഷണം നമ്മൾ മനഃപൂർവം വേണ്ട എന്നുവച്ചാലും, രാത്രിയാകുമ്പോൾ ഫ്രിഡ്ജ് തുറക്കുന്നത്, മധുരം കഴിക്കുന്നതും ജ്യൂസുകൾ കുടിക്കുന്നതും.

മനസ്സിലാക്കേണ്ട കാര്യം, നമ്മൾ ആരും തന്നെ മനഃപൂർവം വണ്ണം കൂട്ടുന്നില്ല. എന്റെ ശരീരം മോശമാകണം, എനിക്ക് അസുഖങ്ങൾ വരണം, എന്ന് ആരും തന്നെ ആഗ്രഹിക്കുന്നില്ല. ആരും തന്നെ രാവിലെ എഴുന്നേറ്റ് പ്രതിജ്ഞ എടുത്ത് വണ്ണം കൂട്ടാറുമില്ല. കുട്ടികൾക്ക് മനഃപൂർവം മോശം ഭക്ഷണം കൊടുക്കുന്ന മാതാപിതാക്കളുമില്ല. നല്ല ഭക്ഷണം കഴിക്കണം, ആരോഗ്യമുണ്ടാകണം, ശരീരം ഭംഗിയായിരിക്കണം, നല്ല വസ്ത്രങ്ങൾ ധരിക്കണം, ഇതൊക്കെത്തന്നെയാണ് എല്ലാവരും ആഗ്രഹിക്കുന്നത്. എന്നാൽ നമ്മുടെ ചില തെറ്റിദ്ധാരണകൾ, മൂലം അറിഞ്ഞോ അറിയാതെയോ ശരീരഭാരം കൂട്ടുന്നു, അസുഖങ്ങൾ ഉണ്ടാകുന്നു.

അതുകൊണ്ടുതന്നെ, ഞാൻ മുകളിൽ സൂചിപ്പിച്ച കാര്യങ്ങൾ മനസ്സിലാക്കുവാൻ സാധിക്കണം. അത് മനസ്സിലാക്കാതെ, ഏതൊരു പ്രോഗ്രാം ചെയ്താലും ദീർഘകാലഫലങ്ങൾ ലഭിക്കുകയില്ല.

പലരും സ്ഥിരം പറയുന്നത് പോലെ, അവിടെ ഞാൻ 5 കിലോ കുറച്ചു, വീണ്ടും കൂടി, ഡയറ്റ് ചെയ്ത് 12 കിലോ കുറച്ചു, ഭക്ഷണം കഴിച്ചപ്പോൾ വീണ്ടും കൂടി, ജിമ്മിൽ പോയി 8 കിലോ കുറച്ചു, നിർത്തിയപ്പോൾ ആദ്യത്തെക്കാൾ കൂടി. അതായത്, തടി കൂടിയതിന്റെയും, കുറഞ്ഞതിന്റെയും കാരണങ്ങൾ നമുക്ക് വ്യക്തമായി മനസ്സിലായില്ല എന്ന് വേണം കരുതുവാൻ. അതുപോലെ തന്നെ നമ്മൾ പലപ്പോഴും വണ്ണം കുറയ്ക്കുന്നത്, എന്തെങ്കിലും ഒരു പ്രത്യേക അവസരത്തിനുവേണ്ടിയുമായിരിക്കാം.

വിശ്വാസം (Faith)

വിശ്വാസത്തെ കുറിച്ച് കൂടുതൽ എഴുതണം എന്ന് ഞാൻ വിചാരിക്കുന്നു. കാരണം ഇതാണ് എല്ലാത്തിന്റെയും അടിസ്ഥാനം.

> അതേ, സുഭിക്ഷത്തിലും, ദുർഭിക്ഷത്തിലും സമൃദ്ധിയിലും ദരിദ്രത്തിലുമെല്ലാം എന്നെ ശക്തനാക്കുന്നവനിലൂടെ എല്ലാം ചെയ്യുവാൻ എനിക്ക് സാധിക്കും
> (ഫിലിപ്പി 4: 13)

നിങ്ങളുടെ ശരീരത്തെക്കുറിച്ച്, അതിന്റെ പ്രവർത്തനങ്ങളെ കുറിച്ച് നമുക്ക് വിശ്വസിക്കുവാൻ കഴിയണം. നിങ്ങൾ ആരോഗ്യവാനാണ് എന്ന് വിശ്വസിക്കണം. നിങ്ങൾ ഇപ്പോൾ ആരോഗ്യവാനല്ലായെങ്കിൽ കൂടി നിങ്ങൾ ആരോഗ്യവാനാണെന്ന് വിശ്വസിക്കണം.

വിശ്വാസം എന്ന് പറയുന്നത് നമുക്ക് സംഭവിക്കണം എന്ന് നമ്മൾ ആഗ്രഹിക്കുന്ന കാര്യങ്ങൾ മുൻകൂട്ടി കാണുവാനുള്ള കഴിവാണ്. അത് മനസ്സിൽ കാണുവാൻ (visualize) നമുക്ക് സാധിക്കണം. നമുക്ക് നാളെ ലഭിക്കുന്ന ആരോഗ്യം, നാം ആഗ്രഹിക്കുന്ന ശരീര ഘടന എന്നിവ ഇന്ന് നമുക്ക് അനുഭവിക്കാൻ സാധിക്കണം. ഫീൽ ചെയ്യാൻ സാധിക്കണം. അത് ആരോഗ്യത്തിന്റെ കാര്യത്തിൽ മാത്രമല്ല, ജീവിതത്തിന്റെ എല്ലാ മേഖലയിലും വിജയം വരിക്കാൻ നമ്മെ സഹായിക്കും. സംശയത്തിനിട കൊടുക്കാതെ വിശ്വസിക്കണം.

ഉറങ്ങുന്നതിനുമുൻപ് ഒരു കണ്ണാടിയുടെ മുൻപിൽ നിങ്ങൾ നിൽക്കുക. നിങ്ങളുടെ ദൈവത്തിന്റെ സഹായത്താൽ അവിടുന്ന് തന്ന ശരീരത്തിന്റെ കഴിവുകളാൽ നിങ്ങൾ ആരോഗ്യവാനാണെന്നും, നിങ്ങളുടെ അമിതവണ്ണം കുറഞ്ഞുവെന്നും നിങ്ങൾ ആഗ്രഹിച്ച നിങ്ങളുടെ ശരീരം ലഭിച്ചുവെന്നും വിശ്വസിക്കണം. നിങ്ങൾ കിടക്കിയിലേക്ക് പോകുന്നതിന് മുൻപ് ഇക്കാര്യങ്ങൾ എഴുതണം, ഉറക്കെ വായിക്കണം. തീർച്ചയായി അത്ഭുതകരമായ മാറ്റങ്ങൾ നിങ്ങൾക്ക് സംഭവിക്കും.

(ജാക്ക് കാൻഫീൽഡ് എന്ന പ്രശസ്തനായ എഴുത്തുകാരൻ, ദി സക്സസ് പ്രിൻസിപ്പൽസ് എന്ന പ്രശസ്തമായ പുസ്തകത്തിൽ ഈ കാര്യങ്ങളെ കുറിച്ച്, പോസിറ്റീവ് ആയി ചിന്തിക്കേണ്ടതിന്റെ ആവശ്യകതകളെ കുറിച്ച്, ഗുണങ്ങളെ കുറിച്ച് എഴുതിയിട്ടുണ്ട്. നമ്മളോരോരുത്തരും വായിച്ചിരിക്കേണ്ട പുസ്തകമാണിത്)

ഏതൊരു പ്രോഗ്രാം ചെയ്യുമ്പോഴും ബുദ്ധിമുട്ടുകൾ നമുക്കനുഭവപ്പെടും. ദൈവത്തിന്റെ സഹായത്താൽ നമുക്ക് തന്ന ശരീരത്തിന്റെ കഴിവുകളാൽ അതെല്ലാം തരണം ചെയ്യുവാൻ നമ്മുക്ക് വളരെ എളുപ്പത്തിൽ സാധിക്കും. പക്ഷെ നമ്മുക്ക് ഒരു ലക്ഷ്യബോധം ഉണ്ടാകണം. വിശ്വാസത്തിന്

അനുസരിച്ച് നാം പ്രവർത്തിക്കുന്നില്ലെങ്കിൽ യാതൊരു മെച്ചവുമുണ്ടാവുകയില്ല.

> പ്രവൃത്തികൾ കൂടാതെയുള്ള വിശ്വാസം
> അതിൽത്തന്നെ നിർജീവമാണ്.
>
> (യാക്കോബ് 2: 17)

നിങ്ങളുടെ ശരീരത്തിന്റെ യഥാർത്ഥ കഴിവുകളെ പുറത്തുകൊണ്ടുവരുന്നതിനാവശ്യമായ പ്രവൃത്തികൾ നിങ്ങൾ ചെയ്യാൻ തയ്യാറാവണം. അതിനുള്ള വഴികൾ ഞങ്ങൾ നിങ്ങളെ പഠിപ്പിക്കുന്നു. എന്നാൽ അതിലേക്കാവശ്യമായ തീരുമാനങ്ങൾ എടുക്കേണ്ടതും, അത് പൂർത്തിയാക്കാനുള്ള പ്രവൃത്തികൾ ചെയ്യേണ്ടതും നിങ്ങളാണ്.

നിങ്ങൾ ഇതിനുമുൻപ് ധാരാളം കാര്യങ്ങൾ അമിതവണ്ണം കുറയ്ക്കുന്നതിന് വേണ്ടി ചെയ്തിട്ടുണ്ടാകാം. പക്ഷെ ആരോഗ്യം എന്ന് പറയുന്നത് കുറച്ച് ദിവസത്തേക്ക് വേണ്ടി നോക്കുന്ന ഏതെങ്കിലും ഒരു താത്കാലിക പ്രോഗ്രാമല്ല. കുറച്ച് ദിവസങ്ങളിലേക്ക് നോക്കേണ്ട ഡയറ്റല്ല. കുറച്ചു കാലത്തേക്ക് മാത്രമായി ചെയ്യേണ്ട വ്യായാമങ്ങളുമല്ല. മറിച്ച് അതൊരു ജീവിത യാത്രയാണ്. കുടുംബവും, സമൂഹവുമൊന്നിച്ചുള്ള ഒരു യാത്ര. നമ്മെ സൃഷ്ടിച്ച ദൈവത്തിന്റെ ശക്തികൾ മനസ്സിലാക്കി, അവിടുന്ന് നമുക്ക് നൽകിയ ശരീരത്തിന്റെ കഴിവുകളെ മനസ്സിലാക്കി, നമ്മുടെ ശാരീരികവും മാനസികവുമായ കുറവുകളും അതിനെ അതിജീവിക്കാനുള്ള കഴിവുകളും മനസ്സിലാക്കി, നമ്മുടെ ശരീരത്തെയും മനസ്സിനേയും അതിനായി ഒരുക്കികൊണ്ട് ചെയ്യേണ്ട പ്രോഗ്രാമിലൂടെയാണ് മികച്ച ആരോഗ്യം കൈവരുന്നത്.

നമ്മുടെ ശരീരത്തെ വിസ്മയനീയമായിട്ടാണ് ദൈവം സൃഷ്ടിച്ചിരിക്കുന്നത്. അതുകൊണ്ടുതന്നെ നമ്മുടെ ശരീരത്തിൽ നമുക്കൊരു വിശ്വാസം ഉണ്ടാകണം. പലർക്കും നമ്മുടെ ശരീരത്തിന്റെ കഴിവുകളിലും പ്രവർത്തനങ്ങളിലും

വിശ്വാസമില്ല എന്നതാണ് സത്യം. കാരണം, ഞാൻ ഒരു മണിക്കൂർ ഓടിയാലേ, ഒരു മണിക്കൂർ ചാടിയാലേ, അരമണിക്കൂർ നീന്തിയാലേ, സൈക്കിൾ ചവിട്ടിയാലേ എന്റെ ശരീരം നന്നായി പ്രവർത്തിക്കുന്നുള്ളു എന്നാണ് നമ്മുടെ വിശ്വാസം. എന്നാൽ നമ്മൾ വിശ്രമിക്കുമ്പോഴും ഉറങ്ങുമ്പോഴും അതിനേക്കാൾ കൂടുതൽ ഊർജ്ജം ശരീരം ഉപയോഗിക്കുന്നു എന്ന് മനസ്സിലാക്കുക. ഇതിനെക്കുറിച്ചുള്ള കൂടുതൽ കാര്യങ്ങൾ വ്യായാമങ്ങൾ എന്ന ഭാഗത്തു ഞാൻ വിവരിക്കുന്നുണ്ട്. നമ്മുടെ ശരീരത്തിന്റെ പ്രവർത്തനത്തിൽ നമുക്ക് വിശ്വാസം ഉണ്ടാകണമെന്ന് മാത്രമല്ല, നമ്മൾ കഴിക്കുന്ന നല്ല ഭക്ഷണങ്ങൾ ശരീരത്തിന്റെ ആ പ്രവർത്തനത്തിന് സഹായിക്കുകയാണെന്നും നമുക്ക് ഉത്തമ ബോധ്യമുണ്ടാകണം. പലർക്കും ഇത് രണ്ടുമില്ല. ഞാൻ, എന്റെ അടുത്തു വരുന്നവരോട് ഭക്ഷണം സമയത്തിന് കഴിച്ചാൽ, അമിതവണ്ണം കുറയും എന്ന് പറഞ്ഞാൽ, അവർ പറയും "ഭക്ഷണം കഴിക്കാതെ തന്നെ ഇങ്ങനെ, ഇനി ഭക്ഷണം കഴിച്ചാൽ എന്താകും എന്റെ തടി!" അത് പോലെ തന്നെ പ്രമേഹരോഗികളോട് നിങ്ങൾക്ക് ചോറും കറികളുമെല്ലാം സാധാരണപോലെ തന്നെ കഴിക്കാം എന്ന് പറഞ്ഞാൽ ആദ്യമൊന്നും അവർ വിശ്വസിക്കുകയേയില്ല. പെൺകുട്ടികളോട് ഭക്ഷണം കഴിക്കണം എന്ന് പറഞ്ഞാലും ഇത് തന്നെ പ്രതികരണം. ഭക്ഷണത്തെയും, സ്വന്തം ശരീരത്തെയും പലപ്പോഴും ശത്രുക്കളെപ്പോലെയാണിവർ കരുതുന്നത്. അതുകൊണ്ടുതന്നെ ഭൂരിഭാഗംപേരും നല്ല ഭക്ഷണം ഒഴിവാക്കുന്നവരാണ്. അല്ലെങ്കിൽ വളരെ കുറച്ചു കഴിക്കുന്നവരാണ്. അമിതമായി വ്യായാമം ചെയ്യുന്നവരാണ്. അവരുടെ മനസ്സിൽ, വ്യയാമം കൂടുതൽ ചെയ്താലേ ശരീരം കൂടുതൽ പ്രവർത്തിക്കുകയുള്ളു എന്നാണ്. എന്തെങ്കിലും കഴിച്ചുപോയാൽ അത് ശരീരത്തിൽ പിടിക്കാതിരിക്കാൻ, കൂടുതൽ ഓടണം എന്ന് വിശ്വസിക്കുന്നവരാണ്.

അമിതവണ്ണം കുറയ്ക്കുന്ന ഏത് പദ്ധതിയിലും നിങ്ങൾ പങ്കെടുക്കാൻ പോകുന്നുണ്ടെങ്കിൽ ആദ്യം വേണ്ടത്, സ്വന്തം

ശരീരത്തിന്റെ പ്രവർത്തനത്തിലുള്ള വിശ്വാസവും നിങ്ങൾ കഴിക്കുന്ന ഭക്ഷണം നിങ്ങളുടെ ശരീരത്തിൽ നന്നായി പ്രവർത്തിക്കുമെന്നുമുള്ള വിശ്വാസവുമാണ്. ഈ പുസ്തകം വായിക്കുന്നതിനു മുൻപും ഈ വിശ്വാസം നിങ്ങൾക്കാവശ്യമാണ്. നിങ്ങൾ ഒരടി നടക്കാതെ തന്നെ നിങ്ങളുടെ ശരീരം എന്തെല്ലാം സ്വയം ചെയ്യുന്നു, ഏതെല്ലാം തരത്തിൽ ഊർജ്ജം ഉപയോഗിക്കപ്പെടുന്നു എന്ന് മനസ്സിലാക്കുവാനും, വിശ്വസിക്കുവാനും സാധിക്കണം. എന്നാൽ മാത്രമേ നിങ്ങളുടെ സാധാരണ ഭക്ഷണം നിങ്ങൾക്ക് കഴിക്കുവാനും ആ ഭക്ഷണം ഭംഗിയായി ശരീരത്തിന്റെ പ്രവർത്തനങ്ങളെ ഉത്തേജിപ്പിക്കുവാനും ഊർജ്ജം ഉപയോഗപ്പെടുത്തുവാനും സാധിക്കുകയുള്ളു. ശരീരത്തിന്റെ ഇന്ധനമാണ് നല്ല ഭക്ഷണം. ശരീരം 24 മണിക്കൂറും പ്രവർത്തിക്കുന്നു എന്ന് നിങ്ങൾക്ക് അറിയാമല്ലോ. ഈ പ്രവർത്തനങ്ങൾക്ക് ധാരാളം ഊർജ്ജം ഉപയോഗിക്കപ്പെടുന്നു. ശരീരത്തിന്റെ ഏത് പ്രവർത്തനത്തിനും ഊർജ്ജം ആവശ്യമാണ്. അതിനായി ഭക്ഷണം ശരിയായി ശരീരത്തിൽ എത്തണം. ഇത് വിശ്വസിച്ചാൽ നിങ്ങളുടെ ശരീരം ഓട്ടോമാറ്റിക് ആയി ഭാരം കുറയ്ക്കുന്നത് നിങ്ങൾക്ക് കാണാവുന്നതാണ്.

അങ്ങ് എന്നെ വിസ്മയനീയമായി സൃഷ്ടിച്ചു.
അവിടത്തെ സൃഷ്ടികൾ അത്ഭുതകരമാണ്.
(സങ്കീർത്തനങ്ങൾ 139: 14)

പലരും അമിതവണ്ണം കുറയ്ക്കുന്ന പ്രോഗ്രാമുകളിൽ ചേർന്നുകഴിഞ്ഞാൽ, ആദ്യ ദിവസങ്ങളിൽ തന്നെ ഭാരം കുറഞ്ഞില്ലെങ്കിൽ, അവരുടെ വിശ്വാസം നഷ്ടപ്പെടുന്നത് കണ്ടിട്ടുണ്ട്. ഓരോ ശരീരവും വ്യത്യസ്ത രീതിയിലാണ് പ്രവർത്തിക്കുന്നതെന്നുകൂടി മനസ്സിലാക്കണം. വീണ്ടും പറയുന്നു. നിങ്ങളുടെ ശരീരത്തിനെ കുറിച്ചുള്ള വിശ്വാസം

ഏതൊരു പ്രോഗ്രാമിന്റെയും പ്രതേകിച്ചു ഈ പ്രോഗ്രാമിന്റെ വിജയത്തിന് വളരെ ആവശ്യമാണ്.

നിങ്ങളുടെ വിശ്വാസം പോലെ നിങ്ങൾക്ക് ഭവിക്കട്ടെ.
(മത്തായി 9: 29)

6
നിങ്ങൾ ഭാരം കുറയ്ക്കണമോ?

ശരീരത്തിന് എത്ര ഭാരം ഉണ്ട് എന്നറിഞ്ഞതുകൊണ്ട് മാത്രം നിങ്ങൾ അമിത വണ്ണമുള്ളവരാണോ എന്ന് പറയുവാൻ സാധിക്കുകയില്ല. സാധാരണ തടി കുറയ്ക്കാൻ ശ്രമിക്കുന്നവർ, ആദ്യം പറയുന്നത്, ഞാൻ 162 cm ഉയരമുണ്ട്. 98 കിലോ ഭാരമുണ്ട്. എന്റെ ഉയരത്തിനനുസരിച്ച്, എനിക്ക് 65 കിലോ ആവണം. അതായത്, നമ്മൾ പലപ്പോഴും കണക്കാക്കുന്ന, ഏറ്റവും എളുപ്പമുള്ള ഒരു മാർഗ്ഗമാണിത്. എത്രയാണോ ഉയരം അതിൽ നിന്ന് 100 കുറച്ചാൽ കിട്ടുന്ന സംഖ്യ എത്രയാണോ, അതായിരിക്കണം നമ്മുടെ ഭാരം എന്നത്. പക്ഷെ ഇത് കണക്കാക്കുന്നതിന് ധാരാളം പരിമിതികളുണ്ട്. ഉദാഹരണത്തിന്, നന്നായി വ്യായാമം ചെയ്യുന്ന ഒരു വ്യക്തിയെ സംബന്ധിച്ചിടത്തോളം, ആ വ്യക്തിയുടെ പേശികളുടെ ഭാരം വളരെ കൂടുതലായിരിക്കും. അവരെ സംബന്ധിച്ചിടത്തോളം ഈ ഫോർമുല പ്രായോഗികമല്ല. അത് പോലെ തന്നെയാണ് ബി എം ഐ (BMI) കണക്കാക്കുമ്പോഴും. BMI എന്ന് പറയുന്നത്, വ്യക്തിയുടെ ഭാരവും ഉയരവും തമ്മിലുള്ള അനുപാതമാണ് (BMI = Weight in kg/Height in m^2). ജനസംഖ്യ അനുസരിച്ചുള്ള പഠനങ്ങൾക്ക് BMI ഉപയോഗിക്കാമെങ്കിലും, വ്യക്തിഗതമായി പഠിക്കുമ്പോൾ BMI ക്ക് ധാരാളം പരിമിതികളുണ്ട്. ഉദാഹരണത്തിന്, 172 cm ഉയരവും 100 കിലോ ഭാരവുമുള്ള രണ്ട് വ്യക്തികൾ, അവരുടെ BMI 33.8 ആയിരിക്കും. BMI കണക്കുകൾ പ്രകാരം രണ്ടുപേരും അമിതവണ്ണമുള്ളവരാണെന്ന് സാരം. എന്നാൽ ഈ രണ്ടു വ്യക്തികളിൽ, ഒരാൾക്ക്, 100 കിലോയിൽ 85 കിലോ

പേശികളുടെ ഭാരവും, 15 കിലോ കൊഴുപ്പിന്റെ ഭാരവുമാണെങ്കിൽ, ആ വ്യക്തിയെ ഒരിക്കലും അമിതവണ്ണമുള്ള ആളാണെന്ന് പറയാൻ സാധിക്കുകയില്ല. എന്നാൽ മറ്റേ വ്യക്തിക്ക് 100 കിലോയിൽ 60 കിലോ പേശികളുടെ ഭാരവും, 40 കിലോ കൊഴുപ്പുമാണെങ്കിൽ, ആ വ്യക്തിയെ നമ്മുക്ക് അമിതവണ്ണമുള്ളയാളാണെന്ന് നിസ്സംശയം പറയാം. അതുകൊണ്ടു തന്നെ മുകളിൽ പറഞ്ഞ രണ്ട് മാർഗ്ഗങ്ങളും അപ്രായോഗികമാണെന്ന് കാണാം. അതിനാൽ ഒരാളുടെ ഉയരവും ഭാരവും മാത്രം മനസ്സിലാക്കിയതുകൊണ്ട് അയാൾ അമിതവണ്ണം ഉള്ള ആളാണോ അസുഖങ്ങൾ വരാൻ സാധ്യതയുള്ള ആളാണോ എന്ന് മനസ്സിലാക്കുവാൻ സാധിക്കുകയില്ല. അതുകൊണ്ടുതന്നെ ശരീരത്തിന്റെ ഘടകങ്ങളെ കുറിച്ച് കൂടുതൽ മനസ്സിലാക്കിയിട്ട് വേണം വണ്ണം കുറയ്ക്കണോ കുറയ്ക്കേണ്ടയോ എന്ന് തീരുമാനിക്കേണ്ടത്.

ശരീരത്തിന്റെ ഘടകങ്ങളെ പോലെത്തന്നെ രക്ത പരിശോധനാഫലങ്ങളും, ഒരു വ്യക്തി അമിതവണ്ണം കുറയ്ക്കണോ വേണ്ടയോ എന്ന് തീരുമാനിക്കുന്നു. അമിതവണ്ണത്തെക്കുറിച്ച് ഒരു വ്യക്തിക്ക് ആശങ്കയില്ലെങ്കിലും ആ വ്യക്തിക്ക് ഉയർന്ന പ്രമേഹവും അമിതരക്തസമ്മർദ്ദവും ഉണ്ടെങ്കിൽ ആ വ്യക്തി അയാളുടെ ആരോഗ്യത്തെപ്രതി അമിതവണ്ണം കുറയ്ക്കണം.

ശരീരഘടന വിശകലനം ചെയ്യുമ്പോഴും രക്ത പരിശോധന നടത്തുമ്പോഴും നമ്മൾ സാധാരണയായി മനസ്സിലാക്കേണ്ട കാര്യങ്ങൾ താഴെ കൊടുക്കുന്നു.

ശരീര ഘടന വിശകലനം
(Body Composition Analysis)

ബോഡി കോമ്പോസിഷൻ അനലൈസിസ് മെഡിക്കൽ ഉപകരണങ്ങൾ വഴിയാണ് മനസ്സിലാക്കുന്നത്. ഇത് ഒരു രക്തപരിശോധനയല്ല. പലതരത്തിലുള്ള രീതികളും ഉപകരണങ്ങളും സ്കാനിങ്ങുകളും ഇതിനായി ഉപയോഗിക്കുന്നുണ്ട് എങ്കിലും ഏറ്റവും പ്രചാരത്തിലിരിക്കുന്നതും, ക്ലിനിക്കുകളിൽ വ്യാപകമായി ഉപയോഗിക്കുന്നതുമായ ബയോ ഇലെക്ട്രിക്കൽ എംപെഡെൻസ് (BIA) എന്ന രീതി അടിസ്ഥാനമാക്കിയ അളവുകളെകുറിച്ചാണ് താഴെ വിവരിക്കുന്നത്. അതുപോലെ തന്നെ ഡ്യൂവൽ എനർജി എക്സ് റേ അബ്സോർപിഷ്യോമെട്രി (DEXA) എന്ന സ്കാനിംഗ് രീതികളും ഇതിനായി ഉപയോഗിക്കുന്നുണ്ട്. എന്നാൽ ഇത് വളരെ ചിലവ് കൂടിയതും, അല്പം പാർശ്വ ഫലങ്ങൾ ഉള്ളതുമാണ്. വളരെ എളുപ്പത്തിൽ ചർമ്മത്തിന്റെ കനം അളക്കുന്ന കാലിപ്പർ രീതികളുമുണ്ട്. പ്രൊഫഷണൽ ആയി ഉപയോഗിക്കുന്ന ഉപകരണങ്ങൾ കൂടുതൽ കൃത്യമായ, വ്യക്തമായ അളവുകൾ തരുന്നു. വീടുകളിൽ ഉപയോഗിക്കുന്ന സാധാരണ ഉപകരണങ്ങളിൽ പലപ്പോഴും, അത്യാവശ്യമായ പല അളവുകളും കിട്ടണമെന്നില്ല. പ്രത്യേകിച്ച്, വയറിനകത്തെ, ഉദര ഭാഗങ്ങളിലെ, കൊഴുപ്പിന്റെ അളവുകൾ (Visceral Fat) ശരീരത്തിലെ, വെള്ളത്തിന്റെ അളവുകൾ, മെറ്റബോളിക് വയസ്സ് (metabolic Age) എന്നിങ്ങനെ..

ശരീരത്തിന്റെ ഘടകങ്ങളുടെ പ്രാധാന്യങ്ങൾ നമ്മുക്ക് പരിശോധിക്കാം

1. **കൊഴുപ്പിന്റെ ശതമാനം/ഭാരം (fat %/fat weight)**

   നമ്മുടെ ആകെയുള്ള ശരീര ഭാരത്തിൽ എത്ര ശതമാനം കൊഴുപ്പുണ്ട് എന്ന് മനസ്സിലാക്കുന്നതാണിത്.

ശരീരത്തിന്റെ ഉർജ്ജസ്രോതസാണ് കൊഴുപ്പ്. മാത്രമല്ല ശരീരത്തിന്റെ പല പ്രവർത്തനങ്ങൾക്കും കൊഴുപ്പ് അത്യാവശ്യമാണ്. ഉദാഹരണത്തിന്, ശരീരത്തിന്റെ താപനില നിലനിർത്തുക, സന്ധികളുടെ സുഗമമായ പ്രവർത്തനം, നമ്മുടെ ആന്തരിക അവയവങ്ങൾ സംരക്ഷിക്കുക മുതലായവയ്ക്കും, അതുപോലെ ശരീരത്തിന്റെ വളർച്ചക്കും, രോഗപ്രതിരോധ പ്രവർത്തനങ്ങൾക്കും, പ്രതുല്പാദന, ഉപാപചയ പ്രവർത്തനങ്ങൾക്കും കൊഴുപ്പ് അത്യാവശ്യമാണ്. ശരീരത്തിനാവശ്യമായ, വിറ്റാമിനുകളുടെ, പ്രത്യേകിച്ച് വിറ്റാമിൻ A, D, E, K മുതലായവ കൊഴുപ്പിന്റെ സാന്നിധ്യത്തിലാണ് ശരീരത്തിലേക്ക് ആഗിരണം ചെയ്യുന്നത്.

എന്നാൽ കൊഴുപ്പ് നമ്മുടെ ശരീരത്തിൽ അമിതമാകുമ്പോൾ അത് ശരീരത്തിൽ ശേഖരിച്ച്, പല ഭാഗങ്ങളിലായി അടിഞ്ഞു കൂടുന്നു. മാത്രമല്ല, അനിയന്ത്രിതമായി കൂടുന്നത്, പല ജീവിതശൈലീ രോഗങ്ങൾക്കും കാരണമാകുന്നു. കൊഴുപ്പിന്റെ അളവ് വളരെ കുറയുന്നതും ശരീരത്തെ പ്രതികൂലമായി ബാധിക്കും.

പുരുഷന്മാരിലും, സ്ത്രീകളിലും ആവശ്യമായ കൊഴുപ്പിന്റെ അളവുകൾ വ്യത്യസ്തമാണ്. സാധാരണയായി, ഒരു നിശ്ചിത ശതമാനം കൊഴുപ്പ് നമ്മുടെ ശരീരത്തിൽ ആവശ്യമാണ്. അതിൽ കൂടുതൽ ഉണ്ടോ എന്നതാണ് നമ്മൾ ആദ്യം പരിശോധിക്കേണ്ടത്. കൂടുതൽ ഉണ്ടെങ്കിൽ ശ്രദ്ധിച്ചു തുടങ്ങണം.

സ്ത്രീകളിലും പുരുഷന്മാരിലും കൊഴുപ്പിന്റെ അളവുകൾ

Women

Age	Under fat	Healthy Range	Overweight	Obese
20 -40 yrs	Under 21%	21 - 33%	33 - 39 %	Over 39%
41 - 60 yrs	Under 23%	23 - 35%	35 - 40%	Over 40%
61 - 79 yrs	Under 24%	24 - 36%	36 - 42%	Over 42%

Men

Age	Under Fat	Healthy Range	Overweight	Obese
20 -40 yrs	Under 8%	8 - 19%	19 - 25 %	Over 25%
41 - 60 yrs	Under 11%	11 - 22%	22 - 27%	Over 27%
61 - 79 yrs	Under 13%	13 - 25%	25 - 30%	Over 30%

2. **കൊഴുപ്പില്ലാത്ത ശരീരഭാരം (Fat Free Mass)**

   കൊഴുപ്പ് രഹിത ഘടകങ്ങളുടെ ഭാരമാണ് ഫാറ്റ് ഫ്രീ മാസ്. പേശികൾ, അസ്ഥി, വെള്ളം എന്നിവയെല്ലാം കൊഴുപ്പ് രഹിത ഭാരത്തിന്റെ ഉദാഹരണങ്ങളാണ്.

   പേശികളുടെ ഭാരം. (Muscle Mass)

   നിങ്ങളുടെ ഭക്ഷണരീതികൾ ശരിയാക്കി കൂടുതൽ വ്യായാമം ചെയ്യുമ്പോൾ, നിങ്ങളുടെ പേശികളുടെ അളവും ഭാരവും കൂടുന്നു. പേശികളുടെ ഭാരം കൂടുന്നതിനനുസരിച്ച് നിങ്ങളുടെ ഉപാപചയം, മെറ്റബോളിസം എന്നിവ കൂടും.

3. **ബോഡി മാസ്സ് ഇൻഡക്സ് (BMI)**

   മുൻപ് സൂചിപ്പിച്ചത് പോലെ ശരീരത്തിന്റെ ആകെ ഭാരവും ആളുടെ ഉയരവും തമ്മിലുള്ള അനുപാതമാണ് ബി.എം.ഐ. (BMI = Weight in kg/Height in m2)

   <18 = underweight

   18 - 24.9 = Normal Weight

   25 - 29.9 = Overweight

   30 - 39.9 = Obese

   40 > Morbid Obesity

4. **എല്ലുകളുടെ ഭാരം (Bone Mass)**

   ഇത് എല്ലുകളിലെ ധാതുക്കളുടെ ഭാരത്തെ കാണിക്കുന്നു. പേശികളുടെ ഭാരവും അളവും വർദ്ധിക്കുന്നത് ബലവും ആരോഗ്യവുമുള്ള എല്ലുകൾക്ക് അത്യാവശ്യമാണ്.

5. **ബേസൽ മെറ്റബോളിക് റേറ്റ് (BMR)**

   ശരീരത്തിന്റെ വിശ്രമാവസ്ഥയിലുള്ള പ്രവർത്തനങ്ങൾക്ക് ആവശ്യമായ ഏറ്റവും കുറഞ്ഞ ഊർജത്തിന്റെ അളവാണ്

BMR. പേശികളുടെ ഭാരം കൂടുതലുള്ളവർക്ക് BMR കൂടുതലായിരിക്കും. BMR കൂടുന്നതിനനുസരിച്ച് വിശ്രമാവസ്ഥയിൽ ഉപയോഗിക്കുന്ന ശരീരത്തിന്റെ ഊർജത്തിന്റെ അളവ് കൂടുതലായിരിക്കുകയും ചെയ്യും.

Women's BMR Calculation

655 + (9.6 x Your weight in kilos) + (1.8 x Your height in cm) - (4.7 x your age in years) = _____ calories per day

Men's BMR Calculation

66 + (13.7 x Your weight in kilos) + (5 x Your height in cm) - (6.8 x your age in years) = _____ calories per day

6. ആന്തരികാവയവങ്ങൾക്ക് ചുറ്റുമുള്ള കൊഴുപ്പ് (Visceral Fat)

നമ്മുടെ ആന്തരികാവയവങ്ങളെ ചുറ്റിയും, അവയെ സംരക്ഷിക്കുകയും ചെയ്യുന്ന കൊഴുപ്പാണിത്. വളരെ കുറഞ്ഞ അളവുകളിൽ മാത്രമേ ഇത് കാണാവൂ. എന്നാൽ ഇതിന്റെ അളവ് കൂടുന്നത്, പലവിധ ജീവിതശൈലീ രോഗങ്ങൾക്കും കാരണമാകുന്നു. പ്രത്യേകിച്ച്, അമിത രക്തസമ്മർദ്ദം, പ്രമേഹം, ഹൃദ്രോഗങ്ങൾ, ഫാറ്റി ലിവർ മുതലായവ. മെലിഞ്ഞിരിക്കുന്നവരിലും, ഭക്ഷണ രീതികൾ മോശമാണെങ്കിൽ ഉയർന്ന വിസറൽ ഫാറ്റ് കാണാവുന്നതാണ്. അതുകൊണ്ട് തന്നെ മെലിഞ്ഞിരിക്കുന്നത് എപ്പോഴും ആരോഗ്യത്തിന്റെ ലക്ഷണമല്ല.

1 മുതൽ 12 അളവുകൾ വരെ ഇത്തരം കൊഴുപ്പുകൾ സാധാരണ നിലയിലാണ്.

13 മുതൽ 59 വരെയുള്ള അളവുകൾ പ്രത്യേക ശ്രദ്ധ ആവശ്യമായ കാര്യമാണ്. ഇത്തരക്കാർ അവരുടെ

ജീവിതശൈലിയിലും ഭക്ഷണക്രമത്തിലും നിർബന്ധമായും അടിയന്തിരമായും മാറ്റങ്ങൾ വരുത്തേണ്ടതാണ്. കൂടെകൂടെ വിസെറൽ ഫാറ്റ് അളവുകൾ പരിശോധിക്കേണ്ടതാണ്.

7. **വെള്ളത്തിന്റെ അളവ്/ശതമാനം**

ശരിയായ അളവിൽ ശരീരത്തിൽ ജലാംശം ഉണ്ടായിരിക്കണം. ശരീരത്തിന്റെ പൊതുവെയുള്ള ആരോഗ്യത്തിനും സൗഖ്യത്തിനും അത് സഹായിക്കുന്നു.

ഒരു വ്യക്തിക്ക് ഉണ്ടാകേണ്ട ജലത്തിന്റെ അളവുകൾ താഴെ പറയുന്നു.

സ്ത്രീകളിൽ - 45 മുതൽ 60 ശതമാനവും

പുരുഷന്മാരിൽ 50 മുതൽ 65 ശതമാനവും

എന്നാൽ കൊഴുപ്പ് കൂടുതലുള്ള വ്യക്തികളിൽ ശരീരത്തിലെ ജലാംശം കുറച്ച് കാണിക്കുന്നു. ശരീരത്തിലെ കൊഴുപ്പിന്റെ അളവുകൾ സാധാരണ നിലയിലാകുമ്പോൾ ജലത്തിന്റെ അളവും സാധാരണ നിലയിലാകുന്നു.

കോശങ്ങളുടെ അകത്തെ ജലാംശം (Intra Cellular Water)

ഇത് സാധാരണയായി ശരീരഭാരത്തിന്റെ 40 ശതമാനം ആയിരിക്കും

കോശങ്ങളുടെ പുറത്തുള്ള ജലത്തിന്റെ അളവ്
(Extra cellular water)

ശരീരത്തിന്റെ ആകെ ജലത്തിന്റെ അളവും കോശങ്ങളുടെ പുറത്തുള്ള ജലത്തിന്റെ അനുപാതവും 40 ശതമാനമാണെങ്കിൽ അത് ആരോഗ്യകരമാണ്. പ്രായം കൂടുക, ശരീരത്തിലെ കൊഴുപ്പ് കൂടുക, പോഷകാഹാരകുറവുകൾ എന്നിവ ഈ അനുപാതം 40

ശതമാനത്തിന് മുകളിൽ പോകുന്നതിന് കാരണമാകും. കായികതാരങ്ങളെ സംബന്ധിച്ചിടത്തോളം, ഈ അനുപാതം 36 ശതമാനത്തിന് താഴെയായിരിക്കും.

8. അരക്കെട്ടും (Waist) നിതംബവും (Hip) തമ്മിലുള്ള അനുപാതം (Waist Hip Ratio)

നിങ്ങൾക്ക് അമിതഭാരമുണ്ടോയെന്നും അമിത ഭാരം നിങ്ങളുടെ ആരോഗ്യത്തെ അപകടത്തിലാക്കുന്നുണ്ടോ എന്നും കാണാൻ ഉപയോഗിക്കാവുന്ന നിരവധി അളവുകളിൽ ഒന്നാണ് അരക്കെട്ടും (Waist) നിതംബവും (Hip) തമ്മിലുള്ള അനുപാതം (WHR). നിങ്ങളുടെ ശരീരഭാരവും ഉയരവും തമ്മിലുള്ള അനുപാതം കണക്കാക്കുന്ന ബോഡി മാസ് സൂചികയിൽ നിന്ന് വ്യത്യസ്തമായി, WHR നിങ്ങളുടെ അരക്കെട്ടിന്റെ ചുറ്റളവും നിങ്ങളുടെ നിതംബത്തിന്റെ ചുറ്റളവും തമ്മിലുള്ള അനുപാതം കണക്കാക്കുന്നു. ഇതിന്റെ അളവുകളെ മാനദണ്ഡമാക്കി, നിങ്ങളുടെ അരക്കെട്ട്, ഇടുപ്പ്, നിതംബം എന്നിവിടങ്ങളിൽ സാധാരണയിൽ കൂടുതൽ കൊഴുപ്പ് സംഭരിക്കപ്പെട്ടിട്ടുണ്ടോയെന്ന് നിർണ്ണയിക്കുന്നു.

ശരീരത്തിന്റെ ആരോഗ്യത്തെ കുറിച്ച് പറയുമ്പോൾ ഭാരം കൂടുതലാണോ എന്ന് മാത്രം നോക്കിയിട്ട് കാര്യമില്ലെന്ന് ഞാൻ മുൻപ് പറഞ്ഞുവല്ലോ. അരക്കെട്ടിലും വയറിനുചുറ്റും കൂടുതൽ കൊഴുപ്പ് ഉള്ള ആളുകൾക്ക് ഹൃദ്രോഗം, ടൈപ്പ് 2 പ്രമേഹം, അകാല മരണം എന്നിവയ്ക്കുള്ള സാധ്യത കൂടുതലാണ്. അതുകൊണ്ടുതന്നെ നിങ്ങളുടെ BMI സാധാരണ പരിധിക്കുള്ളിലാണെങ്കിൽ പോലും, ഇത്തരം ഭാഗങ്ങളിൽ കൊഴുപ്പ് അടിയുന്നത് രോഗങ്ങൾക്കുള്ള സാധ്യത വർദ്ധിപ്പിച്ചേക്കാം.

ലോകാരോഗ്യ സംഘടനയുടെ (WHO) കണക്കനുസരിച്ച് ആരോഗ്യകരമായ WHR എന്നത്,

പുരുഷന്മാരിൽ 0.9 അല്ലെങ്കിൽ അതിൽ കുറവ്

സ്ത്രീകൾക്ക് 0.85 അല്ലെങ്കിൽ അതിൽ കുറവ്

പുരുഷന്മാരിലും സ്ത്രീകളിലും, 1.0 അല്ലെങ്കിൽ അതിൽ കൂടുതലുള്ള ഒരു WHR ഹൃദ്രോഗത്തിനും അമിതഭാരവുമായി ബന്ധപ്പെട്ടിരിക്കുന്ന മറ്റ് രോഗാവസ്ഥകൾക്കുമുള്ള സാധ്യത വർദ്ധിപ്പിക്കുന്നു. ഇവരിൽ ആന്തരികാവയവങ്ങളുടെ ചുറ്റുമുള്ള കൊഴുപ്പ് കൂടുതലായിരിക്കും.

Health risk	Women	Men
Low	0.80 or lower	0.95 or lower
Moderate	0.81–0.85	0.96–1.0
High	0.86 or higher	1.0 or higher

Source: World Health Organization

https://apps.who.int/iris/bitstream/handle/10665/44583/9789241501491_eng.pdf;jsessionid=CE7B23B7728D63913E4D9EC832D198B5?sequence=1

രക്തപരിശോധനകൾ (Blood Tests)

നിങ്ങളുടെ ശരീരഭാരം കൂടി വരികയും, മുകളിൽ പറഞ്ഞ പ്രശ്നങ്ങൾ അനുഭവപ്പെടുകയും ചെയ്യുന്നുണ്ടെങ്കിൽ, ചില രക്തപരിശോധനകൾ കൂടി നിങ്ങൾ നടത്തേണ്ടതായി വരാം. പണ്ടെല്ലാം 45 - 50 വയസ്സ് ആകുമ്പോൾ ചെയ്യേണ്ട ഹെൽത്ത് ചെക്കപ്പ് ഈ കാലഘട്ടത്തിൽ 30 -35 വയസ്സാവുമ്പോഴേക്കും ചെയ്യേണ്ടി വരുന്നു. പ്രായമാകുമ്പോൾ കണ്ടിരുന്ന പല ജീവിത ശൈലീ രോഗങ്ങളും ഇപ്പോൾ കുട്ടികളിലും ചെറുപ്പക്കാരിലും വളരെ സാധാരണയായി കാണുന്നു എന്നുള്ളത് നമ്മുടെ ഭക്ഷണശീലങ്ങളിലെ മാറ്റങ്ങളെ കാണിക്കുന്നു.

ശ്രദ്ധിക്കുക: താഴെ പറയുന്ന രക്ത പരിശോധനകൾ, അമിതവണ്ണമുള്ളവരും അത് കുറയ്ക്കാൻ ശ്രമിക്കുന്നവരും സാധാരണയായി ചെയ്യേണ്ട പരിശോധനകളാണ്. ഇത് അന്തിമമായ പട്ടിക അല്ല. നിങ്ങൾക്കനുഭവപ്പെടുന്ന ബുദ്ധിമുട്ടുകളും, ലക്ഷണങ്ങളും അനുസരിച്ച്, ഇതിലെല്ലാം മാറ്റം വരുത്തേണ്ടി വരാം. അതിനായി നിങ്ങൾ നിർബന്ധമായും ഒരു ആരോഗ്യ വിദഗ്ധനെ സമീപിക്കണം. അത് പോലെ തന്നെ ലാബുകളിൽ നിന്നും ലഭിക്കുന്ന പരിശോധനാഫലങ്ങൾ, ഒരു മെഡിക്കൽ ഡോക്ടറുടെ സഹായത്തോടെ മാത്രമേ വിശകലനം ചെയ്യാവു. സ്വയം ഫലങ്ങൾ പരിശോധിച്ച് സ്വയം രോഗ നിർണ്ണയവും, മരുന്നുകളുടെ ഉപയോഗവും ഒരു കാരണവശാലും ഉചിതമല്ല. അത് നിങ്ങളുടെ ആരോഗ്യത്തെ പ്രതികൂലമായി ബാധിക്കും. പല ലാബുകളിലും നോർമൽ അളവുകൾ വ്യത്യസ്ത തരത്തിലായിരിക്കും. ഉദാഹരണത്തിന്, ഭക്ഷണത്തിനു മുൻപുള്ള രക്തത്തിലെ പഞ്ചസാരയുടെ അളവ്, ചില ലാബുകളിൽ 110 mg/dL വരെ നോർമൽ ആണെന്നും എന്നാൽ ചില ലാബുകളിൽ 99 mg/dL ആണ് നോർമൽ എന്നും കാണാം. എന്നാൽ നമ്മുടെ ശരീരത്തിന് ഏറ്റവും അനുയോജ്യമായ അളവുകൾ 90mg/dL നു താഴെ

ആയിരിക്കണം. അതുകൊണ്ടു തന്നെ സ്വയം തീരുമാനങ്ങൾ എടുക്കാതിരിക്കുക. താഴെ കൊടുത്തിരിക്കുന്ന പരിശോധനകൾ നടത്തുന്നതിന് മുൻപും നിങ്ങൾക്ക് നിങ്ങളുടെ ഡോക്ടറുടെ സേവനം തേടാവുന്നതാണ്.

- ❖ Fasting Blood Sugar (FBS) - ideally 70 - 85 mg/dL
  (90 mg/dL നും കൂടുതലാണെങ്കിൽ ശ്രദ്ധിക്കണം)
- ❖ Fasting Insulin - ideally closer to 5 IU/mL
  (10 IU/L നും മുകളിലാണെങ്കിൽ ശ്രദ്ധിക്കണം)
- ❖ HbA1C - ideally 4.7 - 5.5%
  (5.5% നു മുകളിലാണെങ്കിൽ ശ്രദ്ധിക്കണം)
- ❖ Fasting Triglycerides - ideally below 100 mg/dL
- ❖ HDL - ideally 55-75 mg/dL
  (50mg/dL നു താഴെയാണെങ്കിൽ ശ്രദ്ധിക്കണം)
- ❖ TSH - ideally 1.8mU/L - 3.5mU/L
  (4.5mUL നു മുകളിലാണെങ്കിൽ ശ്രദ്ധിക്കണം)
- ❖ CRP - between 0 - 0.3mg/L
  (1.0mg/L ന് മുകളിലാണെങ്കിൽ ശ്രദ്ധിക്കണം)
- ❖ Homocystein - ideally below 6.0 umol/L
- ❖ Fibrinogen - ideally between 193 - 423 mg/dL
- ❖ Uric Acid - For Women ideally 3.2 - 5.5, For Men 3.7 - 6.0
- ❖ SGOT (AST) - ideally between 10 -26 IU/L
- ❖ SGPT (ALT) - ideally between 10 - 26 IU/L
- ❖ GGTP - ideally between 10 - 26 IU/L

ഇതിനു പുറമെ Vitamin D, Vitamin C, Omega 3 Fatty Acid, Magnesium, എന്നിവയുടെ അളവുകൾ

പരിശോധിക്കുന്നതും നല്ലതാണ്. ഭൂരിഭാഗം പേരിലും ഇപ്പോൾ Vitamin D യുടെ അളവ് വളരെ കുറവാണ്. ഇത്തരക്കാർക്ക്, കാൽസ്യം ആഗിരണം ചെയ്യുന്നത് കുറയും, എല്ലുകളുടെ ബലം കുറയും. സ്ത്രീകളിൽ ഓസ്റ്റിയോ പൊറോസിസിനു കാരണമാകുന്നു. പലരിലും, വിറ്റാമിൻ D കുറയുന്നത്, വിഷാദ രോഗങ്ങൾക്ക് കാരണമാകുന്നു. തലച്ചോറിന്റെ പ്രവർത്തനത്തെയും പ്രതികൂലമായി ബാധിക്കുന്നു. മഗ്നീഷ്യം കുറയുന്നത് മൂലം പലർക്കും പേശി വേദനകളുണ്ടാകുന്നു. 'റിലാക്സിങ് മിനറൽ' എന്നാണ് മഗ്നീഷ്യത്തെ പറയുന്നത്. നമ്മുടെ പേശികളുടെ നല്ല പ്രവർത്തനത്തിനും ഇത് സഹായിക്കുന്നു. അതുപോലെ തന്നെ ഒമേഗ 3 ഫാറ്റി ആസിഡ്സ് നമ്മുടെ തലച്ചോറിന്റെ പ്രവർത്തനത്തിനും മാനസിക ഉണർവിനും അത്യാവശ്യ ഘടകങ്ങളാണ്. ഇത്തരം നല്ല കൊഴുപ്പുകൾ ഹൃദയത്തിന്റെ പ്രവർത്തനത്തെ മെച്ചപ്പെടുത്തുന്നതിനും HDL കൂട്ടുന്നതിനും സഹായിക്കുന്നു, സന്ധികളുടെയും പേശികളുടെയും പ്രവർത്തനം മികച്ചതാക്കുന്നു. ഇതെല്ലാം യഥാർത്ഥ ഭക്ഷണങ്ങളിൽ നിന്ന് നമുക്ക് ധാരാളമായി ലഭിക്കുന്നു.

ഓരോ കിലോ കുറയുമ്പോഴും ശരീരത്തിലെ ഈ ഘടകങ്ങൾ വിശകലനം ചെയ്യണം. ഭാരം കുറയുമ്പോൾ, കുറയുന്നത്, അമിതമായ കൊഴുപ്പിൽ നിന്നാണെന്ന് ഉറപ്പു വരുത്തുക. ആന്തരികമായ കൊഴുപ്പിന്റെ അളവിൽ വ്യതാസം വരുന്നുണ്ടോ എന്നും മനസ്സിലാക്കണം. ഭാരം കുറയുന്നതിനനുസരിച്ച് രക്തപരിശോധനകൾ നടത്തി, നല്ല മാറ്റങ്ങൾ സംഭവിക്കുന്നുണ്ടോ എന്ന് ഉറപ്പ് വരുത്തണം. രക്തപരിശോധനാ ഫലങ്ങളും, ശരീര ഘടനാ വിശകലനങ്ങളും, ശരിയായ ദിശയിലാണെങ്കിൽ നിങ്ങളുടെ അമിതവണ്ണം കുറയ്ക്കുന്ന പരിശ്രമം ഫലവത്താകും. ഉറപ്പ് !

7
അമിതവണ്ണം കുറഞ്ഞാലുള്ള ഗുണങ്ങൾ

എങ്ങനെ, എന്തിന് അമിതവണ്ണം കുറയ്ക്കണമെന്ന് ഓരോ വ്യക്തിയും അറിഞ്ഞിരിക്കണം. മുൻപ് സൂചിപ്പിച്ച അമിതവണ്ണത്തിന്റെ കൂടെയുണ്ടാകുന്ന ശാരീരിക മാനസിക പ്രശ്നങ്ങൾ മനസ്സിലാക്കുമ്പോൾ, ആവശ്യത്തിനുള്ള രക്തപരിശോധനകൾ നടത്തുമ്പോൾ, കുറച്ചുകൂടി വ്യക്തത നമുക്ക് ലഭിച്ചു തുടങ്ങും. ഇനിയുള്ള ഭാഗങ്ങൾ വായിക്കുന്നതിന് മുൻപ് ഒരു പേപ്പറിൽ നിങ്ങൾ എഴുതുക. എന്തിനാണ് ഞാൻ വണ്ണം കുറയ്ക്കുന്നത്. വണ്ണം കുറഞ്ഞാൽ എനിക്കുണ്ടാകുന്ന ഗുണങ്ങൾ എന്താണ്. ജീവിത ശൈലിയിലും ഭക്ഷണ രീതികളിലും ഞാനും എന്റെ കുടുംബവും മാറ്റം വരുത്തണമോ? നിങ്ങൾ മാതാപിതാക്കളാണെങ്കിൽ, നിങ്ങളുടെ കുട്ടികളുടെ ഭക്ഷണരീതികളിൽ എന്തിനു മാറ്റം വരുത്തണം?

ഓരോ വ്യക്തികളിലും, അവരവരുടെ പ്രായത്തിനനു സരിച്ച്, അമിതവണ്ണം കുറയ്ക്കുന്നതിന്റെ ആവശ്യവും, ആഗ്രഹങ്ങളും കാരണങ്ങളും വ്യത്യസ്തമായിരിക്കും. 18നും 30 വയസ്സിനും ഇടയിലുള്ളവർക്ക് അമിതവണ്ണം മിക്കവാറും ഒരു സൗന്ദര്യപ്രശ്നം മാത്രമാണ്. എന്നാൽ 45 വയസിന് മുകളിലേക്ക് പോകുംതോറും അമിതവണ്ണം ഒരു ആരോഗ്യപ്ര ശ്നമായി അവർക്ക് തോന്നി തുടങ്ങുന്നു. എന്തുതന്നെ യായാലും, കാരണങ്ങളും ആഗ്രഹങ്ങളും എഴുതുക.

എന്തിനാണ് ഞാൻ വണ്ണം കുറയ്ക്കുന്നത്., വണ്ണം കുറഞ്ഞാൽ എനിക്കുണ്ടാകുന്ന ഗുണങ്ങൾ എന്തെല്ലാമാണ്.

പല കാരണങ്ങളും ഉണ്ടാകാം,

- ☐ എന്റെ ശരീരം ഭംഗിയാകണം
- ☐ നല്ല വസ്ത്രങ്ങൾ ധരിക്കുവാൻ സാധിക്കണം
- ☐ വേദനകൾ മാറണം
- ☐ രോഗങ്ങൾ നിയന്ത്രിക്കണം
- ☐ രോഗങ്ങൾ വരാതെ നോക്കണം
- ☐ രോഗങ്ങൾ മാറണം
- ☐ എന്റെ എനർജി കൂടണം
- ☐ ആത്മവിശ്വാസം കൂടണം
- ☐ സാമൂഹിക ജീവിതം മെച്ചപ്പെടണം
- ☐ ശാരീരിക ക്ഷമത കൂടണം
- ☐ എന്റെ മൊത്തത്തിലുള്ള ആരോഗ്യം മെച്ചപ്പെടുത്തണം
- ☐ അനായാസമായി നടക്കാൻ സാധിക്കണം
- ☐ എല്ലാവരും എന്നെ അംഗീകരിക്കണം

അങ്ങനെ അങ്ങനെ ഇഷ്ടം പോലെ ആവശ്യങ്ങളും ആഗ്രഹങ്ങളും അമിതവണ്ണം കുറയ്ക്കാൻ വരുന്നവർക്കുണ്ട്. ഇതിൽ സൂചിപ്പിച്ചിട്ടില്ലാത്ത ആഗ്രഹങ്ങളും ഉണ്ടാകാം. അവയെല്ലാം നിങ്ങളുടെ ഭാഷയിൽതന്നെ എഴുതുക. ഞാൻ പറയും നാല് തവണ എഴുതണം. നാല് ഷീറ്റ് പേപ്പർ എടുത്ത്, നാലുതവണ എഴുതണം. ഒന്ന് നിങ്ങളുടെ ബാഗിൽ വയ്ക്കണം, ഒന്ന് നിങ്ങളുടെ കിടപ്പുമുറിയിൽ, ഒന്ന് നിങ്ങളുടെ ഊണ് മേശയിൽ, ഒന്ന് നിങ്ങളുടെ ഏറ്റവും പ്രിയപ്പെട്ട വ്യക്തിയുടെ കൈയിൽ. എഴുതിയതുകൊണ്ട്

മാത്രം കാര്യമില്ല. നിങ്ങളുടെ ആഗ്രഹങ്ങളും ആവശ്യങ്ങളും ദിവസവും രണ്ടോ മൂന്നോ തവണ വായിക്കണം. കാരണം അമിതവണ്ണം കുറയ്ക്കണം, ഭംഗിയാകണം എന്നെല്ലാം എല്ലാവർക്കും ആഗ്രഹമുണ്ട്. പക്ഷെ ഭൂരിഭാഗം പേരും ആഗ്രഹം മാത്രമായി അവശേഷിപ്പിക്കുകയാണ് പതിവ്. ചിലപ്പോൾ ചില തയ്യാറെടുപ്പൊക്കെ നടത്തി, വണ്ണം കുറയ്ക്കാൻ തുടങ്ങും. ഭക്ഷണം കഴിക്കുന്നത് കുറയ്ക്കും, വ്യായാമം കൂട്ടും, ഇതാണ് സാധാരണ പതിവ്. ഇത് പക്ഷെ നീണ്ടുനിൽക്കാറില്ല. കാരണം അമിതവണ്ണം കുറയ്ക്കുക എന്നത് വളരെ കഷ്ടപ്പാട് നിറഞ്ഞ ഒരു കാര്യമാണെന്ന ഒരു തെറ്റിദ്ധാരണ നമ്മളിൽ നിലനിൽക്കുന്നുണ്ട്. പ്രായമായവരിലും, അസുഖങ്ങൾ ഉള്ളവരിലും, എനിക്കിനി ഈ പ്രായത്തിൽ ഓടാനും ചാടാനൊന്നും സാധിക്കുകയില്ലയെന്നും, അതുകൊണ്ട് വണ്ണം കുറയ്ക്കലൊന്നും ഇനി നടക്കില്ല എന്നും വിചാരിച്ച്, മരുന്നുകളിൽ മാത്രം ആശ്രയിച്ചു അസുഖങ്ങളെ വളരെ കഷ്ടപ്പെട്ട് നിയന്ത്രിച്ച് പോകുന്നവരുണ്ട്. എന്നാൽ വണ്ണം കൂടുന്നതിനനുസരിച്ച് അവരുടെ അസുഖങ്ങൾ കൂടുകയും ചെയ്യുന്നു.

അതുകൊണ്ട് ആദ്യം നിങ്ങളുടെ ആവശ്യങ്ങൾ ആഗ്രഹങ്ങൾ എഴുതുക, വായിക്കുക. ആൽബർട്ട് ഐൻസ്റ്റീൻ പറഞ്ഞത് പോലെ "ആഗ്രഹങ്ങൾ വാക്കുകളാകണം, വാക്കുകൾ പ്രവർത്തികളാകണം, ആ നല്ല പ്രവർത്തികൾ നമ്മുടെ നല്ല ശീലങ്ങൾ ആകണം, ആ നല്ല ശീലങ്ങളിലൂടെ നല്ലൊരു സ്വഭാവം വാർത്തെടുക്കണം. എന്നാലേ നമ്മൾ നമ്മുടെ ലക്ഷ്യത്തിലെത്തുകയുള്ളു"

നിങ്ങളുടെ എല്ലാ ആവശ്യങ്ങളും ലക്ഷ്യങ്ങളും എഴുതിക്കഴിഞ്ഞാൽ, ദിവസവും ഒരു കണ്ണാടിയുടെ മുൻപിൽ നിന്ന്, രണ്ടോ മൂന്നോ തവണ അല്പം സമയമെടുത്ത് എഴുതിയത് ആവേശത്തോടെയും ഉച്ചത്തിലും വായിക്കാൻ ശ്രമിക്കുക. നിങ്ങൾ വായിക്കുമ്പോൾ നിങ്ങളുടെ ആഗ്രഹങ്ങൾ

മനസ്സിൽ കാണുവാനും അനുഭവിക്കാനും സാധിക്കണം. നിങ്ങൾ നിങ്ങളുടെ അമിതവണ്ണം കുറച്ചതായി മനസ്സിൽ കാണുക. നിങ്ങളുടെ അസുഖങ്ങൾ മാറിയതായി മനസ്സിൽ ഉറപ്പിക്കുക. അമിതവണ്ണം കുറയ്ക്കുവാനുള്ള ഒരു പ്രോഗ്രാം തുടങ്ങുന്നതിന് മുൻപ്, ആ പ്രോഗ്രാമിന്റെ അവസാനം എന്തായിരിക്കണം എന്ന് മനസ്സിൽ കാണുവാൻ സാധിച്ചാൽ വിജയം ഉറപ്പാണ്. കാരണം നിങ്ങൾ മനസ്സിൽ മുൻകൂട്ടി കാണുന്നതും, വായിക്കുന്നതും, കിട്ടാൻ പോകുന്ന വിജയം ആദ്യമേ അനുഭവിക്കുന്നതുമെല്ലാം നിങ്ങളുടെ ഉപബോധമനസ്സിനെ ഉത്തേജിപ്പിക്കും. അതുവഴി നിങ്ങൾ ചെയ്യേണ്ട കാര്യങ്ങൾക്ക് കൂടുതൽ വ്യക്തത കൈവരുകയും, കൂടുതൽ എളുപ്പത്തിൽ ലക്ഷ്യത്തിലെത്താൻ സാധിക്കുകയും ചെയ്യും.

ഞങ്ങളുടെ സെന്ററിൽ വരുന്നവരിൽ, ഇത്തരത്തിൽ ആഗ്രഹങ്ങളും ലക്ഷ്യങ്ങളും എഴുതുകയും വായിക്കുകയും ചെയ്യുന്നവരുടെ റിസൾട്ടുകൾ വളരെ കൂടുതലാണെന്ന് കാണാം.

ഇതിനുപുറമെ നിങ്ങൾ എഴുതിയ ആവശ്യങ്ങളും ആഗ്രഹങ്ങളും നടപ്പിലാക്കാനുള്ള കാര്യങ്ങൾ ചെയ്തുതുടങ്ങണം, ഉദാഹരണത്തിന്, നല്ല ഭക്ഷണം തിരഞ്ഞെടുക്കാൻ സാധിക്കണം, അവ കഴിക്കുവാൻ ശ്രമിക്കണം, സമയത്തിന് കഴിച്ചു തുടങ്ങണം. ഈ കാര്യങ്ങൾ നിങ്ങളുടെ ഒരു നല്ല ശീലമായി വളർത്തിയെടുക്കണം. മെല്ലെ മെല്ലെ അത് മാറ്റാൻ സാധിക്കാത്ത, നിങ്ങളുടെ നല്ല ഒരു സ്വഭാവമായി മാറുന്നത് നിങ്ങൾക്ക് കാണുവാൻ സാധിക്കും. അവിടെ വ്യായാമങ്ങൾ നിങ്ങൾക്ക് ചെയ്യാൻ സാധിക്കുന്നത് മാത്രം ചെയ്യുക. ഞാൻ വീണ്ടും പറയുന്നു, നിങ്ങൾക്ക് സാധിക്കുന്നത് മാത്രം. നിങ്ങൾക്ക് അഞ്ചു മിനിറ്റേ നടക്കാൻ സാധിക്കുന്നുള്ളൂ എങ്കിൽ അത്ര മതി. രണ്ടാഴ്ച കഴിഞ്ഞാൽ നിങ്ങൾക്ക് പത്തു മിനിറ്റ് നടക്കാൻ സാധിക്കുന്നുണ്ടെങ്കിൽ, നല്ലത്. നിങ്ങളുടെ ആത്മവിശ്വാസം വളർത്തിയെടുക്കുവാൻ

നിങ്ങൾക്ക് സാധിക്കണം. നിങ്ങളുടെ ജീവിതം മാറി മറിയുന്നത് നിങ്ങൾക്ക് അനുഭവപ്പെട്ടു തുടങ്ങും.

എന്നാൽ പലപ്പോഴും ഞങ്ങൾ ഇതു പറഞ്ഞാലും, ചിലർ ഇത്തരം കാര്യങ്ങൾ ചെയ്യാൻ ശ്രമിക്കാറില്ല. സാധാരണ അവർ പറയുന്ന കാരണങ്ങൾ, എനിക്ക് എഴുതേണ്ട ആവശ്യമൊന്നുമില്ല, കാരണം എനിക്കറിയാമല്ലോ ഞാൻ വണ്ണം കുറയ്ക്കാനാണ് വരുന്നതെന്ന്. ചിലർ പറയും, എഴുത്തും വായനയുമൊക്കെ വളരെ ബുദ്ധിമുട്ടുള്ള കാര്യങ്ങളാണ്. ചിലർ പറയും, ഞാൻ നാളെ എഴുതാം, മറ്റെന്നാൾ എഴുതാം, അല്പം ഭാരം കുറഞ്ഞിട്ടെഴുതാം എന്നെല്ലാം. ഇനി മറ്റു ചിലർ പറയും ഞാൻ എന്ത് എഴുതിയാലും എന്റെ ഭാരമൊന്നും കുറയില്ല. അതായത്, അവർ അവരുടെ ഉപബോധമനസ്സിനെ ആ രീതിയിൽ തയ്യാറാക്കിയാണ് വരുന്നത്.

ഇവിടെ നമുക്കാവശ്യം നല്ലൊരു മനോഭാവമാണ് (MINDSET). എല്ലാം ശരിയാക്കണം, അസുഖങ്ങൾ മാറ്റണം, അമിതവണ്ണം കുറയ്ക്കണം എന്ന ഒരു മനസ്സാണ് നമുക്കാവശ്യം. അമിതവണ്ണം കുറയ്ക്കാൻ സാധിക്കാത്ത ശരീരം വളരെ കുറവാണ്. പക്ഷെ മാറാത്ത മനസ്സുകളാണ് കൂടുതൽ പ്രശ്നം. കാരണം ഇടക്കിടെ വരുന്ന ആഗ്രഹം കൊണ്ടുമാത്രം ഇതിനെ നേരിടാൻ സാധിക്കില്ല. നിങ്ങളുടെ ജീവിതശൈലി മാറ്റണമെങ്കിൽ, നിങ്ങൾ തന്നെ വിചാരിക്കണം. അല്ലാതെ വേറെ ഒരു ഡോക്ടർക്കും, ഒരു വ്യക്തിക്കും നിങ്ങളുടെ ജീവിതരീതി മാറ്റുവാൻ സാധിക്കുകയില്ല. പക്ഷെ നിങ്ങൾ ഭയപ്പെടേണ്ട. കാരണം, ഇവിടെ പറയുന്ന രീതിയിൽ ജീവിതരീതി, ഭക്ഷണരീതി മാറ്റാൻ നിങ്ങൾ മുൻപ് അനുഭവിച്ച ബുദ്ധിമുട്ടുകളൊന്നുമില്ല. കാരണം ഇവിടെ നിങ്ങൾ ഭക്ഷണം കഴിക്കുവാൻ പഠിക്കുകയാണ്. അല്ലാതെ ബലം പിടിച്ച് ഭക്ഷണം ഒഴിവാക്കുകയല്ല.

എല്ലാവരും ആരോഗ്യം ഉള്ളവർ ആയിരിക്കുവാൻ ആഗ്രഹിക്കുന്നു. പക്ഷേ വളരെ കുറച്ച് ആളുകൾ മാത്രമേ അതിന് ആവശ്യമായ ആരോഗ്യകരമായ ശീലങ്ങൾ തിരഞ്ഞെടുക്കുകയുള്ളു. ആരോഗ്യം ഉള്ളവരാകുവാൻ ആഗ്രഹത്തേക്കാളും സ്വപ്നത്തേക്കാളും കൂടുതൽ ഒരു നല്ല തീരുമാനം ഒരു ഫോക്കസ് ആവശ്യമാണ്. ഒരു സുപ്രഭാതത്തിൽ നിങ്ങളുടെ അമിതവണ്ണം കുറയുകയില്ല, നിങ്ങൾ ആരോഗ്യവാനാകുകയുമില്ല. അത് നിങ്ങളെടുക്കേണ്ട ഉറച്ചതും ജീവിതകാലം മുഴുവൻ നിലനിർത്തേണ്ടതുമായ ഒരു തീരുമാനമാണ്. അതിനുള്ള സ്വാതന്ത്ര്യം ദൈവം മനുഷ്യന് അനുവദിച്ച് തന്നിരിക്കുന്നു. അത് നല്ല രീതിയിൽ ഉപയോഗിക്കണമോ എന്ന് മനുഷ്യൻ തീരുമാനിക്കണം. ദൈവം അതിനായാണ് കാത്തിരിക്കുന്നത്. പല വഴികളിലൂടെ ദൈവം അതിനുള്ള സാഹചര്യം നമുക്ക് ഓരോരുത്തർക്കും ഒരുക്കി തരുന്നു. ആ സാഹചര്യങ്ങൾ നമുക്ക് ലഭിക്കുന്നത് പ്രാർത്ഥനയിലൂടെയാണ്.

“തന്റെ അഭീഷ്ടമനുസരിച് ഇച്ഛിക്കുവാനും പ്രവർത്തിക്കുവാനും നിങ്ങളെ ഉത്തേജിപ്പിക്കുന്നത് ദൈവമാണ്.”

(ഫിലിപ്പി 2: 13)

8

എസ്കാസോ കോഡ് ജി.ഡി.ഡയറ്റ്® GDDiET®

എസ്കാസോ കോഡ് പ്രവർത്തിക്കുന്നത് ജി.ഡി.ഡയറ്റ്® എന്ന ഭക്ഷണക്രമത്തെ അടിസ്ഥാനമാക്കിയാണ്. വർഷങ്ങളായുള്ള പഠനങ്ങളുടെയും, സ്വന്തം ശരീരത്തിലെ മാറ്റങ്ങളുടെയും, ഈ പ്രോഗ്രാമിൽ പങ്കെടുത്ത വ്യക്തികളുടെ ശരീരത്തിന്റെയും രക്ത പരിശോധനകളുടെയും അടിസ്ഥാനത്തിലാണ് ജി.ഡി.ഡയറ്റ്® പ്രോഗ്രാം രൂപപെടുത്തിയെടുത്ത്. ഞാൻ മുൻപ് സൂചിപ്പിച്ച ശരീരത്തിന്റെ സ്വന്തം കഴിവുകളെ ആശ്രയിച്ചുകൊണ്ടാണ് ഈ പ്രോഗ്രാം മുൻപോട്ട് കൊണ്ടുപോകുന്നത്. അതുകൊണ്ടുതന്നെ ഈ പ്രോഗ്രാമിൽ നിങ്ങൾക്ക് നൂറ് ശതമാനവും വിശ്വസിക്കാം. നിങ്ങളുടെ ശരീരത്തെയും നിങ്ങൾ കഴിക്കുന്ന യഥാർത്ഥ ഭക്ഷണത്തെയും നിങ്ങൾക്ക് പൂർണ്ണമായും വിശ്വസിക്കാം

പ്രധാനമായും E.A.T എന്ന മൂന്ന് തത്വങ്ങളെ അടിസ്ഥാനമാക്കിയാണ് ജി.ഡി.ഡയറ്റ്® രൂപപ്പെട്ടുത്തിയിരിക്കുന്നത്.

I. E - EATING - **ഭക്ഷണം കഴിക്കുക**

II. A - ACTIVITY - **വ്യായാമങ്ങൾ**

III. T - TRANSFORM - **ജീവിത പരിവർത്തനം**

I. ഭക്ഷണം കഴിക്കുക

ഞാൻ മുൻപ് സൂചിപ്പിച്ചതുപോലെ അമിതവണ്ണമുള്ളവർ പ്രത്യേകിച്ച് സ്ത്രീകളും പ്രായംകൂടിയവരും പൊതുവെ പറയുന്ന കാര്യമാണ്

"നിങ്ങൾ വിചാരിക്കുന്ന പോലെ ഭക്ഷണം കഴിക്കുന്ന ആളല്ല ഞാൻ"

ഭൂരിഭാഗം അമിതവണ്ണമുള്ളവരുടെയും, അസുഖങ്ങളുള്ളവരുടെയും ഭയം ഭക്ഷണത്തോടാണ്. ഭക്ഷണം നമ്മുടെ ശത്രുവല്ല എന്ന് ആദ്യം തന്നെ മനസ്സിലാക്കുക. നമ്മുടെ ശരീരം വളരെ ഭംഗിയായും സുഗമമായും പ്രവർത്തിക്കണമെങ്കിൽ ഏറ്റവും പ്രധാനമായി ആവശ്യമുള്ളത്, യഥാർത്ഥ ഭക്ഷണങ്ങളാണ്. ഭക്ഷണമാണ് നിങ്ങളുടെ അമിതവണ്ണത്തിനും, അസുഖങ്ങളുടെയും കാരണമെങ്കിൽ നിങ്ങൾ ഇനി മുതൽ നിങ്ങളുടെ കുട്ടികൾക്ക് ഭക്ഷണം കൊടുക്കാൻ പാടില്ല. ശരിയല്ലേ? പക്ഷെ നമ്മൾ കുട്ടികൾക്ക് ഭക്ഷണം കൊടുക്കുമ്പോൾ എന്തെല്ലാമാണ് പറയുന്നത്, കൈ വളരണ്ടേ, കാല് വളരണ്ടേ, ബുദ്ധി വികസിക്കേണ്ടേ, ഡോക്ടറാവണ്ടേ, ഓടാൻ സാധിക്കേണ്ടേ, എന്നൊക്കെ പറഞ്ഞു ഭക്ഷണം കൊടുക്കും. എന്നാൽ എന്തെങ്കിലും കാരണവശാൽ ആ കുട്ടി വണ്ണം കൂടിയാൽ, "ഭക്ഷണം കുറച്ചിട്ട്, ഓടാൻ പോടാ" എന്ന് പറഞ്ഞാൽ ശരിയാകുമോ?

മരണം വരെ ഭക്ഷണം നമുക്കാവശ്യമാണ്. ഭക്ഷണമാണ് നമ്മുടെ ശരീരത്തിന്റെ എല്ലാ പ്രവർത്തനങ്ങളെയും നിയന്ത്രിക്കുന്നത്. ഭക്ഷണമാണ് നമ്മുടെ പ്രവർത്തനത്തിനുള്ള, ഇന്ധനം - നല്ല ഭക്ഷണം. ഭക്ഷണത്തിൽ നിന്നാണ് നമുക്കാവശ്യമായ വിറ്റാമിനുകളും, ധാതുക്കളും ലഭിക്കുന്നത്. കാർബോഹൈഡ്രേറ്റുകളും, പ്രോട്ടീനുകളും, കൊഴുപ്പും, ഫൈബറുമെല്ലാം ഭക്ഷണത്തിൽ നിന്ന് ലഭിക്കുന്നു.

ശരീരത്തിന്റെ എല്ലാ പ്രവർത്തനങ്ങൾക്കും ഈ പറഞ്ഞതെല്ലാം ആവശ്യമാണ്.

"ഭക്ഷണം ഞാൻ എപ്പോൾ കഴിക്കുന്നു,
എന്ത് കഴിക്കുന്നു അതാണ് ഞാൻ."

നല്ല ഭക്ഷണങ്ങളാണ് നമ്മുടെ ശരീരത്തിന്റെ എല്ലാ പ്രവർത്തനങ്ങളും നിയന്ത്രിക്കുന്നത്. നമ്മുടെ ഹോർമോണുകൾ നന്നായി പ്രവർത്തിക്കുന്നതിനും നമ്മുടെ ശരീരത്തിന്റെ കേടുപാടുകൾ തീർക്കുന്നതിനും നല്ല ഭക്ഷണങ്ങൾ സഹായിക്കുന്നു. അതുകൊണ്ടു ഞാൻ എല്ലാവരോടും പറയും:

"ഒന്നുകിൽ സമയത്തിന് നല്ല ഭക്ഷണം കഴിക്കാം,
അല്ലെങ്കിൽ സമയത്തിന് നല്ലോണം മരുന്നുകൾ
കഴിക്കാം"

ഏതാണ് വേണ്ടതെന്ന് ഓരോ വ്യക്തിയും എടുക്കേണ്ട തീരുമാനമാണ്.

എന്തിന് ഭക്ഷണം കഴിക്കണം ?

രേഖ എന്ന 24 വയസുള്ള ഒരു സ്ത്രീ എന്റെ അടുത്ത് വരുന്നത്, പതിവ് പോലെ വണ്ണം കുറയ്ക്കാനാണ്. അവർ ഒരു ഇൻഷുറൻസ് കമ്പനിയിൽ ജോലി ചെയ്യുന്നു. അവർ വരുമ്പോൾ അവരുടെ ശരീരഭാരം 98 കിലോ, 162 സെന്റിമീറ്റർ ഉയരം. കൊഴുപ്പ് 49 ശതമാനം. പേശികളുടെ ഭാരം 36 കിലോ. അവർക്ക് എല്ലാ പ്രശ്നങ്ങളും ഉണ്ട്. ക്ഷീണം, പി.സി.ഓ.ഡി., തൈറോയ്ഡ് പ്രശ്നങ്ങൾ, ക്രമമല്ലാത്ത ആർത്തവം, നീർക്കെട്ട്, ഏകാഗ്രത കുറവ്. പി സി ഓ ഡി ഉള്ളത് കൊണ്ട് ഡോക്ടർ പറഞ്ഞിട്ടുണ്ട് വണ്ണം കുറയ്ക്കണം എന്നാണ് രേഖ എന്നോട് പറഞ്ഞത്. പി.സി. ഓ.ഡി. കാരിൽ പലപ്പോഴും കാണുന്നതാണ് ഇൻസുലിൻ റെസിസ്റ്റൻസ്. ഇവരുടെ

ഭക്ഷണത്തിന് മുൻപുള്ള രക്തത്തിലെ പഞ്ചസാരയുടെ അളവ് 128 ആയിരുന്നു.

രേഖ എന്നോട് പറഞ്ഞത്, ഡയറ്റ് ഒക്കെ ഞാൻ നോക്കുന്നുണ്ട്. വ്യായാമങ്ങൾ ദിവസം രണ്ടോ മൂന്നോ മണിക്കൂർ ചെയ്യുന്നുമുണ്ട്. എന്നിട്ടും എന്റെ ഭാരം കുറയുന്നില്ല. കുറച്ചൊക്കെ ആദ്യം കുറയും. ക്ഷീണമാകുമ്പോൾ അല്പദിവസത്തേക്ക് ഈ ഡയറ്റുകളൊക്കെ നിർത്തും. എന്തെങ്കിലും കഴിച്ചാൽ അപ്പോൾ വീണ്ടും കുറഞ്ഞഭാരം അതുപോലെ കൂടും. നാലഞ്ചു വർഷങ്ങളായിട്ട് ഇതു തന്നെയാണ് സ്ഥിതി. ആദ്യം എനിക്ക് 58 കിലോ ഭാരമേ ഉണ്ടായിരുന്നുള്ളു. ഇപ്പൊ ഇങ്ങനെയായി. ഞാൻ ഒരു ഫുഡി അല്ല. നിങ്ങൾ വിചാരിക്കുന്നത് പോലെ കഴിക്കുന്ന ആളല്ല ഞാൻ. വളരെ കുറച്ചേ ഞാൻ കഴിക്കൂ. ഭക്ഷണം വേണ്ടന്ന് വച്ചാൽ, എനിക്ക് സുഖമായിട്ട് കഴിക്കാതിരിക്കാൻ സാധിക്കും. എല്ലാ വ്യായാമങ്ങളും ഞാൻ ചെയ്യുന്നുണ്ട്. പക്ഷെ ഇപ്പോൾ പണ്ടത്തെ പോലെ കൂടുതൽ ചെയ്യുവാൻ സാധിക്കുന്നില്ല. അല്പം മുട്ടുവേദനയൊക്കെ തുടങ്ങിയിട്ടുണ്ട്. ഇനിയും ഭക്ഷണം കുറയ്ക്കാൻ എനിക്ക് സാധിക്കില്ല. ഭക്ഷണം കാണുമ്പോഴേ എനിക്കിപ്പോൾ പേടിയാണ്.

ഞങ്ങൾ രേഖയുടെ ഭക്ഷണരീതികൾ, ബാക്കിയുള്ള പ്രവർത്തനങ്ങൾ എല്ലാം ചോദിച്ച് മനസ്സിലാക്കി.

വണ്ണം കുറയ്ക്കാൻ വേണ്ടി രേഖ ചെയ്യാത്ത കാര്യങ്ങൾ കുറവാണ്. ചില ദിവസങ്ങളിൽ കുറച്ചു ഉണക്കമുന്തിരി വെള്ളത്തിൽ ഇട്ട് മൂന്ന് നേരം കുടിക്കുക, ഭക്ഷണം ഒരു നേരം മാത്രം കഴിക്കുക, മുട്ടയുടെ വെള്ള മാത്രം കഴിക്കുക, ജ്യൂസുകൾ മാത്രം കഴിച്ചുകൊണ്ടുള്ള പരീക്ഷണങ്ങൾ. അങ്ങനെ വിവിധതരത്തിലുള്ള ദേശത്തും വിദേശത്തുമുള്ള ഒരുവിധം എല്ലാ ഡയറ്റ് പ്ലാനുകളും രേഖ പരീക്ഷിച്ചു കഴിഞ്ഞു. ഫോൺ നിറയെ ഭാരം കുറയ്ക്കുവാനുള്ള ആപ്പുകളും ഉണ്ട്. എന്നേക്കാൾ നന്നായി കലോറി നോക്കാനും ഗ്രാം നോക്കി കഴിക്കാനും രേഖക്ക് അറിയാം. സ്ഥിരം

വ്യായാമങ്ങൾ ചെയ്യും. അതും ഞാനൊക്കെ സങ്കല്പിക്കാത്ത തരത്തിലുള്ള വ്യായാമങ്ങൾ.

എന്നാൽ രേഖയുടെ ഭക്ഷണക്രമത്തിൽ നല്ല ഭക്ഷണങ്ങൾ കുറവായിരുന്നു. നല്ല ചോറും മീനും തൈരും ഇറച്ചിയും എണ്ണകളും നട്ട്സും മുട്ടയുടെ മഞ്ഞയും എല്ലാം പേടി ! കാരണം ഇതെല്ലാം കലോറി കൂടുതലല്ലേ എന്ന ഭയം. ആകെ പേടിയില്ലാത്തത് ഉണക്കമുന്തിരിയും കുക്കുമ്പറും തക്കാളിയും പിന്നെ ഓട്സ്, ആരോഗ്യകരം എന്ന് വിശ്വസിക്കുന്ന കലോറി കുറഞ്ഞ പാക്കറ്റ് ഭക്ഷണം, ഫുഡ് സപ്പ്ളിമെൻറ്സ് എന്നിവ മാത്രം.

നമ്മുടെ നാട്ടിൽ അമിതവണ്ണമുള്ള ഭൂരിഭാഗം പേരുടെയും ഒരു പ്രതിനിധി മാത്രമാണ് രേഖ. കുറച്ച് കഴിച്ചാൽ, ശരീരത്തിനെ കൊണ്ട് കൂടുതൽ വ്യായാമം ചെയ്യിപ്പിച്ചാൽ വണ്ണം കുറയും എന്ന ധാരണ. ഈയൊരു ധാരണ മൂലം കഴിഞ്ഞ നാലഞ്ചു വർഷങ്ങൾ കൊണ്ട് രേഖ കൂടിയത് ഏകദേശം 35 - 40 കിലോ.

നമ്മുടെ മനസ്സിലെ ഒരു ധാരണയാണ് കൂടുതൽ കലോറിയുള്ള ഭക്ഷണം കഴിച്ചാൽ അത് അതുപോലെ തന്നെ കൊഴുപ്പായി ശരീരത്തിൽ അടിഞ്ഞുകൂടി വണ്ണം വെക്കുമെന്ന്. ആ ധാരണ നിലനിൽക്കുന്നിടത്തോളം കാലം, വണ്ണം കുറയ്ക്കാൻ നമ്മൾ ഭക്ഷണം കുറയ്ക്കും, ഓട്ടം കൂട്ടും. നമ്മൾ മനസ്സിലാക്കേണ്ട കാര്യം, അല്പം കലോറി കൂടുതൽ കഴിച്ചാൽ, കൂടുതൽ വരുന്ന കലോറിയെ ശരീരം ഒന്നുകിൽ വിസ്സർജ്യമായി മാറ്റുന്നു, അല്ലെങ്കിൽ ശരീരത്തിന്റെ താപനില വർദ്ധിപ്പിച്ച് കൂടുതലുള്ള കലോറി ഉപയോഗപ്പെടുത്തുന്നു, അല്ലെങ്കിൽ കരളിന്റെ പ്രവർത്തനം വഴിയായി, കൂടുതലുള്ള കലോറി ഉപയോഗിക്കുന്നു.

നിങ്ങൾ ഭക്ഷണത്തെ കുറിച്ച് എന്താണ് മനസ്സിലാക്കിയിട്ടുള്ളത്? ഏത് ഭക്ഷണമാണ് ഇഷ്ടമെന്നും ഏതാണ് ഇഷ്ടമില്ലാത്തതെന്നും നിങ്ങൾ

മനസ്സിലാക്കിയിട്ടുണ്ടാകാം. നിങ്ങളുടെ കുട്ടികൾ ഏതാണ് ഇഷ്ടപെടുന്നതെന്നും എന്ന് മനസ്സിലാക്കിയിട്ടുണ്ടാകാം.

നിങ്ങൾ വിശ്വസിച്ചാലും ഇല്ലെങ്കിലും ഭക്ഷണം എന്ന് പറയുന്നത്, നിങ്ങൾ കഴിക്കുന്ന വെറുമൊരു പദാർത്ഥം എന്നതിനേക്കാൾ വളരെയപ്പുറത്താണ്. യഥാർത്ഥ ഭക്ഷണം നിങ്ങളുടെ ആരോഗ്യത്തെ ഉത്തേജിപ്പിക്കുന്നു. കുടുംബങ്ങളെ ബന്ധിപ്പിക്കുന്നു. സമൂഹത്തിന്റെ ആരോഗ്യത്തെ നല്ല ഭക്ഷണം മികച്ചതാക്കുന്നു. നമ്മുടെ കുട്ടികളുടെ പഠന നിലവാരം ഉയർത്തുന്നു. അവർക്ക് മികച്ച ചിന്താശക്തിയും, ഓർമശക്തിയും ലഭ്യമാക്കുന്നു. മികച്ച മാർക്കുകൾ, മികച്ച പ്രവർത്തനക്ഷമത എന്നിവ യാഥാർത്ഥ്യമാക്കുന്നു. ഭക്ഷണത്തോടുള്ള ആസക്തി, അമിതവണ്ണം, അമിതഭോജനം പോലുള്ള ഭക്ഷണവൈകല്യങ്ങൾ നിയന്ത്രിക്കപ്പെടുന്നു. ജീവിതശൈലീ രോഗങ്ങൾ വരാതെ സംരക്ഷിക്കുകയും അത്തരം രോഗങ്ങളിൽ നിന്ന് മികച്ച രീതിയിൽ മോചനം നേടാൻ സഹായിക്കുകയും ചെയ്യുന്നു.

നിങ്ങളിൽ എത്രപേർക്കറിയാം നല്ല യഥാർത്ഥ ഭക്ഷണങ്ങൾ നിങ്ങളെ സുഖപ്പെടുത്തുമെന്ന്? നിങ്ങളുടെ അസുഖങ്ങളെ നേരിടാൻ ഭക്ഷണം കൊണ്ട് സാധിക്കുമെന്ന് എത്ര പേർക്കറിയാം? ലോകത്തിലെതന്നെ ഏറ്റവും വലിയ കണ്ടുപിടിത്തങ്ങളിലൊന്നാണ് 'യഥാർത്ഥ ഭക്ഷണമാണ് മരുന്ന്' എന്നത്. യഥാർത്ഥ ഭക്ഷണങ്ങൾ നമ്മുടെ ജീനുകളുടെ സ്വഭാവത്തെ നിയന്ത്രിക്കുന്നു. നമ്മുടെ ഹോർമോണുകളുടെ സന്തുലിതമായ പ്രവർത്തനത്തിന് സഹായിക്കുന്നു. നമ്മുടെ പേശികളുടെ വളർച്ചയും പ്രവർത്തനവും മികച്ചതാക്കുന്നു.

ഏതൊരു മരുന്നുകളേക്കാളും വേഗത്തിൽ മികച്ച രീതിയിൽ ചിലവ് കുറഞ്ഞ രീതിയിൽ യഥാർത്ഥ ഭക്ഷണം നമ്മുടെ ശരീരത്തിൽ പ്രവർത്തിക്കുന്നു. പക്ഷെ നമ്മൾ കഴിക്കുന്ന ഭക്ഷണങ്ങൾ പ്രകൃതിയിൽ നിന്ന് ലഭിക്കുന്ന,

ദൈവം നമുക്കായി നൽകിയ ശരിയായ ഭക്ഷണങ്ങൾ ആയിരിക്കണമെന്ന് മാത്രം.

നിർഭാഗ്യവശാൽ, ഈ കാലഘട്ടത്തിൽ ശരിയായ ഭക്ഷണങ്ങൾ കഴിക്കുന്നവർ കുറഞ്ഞു വരുന്നു. നമ്മൾ ഇപ്പോൾ കൂടുതലും കഴിക്കുന്നത് ഫാക്ടറികളിൽ ഉണ്ടാക്കുന്ന, വ്യാവസായികാടിസ്ഥാനത്തിൽ ഉല്പാദിപ്പിക്കുന്ന, ഭക്ഷണം പോലെയിരിക്കുന്ന വസ്തുക്കളാണ്. അതിനെ ഭക്ഷണം എന്ന് വിളിക്കാമോ എന്നുപോലും സംശയമാണ്. പക്ഷെ നമ്മുടെ സൗകര്യം മൂലം നമ്മൾ കൂടുതലും ഇത്തരം ഭക്ഷണങ്ങൾ കഴിക്കുന്നു. കുട്ടികൾക്ക് കൊടുക്കുന്നതും ഇത്തരം ഭക്ഷണങ്ങൾ തന്നെ. വളരെ എളുപ്പത്തിൽ പാചകം ചെയ്യാം എന്ന് പറയുന്ന, കുപ്പികളിൽ വരുന്ന, ജാറുകളിലടച്ച, പാക്കറ്റുകളിൽ വരുന്ന, ഭക്ഷണം പോലുള്ള പദാർത്ഥങ്ങളെ നമ്മൾ കൂടുതലും വിശ്വസിക്കുന്നു. പാക്കറ്റിലാക്കിയിരിക്കുന്ന രാസവസ്തുക്കളുടെ ഒരു മിശ്രിതമാണ് അതെന്ന് ചുരുക്കത്തിൽ പറയാം.

പക്ഷെ, പുതിയ ഗവേഷണങ്ങളിലൂടെ ഇന്ന് നമ്മളിൽ പലരും മനസ്സിലാക്കുന്നു, ഇത്തരം ഭക്ഷണങ്ങളുടെ അമിതോപയോഗമാണ് ശാരീരികവും മാനസികവുമായ പല രോഗാവസ്ഥകൾക്കും കാരണമെന്ന്. പ്രത്യേകിച്ച് അമിതവണ്ണം, ജീവിതശൈലീ രോഗങ്ങളായ പ്രമേഹം, ഹൃദ്രോഗങ്ങൾ, വിഷാദരോഗങ്ങൾ, ഓട്ടോ ഇമ്മ്യൂൺ രോഗങ്ങൾ, അതായത് ശരീരം ശരീരത്തിനെതിരെ പ്രവർത്തിക്കുന്ന രോഗങ്ങൾ, അൽഷിമേഴ്സ്, ഡിമെൻഷ്യ - മറവി രോഗങ്ങൾ എന്നിവ. ഭക്ഷണത്തിന്റെ തെറ്റായ ഉപയോഗങ്ങൾ മൂലം വരുന്ന അസുഖങ്ങൾക്ക് നമ്മൾ ധാരാളം മരുന്നുകൾ ഉപയോഗിക്കുന്നു. എന്നാലും ഭക്ഷണ രീതികൾ മാറ്റുവാൻ പലരും തയ്യാറാകുന്നില്ല. അതിന്റെ പ്രാധാന്യം പലപ്പോഴും രോഗികൾക്ക് മനസ്സിലാക്കി കൊടുക്കുന്നില്ല എന്നതാണ് സത്യം.

അതുകൊണ്ട് തന്നെ നമ്മുടെ അടുക്കളകളിലേയ്ക്ക് നമ്മൾ തിരിച്ച് പോയെ മതിയാകൂ. ശരിയായ ഭക്ഷണങ്ങൾ കഴിക്കണമെന്നത് ശരീരത്തിന് ഒഴിച്ച് കൂടാനാകാത്ത കാര്യമാണ്.

എസ്കാസോ® ജി.ഡി.ഡയറ്റിൽ നമ്മുടെ സാധാരണ ഭക്ഷണങ്ങൾ മാത്രം കഴിക്കുവാൻ നിങ്ങളോട് നിർദ്ദേശിക്കുന്നു. അതാണ് കൂടുതൽ എളുപ്പവും ചിലവ് കുറഞ്ഞതും, ആരോഗ്യപ്രദവും.

എസ്കാസോ® ജി.ഡി.ഡയറ്റിൽ ഒരേഒരു കാര്യം നിർബന്ധമാണ്. യഥാർത്ഥ ഭക്ഷണങ്ങൾ സമയാസമയങ്ങളിൽ കഴിക്കണം. പക്ഷെ തീരുമാനം നിങ്ങളുടേത് മാത്രമാണ്. നിങ്ങൾ ഏതെല്ലാം കഴിക്കരുത് എന്നതിനേക്കാൾ നിങ്ങൾ ഏതെല്ലാം കഴിക്കണം എന്നതാണ് ജി.ഡി. ഡയറ്റ് ലക്ഷ്യമാക്കുന്നത്.

യഥാർത്ഥ ഭക്ഷണം മരുന്നാണ്. അത് വളരെ വ്യക്തതയോടെ നമ്മുടെ ശരീരത്തിൽ പ്രവർത്തിക്കുന്നു.

അടുക്കളയാണ്, നല്ല ജിം.
പാചകം ചെയ്യലാണ് നല്ല വ്യായാമം
നല്ല കലോറി ഭക്ഷണങ്ങളാണ് നമ്മൾ എടുക്കേണ്ട ഭാരം
എന്നാലേ, മെറ്റബോളിസം എന്നത് വർധിപ്പിക്കുവാൻ
നമുക്ക് സാധിക്കുകയുള്ളൂ.

ജി.ഡി.ഡയറ്റ്® നിങ്ങളുടെ മോശം ഭക്ഷണത്തോടുള്ള ആസക്തി കുറയ്ക്കുന്നു. നിങ്ങളുടെ വിശപ്പിനെ നല്ല രീതിയിൽ നേരിടാൻ പഠിപ്പിക്കുന്നു. നിങ്ങളുടെ ശരീരത്തെ മനസ്സിലാക്കുവാൻ പഠിപ്പിക്കുന്നു. ശരിയായ രീതിയിൽ നല്ല ഭക്ഷണം കഴിച്ചു തുടങ്ങിയാൽ, ജങ്ക് ഫുഡുകൾ കഴിക്കുവാനുള്ള ആഗ്രഹം, ആസക്തി എന്നിവ താനേ കുറയുന്നത് നിങ്ങൾക്ക് സ്വയം മനസ്സിലാക്കാം. അതാണ് നമ്മുടെ ശരീരം. അല്ലാതെ നിങ്ങളുടെ വിൽപവർ കൊണ്ടോ,

ബലം പിടിച്ചോ മോശം ഭക്ഷണം ഒഴിവാക്കാൻ ശ്രമിച്ചത് കൊണ്ടോ കാര്യമില്ല.

നല്ല ഭക്ഷണം നമ്മുടെ ശരീരത്തെയും മനസ്സിനെയും ഒരേപോലെ സംതൃപ്തരാക്കുന്നു. നിങ്ങൾക്ക് എല്ലാം കഴിക്കാം. ചോറും, പച്ചക്കറികളും, മീനും ഇറച്ചിയും കോഴിയും, തൈരും, മോരും, നല്ല കൊഴുപ്പുകളും, എണ്ണയും, നട്ട്സും, വിത്തുകളും, ഉപ്പും, എരിവും പുളിയും, സുഗന്ധവ്യഞ്ജനങ്ങളും എല്ലാം. ധൈര്യമായി...

അമിതവണ്ണം കുറയുക, ജീവിതശൈലീ രോഗങ്ങളിൽ മാറ്റം വരുത്തുക, ഇതെല്ലാം വളരെ എളുപ്പത്തിൽ സാധിക്കാവുന്ന കാര്യങ്ങളാണ്. പക്ഷെ യഥാർത്ഥ ഭക്ഷണത്തിൽ വിശ്വസിക്കുവാൻ നമ്മുടെ ശരീരത്തിന്റെ കഴിവുകളിൽ വിശ്വസിക്കുവാൻ, സർവശക്തനായ ദൈവത്തിൽ വിശ്വസിക്കുവാൻ നമുക്ക് സാധിക്കണം.

നമ്മളിന്ന് ആകെ കൺഫ്യൂഷ്യനിലാണ്. ആരോഗ്യം നോക്കാം, വണ്ണം കുറയ്ക്കാം എന്ന് ആത്മാർഥമായി ആഗ്രഹിച്ചാലും നമ്മൾ ആശയകുഴപ്പത്തിലാകും. ഏത് ഡയറ്റ് നോക്കണം, ഹൈ - പ്രോട്ടീൻ ഡയറ്റ്, ഹൈ- ഫാറ്റ് ഡയറ്റ്, ലോ - ഫാറ്റ് ഡയറ്റ്, ലോ - കാർബ് ഡയറ്റ്, ജ്യൂസ് ഡയറ്റ്, ഇറച്ചി മാത്രമുള്ള ഡയറ്റ്, ഹൈ - കാർബ് ഡയറ്റ്, സാലഡ് ഡയറ്റ്, പച്ചക്കറി ഡയറ്റ് ആകെ മൊത്തം സംശയം. കലോറി നോക്കി കഴിക്കണോ/എങ്ങനെ കലോറി നോക്കും, തൂക്കം നോക്കി കഴിക്കണോ, പാക്കറ്റ് ഫുഡ് വാങ്ങുമ്പോൾ ലോ - ഫാറ്റ് വാങ്ങണോ? ഏത് എണ്ണയാണ് നല്ലത്? ആകെ സംശയം, ആകെ പേടി, എന്ത് കഴിക്കാനും പേടി. അവസാനം നല്ല ഭക്ഷണങ്ങളൊക്ക മാറ്റി, പാക്കറ്റ് ഭക്ഷണത്തിലും, പൊടികളിലും ജ്യൂസുകളിലുമെല്ലാം എത്തി നിൽക്കും. ഒപ്പം ധാരാളം മരുന്നുകളും. ഇതൊക്കെയാണ് നമ്മുടെ ആരോഗ്യ പരിപാലനം.

എസ്കാസോ® ജി.ഡി.ഡയറ്റ്® യഥാർത്ഥത്തിൽ അമിതവണ്ണം എങ്ങനെയെങ്കിലും കുറയ്ക്കുന്ന പ്രോഗ്രാമല്ല.

നിങ്ങളുടെ ആരോഗ്യത്തെ മൊത്തത്തിൽ ശരിയാക്കുക എന്നതാണ് ഞങ്ങൾ ഉദ്ദേശിക്കുന്നത്. അതും നല്ല സാധാരണ ഭക്ഷണങ്ങൾ ഉപയോഗിച്ചുകൊണ്ട്. ആരോഗ്യം സാധാരണ ഭക്ഷണങ്ങൾ ഉപയോഗിച്ച് തിരിച്ചു പിടിച്ചാൽ, നിങ്ങളുടെ അമിതവണ്ണം താനേ കുറയുന്നത് നിങ്ങൾക്ക് കാണാനാകും. അതിനുവേണ്ടി ഒരു കഠിനപ്രയത്നവും നിങ്ങൾ നടത്തേണ്ടതില്ല.

'ആരോഗ്യപരമായ ജീവിതശൈലിയുടെ ഒരു പാർശ്വഫലമാണ് അമിതവണ്ണം കുറയുക എന്നത്'

നല്ല ഭക്ഷണം ശരിയായ രീതിയിൽ ശരീരത്തിൽ വരുന്നതിനനുസരിച്ച് ഇന്ന് വളരെ സാധാരണയായി കാണുന്ന ഭൂരിഭാഗം അസുഖങ്ങളിലും മാറ്റം വരുന്നു. അലർജികൾ കുറയുന്നു. ദഹനവ്യവസ്ഥ ശരിയാകുന്നു, പുളിച്ച് തികട്ടൽ കുറയുന്നു, വിഷാദരോഗം കുറയുന്നു, ഹൃദ്രോഗം, പ്രമേഹം, മുഖക്കുരു, ക്ഷീണം, മറവിരോഗങ്ങൾ, ഉറക്കക്കുറവ്, എന്നിവയിൽ നല്ല മാറ്റങ്ങൾ കാണുന്നുവെന്ന്, ഞങ്ങളുടെ പ്രോഗ്രാം ചെയ്യുന്നവർ സാക്ഷ്യപ്പെടുത്തുന്നു. പലരും മരുന്നുകൾ കുറയ്ക്കുന്നു. പ്രത്യേകിച്ച് പ്രമേഹത്തിന്റെ മരുന്നുകൾ, ഇൻസുലിൻ അളവുകൾ എന്നിവയിൽ കാര്യമായ കുറവ് വരുത്തുവാൻ സഹായിക്കുന്നു. അമിത രക്ത സമ്മർദ്ദത്തിന്റെ മരുന്നുകൾ, ഹൈപോതൈറോയ്ഡ് മരുന്നുകൾ എന്നിവയിലും പലരും മാറ്റങ്ങൾ രേഖപ്പെടുത്തിയിട്ടുണ്ട്. നല്ല ഭക്ഷണരീതികളും ജീവിതരീതികളും ശരീരത്തിൽ അത്ഭുതകരമായ മാറ്റങ്ങൾ വരുത്തുന്നു.

എന്ത് കഴിക്കരുത് എന്നതിനേക്കാൾ, എന്തിന് കഴിക്കണം, എന്തെല്ലാം കഴിക്കണം എന്ന് ഞങ്ങൾ കൂടുതൽ പഠിപ്പിക്കുന്നു. എന്ന് പറഞ്ഞാൽ കൂടുതൽ പഠിക്കാനൊന്നുമില്ല, എല്ലാം കഴിക്കാം. നമ്മൾ സാധാരണ കഴിക്കുന്ന എല്ലാ ഭക്ഷണങ്ങളും കഴിക്കാം. അതെ! എല്ലാ നല്ല

ഭക്ഷണങ്ങളും. വിവിധ വ്യത്യസ്ത തരത്തിലുള്ള യഥാർത്ഥ ഭക്ഷണങ്ങൾ, വ്യത്യസ്ത നിറത്തിലുള്ളത്, തരത്തിലുള്ളത്, അത് പച്ചക്കറിയാണെങ്കിലും, മൽസ്യമായാലും മാംസമായാലും നമ്മൾ സാധാരണ വീടുകളിൽ പാചകം ചെയ്യുന്നതെല്ലാം നല്ല ഭക്ഷണങ്ങൾ ആണ്.

ലളിതമായ, ഫ്രഷ് ആയ രുചികരമായ പോഷകാംശങ്ങൾ അടങ്ങിയ, പാചകം ചെയ്യുവാൻ എളുപ്പമുള്ള എല്ലാ ഭക്ഷണങ്ങളും കഴിക്കാം. പ്രകൃതി തരുന്ന എല്ലാ ഭക്ഷണങ്ങളും നല്ലതാണ്. ഭക്ഷണം മരുന്നാണ് എന്ന് ഞാൻ മുൻപ് എഴുതിയത് മറക്കരുത്.

ഭക്ഷണം എന്നത് വെറും കലോറിയല്ല. ഭക്ഷണം കോശങ്ങൾക്ക് മാർഗ്ഗനിർദ്ദേശങ്ങൾ നൽകുന്നു. അതിനനുസരിച്ച് കോശങ്ങൾ പ്രവർത്തിക്കുന്നു. ഹോർമോണുകൾ സന്തുലിതമായി പ്രവർത്തിക്കുന്നു. നല്ല ഭക്ഷണം ആമാശയത്തിലെ നല്ല ബാക്ടീരിയകളെ സ്വാധീനിക്കുന്നു. ഈ ബാക്ടീരിയകളാണ് ആരോഗ്യത്തിന്റെ നല്ലൊരുപങ്കും നിയന്ത്രിക്കുന്നത്. നല്ല ഭക്ഷണം നിങ്ങളുടെ ജീനുകളുടെ പ്രവർത്തനത്തെയും സ്വാധീനിക്കുന്നുണ്ട്. 95 ശതമാനം അസുഖങ്ങളും നിലവിലുള്ള ജീനുകൾ മൂലമല്ല മറിച്ച് ജീവിതത്തിലെ മറ്റ് ഘടകങ്ങൾ എങ്ങനെ ജീനുകളെ സ്വാധീനിക്കുന്നു എന്നതിനെ ആശ്രയിച്ചിരിക്കുന്നു. അതായത് നിങ്ങൾ കഴിക്കുന്ന ഭക്ഷണം, നമ്മുടെ ചിന്തകൾ, പ്രവർത്തനങ്ങൾ, വ്യായാമങ്ങൾ, അന്തരീക്ഷത്തിലെ വിഷാംശങ്ങൾ എല്ലാം ജീനുകളുടെ പ്രവർത്തനത്തെ നിയന്ത്രിക്കുന്നു. ഇതിനെയാണ് എക്സ്പോസോം എന്ന് പറയുന്നത്.

അതുകൊണ്ട് ഭക്ഷണം കഴിക്കുമ്പോൾ ശ്രദ്ധിക്കുക. നിങ്ങൾ കഴിക്കുന്ന ഭക്ഷണം ജീനുകളുടെ സ്വഭാവത്തെ സ്വാധീനിക്കുന്നു, ബാധിക്കുന്നു. നിങ്ങളുടെ ജീനുകളെ എങ്ങനെ മെച്ചമാക്കാമെന്നത് നിങ്ങൾക്ക് തീരുമാനിക്കാം. നല്ല ഭക്ഷണങ്ങളിലൂടെയും, എന്ത് കുടിക്കുന്നു എന്നതിലൂടെയും

ശരീരത്തിനും ജീനുകൾക്കും അല്പം ബഹുമാനം കൊടുക്കുന്നത് ആരോഗ്യത്തെ മെച്ചപ്പെടുത്തും. മാത്രമല്ല അവ നിങ്ങളുടെ ശാരീരികവും മാനസികവുമായ വളർച്ചയെ നിയന്ത്രിക്കുകയും പ്രവർത്തനക്ഷമത വർധിപ്പിക്കുകയും പ്രായമാകുന്നതിന്റെ വേഗത കുറയ്ക്കുകയും ചെയ്യുന്നു.

യഥാർത്ഥ ഭക്ഷണം ലഭിക്കുക എന്നത് വളരെ എളുപ്പവും ചിലവ് കുറഞ്ഞതുമാണ് കുറഞ്ഞപക്ഷം ചികിത്സാ ചിലവിനേക്കാളും അനേകമടങ്ങ് ചിലവ് കുറഞ്ഞതുമാണ്. പലരുടെയും വിചാരം ആരോഗ്യകരമായി ഭക്ഷണം കഴിക്കുക എന്നത് വളരെ ചിലവേറിയ കാര്യമാണെന്നാണ്.

ഭക്ഷണത്തിലൂടെ ശരീരത്തിന് ലഭിക്കുന്ന ഊർജ്ജം എന്തിനെല്ലാം ഉപയോഗിക്കുന്നു എന്ന് പരിശോധിക്കാം. ഇത് വ്യക്തമായി മനസ്സിലാക്കേണ്ട കാര്യമാണ്. എന്നാൽ മാത്രമേ ഭക്ഷണം കഴിക്കേണ്ടതിന്റെ ആവശ്യകത വ്യക്തമാകുകയുള്ളു. പ്രത്യേകിച്ച് അമിതവണ്ണമുള്ളവർ, അമിതവണ്ണം കുറയ്ക്കാൻ പട്ടിണികിടക്കുന്നവരും ഇത് അറിയേണ്ടകാര്യമാണ്. കാരണം അവരുടെ ധാരണ കഴിച്ചാൽ പ്രശ്നമാണെന്നാണ്. കഴിക്കുന്നത് മുഴുവൻ കൊഴുപ്പായി മാറുകയാണെന്നാണ് അവർ വിചാരിക്കുന്നത്. ഒരു ദിവസം ഏകദേശം 2000 കലോറി ഭക്ഷണം കഴിക്കുമ്പോൾ ശരീരം ആ ഊർജ്ജം താഴെ പറയുന്ന ശാരീരിക പ്രവർത്തനങ്ങൾക്ക് ഉപയോഗിക്കുന്നു

- ശരീരത്തിന്റെ താപനിലയുടെ നിയന്ത്രണം
- അസ്ഥികളുടെ വളർച്ച
- പേശികളുടെ വളർച്ച
- ഹൃദയത്തിന്റെ പ്രവർത്തനം
- ശ്വാസകോശങ്ങളുടെ പ്രവർത്തനം, ശ്വസനം
- തലച്ചോറിന്റെ പ്രവർത്തനം
- ശരീരത്തിലെ രക്തയോട്ടം

- നമ്മുടെ ദൈനദിന പ്രവർത്തനത്തിനായുള്ള ഊർജ്ജം
- കരളിന്റെ പ്രവർത്തനം
- ദഹനവ്യവസ്ഥയുടെ, കുടലുകളുടെ, ദഹനഗ്രന്ഥികളുടെ പ്രവർത്തനം, മാലിന്യങ്ങൾ പുറംതള്ളുന്ന പ്രവർത്തനങ്ങൾ
- വൃക്കകളുടെ പ്രവർത്തനം
- ആവശ്യമായ കൊഴുപ്പ് കോശങ്ങൾ ഉല്പാദിപ്പിക്കുന്നത്
- വ്യായാമം ചെയ്യുന്നുണ്ടെങ്കിൽ അതിനുള്ള ഊർജ്ജം

ഇത്തരത്തിലുള്ള അനേകം പ്രവർത്തനങ്ങളിലൂടെ ശരീരം ഊർജ്ജം ഉപയോഗപ്പെടുത്തുന്നു. അതുകൊണ്ട് ഭക്ഷണം ശരീരത്തിന് അത്യന്താപേക്ഷിതമാണ് എന്ന് ഇതിൽ നിന്ന് നമുക്ക് മനസ്സിലാക്കാം. എന്നാൽ ഇതിനെകുറിച്ച് ആരും ചിന്തിക്കുന്നില്ല. നമ്മുടെ ചിന്ത, കഴിച്ചത് കൊഴുപ്പായി മാത്രം മാറുന്നതിനെ കുറിച്ചാണ്. അവിടെ കലോറി അകത്തേക്ക് വരുന്നതിനെ മാത്രം പേടിക്കാതെ, ശരീരം അതിന്റെ പ്രവർത്തനങ്ങളിലൂടെ പുറംതള്ളുന്ന കലോറിയെക്കുറിച്ച് കൂടി നമുക്കൊരു അറിവുണ്ടാകണം.

ഭക്ഷണം കഴിച്ചില്ലെങ്കിൽ !

ഭക്ഷണം നിങ്ങൾ കുറയ്ക്കുമ്പോൾ മുകളിൽ പറഞ്ഞ പ്രവർത്തനങ്ങളും ശരീരം കുറയ്ക്കും. അതായത് നിങ്ങൾ കലോറി കുറച്ച് കഴിച്ചാൽ, ശരീരത്തിന് കൊടുക്കുന്ന ഊർജ്ജം കുറച്ചാൽ, സ്വാഭാവികമായും ശരീരം ഉപയോഗപ്പെടുത്തുന്ന കലോറി അഥവാ ഊർജ്ജവും കുറയ്ക്കും.

നമ്മൾ ഭക്ഷണം കുറയ്ക്കുമ്പോൾ, അല്ലെങ്കിൽ വണ്ണം കുറയ്ക്കാൻ ഏതറ്റം വരെയും പോകാൻ തയ്യാറായി പട്ടിണി കിടക്കുമ്പോൾ, ശരീരം എങ്ങനെ പ്രതികരിക്കുന്നു എന്നറിയേണ്ടേ?

- ശരീരത്തിന്റെ താപനില നിലനിർത്താൻ ആവശ്യമായ ഊർജ്ജം കിട്ടുന്നില്ലെങ്കിൽ ശരീരം അതിന്റെ താപനില സ്വയം കുറയ്ക്കുന്നു. നമ്മുടെ ശരീരം തണുത്തു തുടങ്ങുന്നു.

- ശരീരത്തിന്റെ വിവിധഭാഗങ്ങളിലേക്ക് രക്തം എത്തിക്കുന്നതിന്, ഹൃദയം ശരിയായി രക്തം പമ്പ് ചെയ്യുന്നതിന് ആവശ്യമായ ഊർജ്ജം ലഭിച്ചില്ലെങ്കിൽ, ഹൃദയത്തിന്റെ പ്രവർത്തനം ശരീരം കുറയ്ക്കുന്നു. ഹൃദയമിടിപ്പ് കുറയുന്നു.

- ഇതുമൂലം സാധാരണയുള്ള രക്തസമ്മർദ്ദം കുറയുന്നു.

- തലച്ചോറിന്റെ സുഗമമായ പ്രവർത്തനത്തിനുള്ള ഊർജ്ജവും പോഷകാംശങ്ങളും കുറയുമ്പോൾ നമ്മുടെ ഓർമ്മശക്തി, ഏകാഗ്രത എന്നിവ കുറയാനിടയാകുന്നു.

- പേശികൾക്കാവശ്യമായ ഊർജ്ജം ലഭിക്കുന്നില്ല എങ്കിൽ ശരീരത്തിന്റെ ചലനശേഷിയെ ബാധിക്കുന്നു. ഉന്മേഷക്കുറവ് ഉണ്ടാകുന്നു. കൂടുതൽ വ്യായാമങ്ങൾ ചെയ്യാൻ സാധിക്കാതെയാകുന്നു.

- മുടിയുടെയും നഖത്തിന്റെയും വളർച്ചയ്ക്ക് ഊർജ്ജം ആവശ്യമാണ്. ആ ഊർജ്ജം ഭക്ഷണത്തിലൂടെ ലഭിക്കുന്നില്ലെങ്കിൽ, മുടികൊഴിഞ്ഞു തുടങ്ങുന്നു. നഖങ്ങൾ പൊട്ടുന്നു.

- നമ്മുടെ എല്ലാ ഉപാപചയ പ്രവർത്തനങ്ങളും മന്ദഗതിയിലാകുന്നു. കൊഴുപ്പിനെ കത്തിക്കുവാനുള്ള കഴിവ് ശരീരം കുറയ്ക്കുന്നു. ഭക്ഷണത്തിൽ നിന്നുള്ള ഊർജ്ജം അഥവാ കലോറി കിട്ടാതെ വരുമ്പോൾ ശരീരം ഒരു "സ്റ്റാർവേഷൻ മോഡ്" (ഭക്ഷണം കുറയുമ്പോൾ ശരീരം സ്വയം സ്വീകരിക്കുന്ന അവസ്ഥ) ലേക്ക് മാറുകയും

ഭാവിയിലേക്കുള്ള ഉർജ്ജത്തിന് വേണ്ടി കൊഴുപ്പിനെ ശരീരത്തിൽ നിന്ന് വിട്ടുകൊടുക്കാതെ കൂടുതൽ ശേഖരിച്ച് വെയ്ക്കുവാൻ ശ്രമിക്കുകയും ചെയ്യുന്നു. അതുമൂലം സാധാരണ പ്രവർത്തനങ്ങൾക്കായുള്ള ഉർജ്ജത്തിന് പേശികളിൽ നിന്ന് ഊർജ്ജം ഉപയോഗപ്പെടുത്തുന്നു. അവിടെ ചിലപ്പോൾ നിങ്ങളുടെ ശരീരഭാരം കുറയും. പക്ഷെ കുറയുന്നത് നമുക്കാവശ്യമായ പേശികളുടെ ഭാരമായിരിക്കുമെന്ന് മാത്രം. നിങ്ങളുടെ ക്ഷീണം പിന്നെയും വർദ്ധിക്കുന്നു.

അതായത് നിങ്ങൾ കഴിക്കുന്നത് കുറച്ചാൽ, കലോറി കുറച്ചാൽ, ലഭിക്കേണ്ട ഊർജ്ജം കുറച്ചാൽ, ശരീരം ശരീരത്തിന്റെ സ്വാഭാവിക പ്രവർത്തനങ്ങളും കുറയ്ക്കും.

ഇനി നമുക്ക് രേഖയുടെ അനുഭവത്തിലേക്ക് തിരിച്ച് വരാം. മുകളിൽ പറഞ്ഞ കാര്യങ്ങൾ പറഞ്ഞു മനസ്സിലാക്കി കൊടുക്കുവാനും വിശ്വസിപ്പിക്കുവാനും ഞങ്ങൾക്ക് വളരെയേറെ ബുദ്ധിമുട്ടേണ്ടി വന്നു. ഞങ്ങളുടെ ഡോക്ടർമാർ നിർദ്ദേശിച്ച രക്തപരിശോധനകൾ എല്ലാം രേഖ ചെയ്തു. ഭക്ഷണം എങ്ങനെ കഴിക്കണമെന്ന് പഠിപ്പിച്ചു. ആദ്യമൊക്കെ വളരെ പേടിച്ചിട്ടാണ് രേഖ ഭക്ഷണങ്ങൾ, പ്രത്യേകിച്ച് ചോറും കറികളുമെല്ലാം കഴിച്ചു തുടങ്ങിയത്. ഭക്ഷണം ഒഴിവാക്കി ജീവിച്ചത് കൊണ്ട് വിശപ്പ് എന്താണെന്നൊന്നും രേഖയ്ക് അറിയില്ലായിരുന്നു. അതുകൊണ്ട് തന്നെ വിശപ്പ് സമയത്തിന് വരുത്തുക എന്നതായിരുന്നു ഞങ്ങൾ ആദ്യം ചെയ്തത്. വിശപ്പ് നന്നായി വരുമ്പോൾ നല്ല യഥാർത്ഥ ഭക്ഷണം കഴിക്കുവാൻ ഞങ്ങൾ രേഖയെ പ്രോത്സാഹിപ്പിച്ചു കൊണ്ടിരുന്നു. ഒരു മാസം കൊണ്ട് രേഖ ഏകദേശം മൂന്ന് കിലോയോളം കുറച്ചു. ബോഡി കോമ്പോസിഷൻ നോക്കിയപ്പോൾ കുറഞ്ഞത് കൊഴുപ്പിൽ നിന്ന് മാത്രം. രേഖയുടെ ആത്മവിശ്വാസം വർദ്ധിച്ചു. അടുത്ത നാലുമാസം കൊണ്ട് രേഖ കുറച്ചത് 18 കിലോ ശരീരഭാരമാണ്. അതും ഭക്ഷണം കഴിച്ചുകൊണ്ട്. ഭക്ഷണത്തിന്റെ പ്രാധാന്യം

രേഖയ്ക്ക് വ്യക്തമായി മനസ്സിലായി. രേഖയുടെ എസ്കാസോയിലെ പ്രോഗ്രാം കഴിഞ്ഞിട്ട് ഇപ്പോൾ മൂന്ന് വർഷമായി. ഇതേ ഭക്ഷണരീതി പിന്തുടർന്ന രേഖയുടെ ഇപ്പൊഴത്തെ ഭാരം 64 കിലോയാണ്. രേഖ ആദ്യമൊക്കെ എല്ലാമാസവും വന്ന് ബോഡി കോമ്പോസിഷൻ എടുക്കും, കുറയുന്നത് കൊഴുപ്പാണോ പേശികളാണോ എന്നറിയുവാൻ. ഇപ്പോൾ ആറുമാസത്തിലൊരിക്കലെല്ലങ്കിലും വന്ന് രേഖ ഞങ്ങളെ കാണും. ഇതിനിടയിൽ രേഖയുടെ വിവാഹം കഴിഞ്ഞു, ഇപ്പോൾ ഒരു വയസുള്ള കുഞ്ഞുമുണ്ട്. രേഖ പറഞ്ഞത്, പ്രസവ സമയത്ത് ഞാൻ വണ്ണം വീണ്ടും കൂടി. പക്ഷെ പ്രസവം കഴിഞ്ഞു വീണ്ടും ഇതേ ഭക്ഷണരീതി പിന്തുടർന്നപ്പോൾ യാതൊരു തടസ്സവുമില്ലാതെ ഭാരം വീണ്ടും കുറഞ്ഞു എന്നാണ്. ഇതിനിടയിൽ രേഖ പലപ്പോഴും ഞങ്ങളെ വിളിക്കും. ഭക്ഷണത്തിന്റെ സംശയങ്ങൾ എല്ലാം തീർക്കും. എല്ലാ നല്ല ഭക്ഷണങ്ങളും, കഴിക്കുന്നത് കൊണ്ട് ഇത് പിന്തുടരുവാൻ ബുദ്ധിമുട്ടില്ല എന്നാണ് രേഖ ഞങ്ങളോട് പറഞ്ഞത്.

അതുകൊണ്ട് ഭക്ഷണം ഒരു കാരണവശാലും ഒഴിവാക്കരുത്. കലോറി, ഗ്രാം കണക്കുകൾ എന്നിവയെ കുറിച്ചൊന്നും ചിന്തിക്കരുത്. ശരീരത്തിന്റെ പ്രവർത്തനങ്ങളെക്കുറിച്ച് മനസ്സിലാക്കാതെ പെട്ടന്നൊരു ദിവസം കലോറി കുറയ്ക്കലും, ഭക്ഷണത്തിന്റെ അളവുകൾ കുറയ്ക്കലും ചെയ്താൽ നിങ്ങൾ കൂടുതൽ ക്ഷീണിതരാവുകയും, കൂടുതൽ വിശപ്പ് അനുഭവപ്പെടുകയും ചെയ്യും. അതുകൊണ്ട് തന്നെ കുറഞ്ഞ ശരീരഭാരം മുഴുവൻ അതുപോലെ തിരിച്ചുകൂടുകയും ചെയ്യും. വീണ്ടും ശരീരഭാരം കൂടുന്നത് കാണുമ്പോൾ നിങ്ങൾ നിരാശരാവുകയും, സ്വയം കുറ്റപ്പെടുത്തികൊണ്ടിരിക്കുകയും, ഞാൻ എന്ത് ചെയ്താലും കാര്യമില്ല, എനിക്ക് ഡയറ്റ് നോക്കാനുള്ള കഴിവില്ല എന്നുള്ള നെഗറ്റീവ് ചിന്തകളിലേക്ക് തിരിയുകയും, ഇതെല്ലാം കാര്യങ്ങൾ കൂടുതൽ മോശമാക്കുകയും ചെയ്യും. നിങ്ങൾ ശ്രദ്ധിക്കേണ്ടത്, കഴിക്കുന്നത് നല്ല ഭക്ഷണങ്ങളാണോ, അത്

സമയത്തിന് ശരീരത്തിന്റെ പ്രവർത്തനങ്ങൾക്ക് കൊടുക്കുന്നുണ്ടോ എന്നതാണ്. ബാക്കി ശരീരം നോക്കിക്കൊള്ളും. കാരണം ദൈവം തന്ന ശരീരത്തിന്റെ കഴിവുകൾ അപാരമാണ്. അത് നമ്മൾ ചിന്തിക്കുന്നതിനും കണക്ക് കൂട്ടുന്നതിനുമപ്പുറത്താണ്.

The Biology of human startvation

The Minnesota Startvation experiment

By Dr.Ancel Key

They Starved So That Others Be Better Fed: Remembering Ancel Keys and the Minnesota Experiment

Leah M. Kalm, Richard D. Semba

https://academic.oup.com/jn/article/135/6/1347/4663828

ഭക്ഷണം കഴിക്കുമ്പോൾ പ്രധാനമായും നാല് കാര്യങ്ങളാണ് (4R) ജി.ഡി.ഡയറ്റിൽ നിഷ്കർഷിക്കുന്നത്.

- **സമയം** (Right TIME)
- **അളവ്** (Right QUANTITY)
- **ഗുണമേന്മ** (Right QUALITY)
- **ഭക്ഷണങ്ങളുടെ സങ്കലനം** (Right COMBINATION)

ഈ നാല് കാര്യങ്ങളിലൂടെ നിങ്ങളുടെ ശരീരത്തിന്റെ പ്രവർത്തനം സാധാരണ നിലയിലേക്ക് മാറിത്തുടങ്ങുന്നു. അതായത് സ്വയം സുഖപ്പെടുവാനുള്ള ശരീരത്തിന്റെ കഴിവ് ശരീരം തിരിച്ചു പിടിക്കുന്നു. ഹോർമാൺ പ്രവർത്തനങ്ങൾ ശരിയായ രീതിയിലാകുന്നു, രക്തത്തിലെ ഘടകങ്ങൾ, വിറ്റാമിനുകൾ, ധാതുക്കൾ എന്നിവയുടെ അളവുകൾ മെച്ചപ്പെടുന്നു.

ആദ്യം സൂചിപ്പിച്ച മൂന്ന് കാര്യങ്ങൾ, അതായത് സമയത്തിന് കഴിക്കുക, ആവശ്യത്തിന് കഴിക്കുക, നല്ല ഗുണമേന്മയുള്ള ഭക്ഷണങ്ങൾ കഴിക്കുക. ഇത് മൂന്നും ആവശ്യമാണെന്ന് എല്ലാവർക്കും അറിയാവുന്ന കാര്യങ്ങളാണ്. പിന്നെ എങ്ങനെയാണ് നമ്മുടെ ശരീരത്തിന്റെ താളം

തെറ്റുന്നത്? വണ്ണം കൂടുന്നത്? അപ്പോൾ ചില കാര്യങ്ങൾ നമ്മൾ മനസ്സിലാക്കേണ്ടതുണ്ട്. എന്നാൽ മാത്രമേ സ്വയം ശരിയാക്കുവാനും ജീവിത കാലം മുഴുവൻ നമ്മുടെ ശരീരത്തെ ആരോഗ്യത്തോടെ സംരക്ഷിക്കാനും സാധിക്കുകയുള്ളു.

നമുക്ക് ഓരോന്നായി പരിശോധിക്കാം.

1. സമയം
right TIME
എപ്പോൾ കഴിക്കണം

സമയത്തിന് ഭക്ഷണം കഴിക്കണമെന്നു എല്ലാവർക്കും അറിയാം. എന്നാൽ ഏതാണ് സമയം? നമുക്ക് സമയം കിട്ടുമ്പോഴാണോ? അല്ല! നമ്മുടെ ശരീരത്തിന് ഒരു താളക്രമമുണ്ട്, ഒരു സമയ ക്രമമുണ്ട്. ആ താളക്രമം അനുസരിച്ച് ഭക്ഷണം കഴിക്കാൻ നമുക്ക് സാധിക്കണം. സമയത്തിന് ശരീരത്തിന്റെ താളക്രമമനുസരിച്ച് ഭക്ഷണം കഴിക്കുന്നത് നമ്മുടെ ഉപാപചയം വർദ്ധിപ്പിക്കുന്നു. (ഉപാപചയം അഥവാ മെറ്റബോളിസം വർധിപ്പിക്കുവാൻ എന്തെല്ലാം ചെയ്യാം എന്നുള്ളത് ഈ പുസ്തകത്തിന്റെ അവസാന ഭാഗങ്ങളിൽ കൊടുത്തിരിക്കുന്നു) ഈ താളക്രമത്തെ ജൈവഘടികാരം (Circadian rhythm) എന്ന് വിളിക്കുന്നു.

നമ്മുടെ ശരീരത്തിന്റെ താപനില ഉയരുകയും കുറയുകയും ചെയ്യുന്ന സമയങ്ങളുണ്ട്. ഇതിനനുസരിച്ച് നമ്മുടെ ഭക്ഷണസമയങ്ങളും ക്രമീകരിക്കണം. രാവിലെ എഴുന്നേൽക്കുമ്പോൾ തന്നെ നമ്മുടെ താപനില ഉയർന്നു തുടങ്ങുന്നു. സൂര്യൻ ഉദിക്കുന്നതിനും അസ്തമിക്കുന്നതിനു മനുസരിച്ച് നമ്മുടെ ശരീരത്തിന്റെ താപനിലകളിൽ വ്യത്യാസം വരുന്നു. പ്രാതലിന്റെ പ്രാധാന്യവും അതുതന്നെ. താപനില ഉയർന്നു തുടങ്ങുന്നതനുസരിച്ച് നമ്മൾ പ്രാതൽ കഴിക്കുകയാണെങ്കിൽ നമ്മുടെ ഉപാപചയം വർദ്ധിക്കുന്നു.

അതിനു ശേഷം ശരീരത്തിന്റെ താപനില അല്പം കുറഞ്ഞുതുടങ്ങുന്നു. വീണ്ടും ഉച്ചയോട് കൂടി ശരീരത്തിന്റെ താപനില ഉയരുന്നു. നട്ടുച്ച നേരത്തു അത് ഏറ്റവും ഉയർന്ന നിലയിലെത്തുന്നു. ആ സമയങ്ങളിൽ നിർബന്ധമായും ഉച്ചഭക്ഷണം കഴിക്കുവാൻ ശ്രമിക്കുക. ഇതിന് ശേഷം താപനില കുറഞ്ഞു തുടങ്ങുന്നു. ഉച്ചക്ക് രണ്ടു മണി മുതൽ വൈകീട്ട് അഞ്ചു മണിവരെ താപനില കുറഞ്ഞു നിൽക്കുന്നു. അതിനുശേഷം വീണ്ടും താപനില കൂടുകയും നമ്മുടെ ഊർജ്ജം തിരിച്ച് വരുന്നത് പോലെ നമുക്ക് തോന്നുകയും ചെയ്യും. ഈ സമയങ്ങളിൽ അത്താഴം കഴിക്കുന്നതാണ് കൂടുതൽ അഭികാമ്യം. അതായത്, നമ്മുടെ ശരീരോഷ്മാവ് കൂടുന്നതിനനുസരിച് നമ്മുടെ പ്രധാന ഭക്ഷണങ്ങളുടെ സമയം ക്രമീകരിക്കുവാൻ നമ്മൾ പഠിക്കണം. എസ്കാസോയിൽ വരുന്ന വ്യക്തികളുടെ ഭക്ഷണത്തിന്റെ സമയങ്ങൾ ഞങ്ങൾ ആസൂത്രണം ചെയ്ത് കൊടുക്കുന്നു. എപ്പോൾ പ്രാതൽ കഴിക്കണം, എപ്പോൾ ഉച്ചഭക്ഷണം കഴിക്കണം, എപ്പോൾ അത്താഴം കഴിക്കണം എന്നെല്ലാം ഇതിൽ ഉൾപ്പെടും. ഈ ജൈവഘടികാരത്തെ അടിസ്ഥാനമാക്കിയാണ് കഴിക്കുന്ന ഭക്ഷണത്തിന്റെ ഉപയോഗം നമ്മുടെ ശരീരത്തിൽ നടക്കുന്നത്. അതുകൊണ്ടുതന്നെ സമയം തെറ്റിയാൽ എല്ലാം തെറ്റി തുടങ്ങും. സമയം തെറ്റിയാൽ കഴിക്കുന്ന ഭക്ഷണത്തിന്റെ അളവുകൾ തെറ്റും, സമയം തെറ്റിയാൽ നമ്മൾ തിരഞ്ഞെടുക്കുന്ന ഭക്ഷണങ്ങളുടെ ഗുണമേന്മ മോശമായിത്തുടങ്ങും, ഭക്ഷണങ്ങളുടെ സങ്കലനങ്ങൾ തെറ്റി തുടങ്ങും. അതുകൊണ്ടുതന്നെ അളവുകൾ തെറ്റുന്നതും, മോശം ഭക്ഷണം കഴിക്കാൻ നമ്മൾ ശ്രമിക്കുന്നതും, വാരി വലിച്ചു കഴിക്കുന്നതും നമ്മൾ മനഃപൂർവം ചെയ്യുന്ന കാര്യങ്ങളല്ല. അങ്ങനെയാണ് നമ്മുടെ ശരീരത്തിന്റെ പ്രവർത്തനം. സമയം തെറ്റുമ്പോൾ, ഭക്ഷണത്തിനോടുള്ള ആസക്തി കൂടുന്നു. ഭക്ഷണത്തിനോടുള്ള അസ്കതി കൂടുമ്പോൾ നമ്മൾ തിരഞ്ഞെടുക്കുന്ന ഭക്ഷണങ്ങളുടെ

ഗുണനിലവാരം നമ്മളറിയാതെത്തന്നെ മോശമാകുന്നു. രാവിലെ ഭക്ഷണമൊന്നും കഴിക്കാതെ വരുന്ന ആളുകൾ രാത്രി വീട്ടിൽ വന്നു കഴിഞ്ഞാൽ വാരി വലിച്ച് കഴിക്കുന്നതിന്റെ കാരണവുമിതുതന്നെ. അവർ എത്രയൊക്കെ നിയന്ത്രിക്കാൻ ശ്രമിച്ചാലും അവർക്ക് മധുരം കൂടുതൽ കഴിക്കുവാനും ജ്യൂസുകളും മറ്റും കൂടുതൽ കുടിക്കുവാനും തോന്നിക്കൊണ്ടിരിക്കും. അവിടെ ഇച്ഛാശക്തി കൊണ്ടൊന്നും അതിനെ തോൽപ്പിക്കാൻ സാധിക്കുകയില്ല. ഡയറ്റ് പിന്തുടരുന്നത്, അവർ അടുത്ത ദിവസത്തേക്ക് മാറ്റിവയ്ക്കും. മോശം ഭക്ഷണങ്ങൾ കഴിച്ച് കഴിഞ്ഞാൽ പിന്നെ അവർ സ്വയം കുറ്റപ്പെടുത്തികൊണ്ടിരിക്കുകയും ചെയ്യും. ഇതിന് പരിഹാരമായി, അടുത്തദിവസം രാവിലെ ഭക്ഷണം ഒഴിവാക്കിക്കൊണ്ടുള്ള ഡയറ്റിങ് വീണ്ടും തുടങ്ങും. ഈ കാര്യങ്ങൾ അവർത്തിച്ചുകൊണ്ടിരിക്കുകയും, ഒരു ഘട്ടം വരുമ്പോൾ ഡയറ്റിങ്ങും, വ്യായാമങ്ങളും അവസാനിപ്പിക്കുകയും ചെയ്യും.

Circadian Rhythms in Diet-Induced Obesity.
Engin A1,2. https://www.ncbi.nlm.nih.gov/pubmed/28585194
The Effect of Circadian and Sleep Disruptions on Obesity Risk
Junghyun Noh*
https://www.ncbi.nlm.nih.gov/pmc/articles/PMC6489456/

തിരക്കുപിടിച്ച ഈ കാലഘട്ടത്തിൽ നമ്മുടെ ജീവിതത്തിൽ മാറ്റിവെക്കുന്നത് ഭക്ഷണ സമയങ്ങളാണ്. അമിതവണ്ണമുള്ളവരോട് സംസാരിച്ചാൽ, നല്ലൊരു ശതമാനം ആളുകളും പറയുന്ന കാര്യമാണ്, "ഭക്ഷണം കഴിക്കാനൊന്നും എനിക്ക് സമയം കിട്ടാറില്ല". എന്നാൽ ഭക്ഷണം കഴിക്കാൻ സമയമില്ലാത്ത ഒരു ജോലിയും, ഭക്ഷണം കഴിക്കാൻ സമയം കൊടുക്കാത്ത ഒരു സ്ഥാപനങ്ങളും നമ്മുടെ നാട്ടിലുണ്ടെന്നെനിക്ക് തോന്നുന്നില്ല. പലരും ഭക്ഷണം കഴിക്കാതിരുന്ന് ജോലി ചെയ്യുന്നതിന്റെ, അല്ലെങ്കിൽ സമയത്ത് കഴിക്കേണ്ട ഭക്ഷണം ഒഴിവാക്കുന്നതിന്റെ കാരണം, ഞാൻ

മനസ്സിലാക്കിയിരിക്കുന്നത് "മറ്റുള്ളവർ എന്നെ കുറിച്ച് എന്ത് ചിന്തിക്കും" എന്ന തോന്നലാണ്. ചുരുക്കം പറഞ്ഞാൽ മറ്റുള്ളവർ കാരണമാണ് നമ്മൾ ഭക്ഷണം സമയത്തിന് കഴിക്കാത്തത്, മറ്റുള്ളവർ കാരണമാണ് നമ്മൾ വണ്ണം വക്കുന്നത്, മറ്റുള്ളവർ കാരണമാണ് നമുക്ക് അസുഖങ്ങൾ വരുന്നത്, മറ്റുള്ളവർ കാരണമാണ് ഈ അസുഖങ്ങൾക്ക് നമ്മൾ ധാരാളം മരുന്നുകൾ കഴിച്ചുകൊണ്ടിരിക്കുന്നത്. ഈ മറ്റുള്ളവർ തന്നെയാണ് വണ്ണം കൂടുമ്പോൾ നമ്മളെ കുറ്റം പറയുന്നതും, അസുഖങ്ങൾ പിടിപെടുമ്പോൾ നമ്മോട് സഹതപിക്കാൻ വരുന്നതും. ഈ കാരണം കൊണ്ട് തന്നെ സമയത്ത് ഭക്ഷണം കഴിക്കണം എന്നത് നമ്മുടെ ഉത്തരവാദിത്തമാണ്. കുട്ടികളെ സമയത്തിന് ഭക്ഷണം കഴിക്കാൻ പഠിപ്പിക്കുക എന്നത് മാതാപിതാക്കളുടെ കടമയാണ്.

പ്രധാന ഭക്ഷണങ്ങളുടെ സമയങ്ങൾ

ഈ സമയക്രമങ്ങൾ നമ്മുടെ ജൈവഘടികാരം (Circadian rhythm) അടിസ്ഥാനമാക്കിയാണ് ഞാൻ രൂപപ്പെടുത്തിയിരിക്കുന്നത്. എന്നാലും ചില സാഹചര്യങ്ങളിൽ ഇതിനു മാറ്റങ്ങൾ വേണ്ടി വരാം. പ്രത്യേകിച്ച് രാത്രി ജോലികളിൽ ഏർപ്പെടുന്നവർക്ക്. അവർക്കുള്ള സമയങ്ങൾ, അവരുടെ ഒരു ദിവസത്തെ ആക്ടിവിറ്റിയും, ജോലിയുടെ സ്വഭാവവും, ഭക്ഷണങ്ങളും വിലയിരുത്തിയതിന് ശേഷം മാത്രമേ നിശ്ചയിക്കാൻ സാധിക്കുകയുള്ളു. ചില മരുന്നുകൾ കഴിക്കുന്നവർക്കും, ഇതിൽ മാറ്റങ്ങൾ വേണ്ടി വന്നേക്കാം. എന്നാലും പൊതുവെ സാധാരണ ഒരു വ്യക്തിക്ക് ഈ സമയരീതികൾ പാലിക്കുന്നത് വളരെയേറെ ഗുണം ചെയ്യും. അത് അമിതവണ്ണം കുറയ്ക്കുന്നതിനായാലും ജീവിതശൈലി രോഗങ്ങൾ മാറ്റുന്നതിനായാലും. ഇത്തരത്തിലുള്ള സമയക്രമം

വ്യക്തികളുടെ ഉന്മേഷം വർദ്ധിപ്പിക്കുന്നു, അവരുടെ ഊർജ്ജം കൂടുന്നു. കാര്യക്ഷമതകൾ കൂടുന്നു, പ്രവത്തന ക്ഷമത കൂട്ടുന്നു. ദഹനവ്യവസ്ഥ സുഖകരമാക്കുന്നു.

പ്രാതൽ (Breakfast) - രാവിലെ 7:30 നും 8:30 നും ഇടയിൽ കഴിക്കണം. ഒരു കാരണവശാലും 9 മണി കഴിഞ്ഞു പോകരുത്

ഉച്ചഭക്ഷണം (Lunch) - രാവിലെ 11:30 നും ഉച്ചക്ക് 1:00 നും ഇടയിൽ കഴിക്കണം. ഒരു കാരണവശാലും 1.30 കഴിഞ്ഞു പോകരുത്.

അത്താഴം (Dinner) - വൈകീട്ട് 5:30 നും രാത്രി 7 നുമിടയിൽ കഴിക്കണം. ഒരു കാരണവശാലും 7.30 കഴിഞ്ഞു പോകരുത്.

ഈ സമയങ്ങൾ പരമാവധി ശരിയാക്കുവാൻ ശ്രമിക്കുക. ഞാൻ പറയുന്നത്, പ്രാതൽ 7:30 ന് കഴിക്കണമെന്നല്ല. രാവിലെ 7:30 നും 8:30 നും ഇടയിൽ കഴിക്കണമെന്നാണ്. അതിനനുസരിച്ച് പ്ലാൻ ചെയ്യുവാൻ നമുക്ക് സാധിക്കണം. രാവിലെ എഴുന്നേൽക്കുന്ന സമയങ്ങൾ അതിനനുസരിച്ച് ക്രമീകരിക്കണം. ഒപ്പം തലേദിവസം രാത്രി ഉറങ്ങാൻ കിടക്കുന്നതും. ഉച്ചഭക്ഷണം കൃത്യം 11:30 ന് കഴിക്കണമെന്നല്ല. 12 മണിക്ക് കഴിക്കണമെന്നുമല്ല. രാവിലെ 11:30 നും ഉച്ചക്ക് 1:00 നും ഇടയിൽ കഴിക്കണമെന്നാണ് ഞാൻ പറയുന്നത്. അതായത്, നിങ്ങളുടെ ഉച്ചഭക്ഷണം പ്ലാൻ ചെയ്യാൻ ഒന്നര മണിക്കൂർ സമയം കിട്ടുന്നുണ്ട്. അതിലേക്ക് ഉച്ചഭക്ഷണം തയ്യാറാകണം, കഴിക്കണം. അതുപോലെ തന്നെയാണ് ഡിന്നറും. 6 മണിയെന്നോ 6:30ന് എന്നോ അല്ല. പിന്നെയോ വൈകീട്ട്, 5:30 നും 7 മണിക്കും ഇടയിൽ കഴിക്കണമെന്നാണ്. അവിടെയും പ്ലാൻ ചെയ്യുവാൻ നിങ്ങൾക്ക് ധാരാളം സമയമുണ്ട്.

ഇവിടെ ഒരുവിധ ഒഴിവുകഴിവുകൾക്ക് സ്ഥാനവുമില്ല. ഭക്ഷണം കഴിക്കുവാൻ സമയമുണ്ടാക്കുക എന്നതാണ്

ഏറ്റവും പ്രധാനം. അത് നിങ്ങൾ എന്ത് ജോലി ചെയ്യുന്നവരാണെങ്കിലും, ഏത് യാത്രയിലാണെങ്കിലും, എത്രയൊക്കെ തിരക്കുള്ള വ്യക്തിയാണെങ്കിലും, ഭക്ഷണം കഴിക്കുവാൻ സമയം കണ്ടെത്തിയേ തീരൂ. നിങ്ങളുടെ തിരക്കുകളൊന്നും പറഞ്ഞാൽ ശരീരത്തിന് മനസ്സിലാകുകയില്ല. ശരീരത്തിന് പ്രവർത്തിക്കാൻ സമയാസമയങ്ങളിൽ ഇന്ധനം - ഭക്ഷണം അത്യാവശ്യമാണ്. ആ സമയം കണ്ടെത്താനാണ് നിങ്ങൾ ആദ്യം ശ്രദ്ധിക്കേണ്ടത്. അല്ലാതെ, ഭക്ഷണം കഴിക്കാൻ സമയം കണ്ടെത്താതെ, ഓടാനും, ചാടാനും എത്ര സമയമുണ്ടാക്കിയാലും കാര്യമില്ല. ചില പ്രോഗ്രാമുകളിൽ ഞാൻ പങ്കെടുക്കുമ്പോൾ, പലരും എന്റെ അടുത്ത് വന്ന്, അവരുടെ തടി കൂടുന്നു, വയർ കൂടുന്നു, ഞാനിപ്പോൾ ഓടാൻ പോകുന്നുണ്ട്, നാളെ മുതൽ സൈക്കിൾ ചവിട്ടാൻ പോകും, മറ്റന്നാൾ മുതൽ നീന്തൽ തുടങ്ങും എന്നൊക്കെ പറയാറുണ്ട്. ഞാൻ അവരോട് ആദ്യം ചോദിക്കും, നിങ്ങളുടെ ഭക്ഷണമൊക്കെ എങ്ങനെയാണ്? അതിന് അവരുടെ മറുപടി "ഓ! ഭക്ഷണം കഴിക്കാനൊന്നും സമയം കിട്ടാറില്ല! ഈ തിരക്കിന്റെയിടയിൽ ആഹാരം കഴിക്കലൊന്നും നടക്കില്ല!"

താഴെ പറയുന്ന കാരണങ്ങളാണോ ഭക്ഷണം കഴിക്കാതിരിക്കുവാനുള്ള ഒഴിവുകഴിവുകളായി നിങ്ങൾ പറയുന്നത് എന്ന് പരിശോധിക്കുക

☐ ജോലി തിരക്ക്

☐ യാത്രകൾ

☐ വീട്ടിലെ പണികൾ

☐ ജോലി സമയങ്ങൾ

☐ ജോലിക്കിടയിൽ ഭക്ഷണം കഴിക്കാൻ പോയാൽ മറ്റുള്ളവർ എന്നെകുറിച്ച് എന്ത് വിചാരിക്കും എന്ന തോന്നൽ

- ഭക്ഷണം എപ്പോഴെങ്കിലും കഴിച്ചാൽ മതിയെന്ന വിശ്വാസം

- സമയത്തിന്റെ പ്രാധാന്യത്തെ കുറിച്ചുള്ള അറിവില്ലായ്മ മറ്റെന്തെങ്കിലും നിങ്ങൾക്കറിയാവുന്ന കാരണങ്ങൾ

ഈ കാരണങ്ങൾ നിങ്ങൾക്ക് മനസ്സിലാക്കുവാൻ കഴിഞ്ഞാൽ പിന്നെ ചെയ്യേണ്ടത്, അതിനെ ശരിയാക്കുവാൻ നിങ്ങൾക്ക് എന്തെല്ലാം ചെയ്യാൻ സാധിക്കുമെന്നതാണ്. ഏതു കാര്യത്തിനും പരിഹാരം ഉണ്ടാക്കുവാൻ നിങ്ങൾ വിചാരിച്ചാൽ സാധിക്കും. ചിലപ്പോൾ അതിന് വീട്ടുകാരുടെ സഹകരണം, ജോലിസ്ഥലത്താണെങ്കിൽ കൂട്ടുകാരുടെ സഹകരണം എല്ലാം വേണ്ടി വരാം. അവരുമായി സംസാരിക്കേണ്ടിയും വരാം. സമയത്തിന്റെ പ്രാധാന്യത്തെകുറിച്ച് അവരെയും പഠിപ്പിക്കാം.

സമയത്തിന് ഭക്ഷണം കഴിക്കാൻ മുൻകൂട്ടി ചില പ്ലാനുകൾ നമുക്ക് വേണ്ടിവരാം. എന്തുതന്നെയായാലും സമയമാകുമ്പോൾ ഭക്ഷണം കഴിക്കുക. ഭക്ഷണം കഴിക്കാൻ സമയമുണ്ടാക്കുവാൻ ശ്രമിക്കുമ്പോൾ ആദ്യം അല്പം ബുദ്ധിമുട്ടുകളുണ്ടാകാം. പക്ഷെ രണ്ടോ മൂന്നോ ആഴ്ച ശീലിച്ചാൽ പിന്നെ സമയം തെറ്റുമ്പോൾ നിങ്ങൾക്ക് ബുദ്ധിമുട്ടുകളനുഭവപ്പെട്ടു തുടങ്ങും. അതിനർത്ഥം നിങ്ങളുടെ ഭക്ഷണത്തിന്റെ സമയക്രമങ്ങൾ ശരിയായി തുടങ്ങി എന്നതാണ്.

2. അളവ്
right QUANTITY
എത്ര കഴിക്കണം

കഴിക്കുന്ന ഭക്ഷണത്തിന്റെ അളവുകൾ നിങ്ങൾക്ക് സ്വയം കണ്ടുപിടിക്കുവാൻ സാധിക്കണം. നിങ്ങൾ കഴിക്കുന്നത് നല്ല ഭക്ഷണങ്ങൾ ആണെങ്കിൽ ഒരിക്കലും ഒരു ഡയറ്റീഷനോ

ഡോക്ടർക്കോ, മറ്റൊരു വ്യക്തിക്കോ, ഒരു ആപ്പിനോ നിങ്ങളുടെ അളവ് കണ്ടുപിടിച്ച് തരേണ്ട ആവശ്യമില്ല. നിങ്ങൾ ഇന്ന് മുതൽ ഒരു ഇഡ്ലിയെ കഴിക്കാൻ പാടുള്ളു, അര ദോശയെ കഴിക്കാൻ പാടുള്ളു, 100 ഗ്രാം ചിക്കനെ കഴിക്കാവൂ, 100 കലോറി സാലഡ് മാത്രമേ ഉൾപെടുത്താവൂ എന്നൊന്നും ആരും പറയേണ്ട ആവശ്യവുമില്ല - ഇപ്പോൾ പലരും ഭാരം കുറയ്ക്കുന്നത് മൊബൈൽ ആപ്പുകൾ വഴിയാണല്ലോ, ആദ്യം ദോശയുടെ ഫോട്ടോ എടുത്ത് 100 കലോറിയാണെന്ന് കണ്ടാൽ, അത് കഴിച്ചാൽ കൂടുതലാകുമോ എന്ന് പേടിച്ച് ദോശ പകുതി ആക്കി, 50 കലോറിയിലേക്കാക്കി, കഴിച്ചതിനുശേഷം 100 കലോറി ഊർജ്ജം പുറത്തോട്ടു പോകുന്നതിനുള്ള വ്യായാമവും സമയവും സ്മാർട്ട് വാച്ചിൽ സെറ്റ് ചെയ്ത് ആ വ്യായാമങ്ങൾ ചെയ്താൽ അധികമുള്ള 50 കലോറി നമ്മുടെ ശരീരത്തിൽ നിന്ന് കത്തിപോകും എന്ന് വിചാരിക്കുന്നവരുമുണ്ട്. ഈ കണക്കുകൾ ലാബുകളിൽ നടക്കും. പക്ഷെ നമ്മുടെ ശരീരത്തിന്റെ പ്രവർത്തനം ഇങ്ങനെയൊന്നുമല്ല എന്നതാണ് സത്യം.

അപ്പോൾ അളവ് എന്ന് പറയുന്നത് സ്വയം കണ്ടുപിടിക്കണം. അത് ഗ്രാം എത്രയെന്ന് നോക്കി കഴിക്കലോ, കലോറി കണക്കുകൂട്ടി കഴിക്കലോ, കപ്പിൽ അളവെടുത്തു കഴിക്കലോ അല്ല. അളവുകൾ കണ്ടുപിടിക്കുന്നത് വളരെ എളുപ്പമുള്ള കാര്യമാണ്. നമ്മുടെ വിശപ്പിനനുസരിച്ച് സന്തോഷത്തോടെ കഴിക്കുക. നിങ്ങളുടെ ഓരോ ദിവസത്തിന്റെയും പ്രവർത്തനങ്ങൾക്കനുസരിച്ച് കഴിക്കുന്ന അളവുകൾ മാറിക്കൊണ്ടേയിരിക്കും. ഇന്ന് രാവിലെ കഴിച്ച അളവായിരിക്കുകയില്ല നാളെ രാവിലത്തെ അളവ്. ഇന്ന് ഒരു ഇഡ്ഡലി, നാളെ ചിലപ്പോൾ രണ്ടു ഇഡ്ഡലി വേണ്ടി വന്നേക്കാം, മറ്റന്നാൾ ചിലപ്പോൾ ഒന്നര ഇഡ്ഡലി. ഭക്ഷണങ്ങളുടെ സമയം ക്രമീകരിച്ചതിനു ശേഷം ഇത്തരത്തിൽ അളവുകൾ എങ്ങനെ സ്വയം കണ്ടു പിടിക്കാം എന്നാണ് ജി.ഡി. ഡയറ്റിൽ ഞങ്ങൾ മനസ്സിലാക്കി കൊടുക്കുന്നത്. അത് ഒന്നോ രണ്ടോ ദിവസം കൊണ്ട്

ശരിയാക്കുവാൻ സാധിക്കുന്ന കാര്യമല്ല. ചിലപ്പോൾ ആഴ്ചകളെടുക്കാം ചിലപ്പോൾ മാസങ്ങളും. അളവുകൾ, ഓരോ സമയത്തും ഓരോ ദിവസവും എങ്ങനെ ശരിയാക്കാം എന്ന് സ്വയം പഠിച്ചാലേ, അമിതവണ്ണം കുറച്ചാലും കുറഞ്ഞ ഭാരം നിലനിർത്തുവാനും, വീണ്ടും ഭാരം കുറയ്ക്കുവാനും നിങ്ങൾക്ക് സാധിക്കുകയുള്ളു.

അല്ലാതെ പെട്ടെന്ന് ഭാരം കുറയ്ക്കാൻ ആരെങ്കിലും നിങ്ങൾക്ക് അളവുകളൊക്കെ എഴുതി, ഒരു ഡയറ്റ് പ്ലാൻ, ചാർട്ട് തന്നാൽ, തൽക്കാലം കുറയും. ആ അളവുകൾ നിങ്ങൾക്ക് സ്വയം ശരിയാക്കാൻ സാധിച്ചില്ലെങ്കിൽ, വീണ്ടും കൂടുകയും ചെയ്യും. ആര് ഏത് ഡയറ്റ് പ്ലാൻ നിങ്ങൾക്ക് തന്നാലും ഭാരം കുറയും. പക്ഷെ നമുക്കാവശ്യം ശരീരത്തിന്റെ പ്രവർത്തനങ്ങൾക്കനുസരിച്ച്, വിശപ്പിനനുസരിച്ച് അളവുകൾ സ്വയം മനസ്സിലാക്കി, ആവശ്യമുള്ള അളവിൽ പോഷകാംശങ്ങൾ ശരീരത്തിന് നൽകുക എന്നതാണ്. കൂടാതെ ഭക്ഷണം കഴിക്കുമ്പോൾ അല്പം സമാധാനം, സന്തോഷം എന്നിവയും ആവശ്യവുമാണ്.

എന്റെ അടുക്കൽ ഭാരം കുറയ്ക്കാൻ വരുന്നവരിൽ നല്ലൊരു ശതമാനവും സാധാരണക്കാരായ ആളുകളാണ്. അവരെ സംബന്ധിച്ചിടത്തോളം കലോറി നോക്കി കഴിക്കുക, ഗ്രാം അളന്ന് കഴിക്കുക എന്നൊക്കെ പറഞ്ഞാൽ സാധിക്കുമോ. എനിക്ക് തോന്നുന്നില്ല. അപ്പോൾ അങ്ങനെയുള്ള കണക്കു കൂട്ടലുകളെക്കാളും ഉപദേശങ്ങ ളെക്കാളും അവർക്ക് സന്തോഷമായി പിന്തുടരാവുന്ന രീതിയാണാവശ്യം. വണ്ണം കുറയ്ക്കാനാ ണെങ്കിൽ എന്താണ് എനിക്ക് വളരെ എളുപ്പത്തിൽ ചെയ്യുവാൻ സാധിക്കുക. അതാണ് ഞാൻ ചിന്തിച്ചത്. അങ്ങനെ എളുപ്പത്തിൽ ചെയ്യാവുന്ന ഒരു രീതി രൂപപ്പെടുത്തുവാനാണ് ഞാൻ ശ്രമിച്ചത്. അല്ലാതെ വലിയ ന്യൂട്രിഷൻ പുസ്തകങ്ങളിലെ കാര്യങ്ങൾ സാധാരണക്കാരിൽ അടിച്ചേല്പിച്ചാൽ അതവർക്ക് മനസ്സിലാകുകയുമില്ല, മാത്രമല്ല കൂടുതൽ കാലം അത്തരം

രീതികൾ പിന്തുടരാൻ സാധിക്കുകയുമില്ലെന്നും എനിക്ക് ഉറപ്പാണ്. ഇതെല്ലാം പഠിച്ചവർക്കുപോലും പലപ്പോഴും സാധിക്കുന്നില്ല.

മറ്റുള്ളവരോട് അമിതവണ്ണം കുറയ്ക്കുവാനുള്ള ഉപദേശങ്ങൾ കൊടുക്കുവാൻ എല്ലാവർക്കും സാധിക്കും. ഉപദേശം കൊടുക്കുന്ന വ്യക്തി ശ്രദ്ധിക്കേണ്ടത് ഈ കൊടുത്ത ഉപദേശം അവർക്ക് സ്വയം എളുപ്പത്തിൽ ചെയ്യാൻ സാധിക്കുമോ എന്നതാണ്. അത് മാത്രമേ ഒരു സാധാരണ വ്യക്തിക്കും ചെയ്യുവാൻ സാധിക്കുകയുള്ളു.

ഓരോ സമയവും ഭക്ഷണം കഴിക്കുമ്പോൾ ഗ്രാം അളന്നും, കലോറി നോക്കിയും കഴിക്കാൻ എത്ര പേർക്ക് സാധിക്കും? എനിക്ക് സാധിക്കില്ല. ഇനി സാധിച്ചാൽ തന്നെ എത്ര നാൾ ഇങ്ങനെ കഴിക്കും. അങ്ങനെ കഴിക്കുമ്പോൾ നമ്മൾ എപ്പോഴും മാനസിക സമർദ്ദത്തിലാവുകയും ചെയ്യും. അല്പദിവസത്തേക്ക് അമിതവണ്ണം കുറയ്ക്കാനാണെങ്കിൽ, ഇതൊക്കെ എങ്ങനെയെങ്കിലും നോക്കാം. "പത്തു ദിവസം കൊണ്ട് 10 കിലോ കുറയ്ക്കാം" എന്ന് ചില പരസ്യങ്ങളിൽ കാണുന്ന പോലെ. അതുകഴിഞ്ഞാലോ? അതുപോലെ, ശരീരഭാരം കുറയുമ്പോൾ പേശികളാണോ, ശരീരത്തിലെ കൂടുതലുള്ള കൊഴുപ്പാണോ, വെള്ളമാണോ, എന്നൊക്കെ മനസ്സിലാക്കി, പത്തു ദിവസം കഴിഞ്ഞാലും, പത്തു കൊല്ലം കഴിഞ്ഞാലും നമുക്ക് കുറഞ്ഞ ശരീരഭാരം അതുപോലെ നിലനിർത്താൻ സാധിച്ചാലേ ആ പ്രോഗ്രാം വിജയിച്ചു എന്ന് പറയുവാൻ സാധിക്കുകയുള്ളു.

കൂടുതൽ കലോറി ഭക്ഷണം കഴിക്കുന്നത് കൊണ്ടാണ് ശരീരഭാരം കൂടുന്നതെന്ന ഒരു ധാരണ പലരിലുമുണ്ട്. എന്നാൽ ഇത് തെറ്റാണ് എന്ന് പഠനങ്ങൾ പറയുന്നു. 1990 മുതൽ 2010 വരെ അമേരിക്കയിൽ നടത്തിയ ഒരു സർവേയിൽ പറയുന്നത് (US - National Health & Nutritional Examination Survey) കലോറി കൂടുതൽ കഴിക്കുന്നതും ഭാരം കൂടുന്നതും തമ്മിൽ ബന്ധമില്ല എന്നതാണ്. അതായത്

അമിതവണ്ണത്തിന്റെ നിരക്ക് 0.37 ശതമാനം വച്ച് കൂടിയപ്പോഴും ആളുകൾ കഴിക്കുന്ന കലോറി അതുപോലെതന്നെയാണെന്ന് സർവേ കാണിക്കുന്നു. ഇതിൽ സ്ത്രീകളുടെ ഭക്ഷണത്തിന്റെ കലോറി 1761 കലോറിയിൽ നിന്നും 1781 ആയി കൂടി, പക്ഷെ പുരുഷന്മാരിൽ 2616 ആയിരുന്നത് 2511 ആവുകയാണ് ചെയ്തത്. ഇവിടെ മനസ്സിലാക്കേണ്ടത് എല്ലാ കലോറിയും ഒരേ പോലെയല്ല എന്നാണ്.

എന്താണ് കലോറി? കലോറി കേവലം ഊർജ്ജത്തിന്റെ യൂണിറ്റാണ്. വ്യത്യസ്ത ഭക്ഷണങ്ങൾ ഒരു ലബോറട്ടറിയിൽ കത്തിക്കുമ്പോൾ അല്ലെങ്കിൽ ദഹിപ്പിക്കുമ്പോൾ അഥവാ ഉപയോഗിക്കുമ്പോൾ പുറത്തുവിടുന്ന താപത്തിന്റെ അളവ് ആണ് ഭക്ഷണത്തിന്റെ കലോറിക് മൂല്യം നിർണ്ണയിക്കുന്നത്.

നമ്മൾ കഴിക്കുന്ന എല്ലാ ഭക്ഷണങ്ങളിലും കലോറി അടങ്ങിയിട്ടുണ്ട്. ഭക്ഷണം ആദ്യം ആമാശയത്തിലേക്ക് പ്രവേശിക്കുന്നു, അവിടെ അത് വയറ്റിലെ ആസിഡുമായി കലർന്ന് പതുക്കെ ചെറുകുടലിലേക്ക് പുറപ്പെടുന്നു. ചെറുതും വലുതുമായ കുടലിലൂടെയുള്ള യാത്രയിലുടനീളം പോഷകങ്ങൾ വേർതിരിച്ചെടുക്കുന്നു. അവശേഷിക്കുന്നത് മലം ആയി പുറന്തള്ളുന്നു.

പ്രോട്ടീനുകളെ അവയുടെ നിർമാണ ഘടകങ്ങളായ അമിനോ ആസിഡുകളായി വിഭജിച്ചിരിക്കുന്നു. ശരീരത്തിന്റെ കോശങ്ങൾ നിർമ്മിക്കുന്നതിനും നന്നാക്കുന്നതിനും ഇവ ഉപയോഗിക്കുന്നു, അധികമായി വരുന്നത് സംഭരിക്കപ്പെടുന്നു. കൊഴുപ്പുകൾ നേരിട്ട് ശരീരത്തിൽ ആഗിരണം ചെയ്യപ്പെടുന്നു. കാർബോഹൈഡ്രേറ്റുകൾ അവയുടെ നിർമ്മാണ ഘടകങ്ങളായ പഞ്ചസാരയായി വിഭജിക്കപ്പെടുന്നു. പ്രോട്ടീൻ, കൊഴുപ്പ്, കാർബോഹൈഡ്രേറ്റ് എന്നിവയെല്ലാം ശരീരത്തിന് കലോറി - ഊർജ്ജം - നൽകുന്നു, പക്ഷേ അവയുടെ ശരീരത്തിലെ ഉപാപചയ പ്രവർത്തനങ്ങളിൽ

വലിയ വ്യത്യാസമുണ്ട്. പല ഹോർമോണുകൾ ഉത്തേജിപ്പിക്കുന്നതിനും ഇത് സഹായിക്കുന്നു.

അതുപോലെ വിവിധ ഭക്ഷണത്തിൽനിന്നുള്ള കലോറി വ്യത്യസ്ത രീതിയിലാണ് ശരീരത്തിൽ പ്രവർത്തിക്കുന്നത്. ചിലത് നല്ല രീതിയിൽ പ്രവർത്തിക്കുന്നു. ചിലത് മോശം രീതിയിലും. ഉദാഹരണത്തിന്, 100 കലോറി ഒലിവ് എണ്ണ, ശരീരത്തിൽ പ്രവർത്തിക്കുന്നതുപോലെയല്ല, 100 കലോറി പഞ്ചസാരയടങ്ങിയ ഭക്ഷണം നമ്മുടെ ശരീരത്തിൽ പ്രവർത്തിക്കുന്നത്. കൂടുതൽ പഞ്ചസാര അടങ്ങിയ ഭക്ഷണം നമ്മുടെ രക്തത്തിലെ പഞ്ചസാരയുടെ അളവ് വർദ്ധിപ്പിക്കുന്നു, ഇൻസുലിൻ ഉത്പാദനം കൂട്ടുന്നു. അതായത് രക്തത്തിലെ പഞ്ചസാരയുടെയും ഇൻസുലിന്റെയും അളവ് വർദ്ധിപ്പിക്കുന്നു. അമിതവണ്ണത്തിന് കാരണമാകുന്നു. അതേസമയം അതേ കലോറിയടങ്ങിയ ഒലിവ് എണ്ണ, അല്ലെങ്കിൽ നല്ല കൊഴുപ്പുകൾ, ചെറുകുടലിൽ വച്ച് ആഗിരണം ചെയ്യുകയും കരളിലേക്ക് നീങ്ങുകയും ചെയുന്നു. എന്നാൽ നമ്മുടെ രക്തത്തിലെ ഗ്ലൂക്കോസിന്റെ അളവ് കൂടുന്നില്ല. അതായത് ഒരേ കലോറിയാണെങ്കിലും, രണ്ടു ഭക്ഷണങ്ങളും വളരെ വ്യത്യസ്തമായ രീതിയിൽ ശരീരത്തിൽ പ്രവർത്തിക്കുന്നു. ഒന്ന് ശരീരത്തിന് ആവശ്യമായ രീതിയിൽ ഉപകാരപ്രദമായ രീതിയിൽ പ്രവർത്തിക്കുമ്പോൾ, മറ്റൊന്ന് ശരീരത്തിന് ദോഷകരമായി പ്രവർത്തിക്കുന്നു. മറ്റൊരു ഉദാഹരണം പറയുകയാണെങ്കിൽ 100 കലോറിയുള്ള ബിസ്കറ്റ് ശരീരത്തിൽ പ്രവർത്തിക്കുന്നതു പോലെയല്ല 100 കലോറിയുള്ള മൽസ്യം നമ്മൾ കഴിക്കുമ്പോൾ ശരീരത്തിൽ പ്രവർത്തിക്കുന്നത്. ബിസ്കറ്റ് മോശമായ രീതിയിൽ പ്രവർത്തിക്കുമ്പോൾ, മത്സ്യം നല്ല രീതിയിൽ പ്രവർത്തിക്കും. കലോറി രണ്ടിലും തുല്യം തന്നെ.

കലോറി എന്നത് ഒരു ഭക്ഷണത്തിൽ എത്ര ഊർജ്ജം അടങ്ങിയിരിക്കുന്നു എന്നതുപോലെ തന്നെ എത്ര പോഷകാംശങ്ങൾ, എത്ര കാർബോഹൈഡ്രേറ്റ്, എത്ര പ്രോട്ടീൻ എത്ര കൊഴുപ്പ് എന്നൊക്കെ മനസ്സിലാക്കുവാനും,

ശാസ്ത്രീയ പഠനങ്ങൾക്കും സഹായിക്കുന്നു. എന്നാൽ ശരീരഭാരം കുറയ്ക്കുന്ന കാര്യത്തിൽ എത്ര കലോറി എന്നല്ല, മറിച്ച് ആ ഭക്ഷണത്തിലെ പോഷകാംശങ്ങൾ ശരീരത്തിലെ അമിതമായ കൊഴുപ്പിനെ കുറയ്ക്കുന്ന രീതിയിൽ ശരീരത്തിലെ ഹോർമോണുകളിൽ എന്തെല്ലാം മാറ്റങ്ങൾ വരുത്തുന്നു, എന്നതാണ് ശ്രദ്ധിക്കേണ്ടത്. അതായത്, എത്ര കലോറി എന്നതിനേക്കാൾ, ആ കലോറി ഗുണമേന്മയുള്ള ഭക്ഷണത്തിൽ നിന്നാണോ എന്നാണ് മനസ്സിലാക്കേണ്ടത്. ചില സമയങ്ങളിൽ സാധാരണ ആവശ്യമുള്ള കലോറി കണക്കാക്കിയതിനെക്കാളും കൂടുതൽ കലോറിയുള്ള നല്ല ഭക്ഷണം കഴിക്കുന്ന വ്യക്തി അമിതവണ്ണം വളരെ ഭംഗിയായി കുറയ്ക്കുന്നതായി കാണാം.

നിങ്ങൾക്ക് ഓരോ സമയത്തും എത്ര കഴിക്കാം എന്ന അളവുകൾ നിങ്ങൾ തന്നെ കണ്ടുപിടിക്കുകയാണ് നല്ലത്. നിങ്ങൾ കലോറിയെ കുറിച്ചോ ഗ്രാമിനെ കുറിച്ചോ ആലോചിച്ച് തലപുകക്കേണ്ട ആവശ്യമില്ല. നമുക്കാവശ്യം പത്ത് ദിവസം കൊണ്ട് പത്ത് കിലോ കുറയലല്ലല്ലോ? അളവുകൾ എങ്ങനെ ശരിയാക്കണം എന്ന് മനസ്സിലാക്കി, സ്വയം അമിതവണ്ണം നിയന്ത്രിക്കുവാനും ഭാരം കുറയ്ക്കുവാനും നിങ്ങൾക്ക് സാധിക്കണം. അതല്ലേ നിങ്ങൾക്കാവശ്യം? ഞാൻ നിങ്ങളോട് ഒരു ഇഡ്ഡലി മതി എന്ന് പറഞ്ഞാൽ നിങ്ങൾ ചിലപ്പോൾ വണ്ണം കുറയണമല്ലോ എന്ന് ആഗ്രഹിച്ച് അങ്ങനെതന്നെ കഴിക്കും. എന്നാൽ പിന്നീട് നിങ്ങളുടെ ദൈനദിന പ്രവർത്തനങ്ങൾക്ക് അനുസരിച്ച് അളവുകൾ ക്രമീകരിക്കാൻ ബുദ്ധിമുട്ടാവുകയും ചെയ്യും. അതുകൊണ്ട് ഓരോ ദിവസത്തെയും അളവുകൾ അന്നന്നത്തെ പ്രവർത്തനങ്ങൾക്ക് അനുസരിച്ചും വിശപ്പിനനുസരിച്ചും മാറിക്കൊണ്ടിരിക്കും. അതിന്റെ ചാർട്ട് നിങ്ങൾ തന്നെ തയ്യാറാക്കുകയാണ് അഭികാമ്യം. അല്ലാതെ വേറൊരാൾ തയാറാക്കുന്ന ചാർട്ടുകൾ ചിലപ്പോൾ നിങ്ങൾക്ക് പിൻതുടരാൻ സാധിച്ചെന്ന് വരില്ല. എന്നാൽ തുടക്കത്തിൽ അളവുകൾ എങ്ങനെ സ്വയം ശരിയാക്കണം, എങ്ങനെ

വിശപ്പിനനുസരിച്ച് ഭക്ഷണം കഴിക്കണം എന്നെല്ലാം ഓരോ ദിവസവും സ്വയം നിരീക്ഷിച്ചുകൊണ്ടു മാറ്റം വരുത്തണം.

സ്വയം അളവുകൾ ക്രമീകരിക്കുവാൻ വളരെ എളുപ്പമുള്ള ഒരു മാർഗ്ഗം ഞാൻ താഴെ വിശദീകരിക്കുന്നു.

സാധാരണ നിങ്ങൾ ഭക്ഷണം കഴിക്കുമ്പോൾ പ്രത്യേകിച്ച് അമിതവണ്ണം കുറയ്ക്കാനാണെങ്കിൽ എന്താണ് ചെയ്യുക? രാവിലത്തെ ഭക്ഷണം തന്നെ ഉദാഹരണമായി എടുക്കാം. രാവിലെ ഇഡ്ഡലി ആണെങ്കിൽ ആദ്യം തന്നെ നിങ്ങളുടെ പ്ലേറ്റിൽ മൂന്നോ നാലോ ഇഡ്ഡലി എടുത്തുവെക്കും. നിങ്ങൾക്ക് മൂന്ന് അല്ലെങ്കിൽ നാല് ഇഡ്ഡലി വേണമെന്ന് ആദ്യം തന്നെ തീരുമാനിച്ചു. ചിലപ്പോൾ നിങ്ങളുടെ വിശപ്പ് മാറുവാൻ രണ്ടെണ്ണം മതിയാകുമായിരിക്കും. പക്ഷെ നിങ്ങൾ മുൻപേ അളവുകൾ തീരുമാനിച്ചതുകൊണ്ട് ആവശ്യമില്ലെങ്കിലും ഇട്ടത് മുഴുവൻ അവസാനിപ്പിക്കും. ആ മുൻവിധിയാണ് ആദ്യം ഒഴിവാക്കേണ്ടത്. സ്വയം അളവുകൾ ക്രമീകരിക്കുവാൻ പഠിക്കുന്നതിനു മുൻപ് താഴെ കൊടുത്തിരിക്കുന്ന കാര്യങ്ങൾ ശീലിക്കണം.

- ❖ ഭക്ഷണം ഇരുന്ന് മാത്രം കഴിക്കുക
- ❖ സാവധാനം കഴിക്കുക
- ❖ അറിഞ്ഞു കഴിക്കുക
- ❖ ചവച്ചരച്ചു കഴിക്കുക
- ❖ മറ്റു കാര്യങ്ങളിൽ ഏർപ്പെടാതെ കഴിക്കുക.

(ഈ കാര്യങ്ങളെ കുറിച്ചുള്ള കൂടുതൽ വിവരണം, ഭക്ഷണം കഴിക്കുന്നതിന്റെ മനഃശാസ്ത്രം എന്ന ഭാഗത്തു ഞാൻ വിവരിച്ചിട്ടുണ്ട്)

ഇവ ശീലിച്ചാൽ അളവ് കണ്ടുപിടിക്കാൻ എളുപ്പമാണ്.

ആദ്യം കഴിക്കാനുള്ള പാത്രമെടുക്കുക, അതിലേക്ക് ഒരു ഇഡ്ഡലി, അല്ലെങ്കിൽ അപ്പം അല്ലെങ്കിൽ എന്താണോ നിങ്ങൾ പ്രാതലിന് കഴിക്കുന്നത് അത്, ഒരെണ്ണം അല്ലെങ്കിൽ കുറഞ്ഞ അളവിൽ മാത്രം വയ്ക്കുക. അതിലേക്കാവശ്യമായ കറികൾ ഒഴിക്കുക, അത് മുട്ടയോ, കോഴിക്കറിയോ, പനീറോ, സാമ്പാറോ എന്തുമായിക്കൊള്ളട്ടെ, ആദ്യം അത് കഴിക്കുക. ഇട്ടത് മുഴുവൻ കഴിച്ച് തീർക്കുക. അത് കഴിച്ചുകഴിഞ്ഞാൽ വീണ്ടും ആവശ്യമുള്ളത് ഇട്ടോളൂ, കഴിച്ചോളൂ. പക്ഷെ സാവധാനം, അറിഞ്ഞു ചവച്ചരച്ചു കഴിക്കണം. അങ്ങനെ കഴിച്ചുകൊണ്ടിരിക്കുമ്പോൾ ഒരു ഘട്ടമെത്തിയാൽ നിങ്ങൾക്ക് വെള്ളം കുടിക്കുവാൻ തോന്നും. ആ തോന്നൽ വന്നാൽ അപ്പോൾ തന്നെ വെള്ളം കുടിക്കുക. പിന്നെ ബാക്കിയുള്ള ഭക്ഷണം ഒരു കാരണവശാലും കഴിക്കരുത്. വിശപ്പ് മാറിയെന്നതിനുള്ള സിഗ്നലാണ് വെള്ളം കുടിക്കുവാൻ നിങ്ങൾക്ക് തോന്നുന്നത്. ശ്രദ്ധിക്കണം, വെള്ളം കുടിക്കാൻ തോന്നിയാൽ വെള്ളം കുടിക്കണം. പാത്രത്തിൽ ഭക്ഷണം ബാക്കിയുണ്ടെങ്കിൽ ഒരു കാരണവശാലും കഴിക്കരുത്. കഴിക്കരുത്! കഴിക്കരുത് ! ഇതാണ് ഇന്നത്തെ നിങ്ങളുടെ പ്രാതലിന്റെ അളവ്. ഇന്ന് നിങ്ങൾ രണ്ട് ഇഡ്ഡലി കഴിച്ചപ്പോഴായിരിക്കാം വെള്ളം കുടിച്ചത്, നാളെ ചിലപ്പോൾ ഒന്നര ഇഡ്ഡലി കഴിച്ചാൽ വെള്ളം കുടിച്ചേക്കാം, ചിലപ്പോൾ മൂന്ന് ഇഡ്ഡലി കഴിക്കുമ്പോഴായിരിക്കും വെള്ളം വേണ്ടി വരുന്നത്. നിങ്ങളുടെ പ്രവർത്തനങ്ങൾക്കും, ആക്ടിവിറ്റികൾക്കും അനുസരിച്ച് അളവുകൾ മാറിക്കൊണ്ടേയിരിക്കും. ഇനി നിങ്ങൾ കഞ്ഞി കുടിച്ചുകൊണ്ടിരിക്കുകയാണെങ്കിലും വിശപ്പ് മാറിയാൽ നിങ്ങൾക്ക് വെള്ളം കുടിക്കുവാൻ തോന്നും.

ശ്രദ്ധിക്കണം, വെള്ളം കുടിച്ചതിന് ശേഷം നിങ്ങൾ വീണ്ടും ഭക്ഷണം കഴിച്ചാൽ നിങ്ങൾ പിന്നെയും കഴിച്ചുകൊണ്ടേയിരിക്കും. അത് നിങ്ങൾക്ക് ആ സമയത്ത് ആവശ്യമുള്ളതിനേക്കാളും കൂടുതലായിരിക്കും. രണ്ടും നിങ്ങൾക്ക് പരിശോധിച്ച് നോക്കാവുന്നതാണ്.

അളവുകൾ ശരിയാക്കാനായി ഈ രീതി പരീക്ഷിക്കുമ്പോൾ ഭക്ഷണങ്ങളുടെ കോമ്പിനേഷൻസ് വളരെ പ്രധാനമാണ്.

കാർബോഹൈഡ്രേറ്റ് (carbohydrates), പ്രോട്ടീൻ (protein), കൊഴുപ്പ് (fat) ഇവയുടെ അനുപാതം ശരിയായിരിക്കണം. ചില ഭക്ഷണങ്ങൾ നമുക്ക് കൂടുതൽ സംതൃപ്തി തരും, എന്നാൽ ചില കോമ്പിനേഷൻസ്, എത്ര കഴിച്ചാലും സംതൃപ്തി ലഭിക്കുകയില്ല. വിശപ്പ് ആ സമയത്ത് കുറഞ്ഞാലും, പെട്ടെന്ന് തന്നെ വിശപ്പ് വരുകയും ചെയ്യും.

അതുപോലെതന്നെ ഈ രീതി പരീക്ഷിക്കുമ്പോൾ ഭക്ഷണത്തിന് തൊട്ടുമുൻപ് വെള്ളം കുടിക്കരുത്. പലരും പ്രത്യേകിച്ച് ഭാരം കുറയ്ക്കാൻ ശ്രമിക്കുന്നവർ ചെയ്യുന്ന ഒരു കാര്യമാണിത്. അവർ ഭക്ഷണത്തിന് മുൻപ് ഒന്നോ രണ്ടോ ഗ്ലാസ് വെള്ളം കുടിക്കും. അപ്പോൾ കൂടുതൽ വിശപ്പുള്ളത് കുറയും. അങ്ങനെ വിശപ്പ് കുറച്ചാൽ അല്പം മാത്രം കഴിച്ചാൽ മതിയല്ലോ എന്നാണ് അവർ ചിന്തിക്കുന്നത്. അല്പം കഴിക്കുമ്പോഴേക്കും വയർ നിറഞ്ഞതായി അവർക്ക് തോന്നും. ഇന്ന് കുറച്ചല്ലേ കഴിച്ചുള്ളൂ എന്ന സന്തോഷത്തോടെ അവർ എഴുന്നേൽക്കും. അല്പസമയം കഴിയുമ്പോഴേക്കും വെള്ളം വെള്ളത്തിന്റെ പാട്ടിനുപോകും, പിന്നെ കുറച്ച് കഴിച്ച ഭക്ഷണം മാത്രമേ കാണൂ. അപ്പോഴേക്കും അവർ വിശന്ന് പൊരിഞ്ഞുതുടങ്ങും. ഭക്ഷണത്തോടുള്ള ആസക്തി ആരംഭിക്കും. കണ്ണിൽ കണ്ടതെല്ലാം അവർ കഴിക്കാൻ ശ്രമിക്കും. ഇത്തരം സമയങ്ങളിൽ മോശം ഭക്ഷണമേ അവർ തിരഞ്ഞെടുക്കാറുള്ളു. അമിതമായി മധുരമടങ്ങിയ ഭക്ഷണങ്ങൾക്കോ ജ്യൂസുകൾക്കോ മറ്റുമായിരിക്കും മുൻഗണന. അതായത് വണ്ണം കുറയ്ക്കാൻ അല്പം കഴിക്കാൻ ശ്രമിച്ചവർ, സ്വയം നിയന്ത്രിക്കാൻ പറ്റാതെ മോശം ഭക്ഷണങ്ങൾ വാരി വലിച്ചു കഴിക്കുന്നു.

ശരീരത്തിന് ആവശ്യമുള്ളത് സമയത്തിന് ശരിയായ അളവിൽ കിട്ടിയില്ലെങ്കിൽ അസമയത്തു ശരീരം മോശം

ഭക്ഷണം ആവശ്യപ്പെടും. അങ്ങനെയാണ് അമിതവണ്ണം ഉണ്ടാകുന്നത്.

എന്നാൽ പ്രത്യേകിച്ച് കാലങ്ങളായി സമയത്തിന് ആഹാരം കഴിക്കാത്തവർ, അല്ലെങ്കിൽ മോശം ആഹാരശീലങ്ങൾ പിന്തുടരുന്നവർ, പ്രായമായവർ എന്നിവർ ആദ്യം ഭക്ഷണം വായിലേക്ക് വെക്കുമ്പോൾ ചിലപ്പോൾ, ഏമ്പക്കം, അല്ലെങ്കിൽ ഗ്യാസ് തള്ളുന്നത് കാണാം. അപ്പോൾത്തന്നെ അവർക്ക് അല്പം വെള്ളം കുടിക്കേണ്ടതായി വരാം. അതിനർത്ഥം അവരുടെ വിശപ്പ് മാറിയെന്നല്ല. അവരെ സംബന്ധിച്ചിടത്തോളം, അവരുടെ ഭക്ഷണ സമയങ്ങളും, ഭക്ഷണത്തിന്റെ ക്വാളിറ്റിയുമാണ് ആദ്യം ശരിയാക്കേണ്ടത്. അതിന് ശേഷം സാവധാനത്തിൽ അളവുകൾ ശരിയാക്കി കൊണ്ടുവരണം.

ഭൂരിഭാഗം ആളുകളിലും, ഗ്യാസ്, ബ്ലോട്ടിങ്, അസിഡിറ്റി, മലബന്ധം എന്നിവയുടെ പ്രധാനകാരണം ഭക്ഷണം കഴിക്കുന്നതിന്റെ സമയങ്ങൾ, ഭക്ഷണങ്ങളുടെ ഗുണമേന്മ, ഭക്ഷണങ്ങൾ തമ്മിലുള്ള സങ്കലനം എന്നിവയെ കുറിച്ചുള്ള അജ്ഞതയാണ്. ഇതിനെല്ലാം മരുന്നുകൾ കഴിക്കുമ്പോഴും മുകളിൽ പറഞ്ഞ കാര്യങ്ങൾ കൂടി വ്യക്തികൾ ശരിയാക്കണം.

അതുപോലെ പലരും പറയുന്ന കാര്യമാണ്, ഭക്ഷണം കഴിക്കുമ്പോൾ ഇടയിൽ വെള്ളം കുടിക്കരുതെന്ന്. അതുതന്നെയാണ് ഇവിടെയും പറയുന്നത്. നമ്മൾ ഇവിടെ വെള്ളം കുടിക്കുന്നത് ആവശ്യത്തിനുള്ള ഭക്ഷണത്തിന് ശേഷമാണ്. അതായത് വെള്ളം കുടിച്ചതിന് ശേഷം പിന്നീട് ഭക്ഷണം കഴിക്കുന്നില്ല.

ഞാൻ മുൻപ് എഴുതിയത് പോലെ ആദ്യം ഇത് മനസ്സിലാക്കുവാൻ ചിലർക്ക് സമയമെടുക്കും. പക്ഷെ പരീക്ഷിച്ചുകൊണ്ടിരിക്കുക. അല്പദിവസത്തിനുള്ളിൽ ആർക്കും ഇത് വളരെ എളുപ്പത്തിൽ മനസ്സിലാക്കുവാൻ സാധിക്കും.

3. ഗുണമേന്മ
Right QUALITY
എന്തെല്ലാം കഴിക്കണം

നല്ല ഭക്ഷണം കഴിക്കണം എന്ന് അറിയാത്തവരില്ല. ആരെങ്കിലും മോശം ഭക്ഷണം അറിഞ്ഞുകൊണ്ട് കഴിക്കാറുണ്ടോ?എന്നാൽ നല്ലതാണെന്ന് നമ്മൾ വിചാരിക്കുന്ന പല ഭക്ഷണങ്ങളും ഭക്ഷണമേയല്ല എന്നതാണ് വാസ്തവം. ഏതാണ് നല്ല ഭക്ഷണം, കലോറി കുറഞ്ഞ ഭക്ഷണമാണോ നല്ല ഭക്ഷണം? കൊഴുപ്പു നീക്കിയ ഭക്ഷണമാണോ നല്ലത്? നമ്മൾ ഇപ്പോഴും നല്ല ഭക്ഷണം അന്വേഷിച്ച് നടക്കുകയാണ്. അതുകൊണ്ടാണ്, വണ്ണം കുറയ്ക്കാമെന്നും, കൂട്ടാമെന്നും പറഞ്ഞു പലതരത്തിലുള്ള പൊടികളും ജ്യൂസുകളും, കൊഴുപ്പു മാറ്റിയ ഭക്ഷണവും, കൊഴുപ്പ് കുറഞ്ഞ ഭക്ഷണവും, ഉന്മേഷം കൂട്ടാനുള്ള ജ്യൂസുകളും നമ്മുടെ വിപണികളെ കീഴടക്കിയിരിക്കുന്നത്. എന്ന് മുതൽ ഇത്തരം ഭക്ഷണങ്ങളും, ജ്യൂസുകളും, ഭാരം കുറയ്ക്കാനുള്ള, ആരോഗ്യം കൂട്ടാനുള്ള പാക്കറ്റ് ഭക്ഷണങ്ങളും ലോകത്തിൽ കൂടിയോ, അത്രയും തന്നെ അമിതവണ്ണവും അതിനോടനുബന്ധിച്ചുള്ള അസുഖങ്ങളും കൂടി. ഇപ്പോഴും ദൈവം നമുക്ക് തന്ന ഭക്ഷണങ്ങളൊക്കെ നമ്മൾ പേടിച്ചും സംശയത്തോടെയും കഴിക്കുന്നു. ഓരോന്നും കഴിക്കുമ്പോഴും നമുക്ക് ആധിയാണ്. ചോറ് കഴിച്ചാൽ വണ്ണം കൂടുമോ? മുട്ട കഴിച്ചാൽ കൊളസ്ട്രോൾ കൂടുമോ? ഇറച്ചി കഴിച്ചാൽ ഹൃദ്രോഗം വരുമോ? എണ്ണ ഉപയോഗിച്ചാൽ കാൻസർ വരുമോ. പക്ഷെ ഈ ആധിയൊന്നും പാക്കറ്റ് ഭക്ഷണം കഴിക്കുമ്പോഴോ, ജ്യൂസുകൾ കുടിക്കുമ്പോഴോ, മരുന്നുകൾ കഴിക്കുമ്പോഴോ സാധാരണ കാണാറില്ല.

നിങ്ങൾ മനസ്സിലാക്കേണ്ടത് നമ്മുടെ നാട്ടിൽ കിട്ടുന്ന, പണ്ട് മുതലേ നമ്മൾ വീടുകളിൽ വെയ്ക്കുന്നതെല്ലാം നല്ല ഭക്ഷണങ്ങളാണ്. യാതൊരു സംശയവും വേണ്ട. ചോറും,

പച്ചക്കറികളും, ഇറച്ചിയും, മീനും, കപ്പയും, മോരും, തൈരും, നല്ല എണ്ണകളും, എല്ലാം നല്ലതുതന്നെ. പക്ഷെ ഇപ്പോൾ നമുക്ക് ചോറ് പേടിയാണ്. ചോറ് കഴിച്ചിട്ടാണ് വണ്ണം വക്കുന്നത് എന്ന് പറഞ്ഞു നമ്മൾ കഷ്ടപ്പെട്ട് ഓട്സ് കഴിച്ചു കൊണ്ടിരിക്കുകയാണ്. സന്തോഷത്തോടെ ഓട്സ് കഴിക്കുന്ന വ്യക്തികളെ ഞാനധികം കണ്ടിട്ടില്ല. ഓട്സ് കഴിച്ചിട്ടും നമുക്ക് അമിതവണ്ണത്തിലും പ്രമേഹത്തിലും കാര്യമായ മാറ്റമൊന്നുമില്ല.

ദൈവം തന്ന പ്രകൃതി തരുന്ന നല്ല ഭക്ഷണങ്ങളൊക്ക ശരീരഭാരം കൂട്ടുമെന്നും, അസുഖങ്ങൾ വരുമെന്നും ഭയപ്പെട്ട് - ഭയപ്പെടുത്തി എന്ന് പറയുന്നതാണ് ശരി - നമ്മൾ ഒഴിവാക്കികൊണ്ടിരിക്കുന്നു. പകരം പാക്കറ്റിൽ വരുന്ന, കുപ്പികളിൽ വരുന്ന ഭക്ഷണമാണെന്ന് പറയപ്പെടുന്ന വസ്തുക്കളെ അന്ധമായി വിശ്വസിക്കുകയും ആ വസ്തുക്കൾ ശീലമാക്കുകയും ചെയ്യുന്നു. അതിന് നമുക്ക് യാതൊരു പേടിയുമില്ല. ഭക്ഷണം അതിന്റെ ശരിയായ രൂപത്തിൽ തന്നെ പാചകം ചെയ്ത് കഴിക്കാൻ നമുക്ക് സാധിക്കണം. യഥാർത്ഥ ഭക്ഷണങ്ങളെ ഒരു വിധത്തിലും നമ്മൾ പേടിക്കേണ്ട ആവശ്യമില്ല. കാരണം നല്ല ഭക്ഷണങ്ങളാണ് ശരീരത്തിനാവശ്യമായ ഏറ്റവും പ്രധാനപ്പെട്ട മരുന്ന് - നമ്മുടെ ഇന്ധനം. ഒരു ഹോർമോൺ മരുന്ന് നമ്മുടെ ശരീരത്തിൽ എങ്ങനെ പ്രവർത്തിക്കുന്നുവോ അതിനേക്കാൾ ഭംഗിയായി, വിസ്മയകരമായി, ഭക്ഷണം നമ്മുടെ ശരീരത്തിൽ പ്രവർത്തിക്കും. ഭക്ഷണം മരുന്നിനേക്കാൾ പ്രധാനപ്പെട്ടതാണെങ്കിൽ, ഭക്ഷണം സമയം തെറ്റിക്കഴിക്കുന്നത് വളരെയധികം ദോഷം ശരീരത്തിന് വരുത്തുന്നു. അതാണ് അമിതവണ്ണത്തിനും, ജീവിതശൈലീ രോഗങ്ങൾക്കും പ്രധാന കാരണം. അതുകൊണ്ടുതന്നെ, നല്ല ഗുണനിലവാരമുള്ള ഭക്ഷണം കഴിക്കുവാൻ സമയമുണ്ടാക്കാതെ, മരുന്നുകൾ കഴിക്കുവാൻ മാത്രം സമയമുണ്ടാക്കിയിട്ട് കാര്യമില്ല എന്ന് മനസ്സിലാക്കുക. ജീവിതശൈലീ രോഗങ്ങൾ കൊണ്ട് വലയുന്നവർ മരുന്നുകൾ കഴിക്കുമ്പോൾ, അവരുടെ

ഭക്ഷണരീതികളിൽ നല്ല മാറ്റങ്ങൾ വരുത്തിയാൽ മാത്രമേ അവർ കഴിക്കുന്ന മരുന്നുകൾ കൊണ്ട് ഗുണമുണ്ടാകുകയുള്ളു. മാത്രമല്ല, അവരുടെ അസുഖങ്ങളിൽ മാറ്റം വരുത്തുവാനും, മരുന്നുകളുടെ അളവുകൾ കുറയ്ക്കുവാനും ഇതുമൂലം സാധിക്കും. ഭക്ഷണത്തിന്റെ ഗുണമേന്മ വളരെ പ്രധാനമാണ്. പുറത്തുവരുന്ന എല്ലാ പോഷകാഹാര പഠനങ്ങളിലും (nutritional studies), വ്യാവസായിക അടിസ്ഥാനത്തിൽ ഉല്പാദിപ്പിക്കുന്ന ഭക്ഷണങ്ങളെക്കാൾ, നമ്മുടെ നാട്ടിൽ സാധാരണയായി ഉപയോഗത്തിലുള്ള, നാടൻ ഭക്ഷണ വിഭവങ്ങളാണ് നല്ലത് എന്ന് തെളിയിച്ചുകൊണ്ടിരിക്കുന്നു. അസുഖങ്ങളെയും നമ്മുടെ ആരോഗ്യനിലവാരത്തെയും കുറിച്ചുള്ള പഠനങ്ങളിലും ഇത് തന്നെ ചൂണ്ടികാണിക്കുന്നു. ശരീരത്തിന്റെ ഉപാപചയം വർദ്ധിപ്പിക്കുന്നതും ഇത്തരം ഭക്ഷണങ്ങൾ തന്നെ. ഇത്തരം ഭക്ഷണം, നമ്മുടെ ശരീരത്തിന്റെ എല്ലാ പ്രവർത്തനങ്ങളെയും ഉത്തേജിപ്പിക്കുന്നു. മാത്രമല്ല, നമ്മൾ ഭക്ഷണം കഴിക്കുമ്പോൾ സംതൃപ്തരാവുകയും ചെയ്യുന്നു. വീണ്ടും വീണ്ടും കഴിക്കണമെന്ന തോന്നലുകൾ കുറയുന്നതും നല്ല പോഷകങ്ങൾ അടങ്ങിയ ഭക്ഷണം കഴിക്കുമ്പോഴാണ്. അതുമൂലം മോശം ഭക്ഷണത്തോടുള്ള ആസക്തി കുറയുകയും ചെയ്യും. വ്യാവസായിക അടിസ്ഥാനത്തിൽ ഉല്പാദിപ്പിക്കുന്ന ഭക്ഷണങ്ങൾ കഴിക്കുമ്പോൾ ആവശ്യമായ പോഷകങ്ങൾ നമുക്ക് ശരിയായ രീതിയിൽ ലഭിക്കുകയില്ലെന്ന് മാത്രമല്ല, വീണ്ടും വീണ്ടും അത്തരം ഭക്ഷണം കഴിക്കുവാൻ നമ്മെ പ്രേരിപ്പിക്കുകയും ചെയ്യുന്നു. ഭക്ഷണത്തോടുള്ള ആസക്തി കൂടുന്നു. കുട്ടികളിൽ അമിതവണ്ണത്തിന്റെ ഒരു പ്രധാന കാരണം ഇതുതന്നെ.

നല്ല ഭക്ഷണം എന്ന് ഉദ്ദേശിക്കുന്നത്, ആ ഭക്ഷണം യഥാർത്ഥ ഭക്ഷണം ആയിരിക്കണം. ഫ്രഷ് ആയിരിക്കണം, നാടൻ രീതികളിൽ ഉല്പാദിപ്പിച്ചവയായിരിക്കണം, ഇവിടെ ഉദ്ദേശിക്കുന്നത്, പാക്കറ്റ് ഭക്ഷണങ്ങൾ ആകരുത് എന്നാണ്. നല്ല രീതിയിൽ പാചകം ചെയ്തതായിരിക്കണം. നല്ല

കൊഴുപ്പുകൾ, നല്ല പ്രോട്ടീൻ, നല്ല കാർബോഹൈഡ്രേറ്റ് എന്നിവ അടങ്ങിയതായിരിക്കണം. പാചകം ചെയ്യുന്നത് നല്ല എണ്ണകൾ ഉപയോഗിച്ചായിരിക്കണം. രുചികരമായിരിക്കണം, ആവശ്യമായ എല്ലാ വിധ കറിക്കൂട്ടുകളും, സുഗന്ധവ്യഞ്ജനങ്ങളും ഉപയോഗിച്ചതായിരിക്കണം.

> ഡയറ്റ് എന്നത് രുചികരമായിരിക്കണം, ഡയറ്റ് പിന്തുടരുന്നത് രസകരമായിരിക്കണം. വീട്ടിലെ എല്ലാവർക്കും ഒരേ ഭക്ഷണം കഴിക്കുവാൻ സാധിക്കുകയും വേണം.

ഏത് ഭക്ഷണം നമ്മൾ കഴിക്കുന്നുണ്ടെങ്കിലും ഗുണമേന്മയുള്ളത് തിരഞ്ഞെടുക്കാൻ ശ്രദ്ധിക്കുക. ഗുണമേന്മ കുറഞ്ഞ ഭക്ഷണങ്ങളിൽ നമ്മുടെ ശരീരത്തിന് ലഭിക്കേണ്ട ആവശ്യമായ പോഷകാംശങ്ങൾ കുറവായിരിക്കും. അതുകൊണ്ടുതന്നെ ശരീരത്തിന് അത് ഗുണകരമാകുന്നില്ല. ശരീരത്തിന്റെ ഓരോ പ്രവർത്തനത്തിനും ഇത്തരം പോഷകാംശങ്ങൾ നമുക്കാവശ്യമാണ്. ഇത് ഭക്ഷണങ്ങളിലൂടെ ലഭിക്കുമ്പോഴാണ് ശരീരം ആ പോഷകാംശങ്ങൾ ശരിയായ രീതിയിൽ ആഗിരണം ചെയ്യുന്നതും, പ്രവർത്തനങ്ങൾക്ക് ഉപയോഗിക്കുന്നതും എന്ന് ഞാൻ മുൻപിലെ അധ്യായത്തിൽ വിവരിച്ചിരുന്നു.

ഭക്ഷണം സാധാരണ രീതികളിൽ തന്നെ പാചകം ചെയ്തു കഴിക്കുന്നതാണ് നല്ലത്. കാരണം ഭക്ഷണം നമ്മുടെ ഊർജ്ജമാണ്. ശരീരത്തിന്റെ ഓരോ കോശങ്ങളും വളരെ മനോഹരമായി പ്രവർത്തിക്കുന്നതിന് ആവശ്യമായ പോഷകങ്ങളുടെ ഒരു ശേഖരണമാണ്. കംപ്യൂട്ടറിലേതുപോലെതന്നെ നമ്മുടെ ശരീരത്തിനാവശ്യമായ പ്രോഗ്രാമുകളാണ്. അതുകൊണ്ടാണ് ഭക്ഷണമാണ് ശരിയായ മരുന്ന് എന്ന് പറയുന്നത്. ഒരു ഭക്ഷണത്തിൽ ശരീരത്തിനാവശ്യമായ ധാരാളം ഘടകങ്ങൾ അടങ്ങിയിരിക്കുന്നു. ഓരോ ഭക്ഷണത്തിലും അടങ്ങിയിരിക്കുന്ന വിറ്റാമിനുകളും ധാതുക്കളും, പ്രോട്ടീനും (മാംസ്യവും), കൊഴുപ്പും

കർബോഹൈഡ്രേറ്റുകളും എല്ലാ വിവിധ അളവുകളിലാ യിരിക്കും. അതുകൊണ്ടുതന്നെ ശരിയായ ഭക്ഷണം കഴിക്കുമ്പോൾ മാത്രമാണ് ശരീരത്തിനാവശ്യമായ എല്ലാ പോഷകങ്ങളും ശരിയായ അളവുകളിൽ ശരീരത്തിലേക്ക് ആഗിരണം ചെയ്യപ്പെടുന്നത്.

അമിതവണ്ണം കുറയ്ക്കാനാണെങ്കിലും അസുഖങ്ങൾ നിയന്ത്രിക്കാനാണെങ്കിലും, ധൈര്യമായി നല്ല ഭക്ഷണം കഴിക്കുക. മാറ്റം സുനിശ്ചിതം.

എസ്കാസോ® ജി.ഡി.ഡയറ്റിൽ എന്തെല്ലാം കഴിക്കാം

നിങ്ങളുടെ വീട്ടിൽ സാധാരണയായി എന്തെല്ലാം പാചകം ചെയ്യുന്നുവോ അതെല്ലാം ഈ പ്രോഗ്രാമിൽ ധൈര്യമായി കഴിക്കാം. ഓരോ ഭക്ഷണത്തിലും അടങ്ങിയിരിക്കുന്ന ഘടകങ്ങൾ താഴെ പറയുന്നവയാണ്. ആദ്യം ഇംഗ്ലീഷിൽ പറയുന്ന പേരും കൂടെ അതിന്റെ മലയാളവും കൊടുത്തിരിക്കുന്നു. നിത്യജീവിതത്തിൽ നിങ്ങൾ കേൾക്കുന്നത് ഈ ഇംഗ്ലീഷ് വാക്കുകളാകുന്നതിനാൽ ഇവിടെയും ഇംഗ്ലീഷ് പേരുകൾ തന്നെയാണ് കൊടുക്കുന്നത്. ഉദാഹരണത്തിന് മാംസ്യം എന്ന് നിങ്ങൾ അധികം കേൾക്കാറില്ല. മാംസ്യം എന്നത് മാംസം അല്ല. മാംസ്യമെന്നാൽ പ്രോട്ടീൻ ആണ്. പ്രോട്ടീൻ എന്ന് കേട്ടാൽ പെട്ടെന്ന് നമുക്ക് മനസ്സിലാകും. അതുപോലെ ധാന്യകങ്ങൾ എന്നത് ധാന്യങ്ങളായി തെറ്റിദ്ധരിക്കാവുന്നതുകൊണ്ട് കാർബോ ഹൈഡ്രേറ്റ് എന്നുതന്നെ പറയുന്നതായിരിക്കും ഉചിതം

കാർബോഹൈഡ്രേറ്റ് (Carbohydrate) - ധാന്യകം

സ്റ്റാർച്ച് (Startch) - അന്നജം

പ്രോട്ടീൻ (Protein) - മാംസ്യം

ഫാറ്റ് (Fat) - കൊഴുപ്പ്

ഫൈബർ (Fiber) - നാരുകൾ

വിറ്റാമിൻ (Vitamin) - ജീവകം

മിനറൽസ് (Minerals) - ധാതുക്കൾ

ആരോഗ്യകരമായ കാർബോഹൈഡ്രേറ്റുകൾ - (ധാന്യകങ്ങൾ) (Healthy carbohydrates)

നമ്മുടെ ഒരുമാതിരിപ്പെട്ട എല്ലാ ഭക്ഷണങ്ങളിലും കാണുന്ന ഒന്നാണ് കാർബോഹൈഡ്രേറ്റുകൾ. ധാന്യങ്ങളിലും പഴവർഗ്ഗങ്ങളിലും പച്ചക്കറികളിലുമെല്ലാം വിവിധതരത്തിലും വിവിധ അളവുകളിലും കാർബോഹൈഡ്രേറ്റ് അടങ്ങിയിരിക്കുന്നു. നാരുകളായും പഞ്ചസാരയായുമെല്ലാം ഇത് കാണപ്പെടുന്നു. സ്റ്റാർച്ച് (അന്നജം) കൂടുതലടങ്ങിയതും കുറച്ചുമാത്രം അടങ്ങിയതുമായ കാർബോഹൈഡ്രേറ്റുകളുണ്ട്. ധാന്യങ്ങളിൽ ഉദാഹരണത്തിന് അരി, ഗോതമ്പ് എന്നിവയിൽ സ്റ്റാർച്ച് കൂടുതൽ അടങ്ങിയവയാണ്.

ധാന്യവർഗ്ഗങ്ങൾ കഴിക്കുമ്പോൾ അതിന്റെ കൂടെ കഴിക്കുന്ന ഭക്ഷണം, കഴിക്കുന്ന സമയം, ഇതെല്ലാം പ്രത്യേകം ശ്രദ്ധിക്കണം. ധാന്യങ്ങളും സ്റ്റാർച്ച് കൂടുതലടങ്ങിയ മറ്റെല്ലാ ഭക്ഷണങ്ങളും പൊതുവെ നിങ്ങളുടെ രക്തത്തിലെ പഞ്ചസാരയുടെ അളവ് വർദ്ധിപ്പിക്കും. അതുകൊണ്ടുതന്നെ, ഇത്തരം ഭക്ഷണങ്ങൾ എപ്പോൾ, എത്ര കഴിക്കുന്നു, എന്നതെല്ലാം പ്രധാനമാണ്. ഇതെല്ലാം നിങ്ങൾ ശ്രദ്ധിക്കുന്നുണ്ടെങ്കിൽ ധാന്യവർഗ്ഗങ്ങൾ ഒഴിവാക്കേണ്ടതില്ല. എന്നാൽ മറ്റ് അലർജികൾ എന്തെങ്കിലും ഉണ്ടെങ്കിൽ അത്തരം ധാന്യങ്ങൾ ഒഴിവാക്കണം. പക്ഷെ ധാന്യങ്ങൾ തെറ്റായ രീതിയിൽ കഴിക്കുമ്പോൾ അമിതവണ്ണത്തിനും പ്രമേഹ ത്തിനും കാരണമാകാം. ധാന്യങ്ങൾ തിരഞ്ഞെടുക്കുമ്പോൾ, റിഫൈൻഡ് കാർബോഹൈ ഡ്രേറ്റുകൾ, വളരെയേറെ പൊടിച്ചതും വ്യാവസായികാ ടിസ്ഥാനത്തിൽ ജനിതകമാറ്റ ങ്ങൾ വരുത്തിയതും, പാക്കറ്റുകളിൽ കൃത്രിമ മധുരങ്ങൾ കലർത്തി വരുന്നവയുമെല്ലാം നിർബന്ധമായും ഒഴിവാക്കണം. ഈ രീതിയിൽ വരുന്ന ധാന്യങ്ങളുടെ ഗുണനിലവാരവും പോഷകഗുണകളും കുറവായിരിക്കുകയും ചെയ്യും. അതുകൊണ്ട് ഞങ്ങൾ നിർദ്ദേശിക്കുന്നത് നമ്മുടെ സാധാരണ ചോറ് തന്നെ കഴിക്കാമെന്നാണ്. അത് തവിടുള്ളതോ

ഇല്ലാത്തതോ ഏതുമാകട്ടെ. നിങ്ങൾക്ക് ധൈര്യമായി കഴിക്കാം. പക്ഷെ ഭക്ഷണങ്ങൾ തമ്മിലുള്ള ചേർച്ചയും കഴിക്കുന്ന സമയവുമാണ് പ്രധാനം. ഗോതമ്പുകൊണ്ടുള്ള ഭക്ഷണം നിങ്ങൾക്ക് കഴിക്കാം. പക്ഷെ അലർജി ഉണ്ടെങ്കിൽ ഒഴിവാക്കണം.

പഴങ്ങൾ

പഴവർഗ്ഗങ്ങൾ എല്ലാം തന്നെ ധാരാളം ആന്റി ഓക്സിഡന്റ്സും, ഫൈറ്റോന്യൂട്രിയന്റ്സും നാരുകളും അടങ്ങിയതാണ്. ഇൻഫ്ലമേഷന് എതിരെ പ്രവർത്തിക്കുന്ന ധാരാളം ഘടകങ്ങളും ഇതിൽ അടങ്ങിയിട്ടുണ്ട്. പഴവർഗ്ഗങ്ങൾ നല്ല കടുത്ത നിറത്തിലുള്ളതാണെങ്കിൽ ഈ ഘടകങ്ങളുടെ അളവും കൂടുതലായിരിക്കും. അതുപോലെ തന്നെ ഫ്രക്ടോസും പഴവർഗങ്ങളിൽ അടങ്ങിയിരിക്കുന്നു. ഇതാണ് പഴങ്ങൾക്ക് മധുരം നൽകുന്നത്. അതുകൊണ്ടുതന്നെ അമിതവണ്ണം കുറയ്ക്കാൻ ശ്രമിക്കുന്നവരും, പ്രമേഹരോഗികളും മധുരം കൂടുതലുള്ള പഴവർഗ്ഗങ്ങൾ, ഉദാഹരണത്തിന് മാമ്പഴം, പഴുത്ത ചക്ക, തണ്ണിമത്തൻ എന്നിവ കൂടുതൽ കഴിക്കുന്നത് ഒഴിവാക്കാം. മധുരം കുറഞ്ഞ പഴവർഗ്ഗങ്ങൾ, ഉദാഹരണത്തിന് പപ്പായ, പേരയ്ക്ക, പ്ലം, നാരങ്ങാ വർഗ്ഗങ്ങൾ, കാലാകാലങ്ങളിൽ ലഭിക്കുന്ന പഴവർഗ്ഗങ്ങൾ എന്നിവ കൂടുതൽ ഉൾപ്പെടുത്തുകയും ചെയ്യാം. എന്നിരുന്നാലും നിങ്ങളുടെ ഭക്ഷണശീലങ്ങൾ നല്ല രീതിയിലാണെങ്കിൽ വല്ലപ്പോഴും മധുരം കൂടുതലുള്ള പഴവർഗ്ഗങ്ങൾ കഴിക്കുന്നതുകൊണ്ട് യാതൊരു പ്രശ്നവുമില്ല.

അമിതവണ്ണമുള്ളവരോടും പ്രമേഹരോഗികളോടും ഒരു സാധാരണ ആപ്പിളിന്റെ വലുപ്പത്തിലോ അല്ലെങ്കിൽ ഒരു കപ്പോ പഴവർഗ്ഗങ്ങൾ മാത്രം ഒരു ദിവസം കഴിച്ചാൽ മതി എന്നാണ് ഞങ്ങൾ നിർദ്ദേശിക്കുന്നത്. അതുപോലെ ഉണക്കിയ പഴവർഗ്ഗങ്ങൾ ഞങ്ങൾ അധികം നിർദ്ദേശിക്കാറുമില്ല. കാരണം അതിൽ മധുരത്തിന്റെ

അളവുകൾ കൂടുതലായിരിക്കുമെന്ന് മാത്രമല്ല, പുറമെനിന്ന് കൃത്രിമ മധുരങ്ങൾ ചേർക്കുന്നതും പതിവാണ്.

പച്ചക്കറികൾ

എല്ലാ തരത്തിലുള്ള പച്ചക്കറികളും ഇലക്കറികളും ധാരാളം ഉപയോഗിക്കാം. പഴവർഗ്ഗങ്ങളിലെ പോലെത്തന്നെ ധാരാളം ഫൈറ്റൊന്യൂട്രിയന്റ്സും വിറ്റാമിനുകളും, ധാതുക്കളും ആന്റിഓക്സിഡന്റ്സും നാരുകളും പച്ചക്കറികളിലും ഇലക്കറികളും അടങ്ങിയിരിക്കുന്നു. കാർബോഹൈഡ്രേറ്റുകൾ തന്നെയാണ് പച്ചക്കറികളിലെയും അടിസ്ഥാന ഘടകം. അതിൽത്തന്നെ സ്റ്റാർച്ച് അടങ്ങിയതും ഇല്ലാത്തതുമായ പച്ചക്കറികളുമുണ്ട്. ഇലക്കറികളെല്ലാം തന്നെ സ്റ്റാർച്ച് (അന്നജം) ഇല്ലാത്തവയാണ്. ഇവ എത്രവേണമെങ്കിലും നിങ്ങൾക്ക് ഉൾപ്പെടുത്താം. ഇലക്കറികളിൽ ശരീരത്തിനും മനസ്സിനുമാവശ്യമായ യഥാർത്ഥ മരുന്നുകൾ അടങ്ങിയിരിക്കുന്നു. ആഴ്ചയിൽ 12 തവണയെങ്കിലും ഇലക്കറികൾ ഉൾപ്പെടുത്തുവാൻ ഞങ്ങൾ ആളുകളോട് നിർദ്ദേശിക്കാറുണ്ട്. പ്രത്യേകിച്ച് ഇറച്ചിയും മത്സ്യവും കഴിക്കുമ്പോൾ കൂടെ ധാരാളം ഇലക്കറികളും പച്ചക്കറികളും കഴിക്കുന്നത് വളരെയേറെ ഗുണം ചെയ്യും. പച്ചക്കറികളിലെ പല വിറ്റാമിനുകളും കൊഴുപ്പിന്റെ സാന്നിധ്യത്തിൽ കൂടുതൽ നമ്മുടെ ശരീരത്തിലേക്ക് ആഗിരണം ചെയ്യുന്നു. അതുകൊണ്ടു തന്നെ നല്ല വെളിച്ചെണ്ണയിലോ, ഒലിവ് എണ്ണയിലോ, ബട്ടറിലോ പച്ചക്കറികൾ വഴറ്റി കഴിക്കുന്നതാണ് കൂടുതൽ നല്ലത്. കാബേജ്, ബ്രോക്കോളി, കോളിഫ്ലവർ എന്നീ ക്രൂസിഫെറസ് പച്ചക്കറികളിൽ ധാരാളം ഗ്ലുക്കോസിനോലേറ്റ് എന്ന് പറയുന്ന കാൻസറിനെ പ്രതിരോധിക്കുന്ന ഘടകങ്ങൾ അടങ്ങിയിരിക്കുന്നു. നമ്മുടെ മൊത്തത്തിലുള്ള ആരോഗ്യം സംരക്ഷിക്കുന്നതിനും ഇതെല്ലാം സഹായിക്കും.

സ്റ്റാർച്ച് അടങ്ങിയ കിഴങ്ങ് വർഗ്ഗങ്ങൾ ഉപയോഗിക്കുമ്പോൾ, അതിന്റെ കൂടെ സ്റ്റാർച്ച് അടങ്ങിയ മറ്റ് കാർബോഹൈഡ്രേറ്റുകൾ അതായത് ധാന്യങ്ങൾ അധികം

കഴിക്കരുത്. ഇത് ധാന്യങ്ങൾ മോശമായത് കൊണ്ടല്ല, രണ്ടിലും സ്റ്റാർച്ച് അടങ്ങിയതുകൊണ്ടാണ്. ഉദാഹരണത്തിന് ചോറും മീൻ കറിയും കഴിക്കാം, കപ്പയും മീൻ കറിയും കഴിക്കാം എന്നാൽ ചോറും കപ്പയും കഴിക്കരുത്. ഇവിടെ ഒരു ഭക്ഷണവും മോശമല്ല. പക്ഷെ ചേരേണ്ടത് ചേർന്നാലേ അതിൽ നിന്നുള്ള ഗുണം ശരീരത്തിന് ലഭിക്കുകയുള്ളു. സ്റ്റാർച്ച് അടങ്ങിയ പച്ചക്കറികൾ ഒഴിവാക്കണം എന്ന് ഇതിനർത്ഥമില്ല. കാരണം കിഴങ്ങ് വർഗ്ഗങ്ങളിലും ധാരാളം ആന്റിഓക്സിഡന്റ്സും, ഫൈറ്റൊന്യൂട്രിയന്റ്സും അടങ്ങിയിട്ടുണ്ട്. ബീറ്റ്റൂട്ട്, കാരറ്റ്, കോൺ, ഉരുളകിഴങ്ങ്, കപ്പ, കൂർക്ക, മത്തങ്ങ, ചേന, കാച്ചിൽ ഇതെല്ലാം ഇത്തരത്തിലുള്ള പച്ചക്കറികളാണ്.

ഇതിനു പുറമെ താഴെ പറയുന്ന ഘടകങ്ങൾ വരാവുന്ന തരത്തിലുള്ള ഭക്ഷണങ്ങളും നിങ്ങൾ ഉൾപ്പെടുത്തണം. ഈ ഘടകങ്ങൾ അടങ്ങിയ ഭക്ഷണങ്ങളെല്ലാം മുൻപ് പറഞ്ഞതുതന്നെയാണ്.

ഫൈബർ അഥവാ നാരുകൾ.

നാരുകൾ നമ്മുടെ ദഹനവ്യവസ്ഥക്കും ശരീരത്തിലെ നല്ല ബാക്ടീരിയകൾക്കും ആവശ്യമാണ്. ഇത് നിങ്ങളുടെ ശരീരം ദഹിപ്പിക്കുന്നില്ല. ഇലക്കറികൾ, പച്ചക്കറികൾ, നട്സ്, വിത്തുകൾ എന്നിവയിൽ നാരുകൾ ധാരാളമായി കാണുന്നു. ഇത് ദഹനവ്യവസ്ഥകൾ, കുടലുകൾ എന്നിവയുടെ പ്രവർത്തനം സുഗമമാക്കുന്നു. ഇത് ആമാശയത്തിൽ എത്തുമ്പോൾ വിശപ്പ് കുറഞ്ഞതായി തോന്നുന്നു. ഫൈബറുകളിൽ ധാരാളം വിറ്റാമിനുകളും, ധാതുക്കളും ഫൈറ്റൊകെമിക്കൽസും കാണുന്നു. പല ഫൈറ്റോകെമിക്കൽസും വിറ്റാമിനുകളും ആന്റി-ഓക്സിഡന്റ്സ് ആണ്. നാരുകൾ പ്രധാനമായും ദഹനവ്യവസ്ഥയിലെ ബാക്റ്റീരിയകളുടെ ആവാസവ്യവസ്ഥ മെച്ചപ്പെടുത്തുന്നതിന് സഹായിക്കുന്നു. നാരുകൾ ഈ ബാക്റ്റീരിയകളുടെ ഭക്ഷണമാണ്. ഈ

നാരുകൾ ബാക്റ്റീരിയകൾ ഭക്ഷിക്കുമ്പോൾ ഉണ്ടാകുന്ന ഒരു ഉപോല്പന്നമാണ് സ്മോൾ ചെയിൻ ഫാറ്റി ആസിഡുകൾ. ഇത് ശരീരത്തിന് നല്ല സുഖകരമായ അവസ്ഥ പ്രധാനം ചെയ്യുന്നു.മാത്രമല്ല ഭക്ഷണങ്ങളോടുള്ള ആസക്തി കുറയ്ക്കുകയും ചെയ്യുന്നു.

ആവശ്യമായ ഉപ്പ്, മുളക്, മറ്റ് സുഗന്ധവ്യഞ്ജനങ്ങൾ, എന്നിവയിലെല്ലാം ധാരാളം ആന്റി ഓക്സിഡന്റ്സ്, ഫൈറ്റോ ന്യൂട്രിയന്റ്സ് എന്നിവ അടങ്ങിയവയാണ്. അതുപോലെ ഉപ്പിലിട്ട ഭക്ഷണങ്ങൾ ഉദാഹരണത്തിന് ഉപ്പിലിട്ട മാങ്ങാ, ഉപ്പിലിട്ട പച്ചക്കറികൾ, വീട്ടിലുണ്ടാക്കുന്ന അച്ചാറുകൾ ഇവയെല്ലാം നല്ല ബാക്ടീരിയകൾ കൂടുന്നതിന് സഹായിക്കും. പുളിപ്പിച്ച ഭക്ഷണങ്ങൾ ഉദാഹരണത്തിന് ഇഡ്ഡലി, ദോശ, പഴങ്കഞ്ഞി, അപ്പം ഇത്തരം നാടൻ ഭക്ഷണങ്ങളും ശരീരത്തിന് ആവശ്യമാണ്.

ഫൈറ്റൊന്യൂട്രിയന്റ്സ്

പച്ചക്കറികളിലടങ്ങിയിരിക്കുന്ന ഫൈറ്റൊന്യൂട്രിയന്റ്സ്, ആരോഗ്യത്തെ നിലനിർത്തുവാൻ സഹായിക്കുന്ന പ്രവർത്തന ങ്ങളെ നിയന്ത്രിക്കുന്നു. ഇവ ശരീരത്തിലെ ഇൻഫ്ലമേഷൻസ് കുറയ്ക്കുകയും ശരീരത്തിൽ നിന്ന് വിഷാംശങ്ങൾ നീക്കം ചെയ്യുകയും ചെയ്യുന്നു. ഭക്ഷണം അകത്തു ചെല്ലുമ്പോഴുള്ള ഉപാപചയപ്രവർത്തങ്ങളുടെ തോത് വർദ്ധിപ്പിക്കുന്നു. ശരീരത്തിന്റെ രോഗപ്രതിരോധ ശേഷി വർദ്ധിപ്പിക്കുകയും കാൻസർ ഹൃദ്രോഗം പ്രമേഹം എന്നിവ തടയുകയും ചെയ്യും. അതുപോലെ ശരീരം വേഗത്തിൽ പ്രായമാകാതെ സംരക്ഷിക്കുന്ന ശക്തമായ ആന്റി ഓക്സിഡന്റ്സുകളും ഇവയിൽ അടങ്ങിയിട്ടുണ്ട്.

വെള്ളം

വെള്ളമാണ് അടുത്ത പ്രധാനപ്പെട്ട മറ്റൊരു അവശ്യ ഘടകം. ദിവസവും 8 മുതൽ 10 ഗ്ലാസ് വരെ വെള്ളമെങ്കിലും കുടിക്കുക. വെള്ളം ശരീരത്തിന്റെ എനർജി ലെവലുകൾ കൂട്ടുന്നു. വെള്ളം കുറയുന്നത് പലപ്പോഴും തലവേദനക്ക് കാരണമാകാം. വെള്ളം മലബന്ധം കുറയ്ക്കുന്നു. വെള്ളം നമ്മുടെ തലച്ചോറിന്റെ പ്രവർത്തനം മികച്ചതാക്കും.

വെള്ളത്തിന് പുറമെ താഴെ പറയുന്നവയെല്ലാം നിങ്ങൾക്ക് കുടിക്കാം.

- ❖ ഔഷധസസ്യങ്ങളിട്ട് തിളപ്പിച്ച വെള്ളം. ഇത് ചൂടാറിയതിന് ശേഷം ഫ്രിഡ്ജിൽ വച്ച് തണുപ്പിച്ച് ഉപയോഗിക്കാം
- ❖ ഗ്രീൻ ടീ
- ❖ ചെറുചൂട് വെള്ളത്തിൽ നാരങ്ങാ നീരും ഇഞ്ചി നീരും ഒരു ടീസ്പൂൺ വെന്ത വെളിച്ചെണ്ണയും കലർത്തി ഉപയോഗിക്കാം
- ❖ കുടിക്കുന്ന വെള്ളത്തിൽ വെള്ളരിക്ക, മിന്റ് ഇലകൾ, പൈനാപ്പിൾ കഷണങ്ങൾ എന്നിവ ഇട്ട് ഉപയോഗിക്കാം
- ❖ കട്ടൻ ചായയോ, കട്ടൻ കാപ്പിയോ ഉപയോഗിക്കാം. പക്ഷെ ഒരു ദിവസം ഒന്നോ കൂടിയാൽ രണ്ടോ കപ്പ് മാത്രം കുടിക്കുക. കാപ്പിക്ക് ധാരാളം ഗുണങ്ങൾ ഉണ്ടെങ്കിലും അധികമായാൽ അമിത രക്ത സമ്മർദ്ദം, ഹൃദയമിടിപ്പ് കൂടുക, ഉത്കണ്ഠ വർദ്ധിക്കുക, ഉറക്കം കുറയുക എന്നീ പ്രശ്നങ്ങൾക്ക് കാരണമാകും.

ചായയും കാപ്പിയും കുടിക്കുമ്പോൾ പരമാവധി പഞ്ചസാരയും പാലും ഒഴിവാക്കുന്നതാണ് നല്ലത്. അതുപോലെ നല്ല ഗുണനിലവാരമുള്ള കാപ്പി ഉപയോഗിക്കുക.

ഗ്ലൈസിമിക് ഇൻഡക്സ്

കാർബോഹൈഡ്രേറ്റുകൾ നിങ്ങൾ കഴിക്കുമ്പോൾ, അവ എങ്ങനെ നിങ്ങളുടെ രക്തത്തിലെ പഞ്ചസാരയുടെ അളവിനെ സ്വാധീനിക്കുന്നു എന്നതിനെ അനുസരിച്ച് കാർബോഹൈഡ്രേറ്റുകളെ തരം തിരിച്ചിട്ടുണ്ട്. ഇതിനെ ഗ്ലൈസിമിക് ഇൻഡക്സ് എന്ന് വിളിക്കുന്നു. 55 നും അതിനും താഴെ ഗ്ലൈസിമിക് ഇൻഡക്സ് ഉള്ള കാർബോഹൈഡ്രേറ്റുകൾ നമ്മുടെ രക്തത്തിലെ പഞ്ചസാരയുടെ അളവുകൾ വളരെയധികം കൂട്ടുകയില്ല. എന്നാൽ 70 നും അതിനുമുകളിലും ഗ്ലൈസിമിക് ഇൻഡക്സ് ആണെങ്കിൽ രക്തത്തിലെ പഞ്ചസാരയുടെ അളവുകൾ വളരെയധികം വർദ്ധിക്കും. കൂടുതൽ സ്റ്റാർച്ച് അടങ്ങിയ ഭക്ഷണങ്ങളിൽ പൊതുവെ ഗ്ലൈസിമിക് ഇൻഡക്സ് കൂടുതലായിരിക്കും. പ്രോട്ടീനും നല്ല കൊഴുപ്പുകളും ഗ്ലൈസിമിക് ഇൻഡക്സ് വളരെ കുറഞ്ഞ ഭക്ഷണങ്ങളാണ്. പഴവർഗങ്ങളിലും പച്ചക്കറികളിലും ധാന്യങ്ങളിലുമെല്ലാം ഗ്ലൈസിമിക് ഇൻഡക്സ് കൂടിയതും കുറഞ്ഞതുമായ വിവിധ തരത്തിലുള്ളതുണ്ട്. ഉദാഹരണത്തിന് ഞാൻ മുൻപ് സൂചിപ്പിച്ച പോലെ പച്ചക്കറികളിൽ, ഇലക്കറികളും ക്രൂസിഫെറസ് പച്ചക്കറികളും ഗ്ലൈസിമിക് ഇൻഡക്സ് കുറവാണെങ്കിൽ, സ്റ്റാർച്ച് കൂടുതലടങ്ങിയ കിഴങ്ങുവർഗ്ഗങ്ങൾ ഗ്ലൈസിമിക് ഇൻഡക്സ് കൂടിയ പച്ചക്കറികളാണ്. അമിതവണ്ണത്തിനും പ്രമേഹത്തിനും കാരണം നമ്മുടെ രക്തത്തിലെ പഞ്ചസാരയുടെ അനിയന്ത്രിതമായ വർദ്ധനമൂലമായതുകൊണ്ട് ഗ്ലൈസിമിക് ഇൻഡക്സ് കുറഞ്ഞ കാർബോഹൈഡ്രേറ്റുകൾ തിരഞ്ഞെടുക്കാൻ പൊതുവെ പറയാറുണ്ട്.

ഗ്ലൈസിമിക് ഇൻഡക്സ് കുറഞ്ഞ ഭക്ഷണങ്ങളുടെ ഗുണങ്ങൾ

❖ മോശം ഭക്ഷണങ്ങളോടുള്ള ആസക്തി കുറയ്ക്കുന്നു.

- ❖ രക്തത്തിലെ പഞ്ചസാരയുടെ അളവുകൾ വർദ്ധിക്കാതെ സഹായിക്കുന്നു. അതുമൂലം ശരീരത്തിലെ ഇൻസുലിന്റെ ഉല്പ്പാദനം നിയന്ത്രിക്കാൻ സാധിക്കുന്നു.
- ❖ ട്രൈഗ്ലൈസെറൈഡ്, ചീത്ത കൊളസ്ട്രോൾ എന്ന് പറയുന്ന LDL എന്നിവ കുറയുന്നു
- ❖ നല്ല കൊളസ്ട്രോൾ HDL കൂടുന്നു
- ❖ ജീവിതശൈലീ രോഗങ്ങൾ ഉദാഹരണത്തിന് പ്രമേഹം, ഹൃദ്രോഗങ്ങൾ എന്നിവ കുറയ്ക്കാൻ സഹായിക്കുന്നു
- ❖ എനർജി ലെവലുകൾ കൂടുന്നതിനും നിലനിർത്തു ന്നതിനും സഹായിക്കുന്നു. ശാരീരികവും മാനസിക വുമായ പ്രവർത്തനങ്ങൾ മെച്ചപ്പെടുത്തുവാൻ സഹായിക്കുന്നു.

താഴെ പറയുന്ന വെബ്സൈറ്റുകൾ പരിശോധിച്ചാൽ ഭക്ഷണങ്ങളുടെ ഗ്ലൈസിമിക് ഇൻഡക്സ് നിങ്ങൾക്ക് മനസ്സിലാകും.

https://www.glycemicindex.com/foodSearch.php

https://www.freeonlinecalc.com/glycemic-index-calculator.html

ഗ്ലൈസിമിക് ഇൻഡക്സ്, കാർബോഹൈഡ്രേറ്റുകളിലെ അന്നജത്തിന്റെ അളവ്, എന്നിവയെല്ലാം ശ്രദ്ധിക്കുന്നത് നല്ലതാണെങ്കിലും, വളരെ കുറഞ്ഞ ഗ്ലൈസിമിക് ഇൻഡ ക്സുള്ള ഭക്ഷണങ്ങൾ തന്നെയാണ് കഴിക്കുന്നതെങ്കിലും, കഴിക്കുന്ന സമയങ്ങളും, കൂടെ കഴിക്കുന്ന ഭക്ഷണങ്ങളും, നിങ്ങളുടെ ഉറക്കവും, രാവിലെ എഴുന്നേൽക്കുന്ന സമയ ങ്ങളും, മാനസികാവസ്ഥയുമെല്ലാം ഇത്തരം ഭക്ഷണങ്ങളുടെ ഗുണത്തെയും ശരീരത്തിന്റെ പ്രവർത്തനങ്ങളെയും ബാധിക്കും. അതുകൊണ്ടുതന്നെ ഇതെല്ലാം ഒരു പൊതുവായ അറിവിലേക്ക് നല്ലതാണെങ്കിലും നിങ്ങളുടെ ആകമാനമുള്ള ജീവിതശൈലിയും ഭക്ഷണരീതികളുമാണ് പ്രധാനം.

ആരോഗ്യകരമായ പ്രോട്ടീൻ (മാംസ്യം) (Healthy protein)

ശരീരത്തിന്റെ ആരോഗ്യത്തിന് ആവശ്യമായ അടുത്ത ഘടകമാണ് പ്രോട്ടീൻ. എല്ലാ പ്രധാന ഭക്ഷണത്തിലും പ്രോട്ടീൻ ഉൾപ്പെടുത്തുന്നത് രക്തത്തിലെ പഞ്ചസാരയുടെ സന്തുലിതാവസ്ഥ നിലനിർത്തുവാൻ സഹായിക്കുകയും മോശം ഭക്ഷണങ്ങളോടുള്ള ആസക്തി കുറയ്ക്കുകയും ചെയ്യും. മുട്ടയും മത്സ്യവും മാംസവും എല്ലാം പ്രോട്ടീൻ ധാരാളം അടങ്ങിയ ഭക്ഷണങ്ങളാണ്. മുട്ടയിൽ പ്രോട്ടീന്റെ കൂടെ നല്ല ഒമേഗ 3 കൊഴുപ്പുകളും ധാരാളം വിറ്റാമിനുകളും ധാതുക്കളും അടങ്ങിയിരിക്കുന്നു. മുട്ടയുടെ മഞ്ഞയിൽ B വിറ്റാമിനുകളും അടങ്ങിയിരിക്കുന്നു. മൽസ്യത്തിലും അതുപോലെ നല്ല പ്രോട്ടീനുകളും ഒമേഗ 3 കൊഴുപ്പും അടങ്ങിയിട്ടുണ്ട്.

പച്ചക്കറികൾ മാത്രം കഴിക്കുന്നവർക്ക് പ്രോട്ടീൻ ലഭിക്കുവാൻ നട്സും വിത്തുകളും, സോയ, ബീൻസ്, ചെറുപയർ, പരിപ്പ്, ഗ്രീൻപീസ്, വെള്ളകടല മുതലായ പയറുവർഗ്ഗങ്ങളും ക്വിനോവ പോലുള്ള ധാന്യവർഗ്ഗങ്ങളും ഉപയോഗിക്കാവുന്നതാണ്. പയറുവർഗ്ഗങ്ങൾ മുളപ്പിച്ചും അല്ലാതെയും ഉപയോഗിക്കാം. പച്ചക്കറികളിൽ ബ്രോക്കോളി, ആസ്പരാഗസ് എന്നിവയും പാലുല്പന്നങ്ങളിൽ തൈര്, മോര്, പനീർ എന്നിവയും പ്രോട്ടീൻ അടങ്ങിയ ഭക്ഷണങ്ങളാണ്.

ആരോഗ്യകരമായ കൊഴുപ്പുകൾ (Healthy fats)

പ്രോട്ടീനുകളുടെ കൂടെ പലപ്പോഴും നല്ല കൊഴുപ്പുകളും അടങ്ങിയിരിക്കുന്നു. പാചകം ചെയ്യുന്ന എണ്ണകളും നല്ല കൊഴുപ്പുകളായിരിക്കണം. പ്രോട്ടീനുകളുടെ പോലെത്തന്നെ ആവശ്യത്തിന് നല്ല കൊഴുപ്പുകൾ പ്രധാന ഭക്ഷണങ്ങളുടെ കൂടെ ഉണ്ടാകുന്നത് രക്തത്തിലെ പഞ്ചസാരയുടെ അളവ് നിയന്ത്രിക്കാൻ സാധിക്കും. തലച്ചോറിന്റെ നല്ല പ്രവർത്തനങ്ങൾക്കും നല്ല കൊഴുപ്പുകൾ ആവശ്യമാണ്.

മുൻപ് സൂചിപ്പിച്ചതുപോലെ മുട്ടയുടെ മഞ്ഞയിലെയും മൽസ്യത്തിലേയും ഒമേഗ 3 കൊഴുപ്പുകൾ നല്ല കൊഴുപ്പുകളുടെ ഒരു ശേഖരമാണ്. ഒലിവു എണ്ണ, വെളിച്ചെണ്ണ, ബട്ടർ, നെയ്യ് ഇതെല്ലാം നല്ല കൊഴുപ്പുകളാണ്. നട്സും വിത്തുകളും നല്ല കൊഴുപ്പിന്റെ മറ്റ് സ്രോതസുകളാണ്. നട്സ് കൊണ്ടുണ്ടാക്കുന്ന ബട്ടറുകൾ ഉദാഹരണത്തിന് പീനട്ട് ബട്ടർ, ബദാം ബട്ടർ ഇവയെല്ലാം നല്ല കൊഴുപ്പുകളിൽ പെടുന്നു. വെന്തവെളിച്ചെണ്ണ, പഴവർഗ്ഗങ്ങളിലെ അവക്കാഡോ അഥവാ ബട്ടർ ഫ്രൂട്ട് ഇതെല്ലാം നല്ല കൊഴുപ്പുകളടങ്ങിയവയാണ്.

വിവിധതരത്തിലുള്ള വിറ്റാമിനുകളും ധാതുക്കളും

മുൻപ് എഴുതിയ എല്ലാ ഭക്ഷണത്തിലും വിവിധ അളവുകളിൽ വിറ്റാമിനുകളും ധാതുക്കളും അടങ്ങിയിട്ടുണ്ട്. നമ്മുടെ ശരീരത്തിന്റെ പ്രവർത്തനത്തിന് ഇതെല്ലാം ആവശ്യവുമാണ്. ശരീരത്തിൽ വിറ്റാമിനുകളുടെയും ധാതുക്കളുടെയും അളവുകൾ കുറയുന്നുണ്ടെങ്കിൽ പലവിധ ശാരീരിക അസ്വസ്ഥതകളും രോഗങ്ങളും ഉണ്ടാകുകയും ചെയ്യും. അങ്ങനെയെങ്കിൽ ഡോക്ടറുടെയോ ന്യുട്രീഷനിസ്റ്റിന്റെയോ ഉപദേശ പ്രകാരം, ആവശ്യമായ പരിശോധനകൾ നടത്തി അവർ നിർദ്ദേശിക്കുന്ന അളവുകളിലും സമയങ്ങളിലും സപ്ളിമെൻറ്സ് കഴിക്കേണ്ടതായി വരാം.

എല്ലാ ഭക്ഷണത്തിലും പല അളവുകളിൽ കാർബോഹൈഡ്രേറ്റുകളും പ്രോട്ടീനും നല്ല കൊഴുപ്പുകളും നാരുകളും വിറ്റാമിനുകളും ധാതുക്കളും അടങ്ങിയിട്ടുണ്ട്. ഉദാഹരണത്തിന്, ചോറിൽ 80 മുതൽ 90 ശതമാനം കാർബോഹൈഡ്രേറ്റുകളും, 8 മുതൽ 10 ശതമാനം പ്രോട്ടീനും 2 മുതൽ 5 ശതമാനം കൊഴുപ്പുമുണ്ട്. നട്സിൽ ആണെങ്കിൽ പ്രോട്ടീനും നല്ല കൊഴുപ്പുകളും കൂടുതലാണ്. ഒപ്പം കാർബോഹൈഡ്രേറ്റുകളും നാരുകളും അടങ്ങിയിരിക്കുന്നു. ഇനി ഇറച്ചികൾ നോക്കുകയാണെങ്കിൽ, അതിൽ എല്ലാ തരത്തിലുള്ള കൊഴുപ്പുകളുമുണ്ട്. പൂരിത കൊഴുപ്പ് (Saturated fat) അപൂരിത കൊഴുപ്പ് (unsaturated fat) തുടങ്ങിയ എല്ലാ വിധത്തിലുള്ള

കൊഴുപ്പുകളും (Mono unsaturated fat, Poly unsaturated fat) വെള്ളവും ധാതുക്കളും അടങ്ങിയിട്ടുണ്ട്. ചിലർ പറയും പൂരിത കൊഴുപ്പ് നല്ലതാണ്, ചിലർ പറയും അപൂരിത കൊഴുപ്പാണ് നല്ലത്. എന്നാൽ ഇറച്ചി കഴിക്കുമ്പോൾ ഇതെല്ലാം ശരീരത്തിൽ എത്തുകയും, ശരീരം വേണ്ടവിധത്തിൽ അതിനെ വിനിയോഗിക്കുകയും ചെയ്യും. അതുകൊണ്ട് യഥാർത്ഥ ഭക്ഷണം ധൈര്യമായി കഴിക്കുക. വിവിധ തരത്തിലുള്ള ഭക്ഷണങ്ങൾ ശരീരത്തിലേക്ക് നൽകുന്നതാണ് എപ്പോഴും നല്ലത്. ഭക്ഷണങ്ങൾ തമ്മിലുള്ള സങ്കലനം വളരെ പ്രധാനപെട്ടതാണെന്ന് പറയുന്നത് അതുകൊണ്ടാണ്.

മുകളിൽ കൊടുത്തിരിക്കുന്നത് കുറച്ച് ഉദാഹരണങ്ങൾ മാത്രമാണ്. ഈ പട്ടികയിൽ, കൊടുക്കാത്ത ഭക്ഷണങ്ങളും നിങ്ങൾക്ക് കഴിക്കാം. അതിൽ കാർബോഹൈഡ്രേറ്റ്, പ്രോട്ടീൻ, കൊഴുപ്പുകൾ എന്നിവയെല്ലാം മനസ്സിലാക്കി കഴിക്കുക. ഇതെല്ലാം മനസ്സിലാക്കിയാൽ നിങ്ങൾക്ക് സ്വയം ഒരു മെനു തയ്യാറാക്കുവാനും സമയങ്ങൾ സ്വയം ക്രമീകരിക്കുവാനും സാധിക്കും

ഒഴിവാക്കേണ്ട ഭക്ഷണങ്ങൾ

ഇത്രയും ഞാൻ എഴുതിയത് കഴിക്കുവാനുള്ള ഭക്ഷണങ്ങളെ കുറിച്ചാണ്. ഇനി എഴുതുന്നത് നിർബന്ധമായും ഒഴിവാക്കേണ്ട ഭക്ഷണങ്ങളെ പറ്റിയാണ്. ഒഴിവാക്കണം എന്ന് പറയുന്ന ഭക്ഷണങ്ങളാണ് നിങ്ങൾക്ക് കൂടുതലും ഇടവിട്ട് കഴിക്കാൻ തോന്നുന്നതെങ്കിൽ അതിന്റെയർത്ഥം ഞാൻ മുകളിൽ എഴുതിയ നല്ല കാർബോഹൈഡ്രേറ്റുകളും പ്രോട്ടീനുകളും, പച്ചക്കറികളും, നല്ല കൊഴുപ്പുകളൊന്നും തന്നെ അവശ്യ സമയത്ത് നിങ്ങളുടെ ശരീരത്തിൽ വരുന്നില്ല എന്നതാണ്. അതായത് നല്ല ഭക്ഷണങ്ങളിലൂടെ നല്ല വിറ്റാമിനുകളും ധാതുക്കളും മറ്റ് അവശ്യ വസ്തുക്കളും നിങ്ങളുടെ ശരീരത്തിൽ എത്തുന്നില്ല എന്നതുതന്നെ. അപ്പോൾ നിങ്ങളുടെ ശരീരം മോശം ഭക്ഷണങ്ങൾ

ആവശ്യപ്പെട്ടുകൊണ്ടിരിക്കും. നിങ്ങൾ മോശം ഭക്ഷണങ്ങൾ കഴിക്കുവാൻ പ്രേരിതരായി തീരുകയും ചെയ്യും. ശരീരത്തിലേക്ക് ആവശ്യമായ പോഷകാംശങ്ങൾ കിട്ടിയില്ലെങ്കിൽ നിങ്ങളുടെ തലച്ചോർ ഭക്ഷണത്തിനായി നിങ്ങളെ പ്രകോപിപ്പിക്കും. അതുകൊണ്ടാണ്, അമിതവണ്ണം സത്യത്തിൽ തലച്ചോറിന്റെ ഒരു അസുഖമാണെന്ന് പറയുവാൻ കാരണം. അതുപോലെ തന്നെ അത്തരം സന്ദർഭങ്ങളിൽ കൃത്രിമമായതും, ധാരാളം മധുരമടങ്ങിയതും, പോഷകാംശങ്ങൾ തീരെയില്ലാത്തതുമായ പാക്കറ്റ് ഭക്ഷണങ്ങളും, ജ്യൂസുകളും, ധാരാളം ഫ്രക്ടോസ് സിറപ്പ് അടങ്ങിയ പാനീയങ്ങളും നിങ്ങൾ തിരഞ്ഞെടുക്കും. അതായത് സമയത്തിന് നിങ്ങൾ പോഷകാംശങ്ങൾ അടങ്ങിയ ഭക്ഷണം കഴിക്കുന്നില്ലെങ്കിൽ, ശരീരത്തിന് ആവശ്യമായ ഊർജ്ജം കുറയുകയും, എങ്ങനെയെങ്കിലും ഊർജ്ജം ശരീരത്തിൽ എത്തിക്കുവാൻ ശരീരം ആവശ്യപ്പെടുകയും ചെയ്യും. അത്തരം അവസരങ്ങളിൽ നിങ്ങൾ യഥാർത്ഥ ഭക്ഷണങ്ങളെക്കാൾ കൃത്രിമ ഭക്ഷണങ്ങളോ കൃത്രിമ മധുരമടങ്ങിയ ഭക്ഷണങ്ങളോ കഴിക്കുവാൻ ശ്രമിക്കും. ഇത്തരം രാസവസ്തുക്കളും കൃത്രിമ നിറക്കൂട്ടുകളും അടങ്ങിയ ഭക്ഷണങ്ങളിൽ പോഷകാംശങ്ങൾ ഒന്നും തന്നെ ഉണ്ടായിരിക്കുകയില്ല. പക്ഷെ ധാരാളം മോശം കലോറി ഈ ഭക്ഷണങ്ങളിൽ അടങ്ങിയിരിക്കും. കലോറിയേക്കാൾ പോഷകാംശങ്ങളാണ് ശരീരത്തിന് പ്രവർത്തിക്കാൻ ആവശ്യം. അതുകൊണ്ടുതന്നെ ഇത്തരം ഭക്ഷണം കഴിച്ച് അൽപ സമയത്തിനുള്ളിൽ വീണ്ടും നിങ്ങളുടെ വിശപ്പ് കൂടുകയും വീണ്ടും മോശം ഭക്ഷണം തന്നെ കഴിക്കുകയും ചെയ്യും. ശരീരത്തിലേക്ക് ആവശ്യത്തിനുള്ള പോഷകാംശങ്ങൾ ലഭിച്ചാൽ മാത്രമേ നമ്മുടെ തലച്ചോറിന് സംതൃപ്തി ലഭിക്കുകയുള്ളു. ആ സംതൃപ്തി എപ്പോഴും ലഭിക്കുന്നത് യഥാർത്ഥ ഭക്ഷണങ്ങളിലൂടെയാണ്. കാരണം നല്ല ഭക്ഷണങ്ങളിലാണ് എല്ലാ വിറ്റാമിനുകളും ധാതുക്കളും

പ്രോട്ടീനും കാർബോഹൈഡ്രേറ്റുകളും കൊഴുപ്പും അടങ്ങിയിരിക്കുന്നത്.

ഇതിൽനിന്നും നിങ്ങൾ മനസ്സിലാക്കേണ്ട പ്രധാനപ്പെട്ട കാര്യം, ഭക്ഷണം കഴിക്കുന്നതുകൊണ്ടല്ല നിങ്ങൾ വണ്ണം വക്കുന്നത്, മറിച്ച് വിശപ്പ് വരുമ്പോൾ നല്ല ഭക്ഷണം കഴിക്കാതിരുന്ന്, പിന്നീട് മോശം ഭക്ഷണങ്ങൾ കഴിക്കാൻ പ്രേരിപ്പിക്കുന്ന നമ്മുടെ മാനസികാവസ്ഥയാണ്. ആ മാനസികാവസ്ഥയെ പിൻതള്ളണമെങ്കിൽ, നല്ല ഭക്ഷണം സമയത്തിന് കഴിക്കുവാൻ സാധിക്കണം. അല്ലാതെ, അവിടെ നിങ്ങളുടെ വിൽപവറിനെ വിശ്വസിച്ച് ഭക്ഷണം ഒഴിവാക്കിയാൽ, രാത്രി വരെയൊക്ക ചിലപ്പോൾ പിടിച്ചു നിൽക്കാം, അതുകഴിഞ്ഞാൽ വലിച്ച് വാരി കഴിക്കുകയും ചെയ്യും.

അത് കൊണ്ടാണ് അമിതവണ്ണത്തിനെ പോഷകാഹാരങ്ങളുടെ കുറവാണ് എന്നും പറയുന്നത്. സമയാസമയങ്ങളിൽ നല്ല ഗുണമേന്മയുള്ള ഭക്ഷണം കഴിച്ചാൽ, ഭക്ഷണത്തിനോടുള്ള ആസക്തി കുറയുകയും, ഒരു വിൽപവറിന്റെയും സഹായമില്ലാതെ അമിതവണ്ണം കുറയുകയും ആരോഗ്യം മെച്ചപ്പെടുകയും ചെയ്യും.

താഴെ പറയുന്ന ഭക്ഷണങ്ങൾ പരമാവധി ഒഴിവാക്കാൻ ശ്രമിക്കുക. നമ്മുടെ സമൂഹത്തിൽ ഇക്കാലത്തു ജീവിക്കുമ്പോൾ ഇതത്ര എളുപ്പമുള്ള കാര്യമല്ല. എന്നിരുന്നാലും പരമാവധി ഇതിനായി പരിശ്രമിക്കുക. ഇത്തരം ഭക്ഷണങ്ങൾ ഒഴിവാക്കുന്നത് നിങ്ങളുടെ ആരോഗ്യം മെച്ചപ്പെടുത്തുവാൻ സഹായിക്കും. ഇത്തരം ഭക്ഷണങ്ങൾ ഒഴിവാക്കുന്നതിലൂടെ ശരീരം അതിന്റെ പ്രവർത്തനത്തിന്റെ താളക്രമം തിരിച്ചുപിടിക്കുകയും അമിതവണ്ണം, ഭക്ഷണത്തോടുള്ള ആസക്തി എന്നിവ കുറയ്ക്കുകയും ചെയ്യും.

നല്ല ഭക്ഷണങ്ങൾ ശരീരത്തെ സുഖപ്പെടുത്തുന്നത് പോലെ തന്നെ മോശം ഭക്ഷണങ്ങളും അതിൽ

അടങ്ങിയിരിക്കുന്നവയും ശരീരത്തെ അസുഖങ്ങളിലേക്ക് തള്ളി വിടുകയും ചെയ്യുന്നു.

താഴെ കൊടുത്തിരിക്കുന്ന പട്ടികയിൽ പറയുന്നവയിൽ പലതും വളരെ ആരോഗ്യപരമാണെന്ന് വിശ്വസിച്ചു കഴിക്കുന്നതാണ്. ഞാൻ മുൻപ് പറഞ്ഞതുപോലെ ആരും തന്നെ അറിഞ്ഞുകൊണ്ട് മോശം ഭക്ഷണം കഴിക്കാറില്ലല്ലോ. അതുകൊണ്ടുതന്നെ ഇത്തരം ഭക്ഷണങ്ങളെ കുറിച്ചുള്ള വ്യക്തമായ അറിവുകൾ നിങ്ങൾക്കും നിങ്ങളുടെ മക്കൾക്കും ഉണ്ടായിരിക്കണം. നിങ്ങൾ ഒരു പാക്കറ്റ് ഭക്ഷണം കാണുമ്പോൾ പാക്കറ്റിന്റെ പുറത്തു അതിലടങ്ങിയിരിക്കുന്ന പദാർത്ഥങ്ങളുടെ വിവരണങ്ങൾ കണ്ടിട്ടുണ്ടാകുമല്ലോ? അതെപ്പോഴും വായിക്കാൻ സമയം കണ്ടെത്തണം. ചില പാക്കറ്റുകളിൽ രാസവസ്തുക്കളുടെ നീണ്ട പട്ടികതന്നെ കാണാം. അങ്ങനെയാണെങ്കിലും ആ പട്ടിക വായിച്ചു നിങ്ങൾക്ക് മനസ്സിലാകുന്ന ഒന്നുമില്ലെങ്കിൽ അത് യഥാർത്ഥ ഭക്ഷണമല്ല എന്ന് തന്നെ ഉറപ്പിക്കാം. നിങ്ങൾക്ക് പരിചയമില്ലാത്ത വസ്തുക്കളുടെ പേരുകളാണ് അതിൽ കാണുന്നതെങ്കിൽ ഇത്തരം ഭക്ഷണം പോലെയിരിക്കുന്നവ ഉപേക്ഷിക്കുന്നതാണ് നല്ലത്. കാരണം അവയൊന്നും യഥാർത്ഥ ഭക്ഷണങ്ങളെല്ല. നല്ല ഭക്ഷണങ്ങൾക്ക് ഇത്തരം നീണ്ട ലിസ്റ്റുകളൊന്നും കാണില്ല. പാക്കറ്റുകളിൽ നമുക്ക് ലഭിക്കുന്ന ഭക്ഷണങ്ങൾ പലതും രാസവസ്തുക്കളാൽ നിറഞ്ഞതും യഥാർത്ഥ പഞ്ചസാരയുടെ രാസഘടനയിലും രുചിയിലും മാറ്റങ്ങൾ വരുത്തിയതും നമ്മുടെ ശീലങ്ങൾ ആക്കി മാറ്റുന്നതുമായ ജനതിക മാറ്റങ്ങൾ വരുത്തിയതുമാണ്. വ്യാവസായികാടിസ്ഥാനത്തിൽ ഉല്പാദിപ്പിക്കുന്ന ഇത്തരം ഭക്ഷണങ്ങളിൽ, റിഫൈൻഡ് കാർബോഹൈഡ്രേറ്റുകൾ, കൂടുതൽ സ്റ്റാർച്ച്, കൂടുതൽ ഫ്രക്ടോസ് സിറപ്പ്, യഥാർത്ഥ കൊഴുപ്പിന് പകരം ചേർക്കുന്ന രാസവസ്തുക്കൾ, നിറവും രുചിയും കൂട്ടാനുപയോഗിക്കുന്ന മറ്റ് രാസപദാർത്ഥങ്ങൾ എന്നിവയെല്ലാം അടങ്ങിയിരിക്കുന്നു. ഇവയെല്ലാം ശരീരത്തിന്, പ്രത്യേകിച്ച്, നമ്മുടെ കുടലിനുള്ളിലെ,

ജീവാണുക്കളുടെ ആവാസ വ്യവസ്ഥ തകരാറിലാക്കുന്നു. ഇത് പലതരം രോഗങ്ങൾക്കും കാരണമാകുന്നു. ഓട്ടോ ഇമ്മ്യൂൺ രോഗങ്ങൾ, അതായത് ശരീരം ശരീരത്തിനെതിരായി തന്നെ പ്രവർത്തിക്കുന്ന രോഗങ്ങൾക്ക് കാരണമാകുന്നു. പലതരം അലർജികൾ, ആർത്രൈറ്റിസുകൾ, വിഷാദ രോഗങ്ങൾ, ന്യൂ ജനറേഷൻ അസുഖങ്ങളായ, അൽഷിമേഴ്സ്, ഡിമെൻഷ്യ, ഇവയുടെയെല്ലാം കാരണമായി പറയുന്നതും ഇത്തരം മോശം ഭക്ഷണങ്ങളുടെ വലിയ തോതിലുള്ള ഉപയോഗമാണ്. ചുരുക്കം പറഞ്ഞാൽ, ഞാൻ എന്ത് കഴിക്കുന്നു, അതാണ് ഞാൻ. അതനുസരിച്ചാണ് എന്റെ സ്വഭാവവും നിയന്ത്രിക്കപ്പെടുന്നത്. പല പുതിയ പഠനങ്ങളും* കാണിക്കുന്നത്, ഇത്തരം മോശം ഭക്ഷണങ്ങളുടെ തുടർച്ചയായ ഉപയോഗം കുട്ടികളിൽ, സ്വഭാവവൈകല്യങ്ങൾക്കും, പഠനനിലവാര തകർച്ചക്കും, അമിതവണ്ണത്തിനും കാരണമാകുന്നു എന്നാണ്.

*A macroepigenetic approach to identify factors responsible for the autism epidemic in the United States. Clinical Epigenetics volume 4, Article number: 6 (2012)

https://clinicalepigeneticsjournal.biomedcentral.com/articles/10.1186/1868-7083-4-6

പുറമെ നിന്ന് നോക്കുമ്പോൾ ഇതെല്ലാം ചിലവുകുറഞ്ഞതും സൗകര്യപ്രദവുമാണ്. പക്ഷെ ഇതിന്റെ യഥാർത്ഥ ചിലവുകൾ വരുന്നത്, ഇത്തരം ഭക്ഷണ പദാർത്ഥങ്ങൾ നമ്മുടെ ആരോഗ്യത്തെ നശിപ്പിക്കുമ്പോഴാണ്.

കൂടുതൽ മധുരമടങ്ങിയതും, കൃത്രിമ മധുരങ്ങൾ അടങ്ങിയതുമായ ഭക്ഷണങ്ങളുടെയും പാനീയങ്ങളുടെയും ഉപയോഗം ഈ കാലഘട്ടത്തിൽ വളരെ കൂടുതലാണ്. വെളുത്ത പഞ്ചസാരയിൽ മാത്രമല്ല, നമ്മൾ കഴിക്കുന്ന എല്ലാ ഭക്ഷണത്തിലും പഞ്ചസാര അടങ്ങിയിരിക്കുന്നു. ചോറിലും ബ്രഡിലും പച്ചക്കറികളിലും പഴവർഗങ്ങളിലും എല്ലാം. അതിനു പുറമെ നമ്മൾ പുറമെനിന്ന് വാങ്ങിച്ചു കഴിക്കുന്ന കൃത്രിമ മധുരങ്ങളും, ഫ്രക്ടോസ് സിറപ്പ് അമിതമായി

അടങ്ങിയ പാനീയങ്ങളും ഭക്ഷണങ്ങളും എല്ലാം പഞ്ചസാര അടങ്ങിയതാണ്. പണ്ട് ഇത്തരത്തിലുള്ള കൃത്രിമ മധുരങ്ങളും, കൂടുതൽ ഫ്രക്ടോസ് സിറപ്പുകൾ അടങ്ങിയവയും ഉണ്ടായിരുന്നില്ല. അതുകൊണ്ട് പ്രകൃതിയിൽ നിന്നുള്ള സാധാരണ ഭക്ഷണങ്ങളിൽ നിന്ന് ലഭിക്കുന്ന പഞ്ചസാര മാത്രമാണ് നമ്മുടെ ശരീരത്തിൽ കൂടുതൽ വന്നിരുന്നത്. എന്നാൽ ഇന്ന് ചോറ് കഴിച്ചു കഴിഞ്ഞു അതിന്റെ കൂടെ ഇത്തരം മോശം മധുരങ്ങളും കഴിക്കുന്നു. ഏത് തരത്തിലുള്ള മധുരങ്ങളായാലും രക്തത്തിലെ പഞ്ചസാരയുടെ അളവ് വർദ്ധിപ്പിക്കുന്നു. അതുമൂലം നമ്മുടെ ശരീരം കൂടുതൽ ഇൻസുലിൻ ഉത്പാദിപ്പിക്കുകയും ചെയ്യുന്നു.

അതുകൊണ്ടുതന്നെ 'ആരോഗ്യകരമായ പഞ്ചസാര' (healthy sugar) എന്നൊന്നില്ല. എല്ലാ മധുരങ്ങളും നമ്മുടെ ശരീരത്തിലെത്തിയാൽ ഒരേപോലെയാണ് പ്രവർത്തിക്കുന്നത്. അത് ഏതുതരം മധുരമായാലും, പഞ്ചസാരയായാലും ശർക്കരയായാലും തേൻ ആയാലും, കരിമ്പിൽ ജ്യൂസ് ആയാലും ഒരുപോലെതന്നെ. വല്ലപ്പോഴും അല്പം മധുരം ഉപയോഗിച്ചിരുന്ന പണ്ടുകാലത്തെ പോലെയല്ല ഇപ്പോൾ. എന്തിനും ഏതിനും ധാരാളം മധുരം ഇന്ന് നമ്മൾ ഉപയോഗിക്കുന്നു. കൂടുതലും കൃത്രിമമായാ മധുരങ്ങൾ.

പഞ്ചസാര കൂടുതൽ കഴിക്കുമ്പോൾ ശരീരത്തിന് എന്ത് സംഭവിക്കുന്നു എന്ന് നമുക്ക് പരിശോധിക്കാം

- ❖ റിഫൈൻഡ് കാർബോഹൈഡ്രേറ്റുകളും, മറ്റ് മധുരങ്ങളും, കൃത്രിമ മധുരങ്ങളും, ഫ്രക്ടോസ് സിറപ്പുകളും കഴിക്കുമ്പോൾ നമ്മുടെ രക്തത്തിലെ പഞ്ചസാരയുടെ അളവ് ക്രമാതീതമായി വർദ്ധിക്കുന്നു.

- ❖ നമ്മുടെ ശരീരം കൂടുതൽ ഇൻസുലിൻ ഉല്പാദിപ്പിക്കുന്നു

- ഇൻസുലിൻ ഇങ്ങനെ എപ്പോഴും കൂടുതലായി ഉല്പാദിപ്പിക്കുന്നത് വയറിനുചുറ്റും കൊഴുപ്പ് അടിയുന്നതിന് കാരണമാകുന്നു. ഒപ്പം നമുക്ക് ഇടക്കിടെ വിശപ്പ് അനുഭവപ്പെടുകയും മധുരത്തോട് അടങ്ങാത്ത ആസക്തി ഉണ്ടാക്കുകയും ചെയ്യുന്നു.

- അതുപോലെ ഫ്രക്ടോസ് സിറപ്പ് അമിത അളവിലുള്ള പാനീയങ്ങളും ഭക്ഷണങ്ങളും കഴിക്കുന്നത് മൂലം കരളിന്റെ കൊളെസ്ട്രോൾ ഉത്പാദനം കൂടുതലാകുന്നു. ഇതിനെ ലിപോജെനെസിസ് എന്ന് വിളിക്കുന്നു. ചീത്ത കൊളസ്ട്രോൾ എന്ന് നമ്മൾ വിളിക്കുന്ന LDL കൂടുകയും, നല്ല കൊളസ്ട്രോൾ എന്ന് നമ്മൾ വിളിക്കുന്ന HDL കുറയുകയും ചെയ്യുന്നു. ഇതിന്റെ കൂടെ ട്രൈഗ്ലിസറൈഡ് ക്രമാതീതമായി കൂടുകയും ചെയ്യുന്നു. ഇത് ഫാറ്റി ലിവറിന് കാരണമാകുന്നു. ഇതിനെ നോൺ ആൾക്കഹോളിക് ഫാറ്റി ലിവർ എന്ന് വിളിക്കുന്നു. അതായത് മദ്യപാനമല്ലാതെ ഉണ്ടാകുന്ന ഫാറ്റി ലിവർ.

മുകളിൽ പറഞ്ഞ കാര്യങ്ങളെല്ലാം സ്ഥിരമായി ആവർത്തിക്കുമ്പോൾ ശരീരത്തിന്റെ ഇൻസുലിൻ പ്രതിരോധം കൂടുന്നു. അതായത് ശരീരത്തിൽ ഇൻസുലിന്റെ പ്രവർത്തനം ശരിയായ രീതിയിൽ നടക്കാതെ വരുന്നു. അപ്പോൾ രക്തത്തിലെ പഞ്ചസാരയെ നിയന്ത്രിക്കാൻ കൂടുതൽ കൂടുതൽ ഇൻസുലിൻ ശരീരം ഉല്പാദിപ്പിക്കേണ്ടി വരുന്നു. ഇതെല്ലാം ജീവിത ശൈലീ രോഗങ്ങളായ ഹൃദ്രോഗം, ടൈപ്പ് 2 പ്രമേഹം, അമിത രക്തസമ്മർദ്ദം, സ്ട്രോക്ക് (തളർവാതം) കാൻസറുകൾ, ഡിമെൻഷ്യ എന്നിവയ്ക്ക് കാരണമാകുന്നു, അങ്ങനെ കൂടുതൽ കൂടുതൽ ഇൻസുലിൻ ശരീരത്തിൽ ഉല്പാദിപ്പിക്കുന്നതിനനുസരിച്ച് വയറിനു ചുറ്റുമുള്ള കൊഴുപ്പ് കൂടിക്കൊണ്ടിരിക്കുന്നു. ആന്തരികാവയവങ്ങളെ ചുറ്റിയുള്ള കൊഴുപ്പും ക്രമാതീതമായി കൂടുന്നു. ശരീരത്തിലെ

ഇൻഫ്ലമേഷൻ കൂടുന്നു. ഇതെല്ലാമാണ് ഭൂരിഭാഗം അസുഖങ്ങൾക്കും കാരണം.

ചിലർക്ക് മുഴുവനായി പ്രമേഹത്തിലേക്ക് മാറിയില്ലെങ്കിലും ഇത്തരം ഇൻസുലിൻ പ്രതിരോധം ഹാർട്ട് അറ്റാക്കിനും സ്ട്രോക്കിനും കാൻസറുകൾക്കും കാരണമാകുന്നു.

അതുകൊണ്ടുതന്നെ ഇത്തരം മധുരം കൂടുതൽ അടങ്ങിയ ഭക്ഷണങ്ങളും കൃത്രിമ മധുരങ്ങളും ഫ്രക്ടോസ് സിറപ്പുകളുടെ അമിതോപയോഗവും ഒഴിവാക്കുക.

Consumption of Fructose and High Fructose Corn Syrup Increase Postprandial Triglycerides, LDL-Cholesterol, and Apolipoprotein-B in Young Men and Women

Kimber L. Stanhope, Andrew A. Bremer, Valentina Medici, Katsuyuki Nakajima, Yasuki Ito, Takamitsu Nakano, Guoxia Chen, Tak Hou Fong, Vivien Lee, Roseanne I. Menorca, Nancy L. Keim, and Peter J. Havel

https://www.ncbi.nlm.nih.gov/pmc/articles/PMC3200248/

Dietary Fructose and Glucose Differentially Affect Lipid and Glucose Homeostasis1–3

Ernst J. Schaefer,4,* Joi A. Gleason,4 and Michael L. Dansinger5

https://www.ncbi.nlm.nih.gov/pmc/articles/PMC26
82989/

Fructose consumption increases risk factors for heart disease: Study suggests US Dietary Guideline for upper limit of sugar consumption is too high

Date:July 28, 2011Source:The Endocrine Society

https://www.sciencedaily.com/releases/2011/07/1107280825
58.htm

ഇനി നിങ്ങൾ, നിങ്ങളുടെ ഭക്ഷണരീതികളെല്ലാം വളരെ ശരിയായി പിന്തുടരുന്ന വ്യക്തിയാണെങ്കിൽ, കൂടുതൽ മധുരം ഉപയോഗിക്കാത്ത വ്യക്തിയാണെങ്കിൽ വല്ലപ്പോഴും നിങ്ങൾക്ക് മധുരം കഴിക്കണമെന്ന് തോന്നുന്നുണ്ടെങ്കിൽ, സാധാരണ ലഭിക്കുന്ന പഞ്ചസാരയോ, ശർക്കരയോ, തേനോ ഉപയോഗിക്കാവുന്നതാണ്. ആവശ്യത്തിനുമാത്രം ഉപയോഗിക്കുക. എപ്പോഴുമാകരുതെന്ന് മാത്രം

കൂടുതൽ മധുരമടങ്ങിയതും കൃത്രിമ മധുരപാനീയങ്ങളും തീർത്തും ഒഴിവാക്കണം.

പഴങ്ങളെ കുറിച്ച് അല്പം

പഴങ്ങളും പഴച്ചാറുകളും ഉപയോഗിക്കാമെങ്കിലും പഴവർഗ്ഗങ്ങൾ ജ്യൂസ് ആക്കാതെ കഴിക്കുന്നതാണ് ഉത്തമം. പഠനങ്ങൾ പറയുന്നത്, പഴവർഗങ്ങളുടെ അമിതമായ ഉപയോഗം, അതായത് പലരും അത്താഴ സമയത്തും പ്രാതലിനുമെല്ലാം മറ്റ് നല്ല ഭക്ഷണങ്ങൾ ഒഴിവാക്കി പഴവർഗ്ഗങ്ങൾ മാത്രം കഴിക്കുന്നത് നല്ലതല്ലായെന്നാണ്. കാരണം പഴവർഗങ്ങളിലെ ഫ്രക്ടോസ് അമിതമായാലും കരളിനെ മോശമായി ബാധിക്കുന്നു. അതുകൊണ്ട് പഴവർഗ്ഗങ്ങൾ കഴിക്കുമ്പോഴും ആവശ്യത്തിന് മാത്രം കഴിക്കുവാൻ ശ്രദ്ധിക്കണം. പഴവർഗങ്ങളിൽ നിന്ന് ശരീരത്തിനാവശ്യമായ പ്രോട്ടീനും നല്ല കൊഴുപ്പുകളും കിട്ടുന്നില്ല. അതുകൊണ്ടുതന്നെ അമിതഭാരം കുറയ്ക്കാൻ പഴവർഗ്ഗങ്ങൾ മാത്രം കഴിക്കുന്ന രീതികൾ പിന്തുടരുന്നവർക്ക് ഭാരം കുറയുന്നത് പേശികളിൽ നിന്നായിരിക്കും. അതുപോലെ അമിതമായി പഴവർഗങ്ങളുടെ ഉപയോഗം ട്രൈഗ്ലിസ റൈഡുകൾ കൂടുന്നതിനും കാരണമാകുന്നുവെന്ന് പഠനങ്ങൾ ചൂണ്ടികാണിക്കുന്നു. കാരണം പഴവർഗങ്ങളിൽ അടങ്ങിയിരിക്കുന്ന പഞ്ചസാരയുടെ മറ്റൊരു രൂപമായ ഫ്രക്ടോസിന്റെ ഉപാപചയം കരളിലാണ് നടക്കുന്നത്. ഫ്രക്ടോസിന്റെ അളവ് കൂടുതലാകുമ്പോൾ കരൾ അതിനെ ട്രൈഗ്ലിസറൈഡ് ആയി മാറ്റുകയും രക്തത്തിലെ ട്രൈഗ്ലിസറൈഡ് അളവുകൾ കൂടുകയും ചെയ്യുന്നു. അതുകൊണ്ട് പ്രമേഹമുള്ളവർക്കും പഴവർഗങ്ങളുടെ ദീർഘകാല ഉപയോഗം ദോഷം ചെയ്യും

കൃത്രിമ മധുര പാനീയങ്ങളിലും എനർജി പാനീയങ്ങളിലും പാക്കറ്റിൽ വരുന്ന പാനീയങ്ങളിലും കുട്ടികളുടെ ആരോഗ്യത്തിനാണെന്ന് പറയുന്ന പാനീയങ്ങളിലും ധാരാളം കൃത്രിമ മധുരങ്ങളും, ഫ്രക്ടോസ്

സിറപ്പുകളും അടങ്ങിയിട്ടുണ്ട്. ഇതെല്ലാം കാലക്രമേണ കുട്ടികളിൽ ഇൻസുലിൻ പ്രതിരോധം വർദ്ധിപ്പിക്കുകയും പ്രമേഹം, ഫാറ്റി ലിവർ എന്നിവക്ക് കാരണമാകുകയും ചെയ്യും. ഇത്തരം പാനീയങ്ങൾ എത്ര കുടിച്ചാലും സംതൃപ്തി ലഭിക്കാത്ത അവസ്ഥയിൽ നമ്മൾ എത്തുകയും ചെയ്യും.

അടുത്തതായി കൃത്രിമ മധുരങ്ങൾ ഒഴിവാക്കുക. പലരും പഞ്ചസാരക്ക് പകരമായും കൃത്രിമ മധുരങ്ങൾ ഉപയോഗിക്കുന്നത് കണ്ടിട്ടുണ്ട്. സാധാരണ പഞ്ചസാരയേക്കാൾ അപകടകാരികളാണ് ഇത്. തടി കുറയ്ക്കുന്നവരും പ്രമേഹമുള്ളവരും ഇത് സാധാരണയായി ഉപയോഗിക്കുന്നത് കാണാം. കലോറിയില്ല എന്ന ഒരു ധാരണയിലാണ് പലരും ഇത് ഉപയോഗിച്ചു വരുന്നത്. എന്നാൽ പല പഠനങ്ങളും കാണിക്കുന്നത് ഇത്തരം കൃത്രിമ മധുരങ്ങൾ ശരീരത്തിന് ആകമാനം ദോഷം ചെയ്യുന്നു എന്നാണ്. ഇത്തരം മധുരങ്ങൾ നമ്മുടെ ഭക്ഷണത്തോടുള്ള ആസക്തി കൂട്ടുന്നു. ശരീരഭാരം യഥാർത്ഥത്തിൽ കൂടുകയാണ് ഇവിടെ സംഭവിക്കുന്നത്. കൃത്രിമ മധുരങ്ങൾ സ്ഥിരമായി ഉപയോഗിക്കുന്നത് പ്രമേഹത്തിന് കാരണമാകുന്നു. ലോകം മുഴുവനും പ്രമേഹമുള്ളവർ ഉപയോഗിക്കുന്നതാണ് ഇതെന്ന് ഓർക്കണം. മാത്രമല്ല നമ്മുടെ ദഹനവ്യവസ്ഥയിലെ നല്ല ബാക്ടീരിയകൾ നശിക്കുവാൻ കൃത്രിമമധുരങ്ങളിലെ രാസവസ്തുക്കൾ കാരണമാകുന്നു. അസ്പാർടെം, അസൾഫയേം, സുക്രലോസ്, മാലിറ്റോൾ, സയിലിറ്റോൾ എന്നിങ്ങനെയുള്ള രാസവസ്തുക്കളാണ് കൃത്രിമ മധുരങ്ങളിൽ കൂടുതലായും അടങ്ങിയിരിക്കുന്നത്.

The Association Between Artificial Sweeteners and Obesity.

Pearlman M1, Obert J2, Casey L3.

https://www.ncbi.nlm.nih.gov/pubmed/29159583

The truth about artificial sweeteners – Are they good for diabetics?

Vikas Purohit and Sundeep Mishra

https://www.ncbi.nlm.nih.gov/pmc/articles/PMC5903011/

അപ്പോൾ മധുരം ഇല്ലാതെ എങ്ങനെ ജീവിക്കും എന്നായിരിക്കും നിങ്ങൾ ചിന്തിക്കുന്നത്. പ്രകൃതിദത്തമായ എല്ലാ ഭക്ഷണത്തിലും ആവശ്യത്തിനുള്ള മധുരം അടങ്ങിയിരിക്കുന്നു. പഴവർഗങ്ങളിലും പച്ചക്കറികളിലും ധാരാളം മധുരം അടങ്ങിയിട്ടുണ്ട്. കാരറ്റ്, കാബ്ബേജ്, ബീറ്റ്റൂട്ട്, തക്കാളി തുടങ്ങിയവയെല്ലാം നല്ല മധുരമുള്ള പച്ചക്കറികളാണ്. പക്ഷേ ഇന്നത്തെ നമ്മുടെ അവസ്ഥ കൃത്രിമ മധുരങ്ങൾ കൂടുതൽ കഴിക്കുന്നതുമൂലം നമ്മുടെ രുചിഗ്രന്ഥികളുടെ പ്രവർത്തനങ്ങൾ മോശമായിരിക്കുന്നു എന്നതാണ്. അതുകൊണ്ട് 21 ദിവസത്തേക്കെങ്കിലും ഇത്തരം കൃത്രിമ മധുരങ്ങളും, അമിതമായ മധുരമടങ്ങിയ ഭക്ഷണങ്ങളും ഒഴിവാക്കുക.നമ്മുടെ ശരിയായ രുചിയെ തിരിച്ചറിയുവാൻ ഇത് സഹായിക്കും. ഇത്തരം കൃത്രിമ ഭക്ഷണങ്ങളും പാനീയങ്ങളും ഇല്ലെങ്കിലും വളരെ സന്തോഷത്തോടെ ഭക്ഷണം കഴിക്കുവാൻ നമുക്ക് സാധിക്കും. നല്ല ഭക്ഷണങ്ങൾ കഴിക്കുമ്പോൾ, മോശമായതും അമിത മധുരമടങ്ങിയതുമായ ഭക്ഷണങ്ങൾ കഴിക്കുവാൻ നിങ്ങൾക്ക് തോന്നുകയില്ല. അതാണ് നമ്മുടെ ശരീരത്തിന്റെ പ്രത്യേകത.

അടുത്തതായി ശ്രദ്ധിക്കേണ്ടതും ഒഴിവാക്കേണ്ടതും മോശമായ കൊഴുപ്പുകളാണ്. കൊഴുപ്പുകളെ കുറിച്ചുള്ള തർക്കങ്ങൾ ഇപ്പോഴും തുടർന്നുകൊണ്ടിരിക്കുന്നു. അതവിടെ നടക്കട്ടെ. നിങ്ങൾ ഒഴിവാക്കേണ്ട രണ്ട് പ്രധാന മോശം കൊഴുപ്പുകളാണ് ട്രാൻസ് ഫാറ്റുകളും, റിഫൈൻഡ് വെജിറ്റബിൾ ഓയിലുകളും. ഇത് രണ്ടും ശരീരത്തിന് വളരെയധികം ദോഷം ചെയ്യുന്നുവെന്ന് പഠനങ്ങൾ കാണിക്കുന്നു. കൃത്രിമ മധുരങ്ങളുടെ കാര്യം പറഞ്ഞതുപോലെ ദോഷകരമാണ് ട്രാൻസ് ഫാറ്റുകൾ. നമ്മുടെ ശരീരത്തിൽ ഇതിന് സുരക്ഷിതമായ അളവുകോലില്ല എന്ന് പറയാം. വ്യാവസായികാടിസ്ഥാനത്തിൽ ഉല്പാദിപ്പിക്കുന്ന ഭക്ഷണങ്ങളിലും രാസവസ്തുക്കൾ ഉപയോഗിച്ചുണ്ടാക്കുന്ന ഭക്ഷ്യങ്ങളിലും, ഭാഗികമായി ഹൈഡ്രോജെനേഷൻ ചെയ്യുന്ന എണ്ണകളിലും ട്രാൻസ് ഫാറ്റ് കണ്ടുവരുന്നു. പാക്കറ്റുകളിൽ

വരുന്ന സ്നാക്കുകളിലും ഇത് വളരെ സാധാരണയായി അടങ്ങിയിരിക്കുന്നു. കാലങ്ങളോളം ഭക്ഷണം കേടുവരാതെ സൂക്ഷിക്കുവാൻ ഇത് സഹായിക്കും. പക്ഷെ നമ്മുടെ ജീവിതം ചുരുക്കുവാൻ ഇതിനുള്ള പങ്ക് വളരെ കൂടുതലാണ്. ട്രാൻസ് ഫാറ്റ് കൊളസ്ട്രോൾ കൂടുന്നതിന് കാരണമാകുന്നു. അമിതവണ്ണം, ടൈപ്പ് 2 പ്രമേഹം, പലവിധ കാൻസറുകൾ, ഹൃദ്രോഗങ്ങൾ എന്നിവക്ക് കാരണമാകുന്നു. നിങ്ങളുടെ തലച്ചോറിന്റെ പ്രവർത്തനം മോശമാക്കുകയും, ഡിമെൻഷ്യ എന്നിവക്ക് കാരണമാകുകയും ചെയ്യുന്നു.

Shining the Spotlight on Trans Fats
https://www.hsph.harvard.edu/nutritionsource/what-should-you-eat/fats-and-cholesterol/types-of-fat/transfats/

Trans fatty acids – A risk factor for cardiovascular disease
Mohammad Perwaiz Iqbal
https://www.ncbi.nlm.nih.gov/pmc/articles/PMC3955571/

സാധാരണ പുറമെ നിന്ന് വാങ്ങുന്ന ഭക്ഷണങ്ങളിലും, പാക്കറ്റ് ഭക്ഷണങ്ങൾ, ബേക്കറി ഭക്ഷണങ്ങൾ, കേക്കുകൾ, മോശം എണ്ണയിൽ വറുത്തെടുത്ത ഭക്ഷണങ്ങൾ, വീണ്ടും വീണ്ടും ചൂടാക്കി ഉപയോഗിക്കുന്ന എണ്ണയിൽ വറത്തെടുക്കുന്ന ഭക്ഷണങ്ങൾ, ഹൈഡ്രോജനേറ്റഡ് കൊഴുപ്പുകൾ എന്നിവയിലെല്ലാം ട്രാൻസ് ഫാറ്റ് കണ്ടുവരുന്നു. പാക്കറ്റിൽ പലപ്പോഴും ട്രാൻസ് ഫാറ്റ് ഇല്ല എന്ന് കണ്ടാലും ഒരു ശതമാനമെങ്കിലും കാണും എന്ന് പഠനങ്ങൾ പറയുന്നു.

ഭക്ഷണങ്ങളിൽ ചേർക്കപെടുന്ന പല രാസവസ്തുക്കളും നമ്മുടെ വിശപ്പ് നിയന്ത്രിക്കാനാവാത്ത സ്ഥിതിയിലേക്ക് മാറ്റുന്നു. ചിലർക്ക് തലവേദന, ദഹന സംബന്ധമായ അസുഖങ്ങൾ, അലർജികൾ എന്നിവക്കും കാരണമാകുന്നു.

മോണോ സോഡിയം ഗ്ലുട്ടാമേറ്റ് MSG എന്ന രാസവസ്തു വളരെ സാധാരണയായി ഭക്ഷണങ്ങളിൽ കാണപ്പെടുന്നു. നമ്മുടെ നാട്ടിൽ അജിനോമോട്ടോ എന്ന ബ്രാൻഡ് പേരിൽ ഇതറിയപ്പെടുന്നു. ഇത് ഭക്ഷണത്തിൽ ചേർക്കുമ്പോൾ നമ്മുടെ വിശപ്പ് ക്രമാതീതമായി വർദ്ധിക്കുന്നു. ഇൻസുലിൻ

ഉല്പാദിപ്പിക്കുന്നത് മൂന്നിരട്ടിയാക്കുന്നു. വയറിന് ചുറ്റുമുള്ള കൊഴുപ്പ് കൂട്ടുന്നു. MSG പല പേരിലും അറിയപ്പെടുന്നു.

പാക്കറ്റിനു പുറത്ത് ആഡഡ് ഫ്ലേവേഴ്സ് എന്നും, എൻസൈമുകൾ എന്നും രേഖപ്പെടുത്തുന്നതിൽ ഭൂരിഭാഗവും അടങ്ങിയിരിക്കുന്നത് MSG ആണ്. സാധാരണ പാക്കറ്റുകളിൽ കാണുന്ന MSG യുടെ മറ്റു പേരുകൾ താഴെ കൊടുക്കുന്നു.

- Autolyzed plant protein
- Barley malt
- Autolyzed yeast
- Glutamate
- Glutamic and sodium
- Protease
- Yeast extraction
- Yeast food
- Dextrin
- Maltodextrin
- Malt extract
- Vegetable protein extract

സാധിക്കുമെങ്കിൽ പാക്കറ്റ് ഭക്ഷണങ്ങൾ കഴിക്കുമ്പോൾ പരമാവധി അധികം രാസവസ്തുക്കളുടെ പേരുകളില്ലാത്തവ മാത്രം തിരഞ്ഞെടുക്കുക. മാംസവും മത്സ്യവും ഉപയോഗിക്കുമ്പോഴും കൂടുതൽ ഹോർമോണുകൾ, ആന്റിബയോട്ടിക്കുകൾ എന്നിവ കൊടുത്ത് വളർത്തിയവ ഒഴിവാക്കുക.

പ്രധാനമായി ഒഴിവാക്കേണ്ട മറ്റൊന്നാണ് മദ്യം. പുരുഷന്മാർ അമിതവണ്ണം കുറയ്ക്കാൻ വരുമ്പോൾ പലരും ചോദിക്കും അപ്പോൾ മദ്യത്തിന്റെ കാര്യമോ? വൈൻ കുടിച്ചാൽ കുഴപ്പമുണ്ടോ? ബിയർ നല്ലതാണോ? എന്നെല്ലാം.

അമിതവണ്ണത്തിന്റെ കാര്യത്തിൽ മാത്രമല്ല, ആരോഗ്യപരമായ കാര്യത്തിലും ഇത് അത്ര നല്ലതല്ല. ഒന്നോ രണ്ടോ പെഗ് ആകാമെന്ന് ചില ഡോക്ടർമാർ പറയുമെങ്കിലും കഴിക്കാതിരിക്കുന്നതാണ് ഏറ്റവും നല്ലത്. കൂടുതലായാൽ മദ്യം വിഷം തന്നെയാണ്. മദ്യം വളരെയധികം കലോറി കൂടിയ പാനീയമാണ്. പഞ്ചസാരയുടെ ഉറവിടമാണ്. ശരീരഭാരം വർദ്ധിപ്പിക്കുകയും ചെയ്യും. മദ്യം നിങ്ങളുടെ കുടലിലെ ആവരണങ്ങൾക്ക് നാശമുണ്ടാക്കുകയും ദഹനസംബന്ധമായ അസുഖങ്ങൾക്ക് കാരണമാകുകയും കരളിനെ തകരാറിലാക്കുകയും രക്തത്തിലെ പഞ്ചസാരയും ഇൻസുലിനും വർദ്ധിപ്പിക്കുകയും ചെയ്യുന്നു.

ശരീരത്തിൽ ഇൻഫ്ലമേഷൻസ് ഉണ്ടാക്കുകയും ഹോർമോണുകളുടെ പ്രവർത്തനം തകരാറിലാക്കുകയും ചെയ്യും. മദ്യപാനം പലവിധ കാൻസറുകൾക്ക് കാരണമാകുന്നു. കുടുംബ സാമൂഹിക മാനസിക സാമ്പത്തിക പ്രശ്നങ്ങൾ വേറെയും. വളരെ വേഗത്തിൽ വ്യക്തികൾ മദ്യത്തിന് അടിമകളാകുന്നു. അതുകൊണ്ട് ആസക്തിയുള്ളവരും ആസക്തിവരുവാൻ സാധ്യതയുള്ളവരും മദ്യപാനത്തിൽ നിന്ന് വിട്ടുനിൽക്കണം. അമിതവണ്ണമുള്ള മദ്യപാനികളായ വ്യക്തികൾ, മദ്യം ഉപേക്ഷിക്കുമ്പോൾ വളരെ വേഗത്തിൽ നല്ല റിസൾട്ടുകൾ കിട്ടുന്നത് ഞാൻ കാണാറുണ്ട്. അതുപോലെ സമയാസമയങ്ങളിലെ ഭക്ഷണം മദ്യത്തിനോടുള്ള ആസക്തി കുറയ്ക്കുകയും ചെയ്യും. മദ്യത്തിലെ സൾഫൈറ്റുകളോട് അലർജിയുണ്ടെങ്കിൽ മദ്യം തീരെ ഉപയോഗിക്കരുത്.

അടുത്താത്തതായി അലർജിയുള്ള ഭക്ഷണങ്ങൾ ഒഴിവാക്കുക. ഓരോരുത്തർക്കും വ്യത്യസ്ത ഭക്ഷണങ്ങൾക്കായിരിക്കും അലർജി. എന്നാൽ ഭക്ഷണത്തിൽ ചേർക്കുന്ന രാസവസ്തുക്കളും, മോശം എണ്ണകളും കൊഴുപ്പുകളും ഭൂരിഭാഗം പേർക്കും അലർജിയാണ്. അതുകൊണ്ട് പാക്കറ്റ് ഭക്ഷണങ്ങൾ ഉപയോഗിക്കുമ്പോൾ

ശ്രദ്ധിക്കണം. നമ്മുടെ പല അസുഖങ്ങളും ഇത്തരം ഭക്ഷണത്തോടുള്ള അലർജികൾ മൂലമാണെന്നും നാം തിരിച്ചറിയണം. പലപ്പോഴും ഇത്തരം അലർജികൾ മൂലമുണ്ടാകുന്ന അസുഖങ്ങൾ, നല്ല ഭക്ഷണങ്ങൾ കഴിച്ചു തുടങ്ങുമ്പോൾ മാറുന്നതായി കണ്ടുവരുന്നു.

വളരെ സാധാരണയായികാണുന്ന അലർജികൾ താഴെ കൊടുക്കുന്നു.

ഗ്ലൂട്ടെൻ അലർജികൾ - ഗ്ലൂട്ടെൻ എന്നത് ഗോതമ്പിലും ബാർലി, റാഗി എന്നിവയിലും കൂടുതലായി കണ്ടു വരുന്നു. ഇപ്പോഴത്തെ ഗോതമ്പുത്പാദന രീതികൾ മാറിയത് കൊണ്ടാണിത്. ഗ്ലൂട്ടെൻ അലർജി പലർക്കും ഓട്ടോ ഇമ്മ്യൂൺ അസുഖങ്ങൾക്ക് കാരണമാകുന്നു. ആർത്രൈറ്റിസുകൾ, ആസ്തമ, അമിതവണ്ണം, ഹൃദ്രോഗങ്ങൾ, വിഷാദ രോഗങ്ങൾ എന്നിവയ്ക്കും ഇവ കാരണമാകുന്നതായി കണ്ടുവരുന്നുണ്ട്. അതുപോലെ തന്നെ വളരെയധികം അലർജി റിപ്പോർട്ട് ചെയ്യുന്നതാണ് പശുവിൻ പാൽ. പാലിൽ സാധാരണ കാണുന്ന ലാക്ടോസ് ദഹിപ്പിക്കുവാനുള്ള എൻസൈയീം മൂന്ന് നാലു വയസ്സുകഴിഞ്ഞാൽ മനുഷ്യശരീരത്തിൽ നിന്ന് അപ്രത്യക്ഷമാകുന്നു. അവരിൽ പലർക്കും ലാക്ടോസ് ദഹനം നടക്കാതെ വരുന്നു. ഇതുമൂലം പലർക്കും സൈനസൈറ്റിസ്, ശ്വാസംമുട്ടൽ, ആസ്ത്മ, ഗ്യാസ്, പുളിച്ചുതികട്ടൽ, വയറിളക്കം, കുട്ടികൾക്ക് ഇടവിട്ട് ചെവിയിൽ പഴുപ്പ്, ചർമ്മത്തിൽ തടിപ്പുകൾ, എക്സീമ, ഓട്ടോ ഇമ്മ്യൂൺ അസുഖങ്ങൾ എന്നിവ ഉണ്ടാകുന്നതായും കണ്ടുവരുന്നു.

മുകളിൽ പറഞ്ഞിരിക്കുന്ന രാസവസ്തുക്കൾ കൂടുതലടങ്ങിയ ഭക്ഷണങ്ങളും, ഗ്ലൂട്ടെൻ അടങ്ങിയതും, കൂടുതൽ മധുരമടങ്ങിയതും, കൃത്രിമ മധുരമടങ്ങിയതുമായ ഭക്ഷണങ്ങൾ പണ്ടെല്ലാം പാശ്ചാത്യ രാജ്യങ്ങളിലായിരുന്നു കൂടുതൽ കണ്ടിരുന്നത്. എന്നാൽ ഇന്ന് ഇതെല്ലാം നമ്മുടെ നാട്ടിലും സുലഭമായിക്കൊണ്ടിരിക്കുന്നു. പരസ്യങ്ങളുടെ

അതിപ്രസരവും ഇത്തരം ഭക്ഷണങ്ങളോടുള്ള ആഭിമുഖ്യവും നമ്മളിൽ, പ്രത്യേകിച്ച് കുട്ടികളിൽ കൂടി വരുന്നു. അങ്ങനെ അമിതവണ്ണം പ്രമേഹം ഹൃദ്രോഗങ്ങൾ കാൻസറുകൾ തുടങ്ങി എല്ലാവിധ ജീവിതശൈലീ രോഗങ്ങളിലും വൻ വർദ്ധനവുണ്ടാവുകയും ചെയ്യുന്നു. അതുപോലെതന്നെ വളരെയേറെ റിഫൈൻഡ് കാർബോഹൈഡ്രേറ്റുകളിലും, കൃത്രിമ ഭക്ഷണങ്ങളിലും നാരുകൾ വളരെ കുറവായിരിക്കും. ഇത് ദഹനവ്യവസ്ഥയിലെ നല്ല ബാക്ടീരിയകളുടെ നാശത്തിന് കാരണമാകുന്നു. മാത്രമല്ല നമ്മുടെ രോഗ പ്രതിരോധശേഷി കുറയ്ക്കുകയും ചെയ്യും

മുകളിൽ പറഞ്ഞിരിക്കുന്ന അസുഖങ്ങൾ ഒരു ദിവസം കൊണ്ടുണ്ടാകുന്നതല്ല. മറിച്ച് അലർജിയുള്ളതും മോശമായതുമായ ഭക്ഷണങ്ങളുടെ ദിവസേനയുള്ള നിരന്തരമായ ഉപയോഗം കൊണ്ടുണ്ടാകുന്നതാണ്. നിങ്ങൾക്ക് ഏതെല്ലാം ഭക്ഷണങ്ങൾക്ക് അലർജി ഉണ്ടെന്നറിയാനുള്ള പരിശോധനകളെല്ലാം ഒട്ടു മിക്ക ലാബുകളിലും ചെയ്യുവാൻ സാധിക്കും. അതിനേക്കാൾ നല്ലത് നിങ്ങൾക്ക് സ്വയം കണ്ടുപിടിക്കാൻ സാധിക്കുന്നതാണ്.

എസ്കാസോയിൽ വരുന്നവരോട് ഞാൻ പറയുന്ന കാര്യം 21 ദിവസത്തേക്ക് വളരെ സാധാരണയായി അലർജിയുള്ള ഭക്ഷണങ്ങൾ ഒഴിവാക്കുകയെന്നതാണ്. അതായത് ഗോതമ്പ്, ബാർലി, റാഗി, പാൽ, പഞ്ചസാര, കൃത്രിമ മധുരങ്ങൾ അടങ്ങിയവ, പാക്കറ്റിൽ വരുന്ന ഭക്ഷണങ്ങൾ, രാസവസ്തുക്കളും കൃത്രിമ നിറക്കൂട്ടുകളും അടങ്ങിയ ഭക്ഷണങ്ങൾ, കൂടുതൽ റിഫൈൻഡ് കാർബോഹൈഡ്രേറ്റുകൾ അടങ്ങിയ ഭക്ഷണങ്ങൾ, മോശമായ കൊഴുപ്പുകൾ അടങ്ങിയവ, വെജിറ്റബിൾ ഓയിലുകളിൽ വറുത്തെടുത്തവ, ബ്രെഡുകൾ, ബിസ്ക്കറ്റുകൾ, എന്നിവ 21 ദിവസത്തേക്ക് പൂർണമായും ഒഴിവാക്കുക. 21 ദിവസം കഴിഞ്ഞാൽ ഇവ ഓരോന്നായി ഭക്ഷണത്തിൽ വീണ്ടും ഉൾപ്പെടുത്തി നോക്കുക. അങ്ങനെ

ഉൾപെടുത്തുമ്പോൾ, നിങ്ങൾക്ക്, തലവേദന, പുളിച്ചു തികട്ടൽ, നെഞ്ച് എരിച്ചൽ, വയറിളക്കം, മറ്റ് എന്തെങ്കിലും ബുദ്ധിമുട്ടുകൾ, ക്ഷീണം, ചർമ്മത്തിൽ എന്തെങ്കിലും മാറ്റങ്ങൾ തുടങ്ങിയവ കണ്ടാൽ നിങ്ങൾക്ക് ആ ഭക്ഷണം അലർജി ആണെന്ന് മനസ്സിലാക്കാം. ആ ഭക്ഷണം നിങ്ങൾ ജീവിതകാലം മുഴുവൻ ഒഴിവാക്കുന്നതാണ് നല്ലത്. എന്നാൽ ഓർക്കുക സ്ഥിരമായി നിങ്ങൾ ഇത്തരം ഭക്ഷണങ്ങൾ കഴിച്ചുകൊണ്ടിരിക്കുമ്പോൾ, യാതൊരു ബുദ്ധിമുട്ടുകളും നിങ്ങൾക്ക് അനുഭവപ്പെട്ടിരുന്നില്ലായിരിക്കാം. പക്ഷെ ശരീരത്തിൽ ഇത്തരം ഭക്ഷണങ്ങൾ മോശമായി പ്രവർത്തിച്ചു കൊണ്ടിരിക്കുകയും കാലക്രമേണ നിങ്ങൾക്ക് അസുഖങ്ങൾ വരുകയും ചെയ്യും. അതുകൊണ്ട് നിങ്ങളുടെ ശരീരത്തെ ശ്രദ്ധിച്ചുകൊണ്ടിരിക്കുക. ശരീരം ഓരോ ഭക്ഷണത്തിനോടും എങ്ങനെ പ്രതികരിക്കുന്നു എന്ന് സ്വയം മനസ്സിലാക്കണം.

21 ദിവസം മോശം കൃത്രിമ ഭക്ഷണങ്ങളും, അലർജിയുള്ള ഭക്ഷണങ്ങളും ഒഴിവാക്കിയാൽ മാത്രം പോര. നല്ല ഭക്ഷണം നിങ്ങൾ കഴിക്കണം. നാരുകളടങ്ങിയ ഭക്ഷണങ്ങൾ ഉൾപ്പെടുത്തണം. നല്ല ജീവാണുക്കൾ അല്ലെങ്കിൽ നല്ല ബാക്ടീരിയകൾ ശരീരത്തിലേക്ക് ധാരാളം ലഭിക്കുന്നതിന് വേണ്ടി നല്ല തൈരും മോരും ഉപ്പിലിട്ട പച്ചക്കറികളും കഴിക്കണം. ഇതെല്ലാം പ്രൊബയോട്ടിക്കുകൾ ആണ്. ആഹാരത്തിൽ നല്ല പ്രോട്ടീനും നല്ല കൊഴുപ്പുകളും, നല്ല കാർബോഹൈഡ്രേറ്റുകളും, ധാരാളം നാരുകളടങ്ങി പ്പോയ ഭക്ഷണങ്ങളും പച്ചക്കറികളും ഉൾപെടുത്തുക. മോശം ഭക്ഷണങ്ങൾ മാത്രം കഴിക്കുന്നവരിൽ പലപ്പോഴും വിറ്റാമിനുകളുടെ അളവുകൾ കുറഞ്ഞിരിക്കും. അങ്ങെനെയു ണ്ടെങ്കിൽ ഡോക്ടർമാരുടെ നിർദ്ദേശാനുസരണം രക്തത്തിലെ വിറ്റാമിനുകളുടെയും ധാതുക്കളുടെയും അളവുകൾ പരിശോധിച്ച് ആവശ്യമുണ്ടെങ്കിൽ വിറ്റാമിൻ സപ്പ്ളിമെൻറ്സ് കൂടി ഉൾപ്പെടുത്താവുന്നതാണ്.

മോശം ഭക്ഷണങ്ങളിൽനിന്ന് വീടിനെ രക്ഷിക്കുക.

ചില വീടുകളിൽ പലപ്പോഴും അതിഥികൾ വരുമ്പോൾ കൊടുക്കുവാൻ വേണ്ടി വാങ്ങുന്ന ബിസ്കറ്റുകൾ, കേക്കുകൾ, മധുരപലഹാരങ്ങൾ, എന്നിവ ടിന്നുകളിലാക്കി കട്ടിലിനടിയിലും, അടുക്കളയിലെ രഹസ്യ അറകളിലും ഫ്രിഡ്ജിലുമൊക്കെ സൂക്ഷിക്കും. ഭൂരിഭാഗവും വീടുകളിലും ഇതുതന്നെ അവസ്ഥ. അതിഥികൾ വരുമ്പോൾ എല്ലാം പുറത്തെടുത്ത് വയ്ക്കും. വന്നവർ അധികമൊന്നും കഴിക്കാറില്ലല്ലോ. അവർ പോകുന്നതും നോക്കി കുട്ടികൾ ഇരിക്കും. അവർ പോയാൽ എല്ലാം കുട്ടികൾ എടുത്ത് കഴിക്കും. വീണ്ടും പുതിയത് വാങ്ങി വയ്ക്കും. ഇത് ഇങ്ങനെ തുടർന്നുകൊണ്ടിരിക്കും. കഴിക്കുന്നത് മുഴുവൻ കുട്ടികൾ തന്നെ. രാത്രി എന്തെങ്കിലും കഴിക്കണം എന്ന് തോന്നി അടുക്കള പരതുമ്പോഴും കിട്ടുന്നത് ഇത്തരം ഭക്ഷണങ്ങൾ തന്നെയായിരിക്കും.

അതുകൊണ്ട് ഈ അദ്ധ്യായം വായിച്ചുകഴിഞ്ഞാൽ ഇന്നുതന്നെ നിങ്ങൾ ഒരു പഴയ ചാക്ക് സംഘടിപ്പിക്കുക. കട്ടിലിനടിയിലും, ഫ്രിഡ്ജിലും അടുക്കളയിലും ടിന്നുകളിലാക്കി സൂക്ഷിച്ചു വച്ചിരിക്കുന്ന കൃത്രിമ മധുരമടങ്ങിയ ഭക്ഷണങ്ങൾ, ബിസ്കറ്റുകൾ, ജ്യൂസുകൾ, മിട്ടായികൾ, കടുത്ത നിറങ്ങൾ ചേർത്ത ഭക്ഷണങ്ങൾ, മധുരപദാർത്ഥങ്ങൾ, മോശം ഓയിലിലും മറ്റും വറുത്തെടുത്ത ചിപ്സുകൾ, റിഫൈൻഡ് കാർബോഹൈഡ്രേറ്റുകൾ കൊണ്ടുണ്ടാക്കിയ ഭക്ഷണങ്ങൾ, സംസ്കരിച്ച മാംസങ്ങൾ, ഫ്രീസറുകളിൽ സൂക്ഷിക്കുന്ന റെഡി ടു കുക്ക് ഇനങ്ങൾ എന്നിവ ചാക്കിലാക്കുക. പുറത്തോട്ട് കളയുക. മറ്റാർക്കും കൊടുക്കരുത്. കാരണം ആർക്കും അത് നല്ലതല്ലല്ലോ

പകരം എന്ത് ചെയ്യാം? നിങ്ങളുടെ വീട്ടിൽ നല്ല ഭക്ഷണങ്ങൾ കൂടുതൽ ശേഖരിച്ച് വയ്ക്കുക. നല്ല പഴവർഗങ്ങൾ, നട്സ്, നട്സിന്റെ ബട്ടറുകൾ, വിത്തുകൾ, ഇറച്ചികൾ, മുട്ട, നല്ല ധാന്യങ്ങൾ, തൈര്, മോര്, നല്ല

പ്രോട്ടീനുകൾ, മധുരമില്ലാത്ത കോകോ പൗഡറുകൾ, മധുരമില്ലാത്ത ഫ്രഷ് ക്രീമുകൾ എന്നിവ. നിങ്ങൾക്ക് വിശക്കുമ്പോൾ ഇത്തരം ഭക്ഷണം കഴിക്കുക. ഇത് നിങ്ങളുടെ ശരീരത്തിന്റെ ഊർജ്ജം നിലനിർത്തും. കൂടുതൽ ഭക്ഷണം കഴിക്കണം എന്ന തോന്നലുകൾ ഇല്ലാതാകും. ഭക്ഷണത്തോടുള്ള ആസക്തികൾ കുറയും. മുകളിൽ പറഞ്ഞ നല്ല ഭക്ഷണങ്ങൾ കൊണ്ട് നിങ്ങൾക്ക് ഇഷ്ടമുള്ള കേക്കുകൾ, ഐസ് ക്രീമുകൾ എന്നിവയെല്ലാം ഉണ്ടാക്കാം.

വിശക്കുന്നതും കഴിക്കുന്നതുമൊന്നുമല്ല പ്രശ്നം. വിശക്കുമ്പോൾ കഴിക്കാൻ നിങ്ങൾ എന്ത് തിരഞ്ഞെടുക്കുന്നു എന്നതിനെ ആശ്രയിച്ചായിരിക്കും നിങ്ങളുടെ ആരോഗ്യവും ശരീരഭാരവും.

ഇതെല്ലാം നിങ്ങൾ ചെയ്തിട്ടും വീണ്ടും പ്രശ്നങ്ങൾ നിങ്ങൾക്ക് ഉണ്ടെങ്കിൽ ഡോക്ടറെ കണ്ട് അലർജി പരിശോധനകൾ നടത്താവുന്നതാണ്. ഭൂരിഭാഗം പേർക്കും സ്വയം കണ്ടുപിടിക്കുവാനും മാറ്റങ്ങൾ വരുത്തുവാനും സാധിക്കാറുണ്ട്. ഇത്തരം മോശം കൃത്രിമ ഭക്ഷണങ്ങൾ കുടുംബങ്ങളിൽ നിന്നും കുട്ടികളിൽ നിന്നും തീർത്തും മാറ്റി നിർത്തേണ്ടത്, ഇന്നത്തെ തലമുറയുടെ ഒരു പ്രധാന ആവശ്യമാണ്.

നിങ്ങൾ ഇവിടെ പ്രത്യേകം ശ്രദ്ധിക്കേണ്ട ഒരു കാര്യം മോശം ഭക്ഷണം ഒഴിവാക്കിയതുകൊണ്ട് മാത്രം കാര്യമില്ല. നല്ല യഥാർത്ഥ ഭക്ഷണം സമയാസമയങ്ങളിൽ നിങ്ങൾ കഴിക്കുകയും വേണം. കാരണം നല്ല ഭക്ഷണം കഴിക്കുക എന്നതാണ് യഥാർത്ഥ ഡയറ്റ് എന്ന് പറയുന്നത്. അല്ലാതെ മോശം ഭക്ഷണം ഒഴിവാക്കൽ മാത്രമല്ല. മോശം ഭക്ഷണം ഒഴിവാക്കുന്നതിന്റെ കൂടെ നല്ല ഭക്ഷണം ശരീരത്തിന് കൊടുത്തില്ലെങ്കിൽ, അല്പദിവസം കഴിയുമ്പോഴേക്കും വീണ്ടും നിങ്ങളുടെ ശരീരം മോശം ഭക്ഷണങ്ങൾ തന്നെ ആവശ്യപ്പെട്ടുകൊണ്ടിരിക്കുകയും നിങ്ങൾ വീണ്ടും ഇത്തരം ഭക്ഷണത്തിലേക്ക് തിരിയുകയും ചെയ്യും.

4. ഭക്ഷണങ്ങൾ തമ്മിലുള്ള സങ്കലനം.
Right Combination

എങ്ങനെ കഴിക്കണം

ഒരോ ഭക്ഷണം ഏതിന്റെ കൂടെ ചേരണം എന്നത് വളരെ പ്രധാനപെട്ടതാണ്. സമയം, അളവ്, ഗുണമേന്മ എന്നിവ മനസ്സിലാക്കി കഴിഞ്ഞാൽ അടുത്തത് ഇതാണ്. ഭക്ഷണങ്ങൾ തമ്മിലുള്ള ചേർച്ച ശരിയാകുമ്പോഴാണ്, കഴിക്കുന്ന ഭക്ഷണത്തിന്റെ ഗുണമേന്മ ശരീരത്തിന് യഥാവിധം ലഭ്യമാകുകയുള്ളു. ചോറ് നല്ലതാണെന്ന് പറയുമ്പോൾ, ചോറ് എപ്പോൾ കഴിക്കണം, ചോറിന്റെ കൂടെ എന്ത് കഴിക്കണം ഇതെല്ലാം പ്രധാനമാണ്. ഇതിനെ അടിസ്ഥാനമാക്കിയാണ് ചോറ് നല്ലതാകുന്നതും മോശമാകുന്നതും. അല്ലാതെ ചോറ് ഒരിക്കലും മോശം ഭക്ഷണമല്ല. ഉദാഹരണത്തിന്, ചോറ് രാത്രി വളരെ വൈകി കഴിക്കുന്നത് മോശമാണ്. എന്നാൽ രാത്രി വൈകി ചോറ് മാറ്റി ചപ്പാത്തിയോ ഓട്സോ കഴിച്ചാൽ ശരിയാകുമോ? ഇല്ല. അപ്പോൾ ചോറിനാണോ പ്രശ്നം? അല്ല. നമ്മൾ ചോറ് എപ്പോൾ കഴിച്ചു, എത്ര കഴിച്ചു, ചോറിന്റെ കൂടെ എന്തെല്ലാം കഴിച്ചു, ഇതാണ് പ്രശ്നം. ഇറച്ചിയും മീനും നല്ലതാണ്. എന്നാൽ രാത്രി ഏറെ വൈകി ധാരാളം ചോറിന്റെ കൂടെ ഇതെല്ലാം കഴിച്ചാൽ എല്ലാം മോശമായേ നമ്മുടെ ശരീരത്തിൽ പ്രവർത്തിക്കുകയുള്ളു. അതിന്റെ അർത്ഥം, ചോറും, ഇറച്ചിയും, മീനും മോശമാണെന്നല്ല.

എസ്കാസോ® യിലെ ജി.ഡി.ഡയറ്റ്®, എല്ലാ യഥാർത്ഥ ഭക്ഷണങ്ങളും ഉൾപെടുത്തിയിട്ടുള്ളതാണ്. എല്ലാ ഭക്ഷണങ്ങളിൽ നിന്നുള്ള വിറ്റാമിനുകളും, ധാതുക്കളും കാർബോഹൈഡ്രേറ്റുകളും പ്രോട്ടീനുകളും കൊഴുപ്പും കൂടാതെ നാരുകളുമെല്ലാം നമ്മുടെ ശരീരത്തിന് ശരിയായ സങ്കലനത്തിലൂടെ മാത്രമേ ലഭ്യമാകുകയുള്ളു.

ഭക്ഷണങ്ങൾ തമ്മിൽ എങ്ങനെ ചേർക്കണം എന്ന എന്റെ നിർദ്ദേശങ്ങൾ

ശ്രദ്ധിക്കുക: ഇത് ഒരിക്കലും അന്തിമമല്ല. രോഗികൾ ഞങ്ങളുടെ അടുത്ത് വിശദമായ കൺസൽറ്റേഷൻ എടുത്ത് ആവശ്യമായ രക്ത പരിശോധനകൾക്ക് ശേഷം മാത്രം ഇത് പിന്തുടരുക.

പ്രാതൽ (Breakfast)

കാർബോഹൈഡ്രേറ്റ് - അന്നജം അടങ്ങിയത് (Startchy Carbs)/പച്ചക്കറികൾ (vegetables - non-starchy carbs)

+ മാംസ്യം (Protein) + നല്ല കൊഴുപ്പ് (Healthy fat)

ഉദാ: ഇടിയപ്പം + മുട്ട അല്ലെങ്കിൽ പത്തിരി + കോഴിക്കറി

പച്ചക്കറി + മുട്ട - വെജിറ്റബിൾ ഓംലെറ്റ്

ഉച്ചഭക്ഷണം (Lunch)

കാർബോഹൈഡ്രേറ്റ് - അന്നജം അടങ്ങിയത് (Starchy Carbs) + മാംസ്യം (Protein) + നല്ല കൊഴുപ്പ് (Healthy fat) + പച്ചക്കറികൾ (vegetables - non-starchy carbs)

ഉദാ: ചോറ് + മീൻ കറി + ചീര

ചോറ് + പരിപ്പ് കറി + പച്ചക്കറികൾ

അത്താഴം (Dinner)

കാർബോഹൈഡ്രേറ്റ് -അന്നജം അടങ്ങിയത് (Starchy Carbs) + മാംസ്യം (Protein) + നല്ല കൊഴുപ്പ് (Healthy fat)

അല്ലെങ്കിൽ മാംസ്യം (Protein) + നല്ല കൊഴുപ്പ് (Healthy fat) + പച്ചക്കറികൾ (vegetables - non-starchy carbs)

ഉദാ: അപ്പം + പനീർ കറി

അല്ലെങ്കിൽ കോഴി പൊരിച്ചത് + പച്ചക്കറികൾ

സ്നാക്ക്സ് (Snacks)

ഇടവേളകളിൽ പ്രോട്ടീൻ + നല്ല കൊഴുപ്പ് (Healthy fat) ഉദാ: നട്സ്, തൈര്, സീഡ്സ്, മോര്

നിങ്ങളുടെ അസുഖങ്ങൾക്കനുസരിച്ച് ഭക്ഷണങ്ങളിലും, നിങ്ങളുടെ ആക്ടിവിറ്റികൾക്കനുസരിച്ച് അളവുകളിലും മാറ്റം വരുത്തികൊണ്ടേയിരിക്കണം. അതെല്ലാം സ്വയം ചെയ്യുവാൻ നിങ്ങളെ പ്രാപ്തരാക്കുകയാണ് ഞങ്ങൾ ഈ ഭക്ഷണക്രമത്തിലൂടെ ശ്രമിക്കുന്നത്. സ്ത്രീകൾ വന്നാൽ അവർക്ക് അവരുടെ കുടുംബത്തിന്റെ മുഴുവൻ പ്രത്യേകിച്ച് കുട്ടികളുടെ ഭക്ഷണരീതികളൊക്കെ വളരെ ഭംഗിയായി ക്രമീകരിക്കാൻ സ്വയം സാധിക്കുമ്പോഴാണ് ആ കുടുംബം ആരോഗ്യകരമായ ഒരു ജീവിതരീതിയിലേക്ക് കടന്ന് വരികയുള്ളു.

ഇതുവരെ എഴുതിയതിൽ ഭക്ഷണങ്ങളെ കുറിച്ചുള്ള കാര്യങ്ങളാണ് പ്രധാനം. അതായത് ആരോഗ്യം നിലനിർത്ത ണമോ, നഷ്ടപ്പെട്ട ആരോഗ്യം തിരിച്ചുപിടി ക്കണമോ, ഹോർമോൺ പ്രവർത്തനങ്ങൾ ശരിയാക്കണമോ, ക്ഷീണം മാറണമോ, വേദനകളിൽ മാറ്റം വരണമോ, നീർക്കെട്ട് കുറയണമോ, ജീവിതശൈലീ രോഗങ്ങളിൽ മാറ്റങ്ങൾ വരണമോ, കഴിക്കുന്ന മരുന്നുകൾക്ക് കൂടുതൽ ഫലം ലഭിക്കണോ, അമിതവണ്ണം കുറയണമോ - ആദ്യം ചിട്ടയായ ഭക്ഷണരീതി മനസ്സിലാക്കി, പരിശീലിക്കുക. അതിനു ശേഷം വ്യായാമങ്ങളിലേക്ക് കടക്കാം.

അമിതവണ്ണമുള്ള ഒരു വ്യക്തിയെ സംബന്ധിച്ചിടത്തോളം, മേൽ പറഞ്ഞ കാര്യങ്ങളിൽ മാറ്റം വരണമെങ്കിൽ, 90% ഭക്ഷണകാര്യങ്ങളിൽ മാറ്റം വരുത്തുക. അങ്ങനെയാണെങ്കിൽ വ്യായാമം10% മതി. അതും നിങ്ങൾക്ക് സാധിക്കുന്നു ണ്ടെങ്കിൽ മാത്രം.

> "അമിതവണ്ണവും രോഗങ്ങളും കുറയ്ക്കുന്നത് സമാധാനത്തോടെയും സന്തോഷത്തോടെയുമായിരിക്കണം. അല്ലാതെ ശരീരത്തെ ശിക്ഷിച്ചോ കഷ്ടപ്പെടുത്തിയോ അല്ല"

ഭക്ഷണം ഒഴിവാക്കി, കഠിനാധ്വാനം ചെയ്തുള്ള ഭാരം കുറയ്ക്കൽ എല്ലാം തന്നെ പരാജയങ്ങൾ ആയിരിക്കും. ആദ്യമൊക്കെ അല്പം കുറയും. പക്ഷെ നല്ലൊരു ശതമാനം പേർക്കും ആ കുറഞ്ഞ ഭാരം അതുപോലെ തന്നെ നിലനിർത്തുവാൻ സാധിക്കുകയില്ല. അതോടെ അവർ എല്ലാ ശ്രമങ്ങളും ഉപേക്ഷിക്കുകയും, അതോടൊപ്പം വളരെ പെട്ടെന്ന് തന്നെ അമിതവണ്ണവും അസുഖങ്ങളും തിരിച്ചു വരുകയും ചെയ്യും.

അതിന് കാരണം അമിതവണ്ണം ഉണ്ടായത് വിൽപവർ കുറഞ്ഞതുകൊണ്ടോ, ഓടാതിരുന്നതുകൊണ്ടോ, ഭക്ഷണം കഴിച്ചത് കൊണ്ടുമല്ല. അതുകൊണ്ടുതന്നെ വിൽപവർ ഉപയോഗിച്ചു അമിതവണ്ണം കുറയ്ക്കാൻ ശ്രമിക്കുകയും വേണ്ട. സാധിച്ചാൽ തന്നെ ഒരു മാസം. അത് കഴിഞ്ഞാൽ വീണ്ടും രാത്രി നമ്മൾ ഫ്രിഡ്ജ് തുറക്കും. മധുരം കഴിക്കുകയും ജ്യൂസ് കുടിക്കുകയും ചെയ്യും, തീർച്ച. ഇനി നിങ്ങൾ വിൽപവർ ഉപയോഗിച്ച് ആഹാരം കഴിക്കാതെ ഭാരം കുറച്ചാലും വീണ്ടും നിങ്ങൾ സാധാരണയായി ഭക്ഷണം കഴിച്ചുതുടങ്ങുമ്പോൾ പഴയത് പോലെ വണ്ണം വയ്ക്കുകയോ ആദ്യത്തേക്കാൾ കൂടുതൽ വണ്ണം കൂടുകയോ ചെയ്യുന്നു.

ഞങ്ങളുടെ പ്രോഗ്രാം ചെയ്യുന്ന കുറച്ചു പേരുടെ ഭക്ഷണക്രമം താഴെ കൊടുത്തിരിക്കുന്നു. ഇവർ മറ്റ് അസുഖങ്ങളൊന്നും ഇല്ലാത്തവരാണ്. പ്രമേഹം, ഹൈപോതൈറോയ്ഡ് പി.സി.ഓ.ഡി. മറ്റ് ജീവിതശൈലീ രോഗങ്ങളുള്ളവർ തീർച്ചയായും രക്തപരിശോധനകൾ നടത്തി അതിനനുസരിച്ച് ഞങ്ങളുടെ നിർദ്ദേശാനുസരണം മാത്രം ചെയ്യുക. എത്ര കഴിക്കാം എന്ന അളവുകൾ ഇതിൽ

കൊടുത്തിട്ടില്ല. കാരണം ഈ പ്രോഗ്രാമിൽ ഭക്ഷണം എത്ര കഴിക്കണം എന്നത് ഓരോ വ്യക്തിയുടെയും ആക്ടിവിറ്റികൾക്ക് അനുസരിച്ച് മാറിക്കൊണ്ടേയിരിക്കും.

അതുപോലെ തന്നെ ഈ ഭക്ഷണരീതി 45 ദിവസത്തേക്കെങ്കിലും വളരെ കൃത്യമായി പിന്തുടരുവാൻ ശ്രമിക്കണം. ഏകദേശം 21 ദിവസമെങ്കിലുമെടുക്കും നിങ്ങൾക്ക് നിങ്ങളുടെ വിശപ്പ് വരുന്നത് എങ്ങിനെയാണെന്ന് മനസ്സിലാക്കുവാനും അതിനനുസരിച്ച് കഴിക്കേണ്ട ആഹാരത്തിന്റെ അളവുകൾ ശരിയാക്കുവാനും. ചിലർ വളരെ വേഗത്തിൽ ഇത് മനസ്സിലാക്കിയെടുക്കാറുണ്ട്. നിങ്ങളുടെ വിശപ്പിനനുസരിച്ചാണ് നിങ്ങൾ ഭക്ഷണം കഴിക്കേണ്ടത്. വിശപ്പ് രണ്ട് രണ്ടര മണിക്കൂറിൽ വരുകയും വേണം. വിശപ്പ് എന്ന് പറയുന്നത്, വയറ്റിൽ നിന്നും ശബ്ദം കേൾക്കുന്നതരത്തിലുള്ള വിശപ്പ് ആയിരിക്കണം, വയർ കായുന്ന വിശപ്പ് ആയിരിക്കണം. വണ്ണം കുറയ്ക്കാൻ ആഹാരം കഴിക്കാതെ നടന്നിരുന്നവർക്ക് വിശപ്പ് മനസ്സിലാക്കുവാൻ കൂടുതൽ സമയം വേണ്ടിവരും. ഒഴിവാക്കാൻ പറഞ്ഞ ഭക്ഷണങ്ങളും, മുൻപ് സൂചിപ്പിച്ച സാധാരണ അലർജി വരുത്തുന്ന ഭക്ഷണങ്ങളും നിർബന്ധമായും 21 ദിവസത്തേക്ക് ഒഴിവാക്കണം. നല്ല ഭക്ഷണങ്ങളുടെ രുചി നിങ്ങൾക്ക് മനസ്സിലാക്കണമെങ്കിലും ഇത്തരം ഭക്ഷണങ്ങൾ ഒഴിവാക്കേണ്ടതാണ്. ഈ ഭക്ഷണരീതി തുടർച്ചയായി പിന്തുടരണം. അല്ലാതെ ഒന്നോ രണ്ടോ ദിവസം ഈ ഭക്ഷണരീതി പിന്തുടർന്ന് പിന്നീട് എല്ലാം കുറച്ചുദിവസത്തേക്ക് തെറ്റിച്ച്, വീണ്ടും കുറച്ച് ദിവസം ശരിയാക്കി നോക്കിയതുകൊണ്ട് ശരീരത്തിന് ഒരു ഗുണവും ലഭിക്കുകയില്ല. നിങ്ങളുടെ ശരീരത്തിന് സ്വയം ശരിയാകാനുള്ള സമയം കൊടുക്കണം. മോശം ഭക്ഷണങ്ങൾ ഒഴിവാക്കി, സമയത്തിന് നല്ല ഭക്ഷണങ്ങൾ വന്നു തുടങ്ങുമ്പോൾ ചിലർക്ക് ആദ്യം അല്പം ബുദ്ധിമുട്ടുകൾ ഉണ്ടാകാറുണ്ട്. പ്രത്യേകിച്ച് തലവേദന, ദേഷ്യം, മലബന്ധം എന്നിങ്ങനെ. എന്നാൽ നല്ല ഭക്ഷണരീതി തുടർച്ചയായി

പിന്തുടർന്നാൽ അല്പദിവസത്തിനുള്ളിൽ ഈ ബുദ്ധിമുട്ടുകളെല്ലാം മാറും. മാത്രമല്ല കൂടുതൽ ഉന്മേഷം ലഭിക്കുകയും ചെയ്യും. നിങ്ങളുടെ വിശപ്പും ഭക്ഷണത്തിന്റെ അളവുകളും ഉറക്കത്തിന്റെ സമയങ്ങളും ശരിയാകുന്ന തനുസരിച്ച് നിങ്ങളുടെ ശരീരഭാരവും സാവധാനം കുറഞ്ഞുതുടങ്ങും.

ദിവസം 1

സമയം	ഭക്ഷണം	ആക്ടിവിറ്റി
രാവിലെ 6: 30 എഴുന്നേൽക്കുന്നു	ഒരു കപ്പ് പഴവർഗ്ഗങ്ങൾ - പപ്പായ/പേരയ്ക്ക	
8: 00 - പ്രാതൽ	ഇഡ്ഡലി, സാമ്പാർ, തേങ്ങാ ചട്ട്ണി, കോഴിമുട്ട	
10: 30 - സ്നാക്സ്	ഒരു കപ്പ് സംഭാരം	
12: 30 - ഉച്ചഭക്ഷണം	ചോറ്, മീൻ കറി, ചീര	
2: 30 - സ്നാക്ക്	ബദാം, ചായ	
4: 30 - സ്നാക്ക്	അര കപ്പ് തൈര്	
7: 00 - അത്താഴം	ചോറ്, മീൻ കറി	
		15 മിനിറ്റ് നടത്തം
10: 00 - ഉറക്കം		

ദിവസം 2

സമയം	ഭക്ഷണം	ആക്ടിവിറ്റി
രാവിലെ 6: 00 എഴുന്നേൽക്കുന്നു	കാപ്പി, കശുവണ്ടി	
7: 30 - പ്രാതൽ	പുട്ട്, ചെറുപയർ	
10: 00- സ്നാക്സ്	രണ്ട് ടേബിൾസ്പൂൺ മത്തങ്ങാ കുരു റോസ്റ്റ് ചെയ്തത്	വീട്ടിലെ സാധാരണ ജോലികൾ
12: 30 - ഉച്ചഭക്ഷണം	ചോറ്, മീൻ വറുത്തത്, ബീൻസ് തോരൻ	
2: 30 - സ്നാക്ക്	ഒരു കപ്പ് സംഭാരം	
4: 30 - സ്നാക്ക്	ബദാം, ചായ	
7: 00 - അത്താഴം	കപ്പ, മീൻ കറി	
10: 00 - ഉറക്കം		

ദിവസം 3

സമയം	ഭക്ഷണം	ആക്ടിവിറ്റി
രാവിലെ 6: 00 എഴുന്നേൽക്കുന്നു	ബട്ടർ കോഫി	
7: 30 - പ്രാതൽ	ഇടിയപ്പം മുട്ടക്കറി	
10: 00- സ്നാക്സ്	ചീസ് ക്യൂബ്സ്	വീട്ടിലെ സാധാരണ ജോലികൾ
12: 30 - ഉച്ചഭക്ഷണം	ചോറ്, കടലക്കറി, കാബ്ബേജ് തോരൻ	
2: 30 - സ്നാക്ക്	ഒരു കപ്പ് ലസ്സി	
4: 30 - സ്നാക്ക്	പരിപ്പുവട, ചായ	
7: 00 - അത്താഴം	ചോറ്, കോഴി റോസ്റ്റ്	
9: 30 - സ്നാക്ക്	ഒരു കപ്പ് ചിയാ സീഡ്സ് ഇട്ട നാരങ്ങാ വെള്ളം	
12: 00 - ഉറക്കം		

ദിവസം 4

സമയം	ഭക്ഷണം	ആക്ടിവിറ്റി
രാവിലെ 5: 00 എഴുന്നേൽക്കുന്നു	ഒരു ആപ്പിൾ	
രാവിലെ 6: 30	അര കപ്പ് ചായ	
8: 15 - പ്രാതൽ	നെയ്യ് ദോശ, സാമ്പാർ, തേങ്ങാ ചട്ട്ണി	
10: 30 - സ്നാക്സ്	അല്പം ബദാമും റോസ്റ്റ് ചെയ്ത സൺഫ്ലവർ സീഡ്സും	
12: 45 - ഉച്ചഭക്ഷണം	ചോറ് + പരിപ്പ് കറി + കാബ്ബേജ് തോരൻ	
3: 00 - സ്നാക്ക്	ഒരു കപ്പ് സംഭാരം	വീട്ടിലെ സാധാരണ ജോലികൾ
5: 30 - അത്താഴം	ദോശ, പനീർ ബട്ടർ മസാല	
7: 00 - സ്നാക്ക്	തൈര്	15 മിനിറ്റ് നടത്തം
10: 30 - ഉറക്കം		

ദിവസം 5

സമയം	ഭക്ഷണം	ആക്ടിവിറ്റി
രാവിലെ 7: 00 എഴുന്നേൽക്കുന്നു	ചായ, അല്പം ബദാം	
8: 15 - പ്രാതൽ	അപ്പം, പനീർ കറി	
10: 30- സ്നാക്സ്	കപ്പലണ്ടി	
12: 45- ഉച്ചഭക്ഷണം	ചോറ്, പരിപ്പ് കറി, കാബ്ബേജ് തോരൻ	
2: 30 - സ്നാക്ക്	തേങ്ങാപ്പാലിൽ ചിയാ സീഡ്സ്	വീട്ടിലെ സാധാരണ ജോലികൾ
4: 30 - സ്നാക്ക്	തൈര്	
7: 00 - അത്താഴം	അപ്പം, ഗ്രീൻപീസ് കറി	15 മിനിറ്റ് നടത്തം
10: 30 - ഉറക്കം		

ദിവസം 6

സമയം	ഭക്ഷണം	ആക്ടിവിറ്റി
രാവിലെ 6: 00 എഴുന്നേൽക്കുന്നു	ചായ, അല്പം ബദാം	
7: 30 - പ്രാതൽ	പുട്ട്, കടല കറി	
10: 00- സ്നാക്സ്	പീനട്ട് ബട്ടർ	
12: 30 - ഉച്ചഭക്ഷണം	ചോറ്, സോയാബീൻ, പടവലങ്ങ തോരൻ	
2: 30 - സ്നാക്ക്	സംഭാരം	വീട്ടിലെ സാധാരണ ജോലികൾ
5: 00 - സ്നാക്ക്	ചീസ് വെജിറ്റബിൾ	
7: 00 - അത്താഴം	ദോശ, പനീർ ബട്ടർ മസാല	
10: 30 - ഉറക്കം		

II
വ്യായാമങ്ങൾ
ACTIVITY

അമിതവണ്ണം കുറയ്ക്കണമെങ്കിൽ ഏതിനാണ് പ്രാധാന്യം കൊടുക്കേണ്ടത്? ഭക്ഷണത്തിനാണോ വ്യായാമങ്ങൾക്കാണോ? സംശയിക്കേണ്ട ആദ്യം ഭക്ഷണത്തിനു തന്നെ. അമിതവണ്ണം ഉള്ള വ്യക്തിക്ക് പലപ്പോഴും, പലവിധ അസുഖങ്ങൾ ഉണ്ടായിരിക്കാം. പ്രായമായവരായിരിക്കാം, മുട്ട് വേദന ഉള്ളവരായിരിക്കാം, ഹൃദ്രോഗം ഉള്ളവരായിരിക്കാം. അനങ്ങാൻ സാധിക്കാത്തവിധം ശരീര ഭാരം ഉള്ളവരായിരിക്കാം. ഇവർക്ക് എത്ര വ്യായാമം ചെയ്യുവാൻ സാധിക്കും? എത്ര ഓടിയാൽ വണ്ണം കുറയ്ക്കാം? പഠനങ്ങളെല്ലാം പറയുന്നത്, 90% ഭക്ഷണക്രമം ശരിയാണെങ്കിൽ മാത്രമേ നിങ്ങൾ അമിതവണ്ണം കുറയ്ക്കാൻ വ്യായാമങ്ങൾ ചെയ്തിട്ട് കാര്യമുള്ളൂ എന്നാണ്. ഇവിടെ പറയുന്നത്, അമിതവണ്ണം കുറയ്ക്കുന്ന കാര്യമാണ്. വ്യായാമങ്ങൾ മോശമാണെന്നല്ല. തെറ്റിദ്ധരിക്കരുത്.

ലളിതമായി പറഞ്ഞാൽ, "മോശം ഭക്ഷണത്തെ ഓടി തോൽപ്പിക്കാനാവില്ല"

It is time to bust the myth of physical inactivity and obesity: you cannot outrun a bad diet

http://dx.doi.org/10.1136/bjsports-2015-094911

https://www.ncbi.nlm.nih.gov/pubmed/10593526?dopt=Abstract#

Physical activity in the treatment of the adulthood overweight and obesity: current evidence and research issues

It is time to bust the myth of physical inactivity and obesity: you cannot outrun a bad diet A Malhotra1, T Noakes2, S Phinney3

https://bjsm.bmj.com/content/49/15/967

Changes in Weight, Waist Circumference and Compensatory Responses with Different Doses of Exercise among Sedentary,

Overweight Postmenopausal Women Published online 2009 Feb 18. doi: 10.1371/journal.pone.0004515

https://www.ncbi.nlm.nih.gov/pmc/articles/PMC2639700/

Why do individuals not lose more weight from an exercise intervention at a defined dose? An energy balance analysis

Published online 2012 Jun 11. doi: 10.1111/j.1467-789X.2012.01012.x

https://www.ncbi.nlm.nih.gov/pmc/articles/PMC3771367/

https://www.vox.com/2016/4/28/11518804/weight-loss-exercise-myth-burn-calories

പക്ഷെ നമ്മുടെ മനസ്സുകളിൽ, ഇപ്പോഴും പണ്ട് മുതലേ, പതിഞ്ഞു കിടക്കുന്ന ഒരു ധാരണയാണ്. "കുറച്ചു കഴിക്കുക, കൂടുതൽ ഓടുക"ഇത് ശരിയാണോ? എല്ലാ പഠനങ്ങളും, ഇതു തള്ളിക്കളയുന്നു. അതുകൊണ്ടുതന്നെ അമിതവണ്ണം, കുറയ്ക്കാൻ വളരെയധികം കഷ്ടപ്പെടണം എന്ന ധാരണ മാറ്റുക. നിങ്ങൾക്ക് സാധിക്കുന്ന ലളിതമായ വ്യായാമങ്ങൾ ചെയ്യുക. അതും സാധിക്കുമെങ്കിൽ മാത്രം. കൂടുതൽ ശരീരഭാരമുള്ളവർക്ക് വ്യായാമങ്ങൾ ബുദ്ധിമുട്ടേറിയതാണ്. അതുകൊണ്ടാണ് അവർ വ്യായാമം ചെയ്യാതിരിക്കുന്നത്. അല്ലാതെ നല്ലൊരു ശതമാനത്തിനും മടി ആയതുകൊണ്ടല്ല. അത് കൊണ്ട് ആദ്യം ഭക്ഷണം ശരിയാക്കുക. അപ്പോൾ നിങ്ങളുടെ വണ്ണം കുറഞ്ഞു തുടങ്ങും. നിങ്ങൾ നിങ്ങളുടെ ശരീരത്തെ പൂർണമായി വിശ്വസിക്കുക. കാരണം ശരീരം നിങ്ങൾ ഓടുന്നതിനേക്കാളും ചാടുന്നതിനേക്കാളും കൂടുതൽ പ്രവർത്തനം ചെയ്യുന്നുണ്ട്.

ഇവിടെ നിങ്ങൾ മനസ്സിലാക്കേണ്ട കാര്യമുണ്ട്, ഞാൻ മുൻപ് സൂചിപ്പിച്ചിരുന്നതുപോലെ അമിതവണ്ണം കുറയ്ക്കണം എന്ന് പറയുന്നവരിൽ വളരെ പ്രായമായവരുണ്ട്, ഹൃദ്രോഗി കളുണ്ട്, പോളിയോ ബാധിച്ചവരുണ്ട്, ഭിന്നശേഷിക്കാരുണ്ട്, പലവിധ സന്ധിവേദനകളാൽ ബുദ്ധിമുട്ടുന്നവരുണ്ട്, ശസ്ത്രക്രിയ കഴിഞ്ഞു കിടക്കുന്നവരുണ്ട്, ഒരു വശം തളർന്നവരുണ്ട്. കൂടുതൽ ഓടണം, ഭാരം ഉയർത്തിയുള്ള വ്യായാമങ്ങൾ ചെയ്യണം, ഒരു മണിക്കൂർ വ്യായാമം ചെയ്യണം

എന്നാലേ ശരീരഭാരം കുറയൂ എങ്കിൽ, ഇവരൊന്നും വണ്ണം കുറയ്ക്കേണ്ടെന്നാണോ? ഇവരുടെയൊന്നും അസുഖങ്ങൾ മാറേണ്ടേ? അവർക്ക് പരസഹായം കൂടാതെ അവരുടെ കാര്യങ്ങൾ നോക്കാൻ സാധിക്കേണ്ടേ? ഇവരോടല്ലേ, അസുഖം മാറണമെങ്കിലും സുഖകരമായി നടക്കണമെങ്കിലും, ശരീര ഭാരം കുറയ്ക്കണമെന്ന് ഡോക്ടർമാർ പറയുന്നത്. അതോ ഓടാനും ചാടാനും പറ്റുന്നവർ മാത്രം വണ്ണം കുറച്ചാൽ മതിയോ? അതോ അമിതവണ്ണം കുറയ്ക്കുന്നത് ഭംഗി കൂട്ടാനായതുകൊണ്ട്, പ്രായമായവരും, അസുഖമുള്ളവരും വണ്ണം കുറയ്ക്കേണ്ടെന്നാണോ?

അപ്പോൾ നമ്മുടെ മനസ്സിലെ ഞാൻ ആദ്യം പറഞ്ഞ ധാരണ അല്പം ഒന്ന് മാറ്റേണ്ടി വരും. കുറച്ച് കഴിച്ച് കൂടുതൽ ഓടുക എന്നത് മാറ്റി, ശരിയായി കഴിച്ച് ആവശ്യത്തിന് ഓടുക എന്നാക്കേണ്ടി വരും. ഓടുവാൻ സാധിക്കുന്നവർ മാത്രം. വീണ്ടും പറയുന്നു. ആദ്യം ഭക്ഷണക്രമം. അല്ലാതെ, കഴിച്ചത് കുറയ്ക്കാൻ ഓടിയിട്ട് കാര്യമില്ല.

പുസ്തകത്തിന്റെ തുടക്കത്തിൽ എഴുതിയപോലെ, നമ്മുടെ ശരീരത്തിൽ നമുക്കൊരു വിശ്വാസം ഉണ്ടാകണം. പലർക്കും നമ്മുടെ ശരീരത്തിന്റെ കഴിവുകളിലും പ്രവർത്തനങ്ങളിലും വിശ്വാസമില്ല എന്നതാണ് ഒരു സത്യം. ഒരു മണിക്കൂർ ഓടിയാലേ, ഒരു മണിക്കൂർ ചാടിയാലേ, അരമണിക്കൂർ നീന്തിയാലേ സൈക്കിൾ ചവിട്ടിയാലേ എന്റെ ശരീരത്തിൽ നിന്ന് ഊർജ്ജം പുറത്തോട്ട് പോകുകയുള്ളു എന്നാണ് പലരുടെയും വിശ്വാസം. ആരോഗ്യത്തിനും ആരോഗ്യം നിലനിർത്തുന്നതിനും ഇത് നല്ലതാണെങ്കിലും അമിതവണ്ണം കുറയ്ക്കുന്ന കാര്യത്തിൽ ഭക്ഷണ ശീലങ്ങൾക്കാണ് പ്രാധാന്യം കൊടുക്കേണ്ടത്.

വ്യായാമങ്ങളെക്കുറിച്ചുള്ള തെറ്റിദ്ധാരണ

29 വയസ്സുള്ള ഡോ. സുഭാഷ് എന്റെ അടുത്തു വരുമ്പോൾ 104 കിലോ ഭാരമാണ്. ബോഡി കോമ്പോസിഷൻ പ്രകാരം ഏകദേശം 25 - 30 കിലോ കൊഴുപ്പിന്റെ ഭാരം അധികമുണ്ട്. അമിതരക്തസമ്മർദ്ദം, മുട്ട് വേദന, നടുവേദന ഇവയെല്ലാം കൊണ്ട് ബുദ്ധിമുട്ട് വേറെ. കൺസൽറ്റേഷന് വന്നപ്പോൾ ഡോക്ടർ പറഞ്ഞത് അരമണിക്കൂർ തിയറ്ററിൽ നിന്ന് ഓപ്പറേഷൻ ചെയ്യാൻ പറ്റുന്നില്ല. അപ്പോഴേക്കും നടുവേദനയും മുട്ട് വേദനയും തുടങ്ങും. ഭാരം കുറയ്ക്കാൻ ജിമ്മിൽ ചേർന്നു. പക്ഷെ അരമണിക്കൂർ നടക്കുമ്പോഴേക്കും കിതപ്പ് തുടങ്ങും. കാൽമുട്ട് വേദനയും. നാലുദിവസം ജിമ്മിൽ പോകുമ്പോഴേക്കും വേദനകൾ കൂടും, പിന്നെ രണ്ടു ദിവസം കിടപ്പിലാകും. അടുത്തമാസം ഒന്നാം തിയതി മുതൽ വീണ്ടും പോകും. നാലാം ദിവസം കിടപ്പാകും. വ്യായാമങ്ങൾ ചെയ്യാൻ എനിക്ക് പറ്റുമെന്ന് തോന്നുന്നില്ല.

ഞങ്ങൾ ആദ്യം ഡോക്ടറുടെ ഭക്ഷണരീതിയും ജീവിതശൈലിയും ചോദിച്ച് മനസ്സിലാക്കി. എല്ലാവരും ആദ്യം പറയുന്നത് പോലെ ഡോക്ടറും പറഞ്ഞു. ഭക്ഷണമൊക്കെ കറക്ട് ആണ്. അങ്ങനെ വാരിവലിച്ചൊന്നും കഴിക്കാറില്ല. വിശദമായി ഡോക്ടരുടെ ഭക്ഷണശീലങ്ങൾ, കഴിക്കുന്ന ഭക്ഷണം എന്നിവ പരിശോധിച്ചപ്പോൾ, ഭക്ഷണം കഴിച്ചിരുന്നില്ല എന്ന് തന്നെ പറയാം. ഇനി കഴിക്കുന്നത് തന്നെ അസമയങ്ങളിലും.

ഞങ്ങൾ ആദ്യം അദ്ദേഹത്തിന്റെ ഭക്ഷണം ശരിയാക്കി, ചിട്ടയാക്കി, സമയങ്ങൾ ക്രമീകരിച്ചു. എല്ലാ നല്ല ഭക്ഷണങ്ങളും ഉൾപ്പെടുത്തി.

തൽക്കാലം സ്വയം ചെയ്യുന്ന വ്യായാമങ്ങൾക്ക് പകരമായി മയോസ്റ്റിമുലേഷൻസ് ഉൾപ്പെടുത്തി. (മയോ സ്റ്റിമുലേഷൻസിനെ കുറിച്ച് അടുത്ത ഭാഗത്തു വിശദീകരിച്ചിട്ടുണ്ട്.)

മൂന്ന് മാസം കൊണ്ട് ഡോ. സുഭാഷ് 76 കിലോ ആയി. പിന്നീട് രണ്ട് മാസം കഴിഞ്ഞു ഡോക്ടർ എന്നെ കാണാൻ വരുമ്പോൾ പിന്നെയും ആറു കിലോ കുറച്ചിട്ടുണ്ട്. ഇപ്പോൾ ഡോക്ടറുടെ ഭാരം 70 കിലോ. ഡോക്ടർ ഇപ്പോൾ ആഴ്ചയിൽ മൂന്ന് ദിവസം വച്ച് ജിമ്മിൽ പോകുന്നു. ഭാരമുപയോഗിച്ചുള്ള വ്യായാമങ്ങൾ ചെയ്യുന്നു, എയ്റോബിക്സ് ചെയ്യുന്നു. ഇപ്പോൾ എന്ത് വ്യായാമങ്ങളും ചെയ്യുവാൻ ഡോക്ടർക്ക് ഒരു പ്രയാസവുമില്ല.

നിങ്ങൾ മനസ്സിലാക്കേണ്ടത്, 104 കിലോ ഉണ്ടായിരുന്ന സമയത്ത് മടിയനായിരുന്നത് കൊണ്ടല്ല, ഡോക്ടർ വ്യായാമം ചെയ്യാതിരിന്നിരുന്നത്. കൂടിയ ശരീര ഭാരവും, ആ ഭാരം സന്ധികളിൽ ഉണ്ടാക്കുന്ന സമ്മർദ്ദവും, ഭക്ഷണ രീതികളും മൂലം വ്യായാമങ്ങൾ ചെയ്യുവാൻ അദ്ദേഹത്തിന് സാധിക്കാതെ വന്നു.

ഇത്തരം കേസുകളിൽ ആദ്യം അവരുടെ ജീവിതശൈലിയും ഭക്ഷണരീതികളും മാറ്റണം. അവരുടെ ശരീര ഭാരത്തിൽ 10 മുതൽ 15 ശതമാനത്തോളം കുറവ് വരുത്തണം. ഭക്ഷണക്രമം ശരിയാക്കി ഭാരം കുറഞ്ഞാൽ പിന്നീട് വ്യായാമങ്ങൾ ചെയ്യുവാൻ എളുപ്പമായിരിക്കും.

വ്യായാമങ്ങൾ മോശമായിട്ടല്ല, പക്ഷെ നിങ്ങൾക്ക് ഇപ്പോൾ വ്യായാമം ചെയ്യുവാൻ സാധിക്കുമോ, എന്തിനാണ് വ്യായാമങ്ങൾ ചെയ്യുന്നത്, ഏതെല്ലാം വ്യായാമങ്ങൾ ചെയ്യാം, ഇതെല്ലാം അമിതവണ്ണമുള്ളവരും, സന്ധിവേദനകളുള്ളവരും, മറ്റ് അസുഖങ്ങൾ ഉള്ളവരും ശ്രദ്ധിക്കേണ്ടതാണ്.

അമിതവണ്ണം കുറയ്ക്കാൻ ശ്രമിക്കുന്നവർ ഇപ്പോഴും വിശ്വസിക്കുന്ന ഒരു കാര്യമാണ് " കുറച്ച് കഴിക്കുക, കൂടുതൽ ഓടുക" അതായതു ശരീരത്തിലേക്ക് കുറച്ച് കലോറി മാത്രം നൽകുകയും, വ്യായാമത്തിലൂടെ അതിലും കൂടുതൽ കലോറി പുറത്തോട്ട് പോകുകയും ചെയ്താൽ അമിതമായ ഭാരം കുറയും. ലാബുകളിൽ നടക്കുന്ന പരീക്ഷണങ്ങളിലും

കണക്കുകളിലും അത് ശരിയാണെങ്കിലും, ശരീരത്തിന്റെ യഥാർത്ഥ പ്രവർത്തനത്തിൽ അങ്ങനെ സംഭവിക്കുന്നില്ല.

ഭൂരിഭാഗം ഗവേഷണങ്ങളും കാണിക്കുന്നത്, കുറച്ച് കഴിച്ച് കൂടുതൽ വ്യായാമം ചെയ്യുന്നത് കാര്യമായ മാറ്റങ്ങളൊന്നും, ശരീരത്തിലെ അമിതമായ കൊഴുപ്പിന്റെ ഭാരത്തിൽ വരുത്തുന്നില്ല എന്നാണ്.

ആർത്തവവിരാമം വന്ന 50000 സ്ത്രീകളിൽ 2006 മുതൽ നടത്തിയ പഠനമായിരുന്നു, വിമൻസ് ഹെൽത്ത് ഇനിഷ്യേറ്റിവ് സ്റ്റഡി. പഠനത്തിന്റെ തുടക്കത്തിൽ കലോറി കുറച്ച് കഴിച്ച് കൂടുതൽ വ്യായാമങ്ങൾ ചെയ്തവർ ഏകദേശം 1.8 കിലോ കുറഞ്ഞു. പക്ഷെ അടുത്ത വർഷം മുതൽ വീണ്ടും അവരുടെ ഭാരം കൂടി. ഭക്ഷണം സാധാരണ പോലെ കഴിച്ചുകൊണ്ടിരുന്ന ഗ്രൂപ്പുമായി ഇവർക്ക് കാര്യമായ മാറ്റമൊന്നുമുണ്ടായില്ല. മാത്രമല്ല വെയിസ്റ്റ് - ഹിപ് അനുപാതം കൂടുകയും ചെയ്തു. കൊഴുപ്പാണ് കൂടുന്നതെന്നതിന്റെ തെളിവാണിത്. ഏഴര വർഷമെടുത്തു നടത്തിയ, കുറച്ചു കഴിക്കുക, കൂടുതൽ വ്യായാമം ചെയ്യുക എന്ന സിദ്ധാന്തത്തിൽ നടത്തിയ പഠനത്തിൽ ഇവർ കഷ്ടി ഒരു കിലോ പോലും കുറഞ്ഞില്ല.

മറ്റൊരു പ്രധാനപ്പെട്ട പഠനങ്ങളിൽ ഒന്നാണ്, "ദി വിമൻസ് ഹെൽത്ത് സ്റ്റഡി"(THE WOMENS HEALTH STUDY). ഏകദേശം 39876 സ്ത്രീകളെ, മൂന്ന് ഗ്രൂപ്പുകളാക്കി നടത്തിയ പഠനം. പലതരത്തിലുള്ള തീവ്രതയിൽ വ്യായാമങ്ങൾ അവരെ കൊണ്ട് ചെയ്യിപ്പിച്ചായിരുന്നു പഠനം. പത്തു കൊല്ലത്തിനു ശേഷം ലഭിച്ച ഫലങ്ങളിൽ കൂടുതൽ അളവിലും തീവ്രതയിലും വ്യായാമം ചെയ്തവർക്ക്, കൂടുതൽ ഭാരമൊന്നും കുറഞ്ഞില്ല. മാത്രമല്ല, പഠനത്തിൽ പറയുന്നത്, അവരുടെ ബോഡി കോമ്പോസിഷനിൽ കാര്യമായ മാറ്റങ്ങളൊന്നുംതന്നെ കണ്ടില്ല എന്നതാണ്. എന്നാൽ സാധാരണ ഒരു നല്ല ഭക്ഷണക്രമം പിന്തുടരുന്ന, ശരീരഭാരം ശരിയായി നിലനിർത്തുന്ന സ്ത്രീകളിൽ ശരീരഭാരം

കൂടാതെയിരിക്കുന്നതിന് വ്യായാമങ്ങൾ സഹായിക്കുമെന്ന് ഗവേഷണങ്ങളിൽ പറയുന്നു.

Physical Activity and Weight Gain Prevention

I-Min Lee, MBBS, ScD, Luc Djoussé, MD, DSc, Howard D. Sesso, ScD, Lu Wang, MD, PhD, and Julie E. Buring, ScD

https://www.ncbi.nlm.nih.gov/pmc/articles/PMC2846540/

Changes in Weight, Waist Circumference and Compensatory Responses With Different Doses of Exercise Among Sedentary, Overweight Postmenopausal Women

Timothy S Church 1, Corby K Martin, Angela M Thompson, Conrad P Earnest, Catherine R Mikus, Steven N Blair

https://pubmed.ncbi.nlm.nih.gov/19223984/

Low-Fat Dietary Pattern and Weight Change Over 7 Years

The Women's Health Initiative Dietary Modification Trial

Barbara V. Howard, PhD; JoAnn E. Manson, MD, DrPH; Marcia L. Stefanick, PhD; et al

https://jamanetwork.com/journals/jama/fullarticle/202138

Total Energy Intake, Adolescent Discretionary Behaviors and the Energy Gap

K R Sonneville 1, S L Gortmaker

https://pubmed.ncbi.nlm.nih.gov/19079276/

ഹാർവാർഡ് ആരോഗ്യ സർവകലാശാല, കുട്ടികളിൽ നടത്തിയ പഠനത്തിൽ, വ്യായാമങ്ങൾ കൂടുതൽ ചെയ്യുന്നതിനനുസരിച്ച്, കുട്ടികൾ കൂടുതൽ ഭക്ഷണം കഴിച്ചുകൊണ്ടിരുന്നു. 538 കുട്ടികളിലാണ് അവർ പഠനം നടത്തിയത്. ഓരോ മണിക്കൂർ വ്യായാമം ചെയ്യുന്നതിനനുസരിച്ച് 292 കലോറി ഭക്ഷണം അവർ കൂടുതൽ കഴിക്കുന്നു. അതായത്, കൂടുതൽ കലോറി പുറത്തു കളയുവാൻ ശ്രമിക്കുമ്പോൾ, അതിനേക്കാൾ കൂടുതൽ കലോറി ശരീരത്തിലേക്ക് കൊടുക്കുവാൻ ആ കുട്ടികൾ ശ്രമിക്കുന്നു.

ഇനിയും ധാരാളം ഗവേഷണങ്ങൾ ഇക്കാര്യം തന്നെ ചൂണ്ടിക്കാട്ടിയിട്ടുണ്ട്. മൂന്ന് വയസിനും അഞ്ചു വയസ്സിനു

മിടയിലെ കുട്ടികളിൽ നടത്തിയ 2013 ലെ ഒരു പഠനം, പറയുന്നത്, ആക്ടിവിറ്റിയും, അമിതവണ്ണവും തമ്മിൽ ബന്ധമില്ല എന്നാണ്.

ഇവിടെ ആക്ടിവിറ്റികൾക്ക് - വ്യായാമങ്ങൾക്ക് - സ്ഥാനമില്ല എന്നല്ല. വ്യായാമങ്ങൾക്ക് ശരീരത്തിന് ഒഴിച്ചുകൂടാനാവാത്ത സ്ഥാനമാണുള്ളത്. അമിതവണ്ണവും വ്യായാമങ്ങളും എന്ന വിഷയത്തിൽ ഗവേഷണങ്ങൾ ഭൂരിഭാഗവും പറയുന്നത്, അമിതവണ്ണം വരാതെ നോക്കുന്ന കാര്യങ്ങളാണ്. അമിതവണ്ണമില്ലാത്തപ്പോൾ, വണ്ണം കൂടാതെയിരിക്കുന്നതിന് വ്യായാമങ്ങളും സഹായിക്കും. എന്നാൽ അമിതവണ്ണമുള്ള ഒരു വ്യക്തിയെ സംബന്ധിച്ചിടത്തോളം വ്യായാമങ്ങൾ മാത്രം പോരാ. അവിടെ നല്ല ഭക്ഷണക്രമങ്ങൾക്കാണ് പ്രാധാന്യം കൊടുക്കേണ്ടത്. അമിതവണ്ണം കുറയ്ക്കാനാണെങ്കിൽ നിങ്ങൾ ശരീരത്തിന്റെ പ്രവർത്തനം മനസ്സിലാക്കണം. എങ്ങനെയെല്ലാമാണ് ശരീരത്തിലെ ഊർജം പുറത്തുപോകുന്നതെന്ന് മനസ്സിലാക്കാം. ശരീരത്തിൽ നിന്ന് പുറത്തു പോകുന്ന ഊർജം കണക്കാക്കുന്നത് താഴെ കൊടുത്തിരിക്കുന്ന കാര്യങ്ങളുടെയെല്ലാം ആകെ തുകയാണ്

അടിസ്ഥാന ഉപാപചയ നിരക്ക് + ഭക്ഷണം മൂലം ഉയരുന്ന നമ്മുടെ ശരീരത്തിന്റെ താപനില + ദൈനംദിന പ്രവർത്തനങ്ങൾ + വ്യായാമങ്ങൾ + വ്യായാമങ്ങൾക്ക് ശേഷമുള്ള നമ്മുടെ ഓക്സിജൻ ഉപയോഗം

അതായത് ഊർജം ശരീരത്തിൽ നിന്ന് പോകുന്നത് വ്യായാമത്തിൽ നിന്ന് മാത്രമല്ലെന്ന് ചുരുക്കം.അടിസ്ഥാന ഉപാപചയ പ്രവർത്തനത്തിന്റെ പ്രാധാന്യം ഇവിടെയാണ്. (Basal Metabolic Rate). ധാരാളം ശാരീരിക പ്രവർത്തനങ്ങളിലൂടെ ഊർജ്ജം നഷ്ടപെടുന്നുണ്ട്. ഉദാഹരണത്തിന് ശ്വസനം, ഹൃദയത്തിന്റെ പ്രവർത്തനം, ശരീരോഷ്മാവിന്റെ നിയന്ത്രണം, അവയവങ്ങളുടെ പ്രവർത്തനം, തലച്ചോറിന്റെ പ്രവർത്തനം, കരൾ, കിഡ്നി,

എന്നിവയുടെ പ്രവർത്തനം, ഇതെല്ലാം ഊർജ്ജം വളരെയധികം ആവശ്യമായ കാര്യങ്ങളാണ്.

അടിസ്ഥാന ഉപാപചയം പുരുഷന്മാർക്ക് ഏകദേശം 2500 കലോറിയാണെങ്കിൽ, സാധാരണഗതിയിൽ അവർ 45 മിനിറ്റ് നടക്കുമ്പോൾ, ഏകദേശം നഷ്ടമാകുന്നത് വെറും 105 കലോറിയാണ്. അതായത് ആകെ കുറയുന്ന ഊർജ്ജത്തിന്റെ വെറും 5 ശതമാനം മാത്രം.

അടിസ്ഥാന ഉപാപചയം ധാരാളം കാര്യങ്ങളെ ആശ്രയിച്ചിരിക്കുന്നു.

- ❖ പാരമ്പര്യം
- ❖ സ്ത്രീ പുരുഷ വ്യതാസം (പുരുഷന്മാരിൽ ഉപാപചയം കൂടുതലായിരിക്കും)
- ❖ വയസ്സ് (വയസ്സ് കൂടുന്നതിനനുസരിച്ച് ഉപാപചയം കുറയുന്നു.)
- ❖ ഭാരം (പേശികളുടെ ഭാരം കൂടുതലാണെങ്കിൽ ഉപാപചയം കൂടുന്നു)
- ❖ ഉയരം (ഉയരം കൂടുംതോറും ഉപാപചയം കൂടുന്നു)
- ❖ ഭക്ഷണശീലങ്ങൾ
- ❖ ശരീരോഷ്മാവ് (കൂടുന്നതിനനുസരിച് ഉപാപചയം കൂടുന്നു.)
- ❖ അന്തരീക്ഷ താപനിലകൾ (ഉപാപചയം വ്യതാസം വരുന്നു.)

വ്യായാമങ്ങൾ അല്ലാതെയുള്ള ദൈനംദിന പ്രവർത്തനങ്ങളിലൂടെയും, ഉദാഹരണത്തിന് വീട്ടിലെ ജോലികൾ, നമ്മൾ ഒരു ദിവസം നടക്കുന്നത്, ഉറങ്ങുന്നത്, ഭക്ഷണത്തിന്റെ ദഹനം (ഏതു ഭക്ഷണം കഴിക്കുന്നു എന്നതിനനുസരിച്ച് ദഹനത്തിന് ആവശ്യമാകുന്ന ഊർജ്ജം

വ്യത്യാസപ്പെടുന്നു. ഉദാഹരണത്തിന്, പ്രോട്ടീൻ കൂടുതലടങ്ങിയ ഭക്ഷണങ്ങളാണെങ്കിൽ, ഊർജ്ജം കൂടുതൽ ആവശ്യമാണ്.) എന്നിവയിലൂടെയും ശരീരത്തിൽനിന്ന് ഊർജ്ജം ഉപയോഗിക്കപ്പെടുന്നു.

മുകളിൽ പറഞ്ഞ രീതിയിലുള്ള ഊർജ്ജ നഷ്ടത്തിന്റെ അളവുകൾ സ്ഥിരമല്ല. അത് മാറിക്കൊണ്ടേയിരിക്കും. ഇതു കണക്കാക്കുന്നതിലുള്ള ബുദ്ധിമുട്ടുകൾ മൂലം, ഇതെല്ലാം സ്ഥിരമായി ഒരേ അളവാണെന്ന ധാരണയിൽ നമ്മൾ മുന്നോട്ട് പോകുന്നു. അവിടെ വ്യായാമങ്ങളിലൂടെ നഷ്ടപെടുന്ന ഊർജ്ജത്തിന്റെ കണക്കെടുപ്പ് മാത്രം നടത്തുന്നു.

വ്യായാമം ആവശ്യമില്ലെന്ന് ഇതിന് അർത്ഥമില്ല. വ്യായാമങ്ങൾക്ക് ധാരാളം വ്യക്തമായ, സുനിശ്ചിതമായ, ഗുണങ്ങളും ഉദ്ദേശങ്ങളുമുണ്ട്. എന്നാൽ അമിതവണ്ണം കുറയ്ക്കുന്ന കാര്യത്തിൽ 90 ശതമാനം ഭക്ഷണക്രമവും 10 ശതമാനത്തിൽ താഴെ മാത്രം വ്യായാമവും എന്നത് ഞാൻ വീണ്ടും എടുത്തുപറയുന്നു. ഭക്ഷണക്രമം ശരിയല്ലെങ്കിൽ, നിങ്ങൾ സമയത്തിനും ആവശ്യത്തിനും നല്ല ഭക്ഷണം കഴിക്കുന്നില്ലെങ്കിൽ, വ്യായാമം ചെയ്തുകൊണ്ട് നിങ്ങൾക്ക് ശരീരത്തിലെ അമിതമായ കൊഴുപ്പിനെ കുറയ്ക്കാൻ സാധിക്കുകയില്ല. ശ്രദ്ധിക്കുക. അമിതവണ്ണം കുറയ്ക്കുക എന്നത്, എപ്പോഴും നമ്മുടെ ശരീരത്തിലെ അമിതമായ കൊഴുപ്പിനെ കുറയ്ക്കുന്നതായിരിക്കണം. അല്ലാതെ, ഭാരം അളക്കുന്ന സ്കെയിലിൽ എങ്ങനെയെങ്കിലും ശരീരത്തിന്റെ ഭാരം കുറഞ്ഞു കാണുന്നതല്ല. കുറയുമ്പോൾ അമിതമായ കൊഴുപ്പിൽ നിന്നാണോ, അതോ ആവശ്യമുള്ള പേശികളിൽ നിന്നാണോ കുറയുന്നത് എന്ന് നിശ്ചമായും ശ്രദ്ധിക്കണം.

എന്നാൽ മുകളിൽ പറഞ്ഞ ശരീരത്തിന്റെ സ്വയം പ്രവർത്തിക്കുന്ന മികവ് കാണണമെങ്കിൽ, നമ്മുടെ ഭക്ഷണ രീതികൾ ശരിയാകണം. നല്ല ഭക്ഷണം സമയാസമയങ്ങളിൽ കഴിക്കാൻ നാം ശീലിക്കണം. അവിടെ നമ്മുടെ ശരീരം സ്വയം

കേടുപാടുകൾ തീർക്കുന്നതും, സാധാരണ രീതിയിലാകുന്നതും നമുക്ക് കാണാം.

ഇവിടെയാണ് ശരീരത്തിനെയും ശരീരത്തിന്റെ പ്രവർത്തനങ്ങളെയും വിശ്വസിക്കേണ്ടതിന്റെ പ്രാധാന്യം എടുത്തുപറയേണ്ടത്. അമിതമായ കൊഴുപ്പിനെ എങ്ങനെ കുറയ്ക്കാമെന്ന് ശരീരത്തിന് വ്യക്തമായി അറിയാം. അതിനുള്ള അന്തരീക്ഷം സൃഷ്ടിക്കുക എന്നതാണ് പ്രധാനം.

എന്തിന് വ്യായാമം ചെയ്യണം.

എല്ലാവർക്കും അറിയാവുന്നത് പോലെ, ശരീരത്തിന് ആവശ്യമായ ഒന്നാണ് വ്യായാമം. വ്യായാമങ്ങൾക്ക് അത്രയേറെ പ്രാധാന്യമുണ്ട്. ഞാൻ മുൻപ് എഴുതിയത്, അമിത വണ്ണം കുറയ്ക്കാൻ ശ്രമിക്കുമ്പോൾ, വ്യായാമമല്ല പ്രധാനം എന്നാണ്.

ഇനി എന്തിനാണ് വ്യായാമം ചെയ്യേണ്ടത് എന്ന് മനസ്സിലാക്കാം. കൂടുതലൊന്നും ഞാൻ പറയേണ്ട കാര്യമില്ല. കാരണം, ഭക്ഷണത്തിന്റെ പ്രാധാന്യത്തേക്കാൾ കൂടുതൽ, വ്യായാമങ്ങളുടെ ഗുണങ്ങളാണ് സാധാരണയായി നാം ചർച്ച ചെയ്യുന്നത്.

വ്യായാമങ്ങൾ ചെയ്യുന്നത് താഴെ പറയുന്ന ലക്ഷ്യങ്ങൾ നേടാനായിരിക്കണം

1. **നല്ല ഒരു ശരീരഘടന നിലനിർത്തുവാൻ.** (posture correction): ഒരു വ്യക്തി നിൽക്കുന്ന രീതി, നടക്കുന്ന രീതി ഇതെല്ലാം ആ വ്യക്തിയുടെ പേശികളുടെയും സന്ധികളുടെയും ശരിയായ പ്രവർത്തനത്തെയും ബലത്തെയും ആശ്രയിച്ചിരിക്കുന്നു. പ്രത്യേകിച്ച്, അരക്കെട്ടിലെയും നടുവിലെയും കാലുകളിലെയും പേശികൾ ശരിയായ രീതിയിൽ അല്ല പ്രവർത്തിക്കുന്നതെങ്കിൽ, ആ വ്യക്തി നിൽക്കുന്നതും, നടക്കുന്നതും, കൂനികൂടിയോ,

വളഞ്ഞോ ആയിരിക്കും. ഇത് സന്ധികളിലെ സമ്മർദ്ദം കൂട്ടുന്നു. പ്രധാനമായും കഴുത്ത്, തോൾസന്ധി, നടുഭാഗം, അരക്കെട്ട്, കാൽമുട്ടുകൾ, എന്നിവയുടെ പ്രവർത്തനത്തെ ദോഷകരമായി ബാധിക്കുന്നു. വേദനകൾക്ക് കാരണമാകുന്നു. ഇത്തരം വേദനകളും, പ്രവർത്തന വൈകല്യങ്ങളും ഒഴിവാക്കണമെങ്കിൽ നമ്മുടെ പേശികളുടെ പ്രവർത്തനം മെച്ചപ്പെടുത്തണം. അതിന് പേശികളുടെ മുറുക്കവും, ബലവും വഴക്കവും കൂട്ടുന്നതിനുള്ള വ്യായാമങ്ങൾ ആവശ്യമാണ്. പോസ്റ്റർ ശരിയാക്കുന്ന വ്യായാമങ്ങൾ പ്രത്യേകമായി തന്നെ ചെയ്യേണ്ടതുണ്ട്.

2. ശരീരത്തിന്റെ വഴക്കം നിലനിർത്തുവാൻ

(Flexibility): പ്രായം കണക്കാക്കുന്നത് സംഖ്യകളെ മാത്രം ആശ്രയിച്ചല്ല എന്ന് പറയാറുണ്ട്. അറുപതാം വയസിലും നല്ല മെയ്‌വഴക്കം നിങ്ങളുടെ ശരീരത്തിനുണ്ടെങ്കിൽ നിങ്ങൾ ചെറുപ്പമാണെന്ന് പറയാം. എന്നാൽ മുപ്പതാം വയസ്സിൽ നിങ്ങളുടെ ശരീരം ഒന്നിനും വഴങ്ങുന്നില്ലെങ്കിൽ നിങ്ങൾക്ക് പ്രായമായെന്ന് പറയേണ്ടി വരും. അത്രയുമാണ് പേശികളുടെ വഴക്കത്തിനുള്ള സ്ഥാനം. പേശികൾക്ക് കൂടുതൽ വഴക്കം ലഭിക്കുന്നത് സന്ധികളിലുണ്ടാകാവുന്ന സമ്മർദ്ദം ഒഴിവാക്കാൻ സഹായിക്കുന്നു. പേശികളുടെ അസന്തുലിതാവസ്ഥ ഒഴിവാക്കാൻ ഇത്തരം വ്യായാമങ്ങൾ നല്ലതാണ്. നല്ല വഴക്കമുള്ള പേശികൾ ആണെങ്കിൽ, പരിക്കേൽക്കാനുള്ള സാദ്ധ്യതകൾ കുറയും. സന്ധിവേദനകൾ ഒഴിവാക്കാൻ സാധിക്കും. മുൻപ് സൂചിപ്പിച്ചപോലെ നിൽക്കുന്നതും നടക്കുന്നതുമായ രീതികൾ മെച്ചപ്പെടും, അതായത് നമ്മുടെ പോസ്റ്റർ മെച്ചപ്പെടുമെന്ന് സാരം.

3. പേശികളുടെ ബലം (Muscle Strength):

നമ്മുടെ പേശികൾ ബലമുള്ളതായിരിക്കണം. എന്നാൽ മാത്രമേ സന്ധികൾ ഭംഗിയായി പ്രവർത്തിക്കുകയുള്ളൂ. എല്ലുകൾക്ക് നല്ല ബലം ഉണ്ടാവുകയുള്ളൂ. പേശികളുടെ ബലം, നമ്മെ കൂടുതൽ ശക്തവും ആരോഗ്യകരവുമാക്കി മാറ്റുന്നു. ശരിയായ ശരീരഭാരം നിലനിർത്താൻ സഹായിക്കുന്നു. പേശികളുടെ ബലം വർദ്ധിപ്പിക്കുന്ന വ്യായാമങ്ങൾ, ശരീരത്തിന്റെ പ്രവർത്തനക്ഷമതയും കായികക്ഷമതയും വർദ്ധിപ്പിക്കുന്നു. ശരീരത്തിന്റെ ഊർജ്ജ നില വർദ്ധിപ്പിക്കുകയും നിങ്ങളുടെ മാനസികാവസ്ഥ മെച്ചപ്പെടുത്തുകയും ചെയ്യുന്നു.

4. ശരീരത്തിന്റെ സന്തുലിതാവസ്ഥ (Balance):

പ്രായമാകുന്തോറും, നമ്മുടെ ബാലൻസിൽ വ്യതിയാനം വരുന്നു. പ്രായമായവരിൽ കൂടുതൽ കാണുന്ന ഒരു പ്രശ്നമാണ് ഇടക്കിടെയുള്ള വീഴ്ചകൾ. ഇതുമൂലം എല്ലുകളുടെ പൊട്ടലുകൾ, തലച്ചോറിൽ ഉണ്ടാകുന്ന ക്ഷതങ്ങൾ എന്നിവ കണ്ടു വരുന്നു. ഇത്തരം പ്രശ്നങ്ങൾ ഒഴിവാക്കണമെങ്കിൽ ശരീരത്തിന്റെ സന്തുലിതാവസ്ഥ നിലനിർത്തുന്ന തരത്തിലുള്ള വ്യായാമങ്ങൾ പരിശീലിക്കുന്നത് ആവശ്യമാണ്. പ്രായമായവരിൽ കൂടെകൂടെയുള്ള വീഴ്ചകൾ തടയുന്നതിനാവശ്യമായ വ്യായാമങ്ങൾ പരിശീലിപ്പിക്കുന്ന വിഭാഗം തന്നെ ഫിസിയോതെറാപ്പിയിലുണ്ട്.

5. ഹൃദയാരോഗ്യം (Cardiac Health):

വ്യായാമങ്ങൾ ഹൃദയാരോഗ്യവുമായി ബന്ധപ്പെട്ട ഘടകങ്ങളെ മെച്ചപ്പെടുത്തുന്നു. ഇത് അമിത രക്തസമ്മർദ്ദം കുറയ്ക്കുന്നു. ആരോഗ്യകരമായ

കൊളസ്ട്രോൾ, രക്തത്തിലെ പഞ്ചസാരയുടെ നിയന്ത്രണം എന്നിവ മെച്ചപ്പെടുത്തുന്നു. ഹൃദയ ധമനികളെ കൂടുതൽ എളുപ്പത്തിൽ വികസിപ്പിക്കാൻ പ്രോത്സാഹിപ്പിക്കുന്നത് പോലുള്ള പോസിറ്റീവ് ഫിസിയോളജിക്കൽ മാറ്റങ്ങളും വ്യായാമം മൂലം സാധിക്കുന്നു. ഇത് ഹൃദയമിടിപ്പിനെയും രക്ത സമ്മർദ്ദത്തെയും നിയന്ത്രിക്കുന്ന നാഡീ വ്യവസ്ഥകളുടെ പ്രവർത്തനത്തെ സഹായിക്കുന്നു. എന്നാൽ ഈ മാറ്റങ്ങൾ അവയുടെ പൂർണ്ണ ഫലത്തിൽ എത്താൻ ആഴ്ചകളോ മാസങ്ങളോ വർഷങ്ങളോ എടുത്തേക്കാം.

6. **മാനസികാരോഗ്യം (Mental Health):** നിങ്ങളുടെ മാനസികാവസ്ഥ മെച്ചപ്പെടുത്തുന്ന എൻഡോർഫിൻസ് (endorphins) സെറോടോണിൻ (serotonin) തുടങ്ങിയ രാസവസ്തുക്കൾ വ്യായാമം മൂലം ശരീരം ഉല്പാദിപ്പിക്കുന്നു. നിങ്ങൾ പതിവായി വ്യായാമം ചെയ്യുകയാണെങ്കിൽ, ഇത് നിങ്ങളുടെ മാനസിക സമ്മർദ്ദവും, വിഷാദം, ഉത്കണ്ഠ പോലുള്ള മാനസികാരോഗ്യ അവസ്ഥകളുടെ ലക്ഷണങ്ങൾ കുറയ്ക്കുകയും ഉറക്കത്തെ മെച്ചപ്പെടുത്തും ചെയ്യും.

7. **അമിതവണ്ണം വരാതെ തടയുന്നു.**

    നിങ്ങൾ സാധാരണ ശരീരഭാരം നിലനിർത്തുന്ന വ്യക്തിയാണെങ്കിൽ, നിങ്ങളുടെ ഭക്ഷണരീതികൾ ഉയർന്ന ഗുണ നിലവാരത്തിൽ ആണെങ്കിൽ തീർച്ചയായും വ്യായാമങ്ങൾ നിങ്ങളുടെ ശരീരഭാരം ശരിയായ രീതിയിൽ നിലനിർത്തുന്നതിന് സഹായിക്കും. ഇന്നുവരെയുള്ള മിക്ക ഗവേഷണങ്ങളും സൂചിപ്പിക്കുന്നത് ശരീരഭാരം അമിതമായി കൂടാതെയിരിക്കുന്നതിന് വ്യായാമങ്ങൾ കൂടുതൽഫലപ്രദമാണെന്നാണ്.

അതുകൊണ്ടുതന്നെ അവരെ സംബന്ധിച്ചിടത്തോളം എല്ലാ തരത്തിലുള്ള വ്യായാമങ്ങളും ഉദാഹരണത്തിന് എയ്റോബിക്സും, ഭാരം ഉയർത്തുന്ന വ്യായാമങ്ങളും, വേഗതയും തീവ്രതയും കൂടിയ വ്യായാമങ്ങളും, എല്ലാം ഒരു ഫിസിയോതെറാപ്പിസ്റ്റിന്റെ സഹായത്തോടെ ചെയ്യാവുന്നതാണ്.

Exercise Treatment of Obesity
Loretta DiPietro, MPH, PhD. and Nina S Stachenfeld, PhD.
https://www.ncbi.nlm.nih.gov/books/NBK278961/

എന്നാൽ എന്ത് വ്യായാമം ചെയ്യുമ്പോഴും സന്തുലിതമായ ഒരു ഭക്ഷണക്രമം ആവശ്യമാണ്. അതില്ലാതെ നിങ്ങൾ എത്ര മണിക്കൂർ വ്യായാമം ചെയ്തിട്ടും കാര്യമില്ല. മാത്രമല്ല, കൂടുതൽ ശാരീരിക പ്രശ്നങ്ങൾ ഇതുമൂലമുണ്ടാകുകയും ചെയ്യുന്നു.

എത്ര വ്യായാമം ചെയ്യണം? നമുക്ക് എത്ര സാധിക്കുമോ അത്ര തന്നെ. കുറച്ച് ദിവസം കഴിഞ്ഞാൽ ആദ്യത്തെതിനേക്കാൾ കൂടുതൽ ചെയ്യുവാൻ നിങ്ങൾക്ക് സാധിക്കുന്നുണ്ടോ? നല്ലത്. നിങ്ങൾ മോശക്കാരനല്ല. വ്യായാമങ്ങൾ അല്പാല്പമായി കൂട്ടികൊണ്ടുവരാം. ഞാനിത് എഴുതുന്നത്, അമിതവണ്ണമുള്ളവരുടെയും രോഗികളുടെയും കാര്യമാണ്. ഓരോ വ്യായാമങ്ങളും ഓരോ ആവശ്യങ്ങൾക്കും ലക്ഷ്യങ്ങൾക്കും വേണ്ടിയാണ് ചെയ്യേണ്ടത്. എന്തിന് എയ്റോബിക്സ്, എന്തിന് ഭാരം ഉയർത്തിയുള്ള വ്യായാമങ്ങൾ, എന്തിന് യോഗ, എന്തിന് ഹൈ ഇന്റൻസിറ്റി വ്യായാമങ്ങൾ, ഇതെല്ലാം ആദ്യമേ മനസ്സിലാക്കുക. അല്ലാതെ ഭാരം കൂടിയെന്ന് തോന്നുമ്പോൾ ഭക്ഷണമൊഴിവാക്കിയിട്ട് ഇതിൽ എന്തെങ്കിലും ചെയ്തിട്ട് കാര്യമില്ല. അമിത ശരീരഭാരമുള്ളവർ അതിൽ കുറവ് വരാതെ കഠിനമായ വ്യായാമങ്ങൾ തുടക്കത്തിൽ ചെയ്യാതിരിക്കുന്നതാണ് നല്ലത്. കാരണം നിങ്ങൾക്ക് അമിതവണ്ണമുണ്ടെങ്കിൽ, സന്ധികളിൽ പ്രത്യേകിച്ച് കാൽമുട്ട്, നടുഭാഗം, അരക്കെട്ട്, ഉപ്പൂറ്റി എന്നിവടങ്ങളിൽ ഇപ്പോൾ വേദനകളില്ലെങ്കിലും, ഇതെല്ലാം

ഭാരം താങ്ങുന്ന സന്ധികളായതുകൊണ്ട്, കൂടുതലുള്ള വ്യായാമങ്ങൾ തുടക്കത്തിൽ ചെയ്യുമ്പോൾ കൂടുതൽ സമ്മർദ്ദം ഈ സന്ധികളിൽ അനുഭവപ്പെടുകയും വേദനകൾ ആരംഭിക്കുകയും ചെയ്യും. അതോടെ നിങ്ങൾ വ്യായാമം അവസാനിപ്പിക്കും. വേദനകൾ മാത്രം ബാക്കിയുണ്ടാകും. പിന്നെ അടുത്തഘട്ടം ഭക്ഷണമൊഴിവാക്കി നോക്കും. അതോടെ പേശികൾ നഷ്ടപ്പെടുന്നത് മൂലം ഭാരം കുറയും. പക്ഷെ സന്ധിവേദനകൾ കൂടും. കാരണം പേശികളാണ് സന്ധികളെ നല്ല രീതിയിൽ പ്രവർത്തിക്കുവാൻ സഹായിക്കുന്നത്. നിങ്ങൾക്ക് അമിതവണ്ണവും അസുഖങ്ങളുമുണ്ടെങ്കിൽ അതിനെ ആദ്യം നേരിടുക. ഭക്ഷണകാര്യങ്ങൾ മനസ്സിലാക്കുക. ചെറിയ രീതിയിൽ വ്യായാമം ചെയ്യാൻ സാധിക്കുമെങ്കിൽ ചെയ്തു തുടങ്ങാം. വ്യായാമം ചെയ്യാൻ സാധിക്കുന്നില്ലെങ്കിൽ നിങ്ങൾ ഒന്നുകൊണ്ടും നിരാശരാകേണ്ട. കാരണം ഭക്ഷണ രീതികളുടെ ക്രമീകരണമാണ് ആദ്യം നിങ്ങൾക്കാവശ്യം. ഭക്ഷണ ക്രമീകരണങ്ങളിലൂടെ 10 ശതമാനം ഭാരമെങ്കിലും കുറച്ചാൽ കുറച്ചുകൂടി സുഖകരമായും അനായാസമായും നിങ്ങൾക്ക് ചെറിയ വ്യായാമങ്ങൾ ചെയ്തു തുടങ്ങാൻ സാധിക്കും. അതിന് ശേഷം നിങ്ങളുടെ ലക്ഷ്യം ശരീരം പുഷ്ടിപ്പെടുത്തലാണെങ്കിൽ, അതിനായുള്ള വ്യായാമങ്ങൾ, ഭാരം ഉയർത്തൽ, തുടങ്ങിയവ നിങ്ങൾക്ക് ചെയ്യാം.

അമിതവണ്ണമുള്ളവർക്കും സന്ധിവേദനകളുള്ളവർക്കും ശാരീരിക ക്ഷമത വർദ്ധിപ്പിക്കുന്നതിന് താഴെ പറയുന്ന രീതികൾ പിന്തുടരാവുന്നതാണ്.

1. നിങ്ങൾക്ക് ഇഷ്ടമുള്ള വ്യായാമങ്ങൾ ചെയ്യുക. എന്നാൽ മാത്രമേ കൂടുതൽ കാലം വ്യായാമങ്ങൾ ചെയ്യുകയുള്ളൂ. ശരീരത്തിന്റെ ഏത് പ്രവർത്തനവും വ്യായാമമാണ്. അതിനെ വ്യായാമമെന്ന് വിളിക്കണമെന്ന് നിർബന്ധം ഒന്നുമില്ല. നിങ്ങൾക്കിഷ്ടമുള്ള ഏത് ആക്ടിവിറ്റിയും

ഇതിൽപെടും. തുടക്കത്തിൽ അല്പസമയം നടന്നുതുടങ്ങാം. നിങ്ങൾക്ക് സാധിക്കുന്ന സമയം മാത്രം. ഉദാഹരണത്തിന് നിങ്ങൾക്ക് തുടക്കത്തിൽ 15 മിനിറ്റ് നടക്കുവാനേ സാധിക്കുന്നുള്ളുവെങ്കിൽ അത്ര സമയം വച്ച് തന്നെ തുടങ്ങുക. അത്താഴത്തിന് ശേഷം 10 മിനിറ്റ് മുതൽ 15 മിനിറ്റ് വരെ വീടിനുള്ളിലോ, വീടിനു ചുറ്റുമോ നടക്കുന്നത് നല്ലതാണ്. കുടുംബത്തിലെ മറ്റ് അംഗങ്ങളെയും നിങ്ങൾക്ക് കൂട്ടാവുന്നതാണ്. പ്രത്യേകിച്ച് കുട്ടികളെ. നിങ്ങൾക്ക് സാധിക്കുമെങ്കിൽ രാവിലെയും വൈകീട്ടും ഇതുപോലെ 15 മിനിറ്റ് നടക്കുന്നതും നല്ലതാണ്. ഇനി ഒന്ന് രണ്ടാഴ്ച്ച കഴിയുമ്പോൾ നിങ്ങൾക്ക് കുറച്ചുകൂടി കൂടുതൽ സമയമോ ദൂരമോ നടക്കുവാൻ സാധിക്കുന്നുണ്ടെങ്കിൽ വളരെ നല്ലതാണ്. എല്ലാവർക്കും ഇത് സാധിക്കും. തുടക്കത്തിൽ നിങ്ങൾക്ക് സാധിക്കുന്ന വേഗതയിൽ മാത്രം നടക്കുക. പിന്നീട് അല്പാല്പമായി വേഗതയും കൂട്ടാവുന്നതാണ്. കാൽമുട്ട് വേദനയും നടുവേദനയുമുള്ളവർ വേഗതയും സമയവും വളരെ ശ്രദ്ധിച്ചുമാത്രം വർദ്ധിപ്പിച്ചാൽ മതി. അവരെ സംബന്ധിച്ചിടത്തോളം അവർക്ക് വേദനകളില്ലാതെ കൂടുതൽ സമ്മർദ്ദം സന്ധികളിൽ വരാതെ ശ്രദ്ധിക്കണം. ശ്വസനവ്യായാമങ്ങൾ - ഇരുന്നുകൊണ്ടുതന്നെ ചെയ്യാവുന്ന വളരെ എളുപ്പമുള്ള വ്യായാമങ്ങളാണിത്. ശ്വാസം നന്നായി എടുത്തുവിട്ടു കൊണ്ടിരിക്കുക. നിങ്ങളുടെ ശരീരത്തിലെ ഓക്സിജൻ വർധിപ്പിക്കുന്നതിനും, മാനസികമായ സന്തോഷങ്ങൾക്കും, പേശികൾ റിലാക്സ് ചെയ്യുന്നതിനും, സ്ട്രെസ് കുറയ്ക്കുന്നതിനുമെല്ലാം ശ്വസനവ്യായാമങ്ങൾ നല്ലതാണ്.

2. ഒരേ തരത്തിലുള്ള വ്യായാമങ്ങൾ തന്നെ ചെയ്തുകൊണ്ടിരുന്നാൽ അതുമായി ശരീരം

പൊരുത്തപ്പെടും. അതുകൊണ്ട് തന്നെ വിവിധ തരത്തിലുള്ള വ്യായാമങ്ങൾ ഉൾപെടുത്തുന്നതാണ് നല്ലത്. അൽപ ദൂരം നടക്കാം, കുറച്ചു ദൂരം ഓടാം, നീന്താനറിയുമെങ്കിൽ നീന്താം. അല്ലെങ്കിൽ പുതിയതെന്തെങ്കിലും പരീക്ഷിക്കാം. ഇതിനുപുറമെ നിങ്ങൾക്ക് മറ്റെന്തെല്ലാം വ്യായാമങ്ങൾ ചെയ്യുവാൻ സാധിക്കുമോ അതെല്ലാം ഉൾപ്പെടുത്താവുന്നതാണ്. ഇരുന്ന് എഴുന്നേൽക്കാം, പുഷ് അപ്പ് എടുക്കാം, പുൾ അപ്പ് എടുക്കാം, ചവിട്ട് പടികൾ കയറിയിറങ്ങാം, നൃത്തം ചെയ്യാം, കുട്ടികളുടെ കൂടെ കളിക്കാം, തോട്ടത്തിലെ ജോലികൾ ചെയ്യാം, വീട്ടു ജോലികൾ ചെയ്യാം. എല്ലാം ഒരുവിധത്തിൽ അല്ലെങ്കിൽ മറ്റൊരുവിധത്തിൽ ശരീരത്തിന്റെ ചലനങ്ങളെ ഉത്തേജിപ്പിക്കുന്നതും, ഊർജ്ജം ധാരാളം ഉപയോഗ പ്പെടുത്തുന്നതുമാണ്. അത് വിരസതയില്ലാതെ ശരീരത്തിന്റെ എല്ലാ സന്ധികളുടെയും വിവിധ പേശികളുടെയും പ്രവർത്തനത്തിനും സഹായിക്കും. പക്ഷെ ഒന്നും കൂടുതലാകാതെ നോക്കണം.

3. സാവകാശം വ്യായാമം ചെയ്യുന്ന സമയങ്ങളും ദിവസങ്ങളും ആവൃത്തിയും വർദ്ധിപ്പിക്കുക. ആഴ്ചയിൽ രണ്ടു ദിവസം എന്നുള്ളത് മൂന്ന് ദിവസമാക്കാം. ഒരു ദിവസം പത്തു തവണ ചെയ്തത് ഇരുപത് തവണയാക്കാം. നിങ്ങൾ നടക്കുകയാ ണെങ്കിൽ നടത്തത്തിന്റെ വേഗത കൂട്ടാം. ഇതിലൂടെ നിങ്ങളുടെ ശരീരത്തിന്റെ പ്രവർത്തന ക്ഷമതയും കായിക ക്ഷമതയും വർദ്ധിക്കും. പല വേഗതയിൽ നടക്കുന്നതും ഇടയ്ക്ക് അൽപനേരം ഓടുന്നതും വിശ്രമിക്കുന്നതുമൊക്കെ പരീക്ഷിക്കാവുന്നതാണ്. ഇതെല്ലാം ചെയ്യുമ്പോൾ നിങ്ങളുടെ ഹൃദയമിടിപ്പ്, ക്ഷീണം വേദനകൾ ഇതെല്ലാം നിരീക്ഷിക്കേണ്ട താണ്. വ്യായാമങ്ങളുടെ ഇടയിലുള്ള വിശ്രമസമയം അല്പാല്പമായി കുറച്ചുകൊണ്ട് വരാവുന്നതാണ്.

വ്യായാമങ്ങൾ ചെയ്യുന്ന സമയങ്ങൾ മെല്ലെ മെല്ലെ വർദ്ധിപ്പിക്കാവുന്നതുമാണ്. എല്ലാം കൂടി ഒരു ദിവസം ചെയ്യാൻ ശ്രമിക്കാതിരിക്കുക. ശരീരത്തെ കഷ്ടപ്പെടുത്തുവാനല്ല വ്യായാമങ്ങൾ ചെയ്യുന്നതെന്ന് എപ്പോഴും ഓർമ്മവേണം. സ്വയം ഒരു ഇടവേള നൽകുക. നിങ്ങളുടെ ശരീരത്തോട് ചെയ്യാവുന്ന ഏറ്റവും മോശമായ കാര്യമാണ് അമിതമായി വ്യായാമം ചെയ്യുകയെന്നത്. അതുകൊണ്ടുതന്നെ ഇടവേളകൾ അത്യാവശ്യമാണ്. സംശയിക്കേണ്ട, ഇത്തരം ഇടവേളകൾ നിങ്ങളുടെ ശാരീരികക്ഷമത വർദ്ധിപ്പിക്കുവാൻ സഹായിക്കും.

4. വ്യായാമം ചെയ്യുന്ന സ്ഥലങ്ങൾ, വ്യായാമം ചെയ്യുവാൻ ഉപയോഗിക്കുന്ന ഉപകരണങ്ങൾ എല്ലാം മാറി മാറി ഉപയോഗിക്കാം. ഉദാഹരണത്തിന്, വീട്ടിൽ ചെയ്യുന്ന വ്യായാമങ്ങൾ വീടിന് പുറത്തും ചെയ്യാവുന്നതാണ്. ശരീരഭാരം ഉപയോഗിച്ച് ചെയ്യുന്ന വ്യായാമങ്ങൾ ബാന്റുകളോ, ഡംബെൽസൊ ഉപയോഗിച്ചോ ചെയ്യാവുന്നതാണ്. നിരപ്പായ സ്ഥങ്ങളിലൂടെ നടക്കുന്നതിന് പകരം ചെറിയ കയറ്റങ്ങൾ കയറി നോക്കാവുന്നതാണ്. നിങ്ങളുടെ കൂട്ടുകാരുമായി ചേർന്ന് വ്യായാമങ്ങൾ ചെയ്യാവുന്നതാണ്. അവരുമായി സൈക്കിളിൽ യാത്ര പോകുക, നടക്കുവാൻ പോകുക, ഇതെല്ലാം പുതിയ അനുഭവങ്ങൾ നിങ്ങൾക്ക് നൽകും.

5. നിങ്ങളുടെ ശാരീരികക്ഷമത മനസ്സിലാക്കി വ്യായാമങ്ങൾ ആസൂത്രണം ചെയ്യുന്നതിന് ഫിസിയോതെറാപ്പിസ്റ്റിന്റെ സേവനം നിങ്ങൾക്ക് ലഭ്യമാക്കാവുന്നതാണ്. ഫിസിയോതെറാപ്പിസ്റ്റുകൾ നിങ്ങളുടെ സന്ധികളുടെയും പേശികളുടെയും അവസ്ഥകൾ മനസ്സിലാക്കി, നിങ്ങളുടെ ശാരീരിക ക്ഷമതയും കായികക്ഷമതയും അനുസരിച്ചുള്ള

വ്യായാമങ്ങൾ നിർദ്ദേശിക്കുകയും, കാലക്രമേണ അതിൽ ആവശ്യമായ മാറ്റങ്ങൾ വരുത്തിത്തരുകയും ചെയ്യും. അവർ നിങ്ങളുടെ വേദനകളും പേശികളുടെ ബലകുറവുകളും പരിഹരിക്കുവാനുള്ള ചികിത്സകൾ നിങ്ങൾക്ക് നിർദ്ദേശിക്കും. നിങ്ങൾക്ക് ഏതെങ്കിലും തരത്തിലുള്ള അസുഖങ്ങൾ ഉണ്ടെങ്കിൽ വിദഗ്ദോപദേശം കിട്ടിയതിനുശേഷം മാത്രം വ്യായാമങ്ങൾ ചെയ്യുക. അമിതവണ്ണമുണ്ടെങ്കിൽ അതിന്റെ കാരണങ്ങൾ മനസ്സിലാക്കി നിങ്ങളുടെ ഭക്ഷണക്രമണങ്ങൾ ആദ്യം ശരിയാക്കിയതിനു ശേഷം നിങ്ങൾക്ക് സാധിക്കുന്ന വ്യായാമങ്ങൾ ചെയ്യുക. അല്ലാതെ വണ്ണം കുറയ്ക്കാൻ ഓടിപ്പോയി വ്യായാമങ്ങൾ ചെയ്ത് തുടങ്ങരുത്.

ഏതു വ്യായാമം ചെയ്യുമ്പോഴും നിങ്ങൾ ശ്രദ്ധിക്കേണ്ടത്, നിങ്ങൾക്ക് സാധിക്കുന്ന വ്യായാമങ്ങൾ, നിങ്ങൾക്ക് സാധിക്കുന്നത്ര സമയം മാത്രം ചെയ്യുക എന്നതാണ്. നിങ്ങൾ ചെയ്യുന്ന വ്യായാമങ്ങളുടെ സമയം, വേഗത, തീവ്രത എന്നിവ വളരെ ക്രമമായി മാത്രം കൂട്ടികൊണ്ടുവരിക. എന്തിനാണ് നിങ്ങൾ വ്യായാമം ചെയ്യുന്നതെന്ന് നിങ്ങൾക്ക് വ്യക്തമായ ലക്ഷ്യങ്ങൾ ഉണ്ടായിരിക്കണം. അമിതവണ്ണമുള്ളവർക്ക് ആദ്യം ശരീരഭാരത്തിൽ 10 ശതമാനമെങ്കിലും കുറവ് വന്നതിനു ശേഷം മാത്രം വ്യായാമങ്ങളുടെ തീവ്രത കൂട്ടുക. എന്ത് തന്നെയായാലും ഭക്ഷണക്രമം നിർബന്ധമായും ശ്രദ്ധിക്കണം.

ഭക്ഷണക്രമങ്ങളും സമയക്രമങ്ങളും ശരിയാക്കി നിങ്ങളുടെ അമിതമായ കൊഴുപ്പിൽ നിന്ന് ശരീരഭാരം കുറച്ചുകഴിഞ്ഞാൽ, പിന്നീട് ഇതേ ഭക്ഷണരീതികൾ പിന്തുടർന്ന്, നിങ്ങൾക്കിഷ്ടമുള്ള വ്യായാമങ്ങൾ ചെയ്യാവുന്നതാണ്. അങ്ങനെയാകുമ്പോൾ വ്യായാമം ചെയ്യുവാൻ കൂടുതൽ താല്പര്യവും ഉന്മേഷവും ഊർജ്ജവും നിങ്ങൾക്കുണ്ടാകുകയും ചെയ്യും. എസ്കാസോയിലെ പ്രോഗ്രാമിൽ പങ്കെടുത്ത് ആവശ്യത്തിനുള്ള ശരീരഭാരവും മറ്റ്

പ്രശ്നങ്ങളും കുറച്ചതിന് ശേഷം സെലിബ്രിറ്റികളടക്കം പലരും സ്വയം വ്യായാമം ചെയ്യുകയും, ചിലപ്പോൾ വ്യായാമത്തിനായി ട്രെയ്നറുകളെ വച്ച് ശരീരത്തിന്റെ ഫിറ്റ്നസ് നിലനിർത്തുകയും ചെയ്യുന്നു. അങ്ങിനെയെല്ലാം നിങ്ങൾക്കും തുടരാവുന്നതാണ്. പക്ഷെ ശരീരത്തെ കുറിച്ചുള്ള അടിസ്ഥാന കാര്യങ്ങൾ ഒരിക്കലും മറന്ന് പോകരുത്. ദിവസവും പല ഡയറ്റുകളും പല വ്യായാമങ്ങളും ഭാരം കുറയ്ക്കാൻ വരുന്ന ഈ കാലഘട്ടത്തിൽ ശരീരം പ്രവർത്തിക്കുന്നതിന് നല്ല ആഹാരം ലഭിക്കണമെന്ന് ഓർത്തിരിക്കേണ്ടത് അത്യാവശ്യമാണ്. എന്തെല്ലാം നിങ്ങൾ ചെയ്താലും, 90 ശതമാനം നിങ്ങളുടെ ഭക്ഷണരീതികളെ ആശ്രയിച്ചാണ് നിങ്ങളുടെ അമിതവണ്ണം കുറയുന്നതെന്ന് കൃത്യമായി മനസ്സിലാക്കണം. വീണ്ടും ഒന്നുകൂടി ഓർമിപ്പിക്കുന്നു. 90% ഭക്ഷണം 10% വ്യായാമം, അമിത വണ്ണം കുറയും, നിങ്ങളുടെ ശരീരത്തിന്റെ പ്രവർത്തനങ്ങൾക്ക് ഒരു താളക്രമം കൈവരും.

ന്യൂറോ മസ്കുലാർ സ്റ്റിമുലേഷൻ (NEuro muscular stimulation)

ന്യൂറോ മസ്കുലാർ ഇലക്ട്രിക്കൽ സ്റ്റിമുലേഷൻ അല്ലെങ്കിൽ NMES എന്ന ഉപകരണം വഴി, ഞരമ്പുകളിലേക്ക് വൈദ്യുത തരംഗങ്ങൾ അയക്കുന്നു. ഈ ഇൻപുട്ട് വഴി പേശികൾ ചുരുങ്ങുകയും, നിവരുകയും ചെയ്യുന്നു. ഇതുമൂലം പേശികളുടെ ചലനം സംഭവിക്കുന്നു. വൈദ്യുത ഉത്തേജനത്തിന്റെ തോത്, ചലനത്തിന്റെ ശക്തിയും വ്യാപ്തിയും വർദ്ധിപ്പിക്കുകയും ചെയ്യും.

നമ്മൾ വ്യായാമം അല്ലെങ്കിൽ ഏതൊരു ചലനവും നടത്തുമ്പോൾ, ഉദാഹരണത്തിന് നിങ്ങളുടെ കൈ മുട്ട് മടക്കി നിവർത്തുമ്പോൾ, രണ്ട് കാര്യങ്ങളാണ് സംഭവിക്കുന്നത്. പേശികൾ ചുരുങ്ങുന്നു, വികസിക്കുന്നു. ഏത് ചലനങ്ങളിലും സംഭവിക്കുന്നതും ഈ രണ്ട് കാര്യങ്ങളാണ്. (muscle contraction & relaxation) ഈ ചലനങ്ങളോടനുബന്ധിച്ച് ധാരാളം അനുബന്ധ കാര്യങ്ങളും നടക്കുന്നുണ്ട്. നമ്മുടെ രക്തയോട്ടം (blood circulation), ഓക്സിജൻ ആഗിരണം (oxygen consumption) എയ്റോബിക് ആക്ടിവിറ്റി, ശരീരത്തിന്റെ വർക്ക് ലോഡ് പ്രാപ്തി, (work load capacity), പ്രവർത്തന ക്ഷമത (Functional Capacity) എന്നിവ കൂടുന്നു. അതായത്, നിങ്ങൾ ഓടുമ്പോൾ, ചാടുമ്പോൾ, ഡാൻസ് കളിക്കുമ്പോൾ, എന്തെല്ലാമാണോ ശരീരത്തിൽ നടക്കുന്നത്, അതുതന്നെ ആണ് ന്യൂറോ മസ്കുലാർ സ്റ്റിമുലേഷൻ ചെയ്യുമ്പോഴും ശരീരത്തിൽ സംഭവിക്കുന്നത്.

(Ref: European journal of preventive cardiology: combained thermal and electrical muscle stimulation on cardiorespiratory fitness and adipose tissue in obese individual; published online 20 march 2013)

എന്നാൽ ഇത് കൊണ്ട് മാത്രം അമിതമായ കൊഴുപ്പ് നഷ്ടപ്പെടുന്നില്ല. കൊഴുപ്പ് ശരീരത്തിൽ നിന്ന് പോകണമെങ്കിൽ ഇതിന്റെ കൂടെ ഭക്ഷണരീതികൾ കൂടി ശരിയാക്കണം. ഇതുതന്നെയാണ് വ്യായാമങ്ങളെക്കുറിച്ചുള്ള പഠനങ്ങളിലും കണ്ടത്. മറ്റൊരു ഗവേഷണത്തിൽ പറയുന്നത് പ്രമേഹം ഉള്ള രോഗികളെ സംബന്ധിച്ചിടത്തോളം, പ്രത്യേകിച്ച്, അമിതവണ്ണമുള്ളവരിലും കൂടുതൽ വ്യായാമങ്ങൾ ചെയ്യാൻ സാധിക്കാത്തവരിലും, ന്യൂറോ മസ്കുലാർ സ്റ്റിമുലേഷൻ, തുടർച്ചയായി ചെയ്തപ്പോൾ അവരുടെ രക്തത്തിലെ പഞ്ചസാരയുടെ അളവും ശരീരത്തിലെ കൊഴുപ്പും ഗണ്യമായി കുറയുന്നതായി കണ്ടു,

Impact of prolonged neuromuscular electrical stimulation on metabolic profile and cognition-related blood parameters in type 2 diabetes: A randomized controlled cross-over trial. 2018 Aug;142:37-45. doi: 10.1016/j.diabres.2018.05.032. Epub 2018 May 24.)

ചില ഗവേഷണങ്ങളിൽ ന്യൂറോ മസ്കുലാർ സ്റ്റിമുലേഷൻ ഉപയോഗിക്കുന്നത് മൂലം പ്രമേഹരോഗികളിൽ അവരുടെ HbA1C (ഹീമോഗ്ലോബിൻ A1C) വളരെയധികം നിയന്ത്രണവിധേയമാകുന്നുവെന്ന്

മാത്രമല്ല, അവരുടെ പേശികളുടെയും പ്രോട്ടീന്റെയും സംശ്ലേഷണം (Muscle Protein Synthesis) വളരെയധികം മെച്ചപ്പെട്ടതായും കാണിക്കുന്നു.

Crowe L, Caulfield B Aerobic neuromuscular electrical stimulation—an emerging technology to improve haemoglobin A1c in type 2 diabetes mellitus: results of a pilot study BMJ Open 2012;2:e000219. doi: 10.1136/bmjopen-2011-000219

സാധാരണ ഒരു വ്യക്തി ന്യൂറോ മസ്കുലാർ സ്റ്റിമുലേഷൻസ് ഉപയോഗിക്കുന്നതിലൂടെ പേശികളുടെ ബലവും, പ്രവർത്തന ക്ഷമതയും (Endurence) മെച്ചപ്പെടുന്നതായി പഠനങ്ങളിൽ കണ്ടെത്തിയിട്ടുണ്ട്. പക്ഷെ ഈ ഗുണങ്ങൾ എല്ലാം സംഭവിക്കുന്നത് മെച്ചപ്പെട്ട ഒരു ഭക്ഷണരീതി കൂടെ ഉണ്ടാകുമ്പോൾ മാത്രമാണ് എന്ന് പ്രത്യേകം മനസ്സിലാക്കണം.

ഇവിടെ പ്രത്യേകം ശ്രദ്ധിക്കേണ്ടത്, ന്യൂറോ മസ്കുലാർ സ്റ്റിമുലേഷൻസ് ഒരിക്കലും അമിതവണ്ണം കുറയ്ക്കുന്ന ഉപകരണങ്ങളല്ല. മറിച്ച് വ്യായാമങ്ങൾക്ക് പകരമായി ചെയ്യുന്നതാണ്. ഇത് ഒരു പാസ്സീവ് ആയ പേശി പ്രവർത്തനം ആയത് കൊണ്ട്, ഈ പ്രോഗ്രാമിൽ വ്യക്തികൾക്ക് ക്ഷീണമോ, സ്ട്രെസ്സോ, പേശി വേദനകളോ, കഴപ്പുകളോ ഒന്നുംതന്നെ ഉണ്ടാവുകയില്ല.

ഒരു ഫിസിയോതെറാപിസ്റ്റ് എന്ന നിലയിൽ, ന്യൂറോ മസ്കുലാർ സ്റ്റിമുലേഷൻസ് ഞങ്ങളുടെ എസ്കാസോ സെന്ററിൽ വ്യായാമങ്ങൾക്ക് പകരമായി അമിതവണ്ണം ഉള്ളവരിൽ ഉപയോഗിച്ച് വരുന്നു. ഇതിന്റെ ഗുണം, ഏത് പ്രായമുള്ളവർക്കും, എത്ര വണ്ണമുള്ളവർക്കും എന്ത് അസുഖങ്ങളുള്ളവർക്കും വളരെ സൗകര്യമായി വ്യായാമങ്ങളിൽ നിന്ന് ലഭിക്കുന്ന അതെ ഗുണങ്ങൾ ലഭിക്കുന്നു എന്നതാണ്. ന്യൂറോ മസ്കുലാർ സ്റ്റിമുലേഷൻ ചെയ്യുമ്പോഴും ശരീരത്തിന് ധാരാളം ഊർജ്ജം ആവശ്യമാണ്. ഈ ഊർജ്ജം എടുക്കേണ്ടത് അമിതമായ കൊഴുപ്പിൽ നിന്നായിരിക്കണം. സ്വയം വ്യായാമം ചെയ്യുമ്പോഴും

അങ്ങനെത്തന്നെയാവണം. പലപ്പോഴും പലരും പറയുന്ന ഒരു കാര്യമാണ്, ഞാൻ ധാരാളം വ്യായാമം ചെയ്യുന്ന വ്യക്തിയാണ്. ഒരു മണിക്കൂർ ഓടുന്ന ആളാണ്, ഭാരം ഉയർത്തിയുള്ള വ്യായാമങ്ങൾ ചെയ്യുന്ന ആളാണ്, എന്റെ ശരീരത്തിന്റെ ഭാരമൊക്കെ കുറയുന്നുണ്ട്, പക്ഷെ, ശരീരത്തിന് ആകെ ക്ഷീണമാണ്, കവിൾ ഒട്ടിപ്പോയി, ചർമ്മം തൂങ്ങി, കൈയിലെ കൊഴുപ്പ് തൂങ്ങി കിടക്കുന്നു, വയറിന്റെ ചർമ്മം ചുളിഞ്ഞുവരുന്നു, വയറുമാത്രം കുറഞ്ഞില്ല, എന്നിങ്ങനെ. ഇതു സംഭവിക്കുന്നത്, വ്യായാമങ്ങൾ മോശമായതുകൊണ്ടല്ല, അവരുടെ ഭക്ഷണരീതികൾ മോശമായതുകൊണ്ടാണ്. ധാരാളം വ്യായാമം ചെയ്തിട്ട്, ആവശ്യത്തിനുള്ള ഭക്ഷണം സമയത്തിന് കഴിച്ചില്ലെങ്കിൽ, ആദ്യം ശരീരം ഊർജ്ജം ഉപയോഗിക്കുന്നത് പേശികളിൽ നിന്നായിരിക്കും. പേശികളുടെ ഭാരം കുറയും, കൊഴുപ്പ് അതുപോലെ തന്നെ ശരീരത്തിൽ നിലനിൽക്കുകയും ചെയ്യും. പലപ്പോഴും ശരീരത്തിന്റെ ഭാരം, തൂക്കം, അല്ലെങ്കിൽ സംഖ്യ മാത്രം എങ്ങനെയെങ്കിലും കുറയ്ക്കാൻ ശ്രമിക്കുന്നവർ വ്യായാമം ചെയ്തതിനു ശേഷം ഭക്ഷണം ഒഴിവാക്കുകയോ, ജ്യൂസ് മാത്രം കുടിക്കുകയോ ചെയ്യും. ഇത്തരക്കാർക്കാണിത് കൂടുതലും സംഭവിക്കുക. ന്യൂറോ മസ്കുലാർ സ്റ്റിമുലേഷൻ ചെയ്യുമ്പോഴും ഇത് സംഭവിക്കാം. ഭക്ഷണം ശരിയല്ലെങ്കിൽ ഭാരം കുറയും, പക്ഷേ ആരോഗ്യമുണ്ടാകില്ല. പേശി വേദനകളും സന്ധിവേദനകളും ഉള്ളവർ ഇത്തരം രീതിയിൽ ഭക്ഷണം ഒഴിവാക്കി അമിതവണ്ണം കുറച്ചാൽ, വേദനകൾ കൂടുകയും, സന്ധികൾ കൂടുതൽ പ്രശ്നത്തിലാവുകയും ചെയ്യും.

അതുകൊണ്ട് നിങ്ങൾ ഓരോ കിലോ ഭാരം കുറയുമ്പോഴും നിർബന്ധമായും ശരീര ഘടന വിശകലനം ചെയ്ത്, കുറയുന്നത് പേശികളുടെ ഭാരമാണോ, അതോ കൊഴുപ്പിന്റെ ഭാരമാണോ എന്ന് മനസ്സിലാക്കേണ്ടതുണ്ട്. പേശികളാണ് കുറയുന്നതെങ്കിൽ, നിങ്ങളുടെ ഭക്ഷണ രീതികളിൽ കാര്യമായ മാറ്റങ്ങൾ വരുത്തേണ്ടതായി വരും. അതായത്, 10 കിലോ കുറഞ്ഞപ്പോൾ, 8 കിലോ പേശികളും, 2 കിലോ

കൊഴുപ്പുമാണ് കുറഞ്ഞതെങ്കിൽ ഒരു ഗുണവുമില്ല എന്ന് മനസ്സിലാക്കുക. നിങ്ങളുടെ ഭക്ഷണരീതി ഇപ്പോഴും മോശമാണെന്നർത്ഥം. കിലോ കണക്കിന് കുറയലല്ല, നല്ലരീതിയിൽ ശരീരഭാരം കുറയ്ക്കുക എന്നത് പ്രധാനം.

അമിതവണ്ണം കുറയ്ക്കുന്നത് ഒരു മത്സരമല്ല എന്ന് മനസ്സിലാക്കുക. പത്തു ദിവസം കൊണ്ട് പത്ത് കിലോ കുറയ്ക്കുന്ന മാജിക്കുകളല്ല നമുക്കാവശ്യം. ഞാൻ മുകളിൽ പറഞ്ഞത് പോലെ ശരീരത്തിന്റെ എല്ലാ കാര്യങ്ങളും മനസ്സിലാക്കി വേണം അമിതവണ്ണം എന്ന അസുഖത്തെ ചികിത്സിക്കുവാൻ. ഏതൊരു അസുഖവും ചികിത്സിക്കുന്നതിനേക്കാൾ പ്രാധാന്യത്തോടെ വേണം അമിതവണ്ണത്തെയും ചികിത്സിക്കാൻ. കേവലം കിലോ അല്ലെങ്കിൽ ഭാരം കുറയൽ മാത്രമായിരിക്കരുത് ലക്ഷ്യം. അത്തരം രീതികൾ ഗുണത്തേക്കാളുപരി ദോഷം ചെയ്യും. മറ്റുള്ളവരുടെ ശരീരഭാരവുമായി ഒരിക്കലും താരതമ്യവും ചെയ്യരുത്. ആര് ആദ്യം 10 കിലോ കുറച്ചു, ആര് ആദ്യം കൂടുതൽ കുറച്ചു, ഇതൊന്നുമല്ല യഥാർത്ഥ വണ്ണം കുറയ്ക്കുന്ന രീതികൾ. പല ടെലിവിഷൻ ചാനലുകളും ഇത്തരം പ്രോഗ്രാമുകൾ ചെയ്യുന്നത് കണ്ടിട്ടുണ്ട്. അമേരിക്കയിൽ നടന്ന ഇത്തരം വണ്ണം കുറയ്ക്കുന്ന മത്സരത്തിൽ പങ്കെടുത്ത ഭൂരിഭാഗം പേർക്കും, അവർ കുറച്ച ഭാരം ഒരു വർഷത്തിൽ കൂടുതൽ പോലും നിലനിർത്തുവാൻ സാധിച്ചില്ല, എന്ന് അവരിൽ നടത്തിയ ഒരു സർവേയിൽ ചൂണ്ടി കാണിച്ചിരുന്നു.

Persistent metabolic adaptation 6 years after "The Biggest Loser" competition. 2016 Aug;24(8):1612-9. doi: 10.1002/oby.21538. Epub 2016 May 2.

വീണ്ടും ഞാൻ ആവർത്തിക്കുകയാണ്, എങ്ങനെയാണ് നിങ്ങളുടെ ശരീരഭാരം കൂടിയത്, എന്തിനാണ് നിങ്ങൾ അമിതവണ്ണം കുറയ്ക്കുന്നത്, എന്തുകൊണ്ടാണ് നിങ്ങളുടെ കുറഞ്ഞ ഭാരം പലപ്പോഴും തിരിച്ചു വരുന്നത്, ഇതെല്ലാം വ്യക്തമായി മനസ്സിലാക്കാതെ അമിതവണ്ണം കുറയ്ക്കുന്ന ഒരു

പ്രോഗ്രാമിലും ചാടിക്കേറി പങ്കെടുത്തിട്ട് കാര്യമില്ല. അതുപോലെ അമിതവണ്ണം കുറയ്ക്കുന്നത് ഏതെങ്കിലും ഒരു സീസണിൽ മാത്രം ചെയ്യേണ്ട കാര്യവുമല്ല, എല്ലാ വർഷവും ജനുവരി ഒന്നാം തിയതി എടുക്കേണ്ട പ്രതിജ്ഞയുമല്ല.

എന്തുകൊണ്ട് പേശികളുടെ ഭാരം കുറയാൻ അനുവദിക്കരുത്?

ശരീരഭാരം കുറയ്ക്കാൻ നിങ്ങൾ പട്ടിണി കിടക്കുമ്പോൾ അല്ലെങ്കിൽ ശരിയായ ഭക്ഷണങ്ങൾ കഴിക്കാതെ വരുമ്പോൾ, അതുപോലെ ധാരാളം വ്യായാമം ചെയ്തിട്ട് ഭക്ഷണം ഒഴിവാക്കുമ്പോൾ, ശരീരത്തിന് ആവശ്യമായ ഊർജ്ജം ശരീരം പേശികളിൽ നിന്ന് എടുത്തുപയോഗിക്കുന്നു. ഇതുമൂലം പേശികളുടെ ഭാരം കുറയുന്നു. പേശികൾ നഷ്ടപ്പെടുമ്പോൾ, നിങ്ങളുടെ ശരീരത്തിന്റെ കാര്യക്ഷമമായ ഊർജ്ജം ഉപയോഗിക്കുന്ന ഒരു പ്രധാന ഭാഗമാണ് നഷ്ടപ്പെടുന്നത്. ഞാൻ മുൻപ് സൂചിപ്പിച്ചിരുന്ന അടിസ്ഥാന ഉപാപചയ നിരക്ക് (BMR) കുറയുവാനും ഇതിടയാക്കും. പേശികൾ കൂടുന്നതിനനുസരിച്ച് BMR കൂടും പേശികൾ കുറയുന്നതിനനുസരിച്ച് BMR കുറയും. നിങ്ങൾക്ക് കൂടുതൽ പേശി നഷ്ടപ്പെടുന്നതിനനുസരിച് ശരീരത്തിലെ കൊഴുപ്പ് കോശങ്ങൾ കൂടുന്നു, അതായത് നഷ്ടപ്പെട്ട പേശികൾക്ക് പകരമായി, കൊഴുപ്പ് കോശങ്ങൾ നിറയുന്നു. നിങ്ങളുടെ കൊഴുപ്പ് കോശങ്ങൾ വർദ്ധിക്കുന്നതിനനുസരിച്ച്, വിശ്രമവേളയിൽ ശരീരം ഊർജ്ജം ഉപയോഗിക്കുന്നത് കുറയുന്നു. അതായത് നമ്മുടെ BMR കുറയുന്നു. കൊഴുപ്പ് കോശങ്ങൾ വർദ്ധിക്കുന്നതിനനുസരിച്ച്, വീണ്ടും ശരീരത്തിൽ കൊഴുപ്പ് ശേഖരിക്കുവാനുള്ള പ്രവണത കൂടുന്നു. അതുകൊണ്ടാണ് നിങ്ങൾ പട്ടിണി കിടന്നും, ഭക്ഷണം കുറച്ചും തെറ്റായ രീതിയിൽ ശരീരഭാരം കുറയ്ക്കുമ്പോൾ പിന്നീട് ആദ്യത്തേക്കാൾ കൂടുതൽ ഭാരം കൂടാനിടയാകുന്നത്. അതിനാലാണ് ശരീരഭാരം കുറയ്ക്കുമ്പോൾ പേശികളുടെ ഭാരം കുറയരുത് എന്ന് പറയുന്നത്. എങ്ങനെയെങ്കിലും

ശരീരത്തിന്റെ ഭാരം കുറയ്ക്കാൻ ശ്രമിക്കുമ്പോൾ, ഭാരം എന്ന സംഖ്യ മാത്രമാണ് നിങ്ങൾ ഇതുവരെ ശ്രദ്ധിച്ചിരുന്നതെങ്കിൽ, ഇനി മുതൽ നിങ്ങൾ മനസ്സിലാക്കേണ്ട കാര്യം, ഭാരം കുറയുമ്പോൾ ശരീരത്തിന്റെ അമിതമായ കൊഴുപ്പിന്റെ ഭാരത്തിൽ നിന്നല്ല കുറയുന്നതെങ്കിൽ നിങ്ങളുടെ കുറഞ്ഞ ഭാരം അതുപോലെ തന്നെ വളരെ പെട്ടെന്ന് തിരിച്ചുവരുമെന്നതാണ്.

III
ജീവിതപരിവർത്തനം (Transform)

പലപ്പോഴും അമിതവണ്ണം കുറയ്ക്കാനുള്ള പല കാര്യങ്ങളും ഡയറ്റുകളും ചെയ്ത് വണ്ണം കുറച്ചാലും പിന്നീട് പലരും വീണ്ടും അതുപോലെ വണ്ണം കൂടി പഴയതുപോലെയാകുന്നത് എന്തുകൊണ്ടാണ്? അതിനു കാരണം കഠിനമായ ഭക്ഷണക്രമങ്ങളും പട്ടിണി കിടക്കലും, കഠിനമായ വ്യായാമങ്ങളും ജീവിതകാലം മുഴുവൻ പിന്തുടരുവാൻ സാധിക്കുകയില്ല എന്നതാണ്. ഞാൻ മുൻപ് സൂചിപ്പിച്ചതുപോലെ ഭക്ഷണം ഒഴിവാക്കലല്ല ഡയറ്റിങ്. എല്ലാ ഭക്ഷണങ്ങളും കഴിക്കലാണ്. ഭക്ഷണം ഒഴിവാക്കുംതോറും വീണ്ടും വീണ്ടും മോശം ഭക്ഷണങ്ങൾ കഴിക്കണം എന്ന നമ്മുടെ തലച്ചോറിന്റെ പ്രേരണ ശക്തമാകുകയും, ആദ്യത്തെക്കാൾ കൂടുതൽ വലിച്ചുവാരി കഴിക്കുകയും ചെയ്യും. എന്നാൽ ഈ പ്രോഗ്രാമിൽ നിങ്ങൾ എല്ലാ ഭക്ഷണങ്ങളും കഴിക്കുന്നതുകൊണ്ട് അത്തരം പ്രേരണകൾ ഉണ്ടാകുന്നില്ല. ശരീരത്തിന്റെ താളക്രമവും, സമയാസമയങ്ങളിൽ ഭക്ഷണം കഴിക്കുന്നതിന്റെ ആവശ്യകതയും അത് ശരീരത്തിൽ വരുത്തുന്ന നല്ല മാറ്റങ്ങളും മനസ്സിലാക്കിയാൽ പിന്നീട് ആ ജീവിതശൈലിയിൽ നിന്ന് എന്തിനാണ് തിരിച്ചുപോകുന്നത്?അതുകൊണ്ടുതന്നെ ദീർഘകാലാടിസ്ഥാനത്തിൽ അല്ലെങ്കിൽ മരണം വരെ നല്ലൊരു ജീവിത പരിവർത്തനം നടത്തുന്നതിന് മാനസികമായി ഒരുങ്ങണം. അല്ലാതെ താൽക്കാലികമായി ഒരു ഭംഗി വരുത്തുന്നതിനോ, അല്പം വയറുകുറയുവാനോ മാത്രമാകരുത്. ചില സമയങ്ങളിൽ വളരെ അമിതവണ്ണമുള്ളവരോട് കാര്യങ്ങളെല്ലാം പറഞ്ഞു മനസ്സിലാക്കി കഴിഞ്ഞാലും അവർ പറയും, "ഇതെല്ലാം ഞാൻ പിന്നെ നോക്കാം. അടുത്തമാസം ഒരു കല്യാണമുണ്ട്. അതിനുമുൻപ് കുറച്ചു കുറയ്ക്കുവാൻ സാധിക്കുമോ? അല്പം വയർ കുറഞ്ഞാലും മതി"

നല്ല ഭക്ഷണങ്ങളിലൂടെ ശരീരത്തിന്റെ സുഖകരമായ അവസ്ഥ ലഭിച്ചവർ പിന്നീട് സ്വയം മോശമാകുവാൻ ശ്രമിക്കാറില്ല. ഈ പ്രോഗാമിൽ നിങ്ങൾ ഭക്ഷണം കഴിക്കുന്നത് കൊണ്ട് ആ സുഖകകരമായ അവസ്ഥ നിങ്ങൾക്ക് അനുഭവിക്കുവാൻ കഴിയും. അതുകൊണ്ട് തന്നെ ഞങ്ങളുടെ ഈ പ്രോഗ്രാം ചെയ്തവർ ഭൂരിഭാഗം പേരും ഇതേ ഭക്ഷണരീതി തന്നെ പിന്തുടരുന്നു. ഭക്ഷണമൊഴിവാക്കലും പട്ടിണികിടക്കലും ചെയ്യുമ്പോൾ ഇത്തരം സുഖകരമായ അവസ്ഥ അനുഭവിക്കുവാൻ ആളുകൾക്ക് സാധിക്കാതെ വരുന്നു. അതുകൊണ്ട് സുഖം ലഭിക്കുന്നതെന്താണോ അതിലേക്കുതന്നെ വളരെ വേഗം തിരിച്ചുപോകും. മറ്റൊരു കാരണം പലപ്പോഴും അമിതവണ്ണത്തിന്റെയും ജീവിതശൈലീ രോഗങ്ങളുടെയും കാരണങ്ങൾ മനസ്സിലാകാത്തതുമാണ്. ഇതെല്ലാം മനസ്സിലാക്കി ശരിയാക്കുവാൻ ശ്രമിച്ചാൽ ആരും വീണ്ടും അമിതവണ്ണത്തിലേക്ക് തിരിച്ച് പോകുകയില്ല. എന്റെ ഒരു സുഹൃത്ത് കുറച്ച് വർഷങ്ങൾക്കുമുൻപ് ഓൺലൈനിൽ കണ്ട ഏതോ ഒരു കഠിനമായ ഡയറ്റ് ചെയ്ത് 10 - 15 കിലോ കുറച്ചു. ഭക്ഷണമെല്ലാം ഒഴിവാക്കി ജ്യൂസുകൾ മാത്രമാക്കിയുള്ള ഡയറ്റ്. കൂടാതെ ദിവസവും രണ്ടും മൂന്നും മണിക്കൂറൊക്കെ നീണ്ടു നിൽക്കുന്ന കഠിനമായ വ്യായാമങ്ങളും. രണ്ടു വർഷങ്ങൾക്ക് ശേഷം അദ്ദേഹത്തെ കണ്ടപ്പോൾ ആദ്യത്തെതിനേക്കാൾ കൂടുതൽ ഭാരം വച്ചിരിക്കുന്നു. അന്ന് അദ്ദേഹം എന്നോട് പറഞ്ഞത്, എങ്ങനെയൊക്കെ ഭാരം കുറച്ചാലും, തടിയുള്ള വ്യക്തി പിന്നെയും വണ്ണം വയ്ക്കുമെന്ന് പല പഠനങ്ങളിലും പറഞ്ഞിട്ടുണ്ടെന്നാണ്. ആ പഠനത്തെ കുറിച്ച് ഞാൻ വ്യായാമങ്ങൾ എന്ന അദ്ധ്യായത്തിൽ എഴുതിയിട്ടുള്ളത് നിങ്ങളും ഓർക്കുന്നുണ്ടാകും. പക്ഷെ അത് ഭക്ഷണം ഒഴിവാക്കികൊണ്ടും ശരീരത്തെ ശിക്ഷിക്കുന്ന തരത്തിലുള്ള വ്യായാമങ്ങൾ ചെയ്തും കുറച്ചാലുള്ള കാര്യമാണ്. അല്ലാതെ നല്ല ഭക്ഷണങ്ങൾ കഴിച്ചും ആവശ്യത്തിനുള്ള വ്യായാമങ്ങളും ചെയ്തും വണ്ണം കുറച്ചവരെ കുറിച്ചുള്ള പഠനമല്ല. നല്ല

രീതിയിൽ അമിതവണ്ണം കുറച്ചവരും ജീവിതശൈലീ രോഗങ്ങളിൽ മാറ്റം വരുത്തിയവരും മാനസികമായി തയ്യാറെടുത്താൽ നല്ലൊരു ജീവിതശൈലീ മരണം വരെ അനായാസമായി കൊണ്ടുപോകുവാൻ സാധിക്കും.

ആദ്യത്തെ അദ്ധ്യായങ്ങളിലെ കാര്യങ്ങൾ അതായത്, നിങ്ങൾ എന്തിന് വണ്ണം കുറയ്ക്കണം, സമയങ്ങളുടെ പ്രാധാന്യം, നല്ല ഭക്ഷണങ്ങളുടെ ആവശ്യകത, ഭക്ഷണങ്ങൾ തമ്മിൽ എങ്ങനെ ചേരണം, നമ്മുടെ ശരീരത്തിന്റെ പ്രവർത്തനം, ഉപാപചയം ഇതെല്ലാം മനസ്സിലാക്കി കഴിഞ്ഞാൽ പിന്നെ ആവശ്യം ഇതെല്ലാം ഭംഗിയായി ചെയ്യുവാനുള്ള ഒരു നല്ല മനസ്സാണ്. മാനസികമായി തയ്യാറെടുക്കലാണ്. ഈ പദ്ധതിയെക്കുറിച്ചും എല്ലാ നല്ല ഭക്ഷണങ്ങൾ കഴിക്കാം എന്നതിനെ കുറിച്ചും, അമിതവണ്ണത്തിന്റെ കാര്യത്തിൽ വ്യായാമങ്ങളെക്കാൾ ഭക്ഷണശീലങ്ങൾ ശരിയാക്കണം എന്നതിനെ കുറിച്ചും യാതൊരു സംശയവും നിങ്ങൾക്ക് വേണ്ട. കാരണം വർഷങ്ങളായി പരീക്ഷിച്ചു വിജയിച്ച ഒരു കാര്യമാണിത്. പല രീതികളും പരീക്ഷിച്ച് പരാജയപ്പെട്ടവരാണ് ഈ പ്രോഗ്രാം ചെയ്ത് വിജയിച്ചിട്ടുള്ളത്. പക്ഷെ അതിനാവശ്യം നല്ലൊരു ലക്ഷ്യബോധമുള്ള മനസ്സാണ്.

നിങ്ങൾ എന്തിന് വണ്ണം കുറയ്ക്കണം എന്നതിന് വ്യക്തമായ ഉത്തരം നിങ്ങൾക്ക് കിട്ടി കഴിഞ്ഞാൽ, പിന്നെ മുന്നോട്ടുള്ള യാത്ര സുഖകരമാണ്. പലരും ലക്ഷ്യബോധമില്ലാതെയാണ് വണ്ണം കുറയ്ക്കാൻ ശ്രമിക്കുന്നത്. കാര്യകാരണങ്ങൾ മനസ്സിലാക്കാതെയുള്ള അത്തരം രീതികൾ അധികകാലം പിന്തുടരുവാൻ സാധിക്കുകയില്ല. മാത്രമല്ല ഗുണത്തേക്കാളേറെ ദോഷം വരുത്തുകയും ചെയ്യും. അമിതവണ്ണത്തിന്റെ യഥാർത്ഥ കാരണങ്ങൾ മനസ്സിലാക്കി കഴിഞ്ഞാൽ ഇനി പന്ത് നിങ്ങളുടെ കോർട്ടിലാണെന്ന് പറയാം. ഏതൊരു പദ്ധതി തുടങ്ങുമ്പോഴും, ഇത് എന്റെ ശരീരത്തിൽ പ്രവർത്തിക്കുമോ എന്ന ചിന്തയും

ആകുലതയും എല്ലാവർക്കുമുണ്ടാകും, പ്രത്യേകിച്ച് മറ്റ് രീതികൾ പിന്തുടർന്ന് പരാജയപെട്ടവർക്കും ശരീരഭാരത്തിന്റെ സംഖ്യ മാത്രം നോക്കി ജീവിക്കുന്നവർക്കും.

എന്നാൽ ഈ പ്രോഗ്രാമിൽ കഠിനമായതൊന്നും ഇല്ലാത്തതിനാൽ, അത്തരത്തിലുള്ള ബുദ്ധിമുട്ടുകൾ നിങ്ങൾക്കുണ്ടാവുകയില്ല. പലർക്കും വളരെ ചെറിയ മാറ്റങ്ങൾ മാത്രമേ ആവശ്യമായി വരികയുള്ളു. പക്ഷെ ആ മാറ്റങ്ങൾ നിങ്ങളുടെ ഇനിയുള്ള ജീവിതത്തിൽ പ്രാവർത്തികമാക്കാൻ ശ്രമിക്കണം. എന്നാൽ മാത്രമേ ദീർഘകാല ഫലങ്ങൾ ലഭിക്കുകയുള്ളു.

അമിതവണ്ണം കുറയ്ക്കുന്നതിനും ആരോഗ്യം മെച്ചപ്പെടുത്തുന്നതിനും മുൻപ്, സ്വയം നിങ്ങളെ വിലയിരുത്തുവാൻ ശ്രമിക്കണം. അതുകൊണ്ട് താഴെ പറയുന്ന ചോദ്യങ്ങൾക്ക് ഉത്തരം എഴുതുവാൻ ശ്രമിക്കുക.

നിങ്ങളുടെ ആരോഗ്യത്തെ ബാധിക്കുന്ന ഹാനികരമായ ശീലങ്ങൾ എന്തെല്ലാമാണ് ?

ഉദാഹരണത്തിന് മദ്യപാനം, പുകവലി. ഇതുപോലെ തന്നെ ആരോഗ്യത്തിന് ഹാനികരമായ ശീലങ്ങളാണ്, മധുരം മാത്രമേ കഴിക്കൂ, വളരെ വൈകി മാത്രമേ ഞാൻ ഭക്ഷണം കഴിക്കൂ, വളരെ വൈകി മാത്രമേ ഞാൻ ഉറങ്ങുകയുള്ളു, വളരെ വൈകി മാത്രമേ ഞാൻ എഴുന്നേൽക്കുകയുള്ളു, മോശം ഭക്ഷണങ്ങൾ മാത്രമേ തിരഞ്ഞെടുക്കുകയുള്ളൂ ഇതെല്ലാം. വേറെ എന്തെങ്കിലും നിങ്ങൾക്ക് അറിയാമെങ്കിൽ അതും നിങ്ങൾ എഴുതണം. നമ്മുടെ കാഴ്ചപ്പാടിൽ മദ്യപാനവും പുകവലിയും അല്ലെങ്കിൽ ലഹരി പദാർത്ഥങ്ങളുടെ ഉപയോഗവും മാത്രമേ മോശം ശീലങ്ങളായിട്ട് തോന്നിയിട്ടുള്ളൂ. ബാക്കി ഞാൻ പറഞ്ഞതെല്ലാം അതിനേക്കാൾ മോശമായി നമ്മുടെ ശരീരത്തെ ബാധിക്കുന്നതാണെന്ന് മനസ്സിലാക്കിയാൽ രക്ഷപെട്ടു.

നിങ്ങളുടെ മാനസികാവസ്ഥയെ ഹാനികരമായി ബാധിക്കുന്ന ശീലങ്ങൾ എന്തെല്ലാമാണ് ?

ഉദാഹരണത്തിന് നിരാശ, വിഷാദം, ഉത്കണ്ഠ, കോപം, സ്ട്രെസ് ഇതിനോടൊപ്പം നെഗറ്റീവായിട്ടുള്ള ചിന്താഗതികൾ, അതായത് എന്റെ വണ്ണം ഒന്നും കുറയില്ല, ഞാൻ എന്ത് കഴിച്ചാലും വണ്ണം വയ്ക്കും, എല്ലാവരും എന്നെ കളിയാക്കി കൊണ്ടിരിക്കുകയാണ്, എല്ലാവരും എന്റെ വയറിനെ പറ്റിയാണ് പറയുന്നത്, എല്ലാവരും എന്റെ കൈകളുടെ വണ്ണത്തെ കുറിച്ചാണ് കളിയാക്കുന്നത്, ഞാൻ ഒരു പരാജയമാണ് എന്നിവ. മാത്രമല്ല എല്ലാ കാര്യങ്ങളും നാളേക്ക് മാറ്റിവെക്കുക, ഡയറ്റ് നാളെ മുതൽ തുടങ്ങാം ഇതെല്ലാം നിങ്ങളുടെ മാനസികാവസ്ഥയെ ദോഷകരമായി ബാധിക്കുന്നു. ഇതെല്ലാതെ ഇത്തരത്തിലുള്ള വേറെ എന്തെങ്കിലും പ്രശ്നങ്ങൾ നിങ്ങൾക്കുണ്ടെങ്കിലും എഴുതണം.

നിങ്ങളുടെ ആരോഗ്യത്തിനും മനസ്സിനും ഒരുപോലെ ദോഷകരമായതും, പ്രശ്നങ്ങൾ സൃഷ്ടിക്കുന്നതുമായ നിങ്ങളുടെ ബന്ധങ്ങൾ അല്ലെങ്കിൽ കൂട്ടുകാർ ആരൊക്കെയാണ്?

ഇത് ചിലപ്പോൾ നിങ്ങളുടെ സുഹൃത്തുക്കളാകാം, അല്ലെങ്കിൽ സഹോദരങ്ങളാകാം. നിങ്ങളെ മോശം കാര്യങ്ങൾ ചെയ്യുവാൻ പ്രേരിപ്പിക്കുന്ന ആരുമാകാം. അവരെ മനസ്സിലാക്കുവാൻ നിങ്ങൾക്ക് സാധിക്കണം. അല്പം മോശം ഭക്ഷണം കഴിച്ചാലും കുഴപ്പമില്ല എന്ന് പറയുന്നവർ, അല്പം മദ്യം കഴിച്ചാൽ നല്ലതാണെന്ന് ഉപദേശിക്കുന്നവർ, നിങ്ങളുടെ ശരീരത്തെപ്പറ്റി മോശമായി സംസാരിക്കുന്നവർ, നിങ്ങളെ കുറിച്ച് നെഗറ്റീവായി മാത്രം കാണുന്നവർ. ഇത്തരക്കാരിൽ നിന്നെല്ലാം ഒഴിഞ്ഞു നിൽക്കുവാൻ പഠിക്കണം. അവർ പറയുന്ന കാര്യങ്ങൾ സ്നേഹത്തോടെ നിരസിക്കുവാൻ പഠിക്കണം. എന്ത് കഴിക്കണം എപ്പോൾ കഴിക്കണം എന്ന് തീരുമാനിക്കുവാനുള്ള നിങ്ങളുടെ സ്വാതന്ത്ര്യത്തെ നല്ല രീതിയിൽ ഉപയോഗിക്കണം.

മുകളിൽ പറഞ്ഞ എല്ലാ കാര്യങ്ങളെക്കുറിച്ചും നിങ്ങൾക്ക് വ്യക്തമായ ധാരണയുണ്ടാകണം. നല്ല ഭക്ഷണരീതികളിലൂടെയും നല്ല പ്രവർത്തികളിലൂടെയും ഇതെല്ലാം മാറ്റിയെടുക്കുവാൻ സാധിക്കുമെന്ന് സ്വയം മനസ്സിലാക്കുക.

എന്തെല്ലാമാണ് നിങ്ങളുടെ കഴിവുകൾ

അതുപോലെ നിങ്ങളുടെ കഴിവുകളെ കുറിച്ചും എഴുതുക. നിങ്ങളുടെ സ്വാഭാവത്തിലെ നല്ല കാര്യങ്ങൾ, നല്ല ശീലങ്ങൾ, പ്രവർത്തനമികവുകൾ എല്ലാം. നിങ്ങളുടെ ഈ കഴിവുകളെ സ്വയം അംഗീകരിക്കുവാൻ സാധിക്കണം. എപ്പോഴും നിങ്ങളെ കുറിച്ച് പോസിറ്റീവായി സംസാരിക്കുവാൻ ശ്രദ്ധിക്കുക. അത്തരത്തിലുള്ള ആളുകളുമായി കൂട്ടുകൂടുക. അവരുമായി സംസാരിക്കുക. അവർ നിങ്ങളുടെ ശരീരത്തെയും മനസ്സിനെയും കൂടുതൽ സുഖകരമാക്കും.

നിങ്ങളുടെ ജീവിതം നല്ല രീതിയിലാക്കുവാനും നല്ല തീരുമാനങ്ങളെടുക്കുവാനും ദൈവം സ്വാതന്ത്ര്യം തന്നിരിക്കുന്നു.അത് വേണ്ടവിധത്തിലും നല്ലരീതിയിലും ഉപയോഗിക്കുവാൻ സാധിക്കണം. നല്ല ജീവിതശൈലീ കെട്ടിപ്പടുക്കുവാൻ ചെറിയ ചെറിയ മാറ്റങ്ങൾക്ക് തയ്യാറാകണം.

വ്യക്തമായ ഉദ്ദേശങ്ങളും ലക്ഷ്യങ്ങളും നിങ്ങൾക്ക് ഉണ്ടാകണം. അമിതവണ്ണം കുറയ്ക്കാൻ എന്റെ അടുത്തുവന്ന ഒരു വ്യക്തി പറഞ്ഞത്, "ഞാൻ പ്രോഗ്രാമിൽ ചേരാം, പക്ഷെ മദ്യപാനം എനിക്ക് നിർത്തുവാൻ സാധിക്കുകയില്ല. അത് ഞാൻ വർഷങ്ങളായിട്ട് തുടരുന്നതാണ്. അവസാനം വണ്ണം കുറഞ്ഞില്ലെങ്കിൽ, എന്റെ മദ്യപാനമാണ് കാരണം എന്ന് പറയരുത്. പക്ഷെ എന്റെ വണ്ണം നിങ്ങൾ കുറച്ചു തരണം" ഇവരോട് മദ്യപാനം ഒറ്റദിവസം കൊണ്ട് നിർത്തുവാൻ പറഞ്ഞാൽ അതവർക്ക് സാധിക്കുകയില്ല. മദ്യപാനത്തെക്കുറിച്ച് അവർക്ക് ക്ലാസ്സ് എടുത്തുകൊടുത്തതുകൊണ്ടും ഫലമില്ല. അവരുടെ ഭക്ഷണസമയങ്ങളും ഭക്ഷണങ്ങളും ശരിയാക്കിയാൽ

അവർക്ക് മദ്യം കുടിക്കണം എന്ന തോന്നൽ മെല്ലെ കുറഞ്ഞുതുടങ്ങും. രാത്രി പലർക്കും മദ്യം കഴിക്കണം എന്ന് തോന്നുന്നത് വളരെ വൈകിയുള്ള ഭക്ഷണരീതികളും മോശം ഭക്ഷണങ്ങളുടെ ഉപയോഗവുമാണ്. അതുകൊണ്ടു തന്നെ മാറ്റം സമയങ്ങളിൽ നിന്ന് ആരംഭിക്കണം.

നിങ്ങളുടെ ജീവിതത്തോടുള്ള കാഴ്ചപ്പാടുകളിൽ മാറ്റം വരുത്തണം. കുറവുകളെ മാത്രം ചിന്തിക്കാതെ, അസുഖങ്ങളെ മാത്രം ചിന്തിക്കാതെ, ശരീരഭാരത്തെ മാത്രം ചിന്തിക്കാതെ നിങ്ങൾക്കുള്ളതിനെ അംഗീകരിക്കുവാൻ സാധിക്കണം. നിങ്ങളുടെ കഴിവുകളെ മനസ്സിലാക്കുവാൻ സാധിക്കണം. ഉള്ളതിന് നന്ദി പറയുവാൻ പഠിക്കണം. ഈ പുസ്തകത്തിന്റെ തുടക്കത്തിൽ ഞാൻ എഴുതുവാൻ പറഞ്ഞ കാര്യമാണ് - എന്തിനാണ് നിങ്ങൾ വണ്ണം കുറയ്ക്കുന്നത്, വണ്ണം കുറഞ്ഞാൽ നിങ്ങൾക്കുണ്ടാകുന്ന ഗുണങ്ങൾ എന്തെല്ലാമാണ്? - എഴുതുവാനും, ദിവസവും രാത്രി കണ്ണാടിയുടെ മുൻപിൽ നിന്ന് ഉച്ചത്തിൽ വായിക്കുവാനും സാധിക്കണം. മാത്രമല്ല, ആ സ്വപ്നങ്ങൾ സക്ഷാത്കരിക്കുവാനുള്ള കാര്യങ്ങൾ ചെയ്തുതുടങ്ങുകയും വേണം. നിങ്ങളെ ആരെയെങ്കിലും ഏല്പിച്ചു കൊടുത്തിട്ട് കാര്യമില്ല. ഫിറ്റ്നസ് ട്രെയിനർ എന്നെ നോക്കിക്കൊള്ളും എന്ന് വിചാരിച്ചിട്ടോ, ഇനി ഈ ഡോക്ടർ നോക്കിക്കൊള്ളും, ഈ ഡയറ്റീഷൻ ശരിയാക്കും എന്നോ ഉള്ള ചിന്താഗതികൾ മാറ്റണം. അത് അവരുടെ ഉത്തരവാദിത്വം കൂട്ടിയെന്നു വരാം. പക്ഷെ നിങ്ങൾക്ക് ഫലം ഉണ്ടാകണമെങ്കിൽ നിങ്ങൾ സ്വയം കാര്യങ്ങൾ ഏറ്റെടുത്ത് മാറ്റങ്ങൾ വരുത്തുവാൻ ശ്രദ്ധിക്കണം. നിങ്ങളെ പരിശീലിപ്പിക്കുന്നവർക്കോ, നിങ്ങളുടെ ഡയറ്റ് നോക്കുന്നവർക്കോ നിങ്ങളുടെ പ്രശ്നങ്ങൾ മനസ്സിലായിട്ട് കാര്യമില്ല. നിങ്ങൾക്ക് മനസ്സിലാകണം. ഇവരുടെ സേവനം നിങ്ങൾ ആവശ്യപ്പെടുന്നുണ്ടെങ്കിൽ 100 ശതമാനം അവരുമായി സഹകരിക്കണം. ശരിയായ ഫീഡ് ബാക്കുകൾ കൊടുക്കണം. നിങ്ങളുടെ ആഹാരരീതികളെക്കുറിച്ചും,

ഭക്ഷണ സമയങ്ങളെക്കുറിച്ചും, അസുഖങ്ങളെക്കുറിച്ചുമെല്ലാം ശരിയായ വിവരങ്ങൾ നിങ്ങൾ കൊടുത്തിരിക്കണം.

ഈ പുസ്തകത്തിലൂടെ കിട്ടിയ പുതിയ അറിവുകളിലൂടെ ആരോഗ്യകരവും ഊർജ്ജസ്വലവുമായ ജീവിതം നേടാൻ നിങ്ങൾ ശ്രമിക്കണം. ചെറിയ ചെറിയ മാറ്റങ്ങളിലൂടെ മുന്നോട്ട് പോകുക. കുടുംബാംഗങ്ങളെയും സുഹൃത്തുക്കളെയും കൂടി ആ ലക്ഷ്യത്തിലേക്കുള്ള യാത്രയിൽ കൂടെ കൂട്ടുക. അപ്പോൾ മാറ്റങ്ങൾ ആസ്വാദ്യകരമായി തോന്നിത്തുടങ്ങും.

ആദ്യം തന്നെ ഭക്ഷണങ്ങളുടെ സമയങ്ങൾ ശരിയാക്കുക. ഭക്ഷണം കഴിക്കുക എന്നതാണ് ഏറ്റവും പ്രധാനപ്പെട്ട കാര്യമെന്നത് നിങ്ങൾക്ക് മനസ്സിലായില്ലേ? അതുകൊണ്ട് ഇനി മുതൽ അതിൽ മാറ്റം വരുത്തുവാൻ പാടില്ല. ഒരു ഒഴിവുകഴിവുകൾക്കും സ്ഥാനമില്ല. അറിഞ്ഞുകൊണ്ട് ശരീരത്തെ രോഗങ്ങളിലേക്കും അമിതവണ്ണത്തിലേക്കും തള്ളിവിടാതിരിക്കുക. നിങ്ങൾ എന്ത് തീരുമാനിക്കുന്നു എന്നതിനനുസരിച്ചാണ് നിങ്ങൾക്ക് ലഭിക്കുന്നത്. അത് ആരോഗ്യമായാലും ജീവിതമായാലും.

ആസൂത്രണം (Planning)

അമിതവണ്ണം കുറയ്ക്കുവാനും ജീവിതശൈലീ രോഗങ്ങളിൽ മാറ്റങ്ങൾ വരുത്തുവാനും വ്യക്തമായ ആസൂത്രണങ്ങൾ ആവശ്യമാണ്. ആസൂത്രണങ്ങൾ നടപ്പിലാക്കുവാനുള്ള പ്രവർത്തന പദ്ധതിയും തയ്യാറാക്കണം. അമിതവണ്ണവും കൂടെ ജീവിത ശൈലീ രോഗങ്ങളും ഉണ്ടെങ്കിൽ, അതിന്റെ യഥാർത്ഥ കാര്യങ്ങൾ മനസ്സിലാക്കി അതിനനുസരിച്ച് ആസൂത്രണങ്ങൾ ചെയ്യണം. ഉദാഹരണത്തിന് അമിതവണ്ണമുള്ള ഒരു വ്യക്തിക്ക് പ്രമേഹവും ഉണ്ടെങ്കിൽ ആദ്യത്തെ ലക്ഷ്യം അവരുടെ പ്രമേഹം കുറച്ച് കൊണ്ടുവരിക എന്നതായിരിക്കണം. അതിന് ആഹാരരീതികളും സമയങ്ങളും ആദ്യം ശരിയാക്കണം. അതിന് ആവശ്യമായ തയ്യാറെടുപ്പുകളാണ് ആ വ്യക്തി ആദ്യം ചെയ്യേണ്ടത്.

ഭക്ഷണശീലങ്ങൾ ശരിയാക്കി തുടങ്ങിയാൽ, സാവധാനത്തിൽ പ്രമേഹത്തിൽ മാറ്റങ്ങൾ വന്നു തുടങ്ങും. അതിനനുസരിച്ച് ആ വ്യക്തിയുടെ ശരീരഭാരവും കുറഞ്ഞുവരും. ഇവിടെ ആ വ്യക്തിയുടെ അടിയന്തര ശ്രദ്ധ പതിയേണ്ടത്, രക്തത്തിലെ പഞ്ചസാരയുടെ അളവ് കുറയുന്ന രീതികൾ എന്താണോ അത് ചെയ്ത് തുടങ്ങുക എന്നതാണ്. അതിന് ശേഷമുള്ള ലക്ഷ്യമാണ് ഭാരം കുറയ്ക്കുക എന്നത്. അതിനായി ഇതേ ആഹാരരീതി പിന്തുടരുക. അടുത്തലക്ഷ്യം കുറഞ്ഞ ഭാരം അതേപോലെ നിലനിർത്തണം എന്നതാകാം. ഇതുപോലെ ഓരോ വ്യക്തികളുടെയും അവസ്ഥകളും രോഗങ്ങളും ശരീരഭാരവുമെല്ലാം അനുസരിച്ച് ആസൂത്രണത്തിലും പ്രവർത്തനത്തിലും മാറ്റം വന്നു കൊണ്ടിരിക്കും.

ആദ്യം ലക്ഷ്യങ്ങൾ എന്താണെന്ന് എഴുതുക. പിന്നീട് ആ ലക്ഷ്യങ്ങളെ മുൻഗണനാ ക്രമത്തിൽ തരം തിരിക്കുക. പെട്ടെന്ന് ചെയ്യേണ്ടതാണോ, സാവധാനത്തിൽ ചെയ്തു തുടങ്ങേണ്ടതാണോ എന്നിങ്ങനെ. ആ കാര്യങ്ങൾ ചെയ്താൽ അല്ലെങ്കിൽ ആ ലക്ഷ്യത്തിലെത്തിയാലുള്ള ഗുണങ്ങൾ എഴുതുക. അതിനായുള്ള കാര്യങ്ങൾ ചെയ്തില്ലെങ്കിൽ നിങ്ങളുടെ ആരോഗ്യത്തെ എങ്ങനെ ദോഷകരമായി ബാധിക്കുമെന്ന് മനസ്സിലാക്കുക. അതിനു ശേഷം ഓരോ ലക്ഷ്യത്തിലേക്കും എത്തുവാൻ നിങ്ങൾക്ക് എന്തെല്ലാം ചെയ്യേണ്ടി വരുമെന്ന് എഴുതുക. അതിനായുള്ള കാര്യങ്ങൾ ചെയ്തുതുടങ്ങുക. ആദ്യത്തെ ലക്ഷ്യം പൂർത്തീകരിച്ചു കഴിഞ്ഞാൽ മുൻഗണനാ ക്രമത്തിലെ അടുത്തതിലേക്ക് പോകുക. അതിനാവശ്യമായ കാര്യങ്ങൾ എന്തെല്ലാമെന്ന് മനസ്സിലാക്കി ചെയ്യുക. അങ്ങനെ ഘട്ടം ഘട്ടമായി നിങ്ങളുടെ എല്ലാ ലക്ഷ്യങ്ങളും പൂർത്തീകരിക്കുക.

Goal 1

_____
_____

_____

Urgency High medium Low

Significance

Action Steps	What to do	By Date

Goal 2

_____
_____

_____

Urgency High medium Low

Significance

Action Steps	What to do	By Date

ഇതുപോലെ ഓരോ ദിവസത്തെയും കാര്യങ്ങൾ കൂടി വ്യക്തമായി ആസൂത്രണം ചെയ്യണം. രാവിലെ എഴുന്നേൽക്കുന്നത് മുതൽ രാത്രി കിടക്കുന്നതുവരെയുള്ള കാര്യങ്ങൾ മുൻകൂട്ടി തയ്യാറാക്കിയ പദ്ധതിയിലൂടെ മുന്നോട്ട് കൊണ്ടുപോകുക. ഭക്ഷണത്തിന്റെ സമയങ്ങൾ കൃത്യമായി തീരുമാനിക്കണം. എന്ത് തന്നെ സംഭവിച്ചാലും അതിന് മാറ്റം വരുത്തുകയില്ല എന്ന തീരുമാനമെടുക്കണം. യാത്രകൾ പോകുമ്പോഴും ഇത് മുൻകൂട്ടി ആസൂത്രണം ചെയ്യേണ്ടത് അത്യാവശ്യമാണ്. യാത്രകൾ പോകുമ്പോൾ നമ്മൾ എല്ലാം പ്ലാൻ ചെയ്യാറില്ലേ? വസ്ത്രങ്ങൾ എടുത്തു വയ്ക്കും, പൈസ എടുത്തു വയ്ക്കും, കാറിലാണെങ്കിൽ പെട്രോൾ അടിച്ചു വയ്ക്കും, എന്നാൽ വളരെ കുറച്ചു പേർ മാത്രമേ ഭക്ഷണകാര്യങ്ങൾ പ്ലാൻ ചെയ്യാറുള്ളു. അവർ പറയും സമയം കിട്ടുകയാണെങ്കിൽ എവിടെ നിന്നെങ്കിലും ഭക്ഷണം കഴിക്കാമെന്ന്. ഇനി മുതൽ അതുപോര. നല്ല ആസൂത്രണം വേണ്ട ഒരു കാര്യമാണിത്. എന്നാൽ മാത്രമേ യാത്രക്കിടയിൽ ആഹാരം സമയത്തിന് കഴിക്കുവാൻ സാധിക്കുകയുള്ളു. തിരക്കിനിടയിൽ പലരും മാറ്റി വയ്ക്കുന്നത് ആഹാരമാണ്. പ്ലാനിംഗ് ഇല്ലാത്തതുകൊണ്ടുതന്നെ തോന്നുന്ന സമയങ്ങളിൽ അവർ ഭക്ഷണം കഴിക്കുന്നു. അമിതവണ്ണമുള്ളവർ എപ്പോഴും പറയുന്ന കാര്യമാണ്, യാത്രക്കിടയിൽ ആഹാരം കഴിക്കാറില്ല എന്നത്. നിങ്ങളുടെ വണ്ണം കൂടിയതിന്റെ ഏറ്റവും പ്രധാനപ്പെട്ട കാര്യമാണിതെങ്കിൽ, വീണ്ടും അതുതന്നെ ആവർത്തിച്ചാൽ എങ്ങനെ നിങ്ങളുടെ അമിതവണ്ണം കുറയും? എന്നാൽ അല്പം ഭക്ഷണം അല്ലെങ്കിൽ നല്ല സ്നാക്കുകൾ നിങ്ങൾ കൈയിലെടുക്കുകയാണെങ്കിൽ വളരെ എളുപ്പത്തിൽ ഈ പ്രശ്നം മറികടക്കാം. പക്ഷെ തീരുമാനം നിങ്ങളുടേത് മാത്രമാണ്. ഇനി ഭക്ഷണം കൊണ്ടുപോകാൻ സാധിക്കുകയില്ലെങ്കിൽ സമയമാകുമ്പോൾ ഹോട്ടലിൽനിന്നും കഴിക്കാമല്ലോ? പലർക്കും അത് മടിയാണ്. അങ്ങനെ അവർ ഭക്ഷണം മാറ്റി വയ്ക്കുന്നു. അതായത് നിങ്ങളുടെ ശരീരത്തിന് ആ സമയത്ത് പ്രവർത്തിക്കുവാൻ ഏറ്റവും ആവശ്യമായ

ഇന്ധനത്തെ വേണ്ട എന്ന് വയ്ക്കുന്നു. എന്നാൽ ഒരു മരുന്നാണ് നിങ്ങൾ കഴിക്കുന്നതെങ്കിൽ കൃത്യമായി കഴിക്കുകയും ചെയ്യും.

രാവിലെ കൃത്യ സമയത്ത് എഴുന്നേൽക്കുന്നതും രാത്രി കൃത്യ സമയത്ത് തന്നെ ഉറങ്ങുവാൻ പോകുന്നതും ഈ പദ്ധതിയുടെ ഭാഗമാണ്. പലരും അമിതവണ്ണം കുറയ്ക്കാൻ ശ്രമിക്കുമ്പോഴും രോഗങ്ങൾക്ക് ചികിത്സിക്കുമ്പോഴും ഇതൊന്നും കാര്യമാക്കാറില്ല. എന്നാൽ ഇതെല്ലാമാണ് ആരോഗ്യത്തെ ബാധിക്കുന്നതെന്ന് മനസ്സിലാക്കണം. ഇനി ഭക്ഷണം സമയത്തിനു കഴിച്ചാലും ഉറക്കത്തിന്റെ സമയങ്ങൾ വളരെ പ്രധാനപ്പെട്ടതാണ്.

നാളത്തെ കാര്യങ്ങൾ പ്രത്യേകിച്ച് ഭക്ഷണകാര്യങ്ങൾ തലേദിവസം തന്നെ ആസൂത്രണം ചെയ്യണം. ചില അടിയന്തിര സാഹചര്യങ്ങളിൽ ഇത് പാലിക്കാൻ സാധിക്കാതെ വരാം. അതായത് ആരുടെയെങ്കിലും മരണം, അപകടങ്ങൾ, ആശുപത്രി ആവശ്യങ്ങൾ എന്നിവ. എന്നാൽ ഇതെല്ലാം വല്ലപ്പോഴും സംഭവിക്കുന്ന കാര്യങ്ങൾ മാത്രമാണ്. അതുകൊണ്ട് മാത്രം ആരുടെയും ശരീരഭാരം കൂടുകയില്ല. ആർക്കും അസുഖങ്ങൾ വരികയുമില്ല. ഒരാഴ്ചത്തേയ്ക്കുള്ള കാര്യങ്ങൾ പ്ലാൻ ചെയ്യുന്നതും നല്ലതാണ്. പ്രത്യേകിച്ച് ഒരാഴ്ചത്തേയ്ക്കുള്ള ആഹാരരീതികൾ എന്തായിരിക്കണം, അതിലേക്ക് ആവശ്യമായ സാധന സാമഗ്രികൾ എന്തായിരിക്കണം എന്ന് കുടുംബാംഗങ്ങളുമൊത്ത് ചർച്ച ചെയ്ത് തീരുമാനിച്ചു കഴിഞ്ഞാൽ ശനിയാഴ്ചയോ ഞായറാഴ്ചയോ മാർക്കറ്റിൽ പോയി വാങ്ങാവുന്നതാണ്. നിങ്ങൾ വ്യായാമങ്ങൾ ചെയ്യുന്നവരാണെങ്കിലും ഒരാഴ്ചയ്ക്കുള്ളതെല്ലാം നിങ്ങൾക്ക് പ്ലാൻ ചെയ്യാം. സമയങ്ങളും അതിനനുസരിച്ച് ക്രമീകരിക്കാം.

വളരെ തിരക്കുള്ള വ്യക്തികളാണെങ്കിൽ സാധനങ്ങൾ അവർക്ക് ഫ്രിഡ്ജിൽ സൂക്ഷിക്കാവുന്നതാണ്. പച്ചക്കറികൾ വൃത്തിയാക്കി അരിഞ്ഞു സിപ് ലോക്ക് കവറുകളിൽ ഇട്ട്

ഫ്രിഡ്ജിൽ സൂക്ഷിച്ചാൽ കേടുകൂടാതെയിരിക്കും. മാത്രമല്ല പച്ചക്കറികൾ അങ്ങനെ മുറിച്ചു വയ്ക്കുമ്പോൾ പോഷകാംശങ്ങൾ കൂടുകയും ചെയ്യുന്നു.

ജോലിയുള്ളവർ, ആ ദിവസങ്ങളിൽ എങ്ങനെ ഭക്ഷണം കഴിക്കണമെന്ന് കൃത്യമായി ആസൂത്രണം ചെയ്യേണ്ടതാണ്. കാരണം വളരെയധികം ആളുകൾ പറയുന്ന കാര്യമാണ്, ജോലിക്കിടയിൽ ഭക്ഷണം കഴിക്കുവാൻ സാധിക്കുന്നില്ല എന്നത്. നിങ്ങൾ ശ്രമിക്കാത്തതുകൊണ്ടാണ് ഇത് സംഭവിക്കുന്നത്. ആഹാരം കഴിക്കുവാൻ സമയമുണ്ടാക്കിയേ പറ്റൂ. ജോലികളാകുമ്പോൾ പല മീറ്റിംഗുകളും പ്രോഗ്രാമുകളും ഉണ്ടാകാം. ഇതിന്റെ സമയമെല്ലാം നിങ്ങൾക്ക് മുൻകൂട്ടി അറിയുവാനും സാധിക്കും. അതുകൊണ്ടുതന്നെ ആ സമയങ്ങൾക്കനുസരിച്ചു ഭക്ഷണം ക്രമീകരിക്കണം. ഉദാഹരണത്തിന്, ഉച്ചയ്ക്ക് ഒരു മണിക്കാണ് നിങ്ങൾക്ക് ഒരു മീറ്റിംഗ് ഉള്ളതെങ്കിൽ, നിർബന്ധമായും പന്ത്രണ്ടരയോട് കൂടി നിങ്ങൾ ഉച്ചഭക്ഷണം കഴിച്ചിരിക്കണം. അതിന് നിങ്ങൾ മാനസ്സികമായി തയ്യാറാകണം എന്ന് മാത്രം. മാത്രമല്ല ഭക്ഷണം വീട്ടിൽ നിന്ന് കൊണ്ടുവരുവാനും ശ്രദ്ധിക്കണം. അതില്ലെങ്കിൽ എന്ത് പറ്റുമെന്ന് നോക്കാം. നിങ്ങളുടെ മീറ്റിംഗ് ഒരു മണിക്ക് തുടങ്ങും, ഒരു മണിയുടെ മീറ്റിംഗ് കഴിഞ്ഞിട്ട് ഭക്ഷണം കഴിക്കാമെന്ന് തീരുമാനിച്ചാൽ, മീറ്റിംഗ് കഴിയുമ്പോൾ ചിലപ്പോൾ മൂന്ന് മണിയാകും. അങ്ങനെ നിങ്ങളുടെ ഉച്ചഭക്ഷണം മുടങ്ങുകയും, മീറ്റിംഗ് കഴിയുന്നതോടു കൂടി വിശപ്പ് ക്രമാതീതമായി കൂടുകയും ഭക്ഷണത്തോടുള്ള ആസക്തി വർദ്ധിക്കുകയും മോശം ഭക്ഷണങ്ങളോ, മധുരമടങ്ങിയ ഭക്ഷണങ്ങളോ, കൂടുതൽമധുരമടങ്ങിയ ചായയോ കാപ്പിയോ കുടിക്കുകയും ചെയ്യും. പക്ഷേ ഒരിക്കലും നിങ്ങൾ ആ ഭക്ഷണം കൊണ്ട് സംതൃപ്തരാവുകയില്ല. വീട്ടിലേക്ക് തിരിച്ചെത്തുന്ന നിങ്ങൾ അമിതമായി കഴിക്കുവാൻ തുടങ്ങുകയും ചെയ്യും. മാത്രമല്ല നിങ്ങൾക്ക് സമയം തെറ്റി കഴിച്ചതുകൊണ്ട്, തലവേദന, ക്ഷീണം ദേഷ്യം ഇതെല്ലാം കൂടുകയും ചെയ്യും. ഇവിടെ

നിങ്ങളുടെ ജോലിയെയും തിരക്കുകളെയും മീറ്റിംഗുകളെയും കുറ്റപ്പെടുത്തിയതുകൊണ്ട് നിങ്ങളുടെ ആരോഗ്യം തിരിച്ചു വരില്ല. അത്തരം സാഹചര്യങ്ങളിൽ എങ്ങനെ ഭക്ഷണ സമയങ്ങൾ ശരിയാക്കാം എന്നത് മനസ്സിലാക്കി അതിനുള്ള കാര്യങ്ങൾ ചെയ്യുകയാണ് വേണ്ടത്. നിങ്ങളാണ് കമ്പനിയുടെ മേധാവിയെങ്കിൽ മീറ്റിംഗുകൾ പരമാവധി ഭക്ഷണ സമയങ്ങളിൽ വയ്ക്കാതിരിക്കുക. നിങ്ങളുടെ ജീവനക്കാർക്ക് ആദ്യം ഭക്ഷണം കഴിക്കുവാനുള്ള സമയം കൊടുക്കുക. അത് കമ്പനിയുടെ വളർച്ചയ്ക്കും നല്ലതായിരിക്കും. ജീവനക്കാരുടെ പ്രവർത്തനക്ഷമത വർദ്ധിക്കും. അസുഖങ്ങൾ കുറയും, ലീവുകൾ കുറയും. കൂടി കാഴ്ചകൾക്ക് മറ്റ് സമയങ്ങൾ തീരുമാനിക്കുക. ഡോക്ടർമാർ ഈ പ്രോഗ്രാം ചെയ്യുമ്പോൾ എന്നോട് ചോദിക്കും, ഒ.പി.യിൽ രോഗികളിരിക്കുമ്പോൾ ഞാൻ എങ്ങനെ ഭക്ഷണം കഴിക്കുവാൻ പോകും. ഓപ്പറേഷൻ റൂമിൽ നിൽക്കുമ്പോൾ എങ്ങനെ കഴിക്കും. വിചാരിച്ചാൽ സാധിക്കുമെന്ന് എനിക്കറിയാം. ഈ പ്രോഗ്രാം ചെയ്ത എല്ലാവർക്കുമറിയാം. ഭക്ഷണം കഴിക്കാൻ ആകെ 15-20 മിനിറ്റ് മാത്രമേ ആവശ്യമുള്ളു. അത്രയും സമയം രോഗികൾ കാത്തിരിക്കും എന്ന് എനിക്കുറപ്പുണ്ട്. അവിടെ ഭക്ഷണം കഴിച്ചാൽ ഡോക്ടറുടെ ഉന്മേഷം കൂടുകയാണ് ചെയ്യുക. ഏകാഗ്രത കൂടുകയാണ് ചെയ്യുക. ഇതെല്ലാം രോഗിക്കും ഡോക്ടർക്കും നല്ലതാണ്. കുറച്ച് സ്നാക്കുകളോ അതല്ലെങ്കിൽ കുറച്ചു സംഭാരമോ കരുതുകയാണെങ്കിൽ ഈ സമയങ്ങളിൽ കഴിക്കാവുന്നതാണ്. അപ്പോൾ നിങ്ങൾ കൂടുതൽ ഊർജ്ജസ്വലരാവുകയാണ് ചെയ്യുന്നത്. അല്ലാതെ രാവിലെ മുതൽ ജോലി ചെയ്തു വൈകിട്ടോടുകൂടി തലവേദനയും ദേഷ്യവും ക്ഷീണവും കൂട്ടിയിട്ട് കാര്യമില്ലല്ലോ. കൂടാതെ അമിത രക്തസമ്മർദ്ദവും, അമിതവണ്ണവും പ്രമേഹവും. പക്ഷെ നിങ്ങൾ കുറ്റപ്പെടുത്തുന്നത് സാഹചര്യങ്ങളേയും.

മുകളിൽ പറഞ്ഞ കാര്യങ്ങൾക്കെല്ലാം ഒരു ഫോക്കസ് ആവശ്യമാണ്. ആ ഫോക്കസ്സിലൂടെ, നല്ല മാനസ്സിക

രീതിയിലൂടെ മാത്രമേ ആരോഗ്യത്തിലേക്കുള്ള യാത്ര നിങ്ങൾക്ക് പൂർത്തിയാക്കുവാൻ സാധിക്കുകയുള്ളു. ഈ ലക്ഷ്യബോധം ജീവിതകാലം മുഴുവൻ നീണ്ടുനിൽക്കുന്നതുമാകണം. ആ ഫോക്കസ് പാതിവഴിയിൽ നഷ്ടപ്പെടുന്നതാണ് പലരുടെയും പരാജയകാരണം. എന്നാൽ ഇവിടെ ഭക്ഷണം കഴിക്കുവാൻ സമയമുണ്ടാക്കുക എന്ന നിസ്സാരകാര്യം മാത്രമേ ചെയ്യേണ്ടതുള്ളൂ. സമയാസമയങ്ങളിൽ ഭക്ഷണം കഴിക്കുമ്പോൾ തന്നെ തലച്ചോർ ഉണർന്ന് പ്രവർത്തിക്കും.

അതുപോലെ നിങ്ങളുടെ ചിന്തകളെ നിയന്ത്രിക്കുവാൻ സാധിക്കണം. അമിതവണ്ണമുള്ളവർ പലപ്പോഴും നെഗറ്റിവ് ചിന്തകളുമായി നടക്കുന്നവരാണ്. ഉദാഹരണത്തിന്

- ❖ ഞാൻ ജനിച്ച അന്നുമുതൽ തടിച്ച ആളാണ്.
- ❖ എന്റെ തടിയൊന്നും കുറയ്ക്കുവാൻ സാധിക്കുകയില്ല
- ❖ ഭക്ഷണം ശരിയാക്കുവാൻ എനിക്ക് സാധിക്കുകയില്ല
- ❖ ടെൻഷൻ വന്നാൽ ഞാൻ കൂടുതൽ കഴിക്കും
- ❖ ഞാൻ കഴിക്കുന്നതൊക്കെ മോശം ഭക്ഷണങ്ങളാണ്
- ❖ ഞാൻ അല്പം കഴിച്ചാലും വണ്ണം വയ്ക്കും
- ❖ ഞാൻ എന്തുചെയ്താലും പരാജയമാണ്

ഇത്തരത്തിലുള്ള മാനസികാവസ്ഥ നിങ്ങളെ പ്രതികൂലമായി ബാധിക്കും. പലപ്പോഴും മുൻപ് പല കാര്യങ്ങളും ചെയ്ത് പരാജയപ്പെട്ടതുകൊണ്ട് കൂടിയാകാം ഈ ഒരു ചിന്താഗതിക്ക് കാരണം. ഇത്തരം ചിന്തകൾ നിങ്ങളുടെ തോന്നലുകൾ മാത്രമാണെന്ന് മനസ്സിലാക്കുക. ഇത്തരം മോശം ചിന്തകൾ വീണ്ടും നിങ്ങളെ മോശം ഭക്ഷണം കഴിക്കുവാൻ പ്രേരിപ്പിക്കുന്നു. ശീലങ്ങൾ ഒന്നും തന്നെ മാറ്റുവാൻ കഴിയുകയില്ല എന്ന തോന്നലുകളിലേക്ക് നിങ്ങൾ വരുന്നു. പലപ്പോഴും മറ്റുള്ളവരെ കുറ്റപ്പെടുത്തി സംസാരിക്കുന്നു. അതായത് വീട്ടുകാരും, കൂട്ടുകാരും

സഹപ്രവർത്തകരുമാണ് എന്റെ അമിതവണ്ണത്തിന്റെ കാരണം. അവർ മൂലമാണ് ഞാൻ ഇങ്ങനെ കഴിക്കുന്നത്. ജോലി തിരക്ക് കാരണമാണ് സമയത്തിന് കഴിക്കുവാൻ സാധിക്കാത്തത്. ജോലി കാരണമാണ് സ്ട്രെസ്സ് കൂടുന്നത്. കുട്ടികൾക്ക് വേണ്ടി വീട്ടിൽ മധുരമടങ്ങിയത് വാങ്ങാതെ പറ്റില്ല, രാത്രിയായാൽ കൂട്ടുകാരോടൊപ്പം മദ്യം കഴിച്ചില്ലെങ്കിൽ ശരിയാകില്ല, ഇങ്ങനെ പോകുന്നു കുറ്റപ്പെടുത്തലുകൾ. വീട്ടുകാർ വണ്ണമുള്ളതുകൊണ്ടാണ് ഞാൻ വണ്ണം വച്ചത് എന്ന് പറയുന്നവരുമുണ്ട്. ആ അമിതവണ്ണം സ്വയം എങ്ങനെ ശരിയാക്കിയെടുക്കാം എന്നതിനേക്കാളുപരി, പാരമ്പര്യത്തെ മാത്രം കുറ്റം പറഞ്ഞു നടക്കുന്നവരാണിവർ. അപ്പനും അമ്മയ്ക്കും വണ്ണമുള്ളതുകൊണ്ടും പ്രമേഹമുള്ളതുകൊണ്ടും എനിക്കും ഇതെല്ലാം വരും എന്ന് വിശ്വസിക്കുന്നവരാണിവർ. നെഗറ്റീവായ വാക്കുകൾ നിങ്ങളെ വീണ്ടും മോശമാക്കികൊണ്ടേയിരിക്കും എന്ന് മനസ്സിലാക്കുക.

ചില ആളുകൾ എന്തുപറഞ്ഞാലും അതിനെ കണ്ണുമടച്ചു നിരസിക്കുന്നവരാണ്. കാരണങ്ങൾ കണ്ടെത്തി ഉത്തരം പറഞ്ഞുകൊണ്ടേയിരിക്കും. നല്ല കാര്യങ്ങൾ മനസ്സിലാക്കുവാൻ ഇവർ പരാജയപ്പെടുന്നു. ഇവർക്ക് എല്ലാത്തിനും ഒഴിവുകഴിവുകളുണ്ട്. പഞ്ചസാര ഒഴിവാക്കിയാൽ ശരിയാകില്ല, ഭക്ഷണം കഴിക്കുവാൻ വേണ്ടി ജോലി ഉപേക്ഷിക്കുവാൻ സാധിക്കുമോ? വീട്ടുകാർ മധുരമടങ്ങിയ ഭക്ഷണങ്ങളേ കഴിക്കൂ, അതില്ലെങ്കിൽ കുട്ടികൾ ഭക്ഷണം കഴിക്കില്ല, മദ്യം ഒഴിവാക്കാൻ എനിക്ക് സാധിക്കുകയില്ല, വല്ലപ്പോഴും മാത്രമേ ഞാൻ മോശമായിട്ട് കഴിക്കാറുള്ളു, ഇങ്ങനെ അവർ പ്രതികരിച്ച് കൊണ്ടേയിരിക്കും. കാരണങ്ങൾ മനസ്സിലാക്കുവാൻ അവർ ശ്രമിക്കാറേയില്ല. അമിതവണ്ണത്തിന്റെയും അസുഖങ്ങളുടെയും കാരണം അറിയാൻ ശ്രമിക്കാതെ ഇവർ വണ്ണം കുറയ്ക്കാൻ നടന്നിട്ട് കാര്യവുമില്ല. ഇവർക്ക് ഇത്തരം ചിന്തകൾ മൂലം ശരീരത്തിന്റെ സുഖം അനുഭവിക്കുവാൻ സാധിക്കുകയുമില്ല.

അടുത്തതായി നിങ്ങൾക്ക് ലഭിക്കുന്ന ചെറിയ ചെറിയ മാറ്റങ്ങളിൽ സന്തോഷം അനുഭവിക്കാൻ സാധിക്കണം. ആരോഗ്യത്തിൽവരുന്ന മാറ്റങ്ങളിൽ ആഹ്ലാദിക്കുവാൻ പഠിക്കണം. ചിലർ പറയും 10 കിലോ കുറയുമെന്ന് വിചാരിച്ചാണ് വന്നത്, പക്ഷെ 8 കിലോയെ കുറഞ്ഞുള്ളൂ. അല്ലെങ്കിലും ഞാൻ ഒരു പരാജയമാണ്. എനിക്ക് ഡയറ്റ് നോക്കാൻ അറിയില്ല എന്നിങ്ങനെ. അവിടെ നിങ്ങൾക്ക് തിരിച്ചു ചിന്തിക്കുവാൻ സാധിക്കണം. 8 കിലോയോളം ഞാൻ ഭാരം കുറച്ചു. അതായത് ഈ ഭക്ഷണരീതികൾ എന്നിൽ ഫലിക്കുന്നുണ്ട്. അതുകൊണ്ടുതന്നെ ഇതേ ഭക്ഷണരീതി പിന്തുടർന്നാൽ എനിക്ക് എന്റെ ലക്ഷ്യത്തിലേക്ക് വളരെ വേഗം എത്തുവാൻ സാധിക്കും. ഇതുമൂലം ജീവിത രീതികളിൽ നല്ലൊരു മാറ്റം വരുത്തുവാൻ എനിക്ക് സാധിച്ചു. ഇതെല്ലാം പോസിറ്റീവ് ചിന്തകൾ നിങ്ങളിൽ നിറയ്ക്കും.

ജേർണൽ / ഡയറി എഴുതുക.

ദീർഘകാലത്തേക്കുള്ള ഒരു ജീവിതശൈലീ മാറ്റത്തിനും നല്ല ശാരീരിക മാനസിക പരിവർത്തനത്തിനും നിങ്ങളുടെ ദൈനംദിന ജീവിതരീതികളും ഭക്ഷണരീതികളും ഒരു ഡയറിയിൽ അതാത് ദിവസം തന്നെ എഴുതണം. ധാരാളം പഠനങ്ങൾ അമിതവണ്ണം കുറയ്ക്കുന്നതിനെക്കുറിച്ച് വരുന്നുണ്ടെങ്കിലും എല്ലാത്തിലും ഒരേപോലെ പറയുന്ന കാര്യമാണ് ഡയറി എഴുതി സൂക്ഷിക്കണമെന്നത്. എന്നാൽ പലരും കഴിക്കുന്ന ഭക്ഷണം മാത്രം എഴുതുന്നതാണ് കണ്ടിരിക്കുന്നത്. അതിന്റെ കാരണം ഭക്ഷണം മാത്രമാണ് ശരീരഭാരം നിയന്ത്രിക്കുന്നതെന്ന തെറ്റിദ്ധാരണയാണ്. ചിലർ ചെയ്യുന്ന വ്യായാമങ്ങൾ ഏതാണെന്നും എഴുതും. അതുകൊണ്ട് മാത്രം ശരീരത്തിന്റെ എല്ലാ വിധ പ്രവർത്തനങ്ങളും മനസ്സിലാക്കുവാൻ സാധിക്കുകയില്ല. അതുകൊണ്ട് നിങ്ങളുടെ ഡയറിയിൽ താഴെ പറയുന്നതെല്ലാം എഴുതണം.

❖ രാവിലെ എഴുന്നേൽക്കുന്ന സമയം

- ❖ ഭക്ഷണം കഴിക്കുന്ന സമയം
- ❖ കഴിച്ച ഭക്ഷണം
- ❖ കഴിച്ച ഭക്ഷണങ്ങളുടെ അളവുകൾ
- ❖ കഴിക്കുന്ന സമയത്ത് നിങ്ങൾക്ക് വിശപ്പ് ഉണ്ടായിരുന്നോ?
- ❖ കഴിച്ചു കഴിഞ്ഞപ്പോൾ നിങ്ങളുടെ അവസ്ഥ? അമിതമായി വയർ നിറഞ്ഞ പോലെയുണ്ടോ/വിശപ്പ് മാറിയപോലെയുണ്ടോ?/സംതൃപ്തി തോന്നിയോ
- ❖ ഭക്ഷണം കഴിഞ്ഞതിന് ശേഷം അടുത്ത വിശപ്പ് വരുന്നത് എപ്പോഴാണ്
- ❖ വെള്ളം എത്ര കുടിച്ചു?
- ❖ ചായ/കാപ്പി/പാൽ
- ❖ ജ്യൂസുകൾ/മദ്യം
- ❖ പഞ്ചസാര എത്ര ഉപയോഗിച്ചു
- ❖ വ്യായാമങ്ങൾ എത്ര സമയം ചെയ്തു.
- ❖ മല മൂത്ര വിസർജ്ജനം എങ്ങിനെയാണ്.
- ❖ നിങ്ങളുടെ വീട്ടിലെ മറ്റ് ജോലികൾ അല്ലെങ്കിൽ ഓഫീസിലെ പ്രവർത്തനങ്ങൾ
- ❖ നിങ്ങളുടെ മാനസികാവസ്ഥ എങ്ങനെയായിരുന്നു? സ്ട്രെസ്സ്/ഉത്കണ്ഠ/വിഷാദം/സന്തോഷം
- ❖ ടെലിവിഷൻ/സ്മാർട്ഫോൺ എത്ര സമയം ഉപയോഗിച്ചു
- ❖ രാത്രി എപ്പോൾ ഉറങ്ങാൻ കിടന്നു
- ❖ എത്ര സമയം നിങ്ങൾ ഉറങ്ങി
- ❖ നിങ്ങളുടെ ഉറക്കം എങ്ങനെയായിരുന്നു.

ഭക്ഷണം കഴിക്കുന്ന സമയങ്ങളിൽ തന്നെ കഴിച്ചതും, അളവുകളും, നിങ്ങളുടെ വിശപ്പും എഴുതണം. രാത്രി ഓർത്തെടുത്തു എഴുതരുത്. കാരണം പലതും നിങ്ങൾ മറന്നു പോയിട്ടുണ്ടാകാം. കഴിച്ച പലതും ഓർമ്മയിലുണ്ടാകുകയില്ല. വിശപ്പുണ്ടായിരുന്നോ എന്ന് കൃത്യമായി ഓർക്കാൻ സാധിക്കുകയില്ല. ഡയറി എഴുതുന്നത് താൽക്കാലികമായിട്ടായിരിക്കരുത്. ഈ പ്രോഗ്രാം വിദ്യാഭ്യാസപരമായ ഒരു കാര്യമാണ്. ഓരോ ദിവസം എഴുതുന്നതിനനുസരിച്ചു നിങ്ങൾക്ക് നിങ്ങളെ തന്നെ കൂടുതൽ മനസ്സിലാക്കുവാൻ സാധിക്കും. നിങ്ങളുടെ ജീവിതശൈലിയിലെ നല്ല വശങ്ങളും പോരായ്മകളും മനസ്സിലാക്കുവാൻ വളരെ എളുപ്പത്തിൽ സാധിക്കും. രാത്രി ഉറങ്ങുന്നതിനുമുൻപ് എഴുതിയ ഡയറി വായിച്ചുനോക്കുവാൻ സമയം കണ്ടെത്തുക. അന്നത്തെ ദിവസത്തെക്കുറിച്ച് ഒരു അവലോകനം നടത്തുവാൻ നിങ്ങൾക്ക് സാധിക്കും. തെറ്റുകൾ വന്നിട്ടുണ്ടെങ്കിൽ അടുത്ത ദിവസം ശരിയാക്കുവാൻ ഇത് സഹായിക്കും. ഉറക്കം ശരിയാകുന്നില്ലെങ്കിൽ അതിന്റെ കാരണം കണ്ടുപിടിക്കണം. ടെലിവിഷനും ഫോണും കൂടുതൽ ഉപയോഗിച്ചതുകൊണ്ടാണെങ്കിൽ ആ ശീലം മാറ്റണം. ഭക്ഷണസമയങ്ങൾ തെറ്റിയിട്ടുണ്ടെങ്കിൽ അതിന്റെ കാരണങ്ങൾ മനസ്സിലാക്കി അടുത്തദിവസം മുതൽ തന്നെ ശരിയാക്കണം. എവിടെയെല്ലാമാണ് തെറ്റുകൾ വരുന്നതെന്നും അത് ഒഴിവാക്കുവാൻ എന്തെല്ലാം ചെയ്യാമെന്നും നിങ്ങൾ എഴുതണം. നിങ്ങൾക്ക് തന്നെ ജീവിതശൈലീ ആസൂത്രണം ചെയ്യാൻ സാധിച്ചാലേ നിങ്ങൾ വിജയിച്ചു എന്ന് പറയുവാൻ സാധിക്കുകയുള്ളു. ദിവസവും ഡയറി വായിച്ചുതുടങ്ങുമ്പോൾ നിങ്ങളിൽ പോസിറ്റീവ് ചിന്തകൾ നിറഞ്ഞു തുടങ്ങും. സ്വയം വിചാരിച്ചാൽ ഭക്ഷണരീതികളും ജീവിതരീതികളും മാറ്റിയെടുക്കാം എന്ന വിശ്വാസം നിങ്ങളിൽ നിറയും. ആദ്യം ഉണ്ടായിരുന്ന തെറ്റുകൾ ക്രമേണ കുറഞ്ഞു വരുന്നത് നിങ്ങൾക്ക് കാണാം. തെറ്റുകൾ എന്തുതന്നെയായാലും ഉണ്ടാകും. പക്ഷെ അത് മനസ്സിലാക്കിക്കഴിഞ്ഞാൽ ആ

തെറ്റുകൾ ആവർത്തിക്കാതിരുന്നാൽ മതി. നിങ്ങൾ ആവശ്യത്തിനുള്ള ശരീരഭാരം കുറച്ചാലും, രോഗങ്ങളിൽ നല്ല മാറ്റങ്ങൾ വന്നു കഴിഞ്ഞാലും ഡയറി എഴുതുന്നത് നിർത്തരുത്. ഇത്രയധികം കാര്യങ്ങൾ സ്വയം ചെയ്യുൻ സാധിക്കുമെന്ന ചിന്തകൾ നിങ്ങളുടെ ജീവിതത്തെ മാറ്റിമറിക്കും. അതിനനുസരിച്ച് സാവധാനം നിങ്ങളുടെ ആരോഗ്യം സാധാരണനിലയിലാവുകയും ചെയ്യും. നിങ്ങളുടെ മാനസിക ആരോഗ്യം മെച്ചപ്പെടും. സ്ട്രെസ് വിഷാദം ഇവയിലെല്ലാം മാറ്റം അനുഭവപ്പെടും. എല്ലാം എഴുതുന്നത് ജീവിതത്തിന് ഒരു അടുക്കും ചിട്ടയും ഉണ്ടാക്കുകയും ചെയ്യും.

അഭിനന്ദിക്കുക

ഈ കാര്യങ്ങളെല്ലാം സ്വയം ചെയ്യുന്ന നിങ്ങൾ തീർച്ചയായും അഭിനന്ദനം അർഹിക്കുന്നു. അതിനുള്ള പ്രോത്സാഹനം ലഭിക്കുന്നതും വളരെ നല്ല കാര്യമാണ്. കുടുംബാംഗ ങ്ങളുടെയും കൂട്ടുകാരുടെയും പ്രോത്സാഹനങ്ങളും അഭിനന്ദനങ്ങളും നിങ്ങൾക്ക് ലഭിക്കുന്നുണ്ടെങ്കിൽ വളരെ നല്ലതാണ്. അങ്ങനെയുള്ളവരുടെ റിസൾട്ടുകളും വളരെ മികച്ചതായിരിക്കും. അതിനായി ചുറ്റും നിങ്ങളെ പ്രോത്സാ ഹിപ്പിക്കുന്ന, നിങ്ങളെ എല്ലാകാര്യത്തിനും പ്രചോദിപിപ്പി ക്കുന്ന അഭിനന്ദിക്കുന്ന ആളുകൾ ഉണ്ടായിരിക്കണം. എല്ലാത്തിനും കുറ്റം പറയുന്ന, ഭാരം കൂടിയാലും കുറഞ്ഞാലും കളിയാക്കുന്ന ആളുകളായിരിക്കരുത്. അങ്ങനെയുള്ളവരെ ശ്രദ്ധിക്കാതിരിക്കുക. ഇനി ഇതൊന്നുമില്ലെങ്കിലും സ്വയം പ്രോത്സാഹിപ്പിക്കുവാനും അഭിനന്ദിക്കുവാനും സാധിക്കണം. മുൻപ്, എന്തിന് ഞാൻ അമിതവണ്ണം കുറയ്ക്കണം എന്ന് കണ്ണാടിയുടെ മുൻപിൽ നിന്ന് പറഞ്ഞിരുന്നതുപോലെ ഓരോ ദിവസവും രാത്രി നിങ്ങളുടെ ഡയറി വായിച്ച്, അതിലെ മികച്ച കാര്യങ്ങളെ ഓർത്ത് കണ്ണാടിയിൽ നോക്കി, 'വെരി ഗുഡ്' അല്ലെങ്കിൽ 'എക്സലന്റ്' എന്ന് പറയുവാൻ സാധിക്കണം. അങ്ങനെ പറയുവാൻ എന്ന് നിങ്ങൾക്ക് സാധിക്കുന്നുവോ അന്ന് മുതൽ നിങ്ങളുടെ റിസൾട്ടുകൾ

കൂടുതൽ മികച്ചതായി തുടങ്ങും. സ്വയം അംഗീകരിക്കുവാനും തിരുത്തുവാനും നിങ്ങൾക്ക് സാധിക്കണം. തെറ്റുകൾ മനസ്സിലാക്കി അടുത്ത ദിവസം മുതൽ അത് ആവർത്തിക്കാതിരിക്കാൻ ശ്രദ്ധിക്കണം. ഇന്നത്തേക്കാൾ കൂടുതൽ മികച്ച രീതിയിൽ നാളെ പ്രവർത്തിക്കുമെന്ന് ഉറപ്പിച്ചു പറയണം. ചെറിയ മാറ്റങ്ങളിൽ സന്തോഷിക്കണം. നിങ്ങളുടെ 100 ഗ്രാം കുറഞ്ഞിട്ടുണ്ടെങ്കിൽ, വസ്ത്രങ്ങൾ അയഞ്ഞിട്ടുണ്ടെങ്കിൽ, നിങ്ങളുടെ മാനസിക വ്യഥകൾ കുറഞ്ഞിട്ടുണ്ടെങ്കിൽ, ചർമ്മത്തിൽ മാറ്റങ്ങളുണ്ടെങ്കിൽ, എനെർജി കൂടിയിട്ടുണ്ടെങ്കിൽ, എന്താണെങ്കിലും സന്തോഷിക്കുവാൻ സാധിക്കണം. അല്ലാതെ ഞാൻ 15 കിലോ കുറഞ്ഞാൽ മാത്രമേ സന്തോഷിക്കൂ എന്ന് തീരുമാനിക്കരുത്. കാരണം ശരീരത്തെ സംബന്ധിച്ചിടത്തോളം ചെറിയ ചെറിയ മാറ്റങ്ങൾ വലിയ കാര്യങ്ങളാണ്.

ഇങ്ങനെ നിങ്ങളുടെ മനോഭാവത്തിലൂടെ, ലക്ഷ്യബോധത്തിലൂടെ, ചിന്തകളിലൂടെ, സ്വയം തിരുത്തിയും പ്രോത്സാഹിപ്പിച്ചും അഭിനന്ദിച്ചും മുന്നോട്ട് പോയാൽ ആ ജീവിതശൈലിയിൽ നിന്ന് നിങ്ങൾക്ക് ഒരിക്കലും മാറുവാൻ സാധിക്കുകയില്ല. അതാണ് ശരിയായ ട്രാൻസ്ഫോർമേഷൻ അഥവാ ജീവിത പരിവർത്തനം എന്ന് പറയുന്നത്.

സാമൂഹിക ജീവിതം

അമിതവണ്ണം കുറയ്ക്കണമെങ്കിലും ജീവിതശൈലീ രോഗങ്ങളിൽ നല്ലൊരു മാറ്റം വരണമെങ്കിലും നിങ്ങളുടെ സാമൂഹിക ജീവിതം മെച്ചപ്പെടുത്തേണ്ടത് വളരെ അത്യാവശ്യമാണ്. സാമൂഹിക ജീവിതത്തിന്റെ ഭാഗമായി സുഹൃത്തുക്കളോടൊപ്പം പുറത്തു പോകുന്നതും, പരിപാടികളിൽ പങ്കെടുക്കുന്നതും, ഹോട്ടലുകളിൽനിന്ന് ഭക്ഷണം കഴിക്കുന്നതും സാധാരണയാണ്. അതുകൊണ്ടുതന്നെ വ്യക്തമായ ഒരു പ്ലാനിംഗ് ഇത്തരം കാര്യങ്ങളിൽ ആവശ്യമാണ്. എന്നാൽ ജി.ഡി.ഡയറ്റിൽ മുൻപ് പറഞ്ഞതുപോലെ നിങ്ങൾ എല്ലാം കഴിക്കുന്നതുകൊണ്ട്

ഇതിന് വലിയ പ്രശ്നങ്ങൾ ഒന്നുംതന്നെ നിങ്ങൾക്ക് നേരിടേണ്ടി വരുകയില്ല. നിങ്ങൾ ഞാൻ പറഞ്ഞ സമയക്രമങ്ങളും ശരിയായ ഭക്ഷണങ്ങളും 90 ശതമാനം ശ്രദ്ധിക്കുന്ന വ്യക്തിയാണെങ്കിൽ നിങ്ങൾക്ക് ധൈര്യമായി പാർട്ടികളിലും ഹോട്ടലുകളിലും ഭക്ഷണം കഴിക്കാം. ഇവയിലെല്ലാം പങ്കെടുക്കുന്നത് സാമൂഹിക ജീവിതം മെച്ചപ്പെടുത്തുവാൻ ആവശ്യവുമാണ്. അമിതവണ്ണം കുറയ്ക്കുവാൻ ഡയറ്റ് നോക്കുന്നവർ, പാർട്ടികളിൽ പോയാൽ ഭക്ഷണം കഴിക്കേണ്ടി വരുമല്ലോ എന്ന് വിചാരിച്ച് പോകാതിരിക്കാറുണ്ട്. അത് നിങ്ങൾ ഒരിക്കലും ചെയ്യരുത് എന്നാണ് എന്റെ അഭിപ്രായം. കാരണം നിങ്ങൾ അമിതവണ്ണം എന്തിന് കുറയ്ക്കണം എന്നതിന്റെ ഒരു കാരണമായിരുന്നു, നിങ്ങളുടെ ആത്മവിശ്വാസം വർദ്ധിപ്പിക്കണമെന്നും സാമൂഹികജീവിതം മെച്ചപ്പെടണമെന്നും. അതുകൊണ്ട് ഇത്തരം പരിപാടികളിൽ പങ്കെടുക്കുവാൻ ആവശ്യമായ പ്ലാനിംഗ് നടത്തുകയെന്നതാണ് ചെയ്യേണ്ടത്.

പാർട്ടികളിൽ നല്ല ഭക്ഷണങ്ങളും മോശം ഭക്ഷണങ്ങളും ഉണ്ടായിരിക്കാം. ഏതാണ് തിരഞ്ഞെടുക്കേണ്ടതെന്ന് നിങ്ങൾക്ക് തീരുമാനിക്കാം. മറ്റ് സമയങ്ങളിൽ നിങ്ങളുടെ ഭക്ഷണരീതികൾ വളരെ പെർഫെക്റ്റ് ആണെങ്കിൽ പാർട്ടികളിൽ അല്പം മധുരം കഴിക്കുന്നതുകൊണ്ട് ഒന്നും സംഭവിക്കുകയില്ല. എന്നാൽ കൂടുതൽ ഭക്ഷണം കഴിക്കണം എന്ന ആസക്തി കുറയ്ക്കണമെങ്കിൽ ചില കാര്യങ്ങൾ നിങ്ങൾ ശ്രദ്ധിക്കേണ്ടതുണ്ട്. നല്ല വിശപ്പോടുകൂടി പാർട്ടികൾക്ക് പോകാതിരിക്കുക. പ്രത്യേകിച്ച് വളരെ വൈകി രാത്രിയാണ് പാർട്ടിയെങ്കിൽ, നിങ്ങൾ നിങ്ങളുടെ അത്താഴത്തിന്റെ സമയത്ത് തന്നെ അതായത് അഞ്ചര ആറു മണിയോട് കൂടി ലഘുവായി നല്ല ഭക്ഷണം കഴിക്കുക. അതിനുശേഷം നിങ്ങൾ പാർട്ടിക്ക് പോയാൽ അമിതമായി വാരി വലിച്ച് കഴിക്കുവാൻ, പ്രത്യേകിച്ച് കൂടുതൽ മധുരമടങ്ങിയതും വറുത്തതും പൊരിച്ചതും കഴിക്കുവാൻ തോന്നുകയില്ല. വളരെയേറെ വിശന്നിരിക്കുമ്പോൾ ജ്യൂസുകളോ ചായയോ കാപ്പിയോ

മദ്യമോ ഉപയോഗിക്കരുത്. അത് തൽക്കാലം നിങ്ങളുടെ വിശപ്പിനെ ഇല്ലാതാക്കുകയും അല്പസമയം കഴിയുമ്പോൾ കൂടുതൽ വിശപ്പിന് കാരണമാകുകയും ചെയ്യുന്നു.

പാർട്ടികളിലും സദ്യകളിലും പ്രധാന ഭക്ഷണങ്ങൾക്ക് ശേഷം അപ്പോൾത്തന്നെ ഐസ്ക്രീമും മധുരങ്ങളും കഴിക്കുന്നത് ഒഴിവാക്കുക. അത് നിങ്ങളുടെ ദഹനത്തെ പ്രതികൂലമായി ബാധിക്കും. മാത്രമല്ല വളരെയേറെ കലോറി അടങ്ങിയ ഭക്ഷണം ഒരു സമയം നിങ്ങളുടെ ശരീരത്തിൽ എത്തുകയും ചെയ്യും. ഇത് ദഹനസംബന്ധമായ ബുദ്ധിമുട്ടുകൾ അതായത് ഗ്യാസ്, അസിഡിറ്റി, പുളിച്ചു തികട്ടൽ, തലവേദന എന്നിവയ്ക്ക് കാരണമാകും. അതിനാൽ നിങ്ങൾക്ക് മധുരം കഴിക്കണം എന്ന് തോന്നിയാൽ പ്രധാനഭക്ഷണത്തിന് ശേഷം ഒന്നോ രണ്ടോ മണിക്കൂർ കഴിഞ്ഞതിന് ശേഷം കഴിക്കുവാൻ ശ്രദ്ധിക്കണം. നിങ്ങൾ മനസ്സിലാക്കേണ്ടത്, ഐസ്ക്രീമും മധുരവും കഴിക്കരുതെന്നല്ല ഞാൻ പറയുന്നത് മറിച്ച്, എല്ലാം കൂടി ഒരുമിച്ച് കഴിക്കരുതെന്നാണ്. അത് നിങ്ങളുടെ സുഖകരമായ അവസ്ഥക്ക് സഹായിക്കും.

അതുപോലെതന്നെ നീണ്ട യാത്രകളുണ്ടെങ്കിൽ ഭക്ഷണം കഴിച്ചിട്ട് യാത്ര തുടങ്ങുക. യാത്രക്കിടയിൽ കഴിക്കുവാൻ സ്നാക്കുകൾ കരുതുന്നതും നല്ലതാണ്. പ്രധാന ഭക്ഷണങ്ങളുടെ സമയത്ത് വാഹനം നിർത്തി ഭക്ഷണം കഴിക്കുവാൻ സാധിക്കണം. അത് നിങ്ങൾക്ക് ഹോട്ടലിൽ നിന്നും കഴിക്കാവുന്നതാണ്.

ഹോട്ടലിൽ കഴിക്കുവാൻ പോകുമ്പോഴും സമയത്തിന് കഴിക്കുവാൻ പ്രത്യേകം ശ്രദ്ധിക്കണം. ഹോട്ടലിൽ നിന്ന് ആരോഗ്യകരമായത് തിരഞ്ഞെടുക്കുക. ഹോട്ടലിൽ കുട്ടികളെയും കൊണ്ടുപോകുമ്പോഴും ഇത്തരം കാര്യങ്ങൾ ശ്രദ്ധിക്കുക. കുട്ടികൾക്ക് ആവശ്യമായത് മാത്രം വാങ്ങുക. മെനുവിൽ നിന്ന് നല്ല ഭക്ഷണം തിരഞ്ഞെടുക്കുവാൻ പഠിപ്പിക്കുക. ജി.ഡി.ഡയറ്റിൽ പറഞ്ഞ ഭക്ഷണങ്ങൾ

തമ്മിലുള്ള ചേർച്ച നിങ്ങൾ ഹോട്ടലിൽ നിന്ന് കഴിക്കുമ്പോഴും ശ്രദ്ധിക്കണം. ഭക്ഷണം ഓർഡർ ചെയ്യുന്നതിനുമുമ്പ് അളവുകൾ ചോദിച്ച് മനസ്സിലാക്കുക. ആവശ്യത്തിന് മാത്രം ഓർഡർ ചെയ്യുക. രണ്ടോ മൂന്നോ പേരുണ്ടെങ്കിൽ ഭക്ഷണം പങ്കുവയ്ക്കുക. ഭക്ഷണം കഴിച്ച് വിശപ്പ് മാറിയാൽ നിറുത്തുക. ബാക്കി ഭക്ഷണമുണ്ടെങ്കിൽ പൊതിഞ്ഞെടുക്കുക. വീട്ടിൽ പിന്നീട് ഉപയോഗിക്കാവുന്നതാണ്. ബുഫേക്ക് നിങ്ങൾ പോകുമ്പോഴും അവിടെ മൂന്ന് തരത്തിലുള്ള ഭക്ഷണം കാണാം. നല്ല ഭക്ഷണം അതായത് നല്ല പച്ചക്കറികൾ, സാലഡുകൾ, നല്ല എണ്ണകൾ, മൽസ്യം, ഇറച്ചികൾ, ഗ്രിൽ ചെയ്തവ, ബ്രോയിൽ ചെയ്തവ, നല്ല എണ്ണകളിൽ വഴറ്റിയെടുത്ത ഇലക്കറികളും പച്ചക്കറികളും. അടുത്തത് അല്പം മോശമായത് അതായത് ബ്രെഡുകൾ, റൊട്ടികൾ, വളരെനേരം എണ്ണകളിൽ വറുത്തെടുത്തവ. അടുത്തതാണ് ഏറ്റവും മോശമായത്, അതിൽ കൂടുതൽ മധുരമടങ്ങിയ ഭക്ഷണം, സംസ്കരിച്ച അന്നജം കൊണ്ടുണ്ടാക്കിയവ, ജ്യൂസുകൾ, കേക്കുകൾ എന്നിങ്ങനെ. ഇവയിൽനിന്ന് ഏതെല്ലാം തിരഞ്ഞെടുക്കാം എന്ന് നിങ്ങൾ തീരുമാനിക്കണം. ഞാൻ പറയും ആദ്യം നല്ല സലാഡുകളും മൽസ്യം ഇറച്ചികൾ എന്നിവയിൽ തുടങ്ങി അല്പം ചോറും കറികളുമെടുത്ത് അവസാനം ആവശ്യമുണ്ടെങ്കിൽ ഒരു രസത്തിന് അല്പം മധുരം കഴിച്ച് അവസാനിപ്പിക്കുക. വിശപ്പ് മാറുമ്പോൾ നിറുത്തിയാൽ നല്ലത്. അവസാനത്തെ മധുരം കഴിക്കുന്നത് ഉപേക്ഷിച്ചാൽ വളരെ നല്ലത്.

ചില സുഹൃത്തുക്കൾ നിങ്ങളെ മോശം ഭക്ഷണം കഴിക്കുവാനോ കുടിക്കുവാനോ പ്രേരിപ്പിക്കാം. കുറച്ച് കഴിച്ചതുകൊണ്ട് ഒന്നും സംഭവിക്കുകയില്ല എന്ന് പറഞ്ഞെന്നും വരാം. സ്നേഹത്തോടെ അതെല്ലാം നിരസിക്കാൻ സാധിക്കണം. നല്ല ഭക്ഷണങ്ങളുടെ പ്രാധാന്യവും സമയത്ത് കഴിക്കേണ്ടതിന്റെ ആവശ്യകതയെയും സുഹൃത്തുക്കളെ പറഞ്ഞു മനസ്സിലാക്കുക. അവരെയും നിങ്ങളോടൊത്ത് ജി.ഡി.ഡയറ്റ് പിന്തുടരുവാൻ

പ്രോത്സാഹിപ്പിക്കുക. കാരണം ആരോഗ്യം എല്ലാവർക്കും ആവശ്യമുള്ള കാര്യമാണല്ലോ.

അടുത്തതായി ശരീരഭാരം കൂടുന്നതിന്റെയും കുറയാതെ നിൽക്കുന്നതിന്റെയും വളരെ സാധാരണമായ ചില കാരണങ്ങൾ താഴെ കൊടുക്കുന്നു. ഇതൊരരോന്നായി വായിച്ചു മനസ്സിലാക്കുക. ജീവിതശൈലി മാറ്റങ്ങൾക്ക് വേണ്ട കാര്യങ്ങൾ മനസ്സിലാക്കിയതിന് ശേഷം ഈ കാര്യങ്ങൾ കൂടി നിങ്ങൾ അറിഞ്ഞുകഴിഞ്ഞാൽ, ഇതിൽ പറയുന്ന ഏതെങ്കിലും കാര്യങ്ങൾ നിങ്ങളുമായി ബന്ധപെട്ടു കിടക്കുന്നുണ്ടെങ്കിൽ അതിനനുസരിച്ച് കാര്യങ്ങൾ ക്രമീകരിക്കുക. ആവശ്യമെങ്കിൽ വിദഗ്ദോപദേശം തേടുക. നല്ല മാറ്റങ്ങൾക്ക് തയ്യാറാവുക. അതാണ് ജീവിത ശൈലീ മാറ്റം. അല്ലാതെ ഭക്ഷണം കുറയ്ക്കലും, കൂട്ടലും, ഓട്ടവും ചാട്ടവും മാത്രമല്ല.

എന്ത് കൊണ്ടാണ് ഞാൻ ഭാരം കുറയാത്തത് ? അല്ലെങ്കിൽ എന്തുകൊണ്ടാണ് ഞാൻ ഭാരം കൂടുന്നത്.

ഞാൻ ആദ്യം 10 കിലോ കുറഞ്ഞു. പിന്നീട് എത്ര ഡയറ്റ് നോക്കിയാലും വ്യായാമങ്ങൾ ചെയ്താലും കുറയുന്നില്ല. എന്താണ് ഇതിനു കാരണം ? വളരെ സാധാരണായി പലരും പറയുന്ന പ്രശ്നമാണിത്. weight loss plateau എന്ന് ഇതിനെ പലരും വിളിക്കുന്നു. ഇതിന്റെ പ്രധാനകാരണങ്ങൾ നമുക്കൊന്ന് പരിശോധിക്കാം.

1. **പോഷകാംശങ്ങളുടെ കുറവ് അല്ലെങ്കിൽ അസുന്തലിതാവസ്ഥ**

   ഗവേഷണങ്ങൾ കാണിക്കുന്നത് ഇന്നത്തെ ഭക്ഷണരീതികളിലൂടെ ആവശ്യമായ വിറ്റാമിനുകൾ ശരീരത്തിൽ ലഭിക്കുന്നില്ല എന്നതാണ്. പ്രതേകിച്ച് മഗ്നീഷ്യം, വിറ്റമിൻ A, C, E എന്നിവ. അതുപോലെതന്നെ വിറ്റമിൻ D യുടെ കുറവും ഇപ്പോൾ വളരെ സാധാരണയാണ്. 10 ൽ 9 പേർക്കും ഒമേഗ 3 ഫാറ്റിആസിഡുകൾ കുറവാണെന്നു ചില

പഠനങ്ങൾ പറയുന്നു. ഇതെല്ലാം ശരീരത്തിന്റെ പ്രവർത്തനങ്ങൾ, രക്തത്തിലെ പഞ്ചസാരയുടെ അളവുകൾ, ഉപാപചയം (metabolism) എന്നിവ നിയന്ത്രിക്കുന്ന ഘടകങ്ങളാണ്. ഇത്തരം വിറ്റാമിനുകൾ കുറയുന്നത് അമിതവണ്ണത്തിനും രോഗാവസ്ഥക്കും കാരണമാകുന്നു. അതുകൊണ്ട് തന്നെ അമിതവണ്ണം എന്നത് പോഷകാഹാരങ്ങളുടെ കുറവാണ് എന്നും പറയാം. ആവശ്യത്തിനുള്ള പോഷകസമൃദ്ധമായ ഭക്ഷണം കഴിക്കുന്നില്ല എന്നതാണ് ചുരുക്കം.

നിങ്ങൾ കഴിക്കുന്ന ഭക്ഷണങ്ങളിൽ കലോറി കൂടുതൽ ഉള്ളതുകൊണ്ട് മാത്രം പോഷകാംശങ്ങൾ ഉണ്ടാകണം എന്നില്ല. പ്രതേകിച്ച് ജങ്ക് ഫുഡുകൾ, ഫാസ്റ്റ് ഫുഡുകൾ, കൂടുതൽ പഞ്ചസാര അടങ്ങിയ ഭക്ഷണം, കൂടുതൽ സംസ്കരിച്ചെടുത്ത പൊടികൾ, മൈദാ പോലുള്ളവ, ജ്യൂസുകൾ, എന്നിവ. ഇവയെല്ലാം കലോറികൂടുതൽ ആണെങ്കിലും, പോഷകാംശങ്ങൾ, നാരുകൾ എന്നിവ ഇല്ല എന്നുതന്നെ പറയാം. അതുകൊണ്ടുതന്നെ ശരീരം നല്ല രീതിയിൽ പ്രവർത്തിക്കാൻ സഹായിക്കുകയില്ല എന്ന് മനസ്സിലാക്കുക. മാത്രമല്ല, ഇത്തരം ഭക്ഷണങ്ങൾ വീണ്ടും കൂടുതൽ ഭക്ഷണം കഴിക്കാൻ പ്രേരിപ്പിക്കുകയും ചെയ്യുന്നു.

2. **ദഹനവ്യവസ്ഥയിലെ ജീവാണുക്കളുടെ അസുന്തലിതാവസ്ഥ (Intestinal flora, gut bacteria)**

അന്നപഥത്തിലും കുടലുകളിലും1000 ൽ അധികം വർഗ്ഗത്തിൽപ്പെട്ട കോടികണക്കിന് ജീവാണുക്കൾ - ബാക്റ്റീരിയകൾ - വസിക്കുന്നു. ശരീരത്തിലെ ഒരു അത്ഭുതപ്രതിഭാസമാണ് ഈ ആവാസവ്യവസ്ഥ. നമ്മുടെ ശാരീരികവും മാനസികവുമായ പ്രവർത്തനങ്ങളെ വരെ നിയന്ത്രിക്കുന്നതിൽ ഇവ

വലിയ പങ്ക് വഹിക്കുന്നു. ശരീരഭാരവും ഉപാപചയവും വരെ ഇവ സ്വാധീനിക്കുന്നു. ചില ജീവാണുക്കൾ ഇൻസുലിൻ പ്രതിരോധം കൂട്ടുന്നു. പലവിധ ജീവിത ശൈലീ രോഗങ്ങൾക്ക് കാരണമാകുകയും ചെയ്യുന്നു. വിഷാദരോഗങ്ങൾ, സ്ട്രെസ്, ഓട്ടോ ഇമ്മ്യൂൺ രോഗങ്ങൾ, അൽഷിമേഴ്സ്, ഡിമെൻഷ്യ, പലതരം കാൻസറുകൾ എന്നിവക്കും പ്രധാന കാരണമായി പറയുന്നത് ഈ ആവാസവ്യവസ്ഥയുടെ താളം തെറ്റലാണെന്നു പഠനങ്ങൾ* കാണിക്കുന്നു.

എങ്ങിനെയാണ് ബാക്ടീരിയകൾ ഒരു വ്യക്തിയുടെ ശരീരഭാരത്തെ സ്വാധീനിക്കുന്നതെന്ന് പല സിദ്ധാന്തങ്ങളും ഉണ്ട്. അതിലൊന്ന് കുടലുകളിലെ നല്ല ബാക്റ്റീരിയകൾ നല്ല ഭക്ഷണങ്ങളിൽ നിന്നും ലിവറിനും ദഹനവ്യവസ്ഥകൾക്കും ആവശ്യമായ ഫാറ്റി ആസിഡുകൾ നിർമിക്കുന്നു എന്നും, എന്നാൽ മറ്റ് ചില ബാക്റ്റീരിയകൾ മോശം ഭക്ഷണങ്ങളിൽനിന്ന് ഫാറ്റി ആസിഡുകളുണ്ടാക്കുകയും, ഇത് ശരീരത്തിന്റെ മറ്റു ഭാഗങ്ങളിലേക്ക് പോകുകയും ചെയ്യുന്നു എന്നുള്ളതാണ്. നല്ല നാരുകളടങ്ങിയ ആഹാരങ്ങളോട് ബാക്ടീരിയകൾ നല്ല രീതിയിൽ പ്രതികരിക്കുന്നു. എന്നാൽ കൂടുതൽ മധുരമടങ്ങിയ ഭക്ഷണങ്ങളോട് മോശം രീതിയിലും.

ഗവേഷണങ്ങളിൽ പറയുന്നത്, അമിതവണ്ണമുള്ളവരിൽ ബാക്ടീരിയകളുടെ വൈവിധ്യം കുറവാണെന്നാണ്. അതുമൂലം കാർബോഹൈഡ്രേറ്റുകളുടെ ഉപാപചയം ഇവർക്ക് കുറയുകയും ചെയ്യുന്നു. ജീവിതശൈലീ രോഗങ്ങളായ അമിത വണ്ണം, പ്രമേഹം, അമിതമായ കൊളെസ്ട്രോൾ ലെവലുകൾ എന്നിവയുള്ളവരുടെ രക്തത്തിൽ ഇൻഫെക്ഷൻ ഘടകങ്ങൾ (ഇൻഫെക്ഷൻ മാർക്കർ)

അല്പം കൂടുതലായി കാണുന്നു. പക്ഷെ ചികിത്സ ആവശ്യമായ തരത്തിൽ കൂടുതലല്ല എന്നുമാത്രം. എന്നാൽ ഇത്തരം അസുഖങ്ങളുള്ള വ്യക്തികൾ വീണ്ടും മോശമായ ആഹാരശീലങ്ങളിലൂടെ കടന്നുപോകുമ്പോൾ, ദഹനവ്യവസ്ഥയിലെ മോശം ബാക്ടീരിയകൾ രക്തത്തിലേക്ക് കലരുന്നു. ഇത് വീണ്ടും ഉപാപചയത്തെ ബാധിക്കുന്നു. മാത്രമല്ല, തൈറോയ്ഡ് ഗ്രന്ഥിയുടെ പ്രവർത്തനത്തെ ബാധിച്ച് തൈറോയ്ഡ് ഹോർമോണുകൾ കുറഞ്ഞ അളവിൽ മാത്രം പുറത്തുവിടുന്നു. ഇതും ഉപാപചയം കുറച്ച് കൊഴുപ്പ് ശേഖരിക്കുന്നതിന് കാരണമാകുന്നു.

ഭക്ഷണത്തോടുള്ള ആസക്തി കുറയ്ക്കുന്നതിനും നല്ല ബാക്ടീരിയകളുടെ പ്രവർത്തനം നല്ലൊരു പങ്കുവഹിക്കുന്നുവെന്ന് ചില ഗവേഷണങ്ങൾ കാണിക്കുന്നു. നിങ്ങൾ നല്ല ഭക്ഷണം, പ്രത്യേകിച്ച് ബാക്ടീരിയകൾക്ക് ഇഷ്ടമാകുന്ന നല്ല യഥാർത്ഥ ഭക്ഷണങ്ങൾ, അതായത് നല്ല നാരുകളടങ്ങിയ ഭക്ഷണങ്ങൾ കഴിക്കുമ്പോൾ ഈ ബാക്ടീരിയകൾ നമ്മുടെ ശരീരത്തിന് നല്ല അവസ്ഥ പ്രദാനം ചെയ്യുന്നു. നിങ്ങൾക്ക് സംതൃപ്തി ലഭിക്കുന്നു. അതിനായി തലച്ചോറും ദഹനവ്യവസ്ഥയും ഒരുമിച്ച് പ്രവർത്തിക്കുന്നു. ഗട്ട് - ബ്രെയിൻ കണക്ഷൻ (ദഹനവ്യവസ്ഥയും - തലച്ചോർ തമ്മിലുള്ള ബന്ധം.) എന്ന് ഇതിനെ പറയുന്നു.

*Impacts of Gut Bacteria on Human Health and Diseases. Published online 2015 Apr 2, in International Journal of Molecular sciences.

https://www.ncbi.nlm.nih.gov/pmc/articles/PMC4425030/

Influence of Gut Microbiota on Subclinical Inflammation and Insulin Resistance

Bruno Melo Carvalho1 and Mario Jose Abdalla Saad1

https://www.researchgate.net/publication/248384770_Influence_of_Gut_Microbiota_on_Subclinical_Inflammation_and_Insulin_Resistance

The Human Gut Microbiome and Body Metabolism: Implications for Obesity and Diabetes

Sridevi Devaraj,1,2 Peera Hemarajata,1,2 and James Versalovic1,2,*

https://www.ncbi.nlm.nih.gov/pmc/articles/PMC3974587/

*Gut microbiota in common elderly diseases affecting activities of daily living.Published online 2018 Nov 14, World Journal of Gastroenterology

https://www.ncbi.nlm.nih.gov/pmc/articles/PMC6235798/

Probiotics and Prebiotics in Dietetics Practice

Linda C Douglas 1, Mary E Sanders

https://pubmed.ncbi.nlm.nih.gov/18313433/

അതുകൊണ്ടുതന്നെ അന്നപഥത്തിലെയും ആമാശയത്തിലെയും നല്ല ജീവാണുക്കളെ നിലനിർത്തുകയും മോശമായവയെ പുറംതള്ളേണ്ട തുമാണ്. അതിനായി താഴെ പറയുന്നവ നിങ്ങളുടെ ഭക്ഷണത്തിൽ ഉൾപ്പെടുത്താവുന്നതാണ്.

- ഇലക്കറികൾ, നട്ട്സ്, വിത്തുകൾ. ഇവയിൽ അടങ്ങിയിരിക്കുന്ന നാരുകൾ നല്ല ജീവാണുക്കളുടെ ഭക്ഷണമാണ്..
- നല്ല കൊഴുപ്പുകളായ ഒമേഗ 3 ഫാറ്റി ആസിഡുകൾ, മത്സ്യം, വെളിച്ചെണ്ണ, ഒലിവ് ഓയിൽ, നട്സ്, സീഡ്സ്, ബട്ടർ, നെയ് എന്നിവയിലെല്ലാം നല്ല ജീവാണുക്കൾക്കും നമ്മുടെ ദഹനവ്യവസ്ഥക്കും ആവശ്യമായ കൊഴുപ്പുകൾ അടങ്ങിയിരിക്കുന്നു..
- തേങ്ങാ, തേങ്ങാപാൽ, വെളിച്ചെണ്ണ എന്നിവയിൽ അടങ്ങിയിരിക്കുന്ന മീഡിയം ചെയിൻ ട്രൈഗ്ലിസറൈഡ് (MCT) നല്ല

ബാക്റ്റീരിയകളെ സഹായിക്കുന്നു, ഒപ്പം ശരീരഭാരം കുറയ്ക്കുകയും ചെയ്യും.

❖ പുളിപ്പിച്ച ഭക്ഷണങ്ങൾ (fermented foods) - തൈര്, മോര്, ഉപ്പിലിട്ടവ എന്നിവ നല്ല ജീവാണുക്കൾ വർദ്ധിക്കാൻ സഹായിക്കുന്നു.

അതേസമയം മോശം കൊഴുപ്പുകളായ വെജിറ്റബൾ ഓയിലുകൾ, ഹൈഡ്രോജിനേറ്റഡ് ഓയിലുകൾ, ഹൈ റിഫൈൻഡ് ഓയിലുകൾ എന്നിവയും അതുപോലെതന്നെ, പാക്കറ്റ് ഫുഡുകൾ, **ജങ്ക്** ഫുഡുകൾ, ധാരാളം പഞ്ചസാര അടങ്ങിയ, കൃത്രിമ ഭക്ഷണങ്ങൾ, രാസവസ്തുക്കൾ അടങ്ങിയ ഭക്ഷണങ്ങൾ എന്നിവയും പൂർണമായി ഒഴിവാക്കണം.

3. **അസുഖങ്ങൾ/അണുബാധകൾ /ഇൻഫ്ളമേഷൻസ്**

അമിതവണ്ണമുണ്ടെങ്കിൽ എന്തെങ്കിലും തരത്തിലുള്ള അണുബാധകളോ (infection) ഇൻഫ്ലമേഷൻസോ ഉണ്ടോ എന്ന് പരിശോധിക്കുന്നതും നല്ലതാണ്. അലർജികൾ, ആസ്തമ, ആർത്രൈറ്റിസ് എന്നിവയെ കൂടാതെ പ്രമേഹം, അമിതവണ്ണം എന്നിവയും ഇൻഫ്ളമേഷൻസ് ആണ്. കൂടാതെ വിഷാദരോഗങ്ങൾ, സ്ട്രെസ്, ഉൽകണ്ഠ, ഹൃദ്രോഗങ്ങൾ, കാൻസർ എന്നിവയും ഇതിൽപ്പെടും. ശരീരഭാരം കൂടുന്നതിനനുസരിച്ച് നിങ്ങളുടെ കൊഴുപ്പുകോശങ്ങൾ ഇൻഫ്ളമേറ്ററി മോളിക്യൂൾസ് (കോശങ്ങൾ) ഉല്പാദിപ്പിക്കുന്നു. ഇത് വീണ്ടും ഭാരം കൂട്ടുന്നതിനും, അസുഖങ്ങൾ വരുത്തുന്നതിനും കാരണമാകുന്നു.

ഇതിനു പുറമെ പുതിയ ഗവേഷണങ്ങൾ കാണിക്കുന്നത്, ചില വൈറൽ ഇൻഫെക്ഷൻസ്, പൂപ്പൽ (Fungal) ഇൻഫെക്ഷൻസ്, ഭക്ഷണത്തോ

ടുള്ള അലർജികൾ ഉദാഹരണത്തിന് ഗ്ലൂട്ടൻ അലർജി, ലാക്ടോസ് അലർജി എന്നിവ ശരീരഭാരം കൂടുന്നതിനും കുറയാതെനിൽ ക്കുന്നതിനും പലവിധ അസുഖങ്ങൾക്കും കാരണമാകുന്നു എന്നതാണ്.

*Viral Infection and Obesity: Current Status and Future Prospective.https://www.ncbi.nlm.nih.gov/pubmed/28093994

4. **ഉപാപചയം (Metabolism)**

നമ്മുടെ ശരീരത്തിലെ ഉർജ്ജസ്രോതസ്സുകളാണ് (Power House) മൈറ്റോകോൺഡ്രിയ (Mitochondria). ഓരോ കോശത്തിലും ആയിരകണക്കിന് മൈറ്റോകോൺഡ്രിയകൾ കാണുന്നു. നമ്മൾ ശ്വസിക്കുന്ന ഓക്സിജൻ, കഴിക്കുന്ന ഭക്ഷണം എന്നിവയെ ശരീരത്തിന് ആവശ്യമായ ഉർജ്ജമാക്കി മാറ്റുന്നതിൽ മൈറ്റോകോൺഡ്രിയ വളരെ വലിയ പങ്കുവഹിക്കുന്നു. മൈറ്റോകോൺഡ്രിയയുടെ ഈ പ്രവർത്തനത്തിൽ തടസ്സം നേരിടുമ്പോൾ, ഉപാപചയം സാവധാനത്തിലാകുന്നു. ഇതിനെ സ്ലോ മെറ്റബോളിസം (slow metabolism) എന്ന് വിളിക്കുന്നു. മൈറ്റോകോൺഡ്രിയയുടെ പ്രവർത്തനത്തെ ബാധിക്കുന്ന കാര്യങ്ങളിൽ ഏറ്റവും പ്രധാനമാണ് നിങ്ങളുടെ ഭക്ഷണരീതികൾ. കൂടുതൽ പഞ്ചസാര അടങ്ങിയ ഭക്ഷണം, റിഫൈൻഡ് കാർബോഹൈഡ്രേറ്റുകൾ, ജ്യൂസുകൾ, പ്രോസെസ്സഡ് ഫുഡുകൾ, വ്യാവസായിക അടിസ്ഥാനത്തിൽ ഉല്പാദിപ്പിക്കുന്ന ഭക്ഷണ പദാർത്ഥങ്ങൾ, കൃത്രിമ ഭക്ഷണം, രാസവസ്തുക്കളടങ്ങിയ ഭക്ഷണം എന്നിവ മൈറ്റോകോൺഡ്രിയയുടെ പ്രവർത്തനങ്ങളെ ദോഷകരമായി ബാധിക്കുകയും അവ നശിച്ചു പോകുവാൻ കാരണമാകുകയും ചെയ്യുന്നു. വളരെ ചെറുപ്പത്തിലേ പ്രായം കൂടുതൽ തോന്നിക്കുകയും,

പ്രമേഹം, ഹൃദ്രോഗങ്ങൾ, ഡിമെൻഷ്യ തുടങ്ങിയ രോഗങ്ങൾക്ക് കാരണമാകുകയും ചെയ്യുന്നു.

അതുകൊണ്ട് തന്നെ മൈറ്റോകോൺഡ്രിയയുടെ പ്രവർത്തനങ്ങൾ മികച്ചതാകണമെങ്കിൽ യഥാർത്ഥ ഭക്ഷണം കഴിക്കുക, ഭക്ഷണത്തിലെ മായങ്ങൾ ശ്രദ്ധിക്കുക, ദഹന വ്യവസ്ഥയിലെ നല്ല ജീവാണുക്കളെ നിലനിർത്തുക, ശരീരത്തിന് ആവശ്യമായ പോഷകങ്ങളും ധാതുക്കളും ലഭ്യമാക്കുക.

5. **ഹോർമോണുകളുടെ അസുന്തലിതാവസ്ഥ**

   a. ഇൻസുലിൻ

   അമിതവണ്ണത്തെ കുറിച്ചുള്ള പഠനങ്ങളിൽ ഏറ്റവും പ്രധാനമായി പറയുന്നതാണ് ഇൻസുലിൻ പ്രതിരോധം. ഇൻസുലിൻ ശരിയായി പ്രവർത്തിക്കാതിരിക്കുന്നത് ശരീരത്തിൽ കൊഴുപ്പ് കൂടുന്നതിന് കാരണമാ കുന്നു. കൊഴുപ്പിന്റെ വളമാണ് ഇൻസുലിൻ. ശരിയായ ഭക്ഷണം ശരിയായ സമയത്തു കഴിച്ചാൽ മാത്രമേ ഇതു മാറ്റിയെടുക്കാൻ നമുക്ക് സാധിക്കുകയുള്ളു.

   മറ്റ് പ്രധാന ഹോർമോണുകളാണ് തൈറോയിഡ്, കോർട്ടിസോൾ, സെക്സ് ഹോർമോണുകളായ ഈസ്ട്രജൻ, ടെസ്റ്റോസ്റ്റിറോൺ എന്നിവ.

   b. തൈറോയിഡ് ഹോർമോൺ -

   ഏറ്റവും സാധാരണയായി കാണുന്നതാണ് ഹൈപ്പോ തൈറോയിഡിസം അല്ലെങ്കിൽ കുറഞ്ഞ തൈറോയ്ഡ് പ്രവർത്തനം. അഞ്ചിൽ ഒന്ന് സ്ത്രീകളിലും, പത്തിൽ ഒന്ന് പുരുഷന്മാരിലും ഇത് കാണുന്നു. ശരീരത്തിന്റെ ഉപാപചയം നിയന്ത്രിക്കുന്നതിൽ പ്രധാന

പങ്കുവഹിക്കുന്ന ഒന്നാണ് തൈറോയ്ഡ് ഹോർമോൺ. അതുകൊണ്ടുതന്നെ ശരിയായ വിധത്തിൽ പോഷകാംശങ്ങൾ ശരീരത്തിന് ലഭിക്കുന്നില്ലെങ്കിൽ ഇതിന്റെ പ്രവർത്തനവും അവതാളത്തിലാകുന്നു. ഭക്ഷണത്തിലെ പല മാറ്റങ്ങളും തൈറോയ്ഡ് ഹോർമോണിന്റെ പ്രവർത്തനത്തെ ബാധിക്കാമെങ്കിലും ഏറ്റവും പ്രധാനം, കലോറി കുറയ്ക്കുവാൻ വേണ്ടി ഭക്ഷണം ഒഴിവാക്കുമ്പോഴാണ്. ഗ്ലൂട്ടൻ അലർജികൾ, കീടനാശിനികൾ, പോഷകാഹാര കുറവുകൾ, ഹെവി മെറ്റൽ വിഷാംശങ്ങൾ എന്നിവയും തൈറോയ്ഡ് ഹോർമോൺ താളം തെറ്റുന്നതിന്റെ മറ്റ് കാരണങ്ങളാണ്. തൈറോയിഡ് ഹോർമോണുകൾ നല്ല രീതിയിൽ പ്രവർത്തിക്കുന്നതിന് സെലീനിയം, ഒമേഗ 3 ഫാറ്റി ആസിഡുകൾ, സിങ്ക്, അയഡിൻ എന്നിവ അത്യാവശ്യമാണ്. ഭാരം കുറയാതെ നിൽക്കുന്നതിൽ ഒരു പ്രധാന വില്ലനാണ് ഹൈപ്പോ തൈറോയിഡിസം. (നിങ്ങളുടെ ഡോക്ടറുമായി സംസാരിച്ച് ആവശ്യമായ ടെസ്റ്റുകൾ - TSH, Free T 3, T 4, തൈറോയ്ഡ് ആന്റിബോഡി, തൈറോയ്ഡ് പെറോക്സി ഡേസ്, ആന്റി തൈറോഗ്ലോബുലിൻ ആന്റിബോഡി (TGAb), റിവേഴ്സ് T3, വിറ്റമിൻ D, സിങ്ക്, അയഡിൻ - എന്നിവ പരിശോധിക്കുക. അണുബാധകളും ഇൻഫ്ളമേഷനുകളും റിവേഴ് സ് T 3 കൂട്ടും)

തൈറോയ്ഡ് രോഗങ്ങൾക്ക് മരുന്ന് കഴിക്കുമ്പോൾ താഴെ പറയുന്ന കാര്യങ്ങൾ ശ്രദ്ധിക്കുന്നത് നല്ലതാണ്.

ശരിയായ രീതിയിൽ ഭക്ഷണം കഴിക്കുക എന്നതാണ് അതിലേറ്റവും പ്രധാനം

ഒരു കാരണവശാലും കലോറി കുറയ്ക്കുന്ന രീതിയിലുള്ള ആഹാരശീലങ്ങൾ പിന്തുടരരുത്.

കൃത്യം സമയങ്ങളിൽ ഭക്ഷണം കഴിക്കണം

ഒരു കാരണവശാലും സമയാസമയങ്ങളിലെ ഭക്ഷണം ഒഴിവാക്കരുത്. പലരും രാവിലെ എഴുന്നേറ്റ് മരുന്ന് കഴിച്ച്, തടി കൂടിയാലോ എന്ന് വിചാരിച്ച് പ്രാതൽ കഴിക്കാതിരിക്കുന്നത് കണ്ടിട്ടുണ്ട്.

രാവിലെ മരുന്ന് കഴിച്ചതിന് ശേഷം കിടന്നുറങ്ങരുത്. ഹൈപോതൈറോയ്ഡ് ഉള്ള രോഗികളിൽ ചിലർ ഡോക്ടർ പറഞ്ഞതനു സരിച്ച് രാവിലെ മരുന്ന് കഴിക്കുകയും പക്ഷെ വീണ്ടും കിടന്നുറങ്ങുകയും ചെയ്യുന്നത് കാണാറുണ്ട്. ഇങ്ങനെയുള്ള കാര്യങ്ങൾ ഒരിക്കലും ചെയ്യരുത്. അത് വീണ്ടും ഇത്തരം ഹോർമോണുകളുടെ പ്രവർത്തനം താളം തെറ്റിക്കും.

ക്രൂസിഫെറസ് വെജിറ്റബിൾസ് വേവിക്കാതെ കഴിക്കരുത്. വേവിച്ചു മാത്രം കഴിക്കുക.

വിറ്റമിൻ D, അയഡിൻ, സിങ്ക് എന്നിവ അടങ്ങിയിരിക്കുന്ന ഭക്ഷണങ്ങൾ ധാരാളം കഴിക്കുക. ഉദാഹരണത്തിന് മത്തങ്ങാ കുരുവിൽ സിങ്ക് ധാരാളമായി അടങ്ങിയിരിക്കുന്നു. മത്സ്യം, കൂണുകൾ എന്നിവയിൽ വിറ്റാമിൻ D അടങ്ങിയിട്ടുണ്ട്. കടൽ മത്സ്യങ്ങളിലും തൈരിലും മുട്ടയിലും, ചീസിലുമെല്ലാം അയഡിൻ ധാരാളം അടങ്ങിയിരിക്കുന്നു,

Effects of the Environment, Chemicals and Drugs on Thyroid Function

David Sarne, M.D.

https://www.ncbi.nlm.nih.gov/books/NBK285560/

Thyroid Function and Obesity

Silvia Longhi1 and Giorgio Radetti1,*

https://www.ncbi.nlm.nih.gov/pmc/articles/PMC3608008/

c. കോർട്ടിസോൾ ഹോർമോൺ (cortisol)

ഭാരം കൂടുന്നതിന്റെയും കുറയാതെ നിൽക്കുന്നതിന്റെയും മറ്റൊരു പ്രധാന കാരണമാണ് കോർട്ടിസോൾ അഥവാ സ്ട്രെസ് ഹോർമോൺ. ശരിയായ അളവിൽ കോർട്ടിസോൾ, ശരീരത്തിന് അത്യാവശ്യമാണ്. പെട്ടെന്നുള്ള എനർജി പുറപ്പെടുവിക്കുന്നതിനും, ഒരു അപകടാവസ്ഥയെ ഭംഗിയായി തരണം ചെയ്യുന്നതിനും കോർട്ടിസോൾ ആവശ്യമാണ്. പക്ഷെ, തുടർച്ചയായും കൂടുതലായും ഉല്പാദിപ്പിക്കപ്പെടുമ്പോൾ, രക്തത്തിലെ പഞ്ചസാരയുടെ അളവുകൾ കൂടുന്നതിന് കാരണമാകുന്നു. വയറിന് ചുറ്റുമുള്ള കൊഴുപ്പുകൂടുന്നു. അധിക രക്തസമ്മർദ്ദത്തിന് കാരണമാകുന്നു. നമ്മുടെ പേശികൾ കുറയുന്നു. സ്ട്രെസ് നമുക്ക് പൂർണമായും ഒഴിവാക്കാനാവില്ല എങ്കിലും നല്ല ഭക്ഷണങ്ങളിലൂടെയും ദഹനവ്യവസ്ഥയിലെ നല്ല ജീവാണുക്കളുടെ അളവ് കൂട്ടുന്നതിലൂടെയും, ശ്വസനവ്യായാമങ്ങൾ, യോഗ, മെഡിറ്റേഷൻ, മറ്റ് വ്യായാമങ്ങൾ, എന്നിവയിലൂടെയും ഒരു പരിധിവരെ സ്ട്രെസ്സ് കുറയ്ക്കാവുന്നതാണ്. ഇതുമൂലം സ്ട്രെസ്സ്,

വിഷാദം എന്നിവയെ നേരിടുവാനുള്ള ശരീരത്തിന്റെ കഴിവ് വർദ്ധിക്കുന്നു

d. സെക്സ് ഹോർമോണുകൾ - ഈസ്ട്രജൻ, ടെസ്റ്റോസ്റ്റിറോൺ

സെക്സ് ഹോർമോണുകളുടെ പ്രവർത്തനം താളം തെറ്റിയാലും ഭാരം കുറയാതെ നിൽക്കുന്നതിന് കാരണമാകുന്നു. കൂടുതൽ പഞ്ചസാര, റിഫൈൻഡ് കാർബോ ഹൈഡ്രേറ്റുകൾ, മദ്യം എന്നിവ ഈസ്ട്രജൻ കൂട്ടുന്നു. നമ്മുടെ അന്നപഥത്തിലെ ആവാസവ്യവസ്ഥ ഭംഗിയായി നിലനിർത്തുക എന്നതാണ് പ്രധാനം. നാരുകൾ അടങ്ങിയ ഭക്ഷണം കുറയുന്നതും, കൂടുതൽ മരുന്നുകൾ, ആൻറിബയോട്ടിക്കുകൾ, എന്നിവയുടെ ഉപയോഗവും നമ്മുടെ ദഹനവ്യവസ്ഥയെ മോശമായി ബാധിക്കുകയും, ഈസ്ട്രജൻ കൂട്ടുകയും, ശരീരത്തിലെ മാലിന്യങ്ങൾ ശരിയായി പുറംതള്ളുവാൻ ബുദ്ധിമുട്ട് അനുഭവപ്പെടുകയും ചെയ്യും.

സ്ത്രീകളിൽ ഈസ്ട്രജൻ കൂടുന്നത് നീർക്കെട്ട്, ഫൈബ്രോയ്ഡ്സ്, ആർത്തവ സമയത്തെ അമിത രക്തസ്രാവം എന്നിവക്ക് കാരണമാകും.

പുരുഷന്മാരിൽ രോമം കൊഴിയുക, വയറ് ചാടുക, സ്തനങ്ങൾ വളരുക എന്നീ പ്രശ്നങ്ങൾ കാണപ്പെടും.

ആണുങ്ങളിലെ ടെസ്റ്റോസ്റ്റിറോൺ കുറയു ന്നത് വേഗത്തിൽ പ്രായം തോന്നിക്കുന്നതിന് കാരണമാകും. പോഷകങ്ങളുടെ കുറവ് മദ്യപാനം, സ്ട്രെസ്, പരിസ്ഥിതിയിലെ

വിഷാംശങ്ങൾ എന്നിവ ടെസ്റ്റോസ്റ്റിറോൺ കുറയാൻ കാരണമാകുന്നു. ഇതുമൂലം പേശികൾ കുറയുന്നു. കൊഴുപ്പ് കൂടുന്നു, ലൈംഗിക ശേഷി കുറയുന്നു, ക്ഷീണം കൂടുന്നു, അസ്ഥികൾക്ക് ബലക്ഷയം സംഭവിക്കുന്നു.

Metabolic Impact Of Sex Hormones On Obesity

Lynda M. Brown,1 Lana Gent,2 Kathryn Davis,2 and Deborah J. Clegg2,*

https://www.ncbi.nlm.nih.gov/pmc/articles/PMC2924463/

Estrogen: An Emerging Regulator of Insulin Action and Mitochondrial Function

Anisha A. Gupte, 1, * Henry J. Pownall, 2 and Dale J. Hamilton 1, 3

https://www.ncbi.nlm.nih.gov/pmc/articles/PMC4391691/

6. പാരമ്പര്യവും ശരീരഭാരവും തമ്മിലുള്ള ബന്ധം

ചില ജനിതകഘടകങ്ങൾ നമ്മുടെ ശരീരഭാരത്തെ സ്വാധീനിക്കുന്നുണ്ട് എന്ന് തന്നെയാണ് ഗവേഷണങ്ങൾ പറയുന്നത്. നിങ്ങളുടെ വീട്ടിൽ ആർക്കെങ്കിലും പ്രമേഹമോ അമിതവണ്ണമോ ഉണ്ടെങ്കിൽ, നിങ്ങൾ ഇന്ത്യൻ, മധ്യ പൂർവേഷ്യൻ, അമേരിക്കൻ എന്നിങ്ങനെയുള്ള പ്രത്യേക മനുഷ്യവംശത്തിൽ പെട്ടവരാണെങ്കിൽ നിങ്ങൾ കാർബോഹൈഡ്രേറ്റുകൾക്ക് പ്രതിരോധം (carbohydrate intolerance) കൂടുതൽ ഉള്ള വ്യക്തി ആയിരിക്കാം. അല്പം പഞ്ചസാരയോ സ്റ്റാർച്ചോ ചെന്നാൽ നിങ്ങളുടെ ശരീരം കൂടുതലായി ഇൻസുലിൻ ഉല്പാദിപ്പിച്ചേക്കാം, ഇത് ഭാരം കൂടുന്നതിനും, വിശപ്പും ക്ഷീണവും കൂടുന്നതിനും കാരണമാകാം. എന്നാൽ ശരിയായ ഒരു

ജീവിതശൈലിയും ഭക്ഷണക്രമവുമുണ്ടെങ്കിൽ തീർച്ചയായും ഇതെല്ലാം ഒഴിവാക്കാവുന്നതാണ്.

പല ആളുകളുടെയും ശരീരം ഒരേ ഭക്ഷണത്തോട് പലതരത്തിൽ പ്രതികരിക്കുന്നത് ഇതുകൊണ്ടാണ്. ചിലർക്ക് കാർബോ ഹൈഡ്രേറ്റുകൾ നല്ലതായിരിക്കാം, എന്നാൽ ചിലർക്ക് മോശവും. മറ്റ് ചിലർക്ക് ഫാറ്റ്, ഒമേഗ 3 ഫാറ്റിആസിഡ്, ചിലർക്ക് പൂരിത കൊഴുപ്പ് എന്നിവ നല്ലതാണ്. ചിലർക്ക് ഇവയിൽ ചിലത് മോശവുമായിരിക്കാം.

അതുകൊണ്ടുതന്നെ നമ്മുടെ സ്വന്തം ശരീരത്തെ വ്യക്തമായി മനസ്സിലാക്കുക എന്നതാണ് പ്രധാനം. ഓരോ ഭക്ഷണത്തിനോടും ശരീരം എങ്ങനെ പ്രതികരിക്കുന്നു എന്ന് സ്വയം മനസ്സിലാക്കുവാൻ ശ്രമിക്കുക.

നിങ്ങളുടെ കൂട്ടുകാർ അമിത വണ്ണമുള്ളവരാണെങ്കിൽ നിങ്ങൾക്ക് അമിത വണ്ണം വരാനുള്ള സാധ്യത 171% ആണ്. എന്നാൽ മാതാപിതാക്കൾ അമിതവണ്ണം ഉള്ളവരെങ്കിൽ സാധ്യത വെറും 40% മാത്രമാണെന്നാണ് ഗവേഷണങ്ങൾ പറയുന്നത്. അതായതു നിങ്ങളുടെ സാമൂഹിക ബന്ധങ്ങളാണ് ജനിതക ബന്ധങ്ങളെക്കാളും പ്രധാനം. കാരണം സാമൂഹിക ബന്ധങ്ങൾ നമ്മുടെ സ്വഭാവത്തെ നിശ്ചയിക്കുന്നു. അതുകൊണ്ടുതന്നെ നല്ല സാമൂഹിക ബന്ധങ്ങൾ ഉണ്ടാക്കിയെടുക്കുക.

*The New England Journal of Medicine, July 26, 2007.With funding from NIH's National Institute on Aging (NIA), Dr. Nicholas Christakis of Harvard Medical School and Dr. James Fowler of the University of California, San Diego, examined how social networks affect obesity

https://www.nih.gov/news-events/nih-research-matters/friends-family-may-play-role-obesity

7. പരിസ്ഥിതിയിലെയും അന്തരീക്ഷത്തിലെയും മാലിന്യങ്ങളും വിഷാംശങ്ങളും

നമുക്ക് ചുറ്റുപാടുമുള്ള പല മാലിന്യങ്ങളും, നമ്മുടെ ശരീരത്തെ ദോഷകരമായി ബാധിക്കുന്നതായി പഠനങ്ങൾ കാണിക്കുന്നു. പ്ലാസ്റ്റിക്കുകൾ, കീടനാശിനികൾ, മെർക്കുറി, സിങ്ക്, ലെഡ്, ആർസെനിക്, എന്നിവ നമ്മുടെ ഉപാപചയ പ്രവർത്തനങ്ങളെ ദോഷകരമായി ബാധിക്കുന്നു. ശരീരഭാരം കൂടുന്നതിന് കാരണമാകുന്നു. ഇത്തരം ശരീരഭാരം കൂട്ടുന്ന വിഷ പദാർത്ഥങ്ങളെ ഒബീസോജനിക് (Obesogenic) എന്ന് പറയുന്നു.

Role of Environmental Chemicals in Obesity: A Systematic Review on the Current Evidence.Published online 2013 Jun 5.https://www.ncbi.nlm.nih.gov/pmc/articles/PMC3687513/

Obesogens: An Environmental Link to Obesity

Wendee Holtcamp

https://www.ncbi.nlm.nih.gov/pmc/articles/PMC3279464/

ഇത്തരം വിഷാംശങ്ങൾ ഒഴിവാക്കുന്നതിന് താഴെ പറയുന്നവ ശ്രദ്ധിക്കണം.

- ❖ സാധ്യമെങ്കിൽ ഓർഗാനിക് ഭക്ഷണം കഴിക്കുക
- ❖ മെർക്കുറി അടങ്ങിയ മത്സ്യം ഒഴിവാക്കുക. പ്രത്യേകിച്ച് വലിയ മൽസ്യങ്ങൾ.
- ❖ കുടിവെള്ളം ഫിൽറ്റർചെയ്തു മാത്രം ഉപയോഗിക്കുക.
- ❖ ദിവസവും 8 ഗ്ലാസ് വെള്ളമെങ്കിലും കുടിക്കുക.
- ❖ ധാരാളം ഇലക്കറികൾ കഴിക്കുക. പ്രത്യേകിച്ച് ക്രൂസിഫെറസ് വെജിറ്റബിൾസ് (കാബേജ്, ബ്രോക്കോളി, എന്നിവ) ഇതിലെ ഫൈബർ

മലബന്ധം തടയും, മാലിന്യങ്ങൾ ശരീരത്തിൽ നിന്നും പുറംതള്ളുന്നതിനു സഹായിക്കും

- വിയർക്കുന്നത് നല്ലതാണ്. അല്പം വ്യായാമങ്ങൾ ദിവസവും ഉൾപ്പെടുത്തുക. വിയർപ്പിലൂടെ ധാരാളം മാലിന്യങ്ങൾ പുറന്തള്ളപ്പെടും

നിങ്ങളുടെ ഡോക്ടറുമായി സംസാരിച്ചു ശരീരത്തിൽ വിറ്റാമിനുകളുടെയും ധാതുക്കളുടെയും കുറവുകൾ ഉണ്ടെങ്കിൽ അതിനാവശ്യമായ സപ്ളിമെന്റ്സ് കഴിക്കുക

നിങ്ങൾ എന്തുകൊണ്ടാണ് അമിതവണ്ണം കുറയാത്തത് എന്നുള്ളതിന്റെ വളരെ ലളിതമായ കാരണങ്ങൾ ഇവിടെ കൊടുത്തിരിക്കുന്നു. ഇവയിൽ എന്തെങ്കിലും നിങ്ങൾക്ക് അനുഭവപ്പെടുന്നുണ്ടോ എന്ന് സ്വയം പരിശോധിക്കുക.

- സമയത്തിന് ഭക്ഷണം കഴിക്കാതിരിക്കുക
- ആവശ്യത്തിനുള്ള ഭക്ഷണം കഴിക്കാതിരിക്കുക
- ആവശ്യത്തിലും കൂടുതൽ ഭക്ഷണം കഴിക്കുക
- കഴിക്കുന്ന ഭക്ഷണങ്ങളുടെ അളവ് ക്രമീകരിക്കാൻ അറിയാതിരിക്കുക
- ഭക്ഷണങ്ങൾ തമ്മിൽ എങ്ങനെ ചേർക്കണം എന്നറിയാതിരിക്കുക
- ഉറക്കം ശരിയായി ലഭിക്കാതിരിക്കുക
- കാലങ്ങളായി ഉള്ള ചില രോഗങ്ങൾ, പ്രത്യേകിച്ച് പ്രമേഹം, പി സി ഓ ഡി, ഹൈപോതൈറോയ്ഡിസം,

- ❖ കാലങ്ങളായി ഉപയോഗിക്കുന്ന ചില മരുന്നുകൾ, ഉദാഹരണത്തിന് പ്രമേഹത്തിന് ഇൻസുലിൻ കുത്തിവക്കുക, അലർജിക്കുള്ള മരുന്നുകൾ, ചില ഹോർമോൺ മരുന്നുകൾ, ആസ്ത്മയ്ക്ക് ഇൻഹെലേഴ്സ്, ആർത്രൈറ്റിസിനുള്ള മരുന്നുകൾ, സ്റ്റീറോയ്ഡ്സ് മുതലായവ

- ❖ പേശികളുടെ ഭാരം വളരെ കുറവുള്ളവർ.

9

ഭക്ഷണം കഴിക്കുന്നതിന്റെ മനഃശാസ്ത്രം

ഭക്ഷണം കഴിക്കുന്ന സമയങ്ങൾ, ഭക്ഷണങ്ങളുടെ ഗുണമേന്മ, ഭക്ഷണങ്ങളുടെ സങ്കലനങ്ങൾ, വ്യായാമങ്ങൾ എന്നിവപോലെതന്നെ, അല്ലെങ്കിൽ അതിനേക്കാളുമുപരി പ്രാധാന്യമുള്ളതാണ് ഭക്ഷണം കഴിക്കുന്നതിന്റെ മനഃശാസ്ത്രം. വളരെ പ്രധാനപ്പെട്ട ഒരു ഭാഗമാണിത്. ഭക്ഷണം കഴിക്കാനിരിക്കുന്ന സമയത്തെ മാനസികാവസ്ഥ, ഭക്ഷണത്തോടുള്ള മനോഭാവം ഇതെല്ലാം നിങ്ങളുടെ ശരീരത്തിനെയും ആരോഗ്യത്തെയും ബാധിക്കുന്നു. അമിതവണ്ണത്തിന്റെ ഒരു പ്രധാന കാരണമാണ് നിങ്ങളുടെ മാനസികാവസ്ഥകൾ, ടെൻഷനുകൾ, സ്ട്രെസ്, വിഷാദം എന്നിവ. അത് വ്യക്തിപരമായിരിക്കാം, ജോലി സംബന്ധമായിരിക്കാം, സാമ്പത്തികപരമായിരിക്കാം, ആരോഗ്യത്തെകുറിച്ചുള്ള ആകുലതകളായിരിക്കാം, നിങ്ങളുടെ അസുഖങ്ങളെക്കുറിച്ചുള്ള ചിന്തകളായിരിക്കാം അല്ലെങ്കിൽ മറ്റെന്തെങ്കിലും കാരണങ്ങളുമായിരിക്കാം. ഇതെല്ലാം നമ്മുടെ സന്തോഷവും സമാധാനവും കെടുത്തുന്നുണ്ടെങ്കിൽ, അതും അമിതവണ്ണത്തിനും ജീവിതശൈലീ രോഗങ്ങൾക്കും കാരണമാകുന്നു. അതുകൊണ്ടു തന്നെ താഴെ പറയുന്ന കാര്യങ്ങൾ നിങ്ങൾ ശ്രദ്ധിക്കേണ്ടതുണ്ട്.

- ❖ ശാന്തമായ ഒരു മനസ്സ് ആരോഗ്യത്തിന് നമുക്ക് ആവശ്യമാണ്. ഭക്ഷണ സമയങ്ങളിലും ശാന്തമായ മനസ്സ് വളരെയേറെ ഗുണം ചെയ്യും.

- ❖ മനസ്സിന് ആവശ്യമായ സന്തോഷം കൊടുക്കുവാൻ നമുക്ക് സാധിക്കണം ഭക്ഷണം കഴിക്കുമ്പോഴും സന്തോഷത്തോടെ കഴിക്കുവാൻ സാധിക്കണം
- ❖ സ്വന്തം ശരീരത്തെയും അതുപോലെതന്നെ മറ്റുള്ളവരെയും സ്നേഹിക്കാൻ നിങ്ങൾക്ക് സാധിക്കണം. നിങ്ങൾക്ക് കിട്ടുന്ന ഭക്ഷണത്തെയും സ്നേഹത്തോടെ കാണുവാൻ സാധിക്കണം.
- ❖ ശരീരത്തിനും മനസ്സിനും, അല്പ സമയം വിശ്രമം കൊടുക്കാൻ ശ്രമിക്കുക. ഭക്ഷണം സമയമെടുത്ത് കഴിക്കുവാൻ ശ്രമിക്കുക. വാരിവലിച്ചു എന്തെങ്കിലും കഴിക്കാതിരിക്കുക.
- ❖ നിങ്ങൾക്ക് എപ്പോഴും ഒരു ലക്ഷ്യബോധം ഉണ്ടായിരിക്കണം. അത് ജീവിതത്തെക്കുറിച്ചു മാത്രമല്ല, സ്വന്തം ശരീരത്തെ കുറിച്ചും ഉണ്ടായിരിക്കണം.
- ❖ നിങ്ങൾക്ക് കിട്ടിയതിനെയെല്ലാം, നിങ്ങളുടെ ശരീരം, കഴിവുകൾ, സമ്പത്ത്, തുടങ്ങി എല്ലാത്തിനും നന്ദി പറയുവാൻ നിങ്ങൾക്ക് സാധിക്കണം. നിങ്ങൾക്ക് ദിവസവും ലഭിക്കുന്ന ഭക്ഷണങ്ങൾക്ക് നന്ദി പറയുവാൻ സാധിക്കണം. ധാരാളം വ്യക്തികൾ ഭക്ഷണം കിട്ടാതെയിരിക്കുന്നുണ്ട് എന്ന് ഓർക്കുന്നത് നല്ലതാണ്.

നിങ്ങൾ ഭക്ഷിക്കുകയോ പാനം ചെയ്യുകയോ
മറ്റെന്തെകിലും പ്രവർത്തിക്കുകയോ ചെയ്യുമ്പോൾ
അവയെല്ലാം ദൈവമഹത്വത്തിനായി ചെയ്യുവിൻ
(1 കോറിന്തോസ് 10: 31)

മെറ്റബോളിസം അല്ലെങ്കിൽ ഉപാപചയം

പലപ്പോഴും വണ്ണം കുറയ്ക്കാൻ വരുന്ന ആളുകൾ പറയുന്ന കാര്യമാണ്, എന്റെ മെറ്റബോളിസം കുറവാണ്. മെറ്റബോളിസം കൂട്ടാനുള്ള ഒരു ഡയറ്റ് വേണം, മെറ്റബോളിസം വർദ്ധിപ്പിക്കാൻ ഏതാണ് നല്ല ഭക്ഷണം, മെറ്റബോളിസം വർദ്ധിപ്പിക്കാൻ എന്തെങ്കിലും മരുന്നുണ്ടോ. മെറ്റബോളിസം കൂട്ടാനുള്ള ജ്യൂസ് ഉണ്ടോ?

എന്താണ് യഥാർത്ഥത്തിൽ മെറ്റബോളിസം അല്ലെങ്കിൽ ഉപാപചയം എന്ന് പറയുന്നത്. ശാസ്ത്രത്തിന്റെ ഭാഷയിൽ പറയുകയാണെങ്കിൽ നമ്മൾ കഴിക്കുന്ന ഭക്ഷണം ശരീരത്തിലെത്തി, അവിടെ വച്ച് നടക്കുന്ന രാസപ്രവർത്തനങ്ങളും, അതിലൂടെ ഭക്ഷണം ഊർജ്ജമായി മാറുന്നതും ശരീരം ആ ഊർജ്ജത്തെ ഉപയോഗിക്കുന്നതുമാണ്. അതായത്, ഭക്ഷണം വിഘടിക്കുന്നതും, ഉർജ്ജത്തിനായി ഉപയോഗിക്കുന്നതുമായ പ്രവർത്തനങ്ങളെയാണ് ഉപാപചയം എന്ന് പറയുന്നത്. എന്നാൽ എന്റെ അഭിപ്രായത്തിൽ അതുമാത്രമല്ല ഉപാപചയം അഥവാ മെറ്റബോളിസം.

ഉപാപചയം എന്നാൽ ഭക്ഷണം നമ്മുടെ ശരീരത്തിൽ എത്തിയാൽ നടക്കുന്ന രാസപ്രവർത്തനങ്ങളുടെയും, കൂടെ നമ്മുടെ ചിന്തകളുടെയും വിശ്വാസങ്ങളുടെയും പ്രവർത്തനങ്ങളുടേയുമെല്ലാമുള്ള ആകെത്തുകയാണ്. ഭക്ഷണം നമ്മുടെ ശരീരത്തിൽ ശരിയായ രീതിയിൽ പ്രവർത്തിക്കുന്നതിന്, **സമാധാനത്തോടെ, ശാന്തമായ മനസ്സോടെ, സന്തോഷത്തോടെ, സ്നേഹത്തോടെ,** ആരോഗ്യത്തോടെയിരിക്കണം എന്ന **ലക്ഷ്യത്തോടെ,** ഏറ്റവും പ്രധാനമായി, **നന്ദിയോടെ, സാവധാനത്തിൽ,** ഭക്ഷണം കഴിക്കാൻ സാധിക്കണം. ഭക്ഷണം കഴിക്കുമ്പോൾ ധാരാളം **ഓക്സിജനും** നമ്മുടെ ശരീരത്തിൽ വരുവാൻ ശ്രദ്ധിക്കണം. ഇതിന്റെയെല്ലാം ആകെ തുകയാണ് മെറ്റബോളിസം അഥവാ ഉപാപചയം എന്ന് പറയുന്നത്.

അല്ലാതെ ലോകത്തുള്ള ഏറ്റവും നല്ല ഭക്ഷണം, ഏറ്റവും നല്ല ഡോക്ടറുടെയും ഡയറ്റീഷ്യന്റെയും കൂടെയിരുന്ന്, പേടിച്ചും, സമാധാനമില്ലാതെയും കഴിച്ചാൽ ആ ഭക്ഷണം കൊണ്ട് പ്രത്യേകിച്ച് ഒരു മാറ്റവും ശരീരത്തിൽ ഉണ്ടാകണമെന്നില്ല. പ്രത്യേകിച്ച് ദീർഘകാലത്തേക്കുള്ള മാറ്റങ്ങളാണ് ഉദ്ദേശിക്കുന്നതെങ്കിൽ!

അപ്പോൾ സമയത്തു കഴിക്കുന്നതും, നല്ല ഭക്ഷണം കഴിക്കുന്നതും, സന്തോഷത്തോടെയും, സമാധാനത്തോടെയും ആയിരിക്കണമെന്നുകൂടി മനസ്സിലാക്കുക. അതാണ്, ഭക്ഷണം കഴിക്കുന്നതിന്റെ മനഃശാസ്ത്രം. അല്ലാതെ, ഈ ഭക്ഷണം കഴിച്ചാൽ തടി കൂടുമോ, ഈ ഭക്ഷണം കഴിച്ചാൽ കാൻസർ വരുമോ, അത്തരം ഭക്ഷണം കഴിച്ചാൽ കൊളസ്ട്രോൾ കൂടുമോ എന്നെല്ലാം വിചാരിച്ച്, പേടിച്ചാണ് നിങ്ങൾ നല്ല ഭക്ഷണങ്ങളും കഴിക്കുന്നതെങ്കിൽ, അതുകൊണ്ട് യാതൊരു പ്രയോജനവും ശരീരത്തിന് ലഭിക്കുകയില്ല എന്ന് മനസ്സിലാക്കുക.

എല്ലാ ഭക്ഷണവും നല്ലതാണ് എല്ലാ ഭക്ഷണവും മോശവുമാണ്. വ്യക്തികളുടെ ഭക്ഷണ സമയങ്ങളും ഭക്ഷണ രീതികളുമാണ് ഭക്ഷണത്തെ നല്ലതും മോശവുമാക്കുന്നത്.

അറിഞ്ഞു കഴിക്കുന്നതിന്റെ ശക്തി

അമിതവണ്ണം കുറയ്ക്കുന്നതിൽ പ്രധാനപ്പെട്ട മറ്റൊന്നാണ് അറിഞ്ഞു കഴിക്കുന്നതിന്റെ ശക്തി. നിങ്ങൾ എന്താണ് കഴിക്കുന്നതെന്ന് വ്യകതമായി അറിയണം. ദഹനം നിങ്ങളുടെ മനസ്സിൽ നിന്ന് ആരംഭിക്കുന്നു. നിങ്ങൾക്ക് വിശപ്പ് തുടങ്ങുമ്പോൾ തന്നെ ദഹന പ്രവർത്തനം നിങ്ങളുടെ തലച്ചോറിൽ ആരംഭിക്കുന്നുവെന്നാണ് ശാസ്ത്രജ്ഞന്മാർ പറയുന്നത്. കാരണം രുചി, നിറം, മണം, സംതൃപ്തി, എന്നിവ കാഴ്ചയിൽ നിന്നുണ്ടാകുന്നു. ഇതെല്ലാം

തലച്ചോറിലാണല്ലോ സംഭവിക്കുന്നത്. ദഹനത്തിന്റെ 30 - 40 ശതമാനം അങ്ങനെ തലച്ചോറിൽ നടക്കുന്നു. ഇതിലൂടെയാണ് കഴിക്കുന്ന ഭക്ഷണത്തെ നമ്മൾ ശരിയായി അറിയുന്നത്. ആ അറിവ് എത്രമാത്രം നമുക്കുണ്ടോ അതിനനുസരിച്ച് നമ്മുടെ മെറ്റാബോളിസവും - ഉപാപചയം - കൂടുന്നു.

അറിഞ്ഞു കഴിക്കുന്നത്, ആവശ്യത്തിന് മാത്രം കഴിക്കാൻ നമ്മളെ സഹായിക്കുന്നു. അറിഞ്ഞു കഴിക്കുന്നത്, നമ്മുടെ അളവ് ശരിയാക്കുവാൻ നമ്മളെ സഹായിക്കുന്നു. അറിഞ്ഞു കഴിക്കുവാനും, കഴിക്കുന്ന ഭക്ഷണത്തിന്റെ അളവുകൾ ശരിയാക്കുവാനും താഴെ പറയുന്ന കാര്യങ്ങൾ നമ്മൾ ശ്രദ്ധിക്കേണ്ടി വരും.

1. **ഇരുന്ന് മാത്രം ഭക്ഷണം കഴിക്കുക.** - ഭക്ഷണം കഴിക്കുന്നത്, പ്രത്യേകിച്ച് പ്രധാന ഭക്ഷണം, അതായത്, പ്രാതൽ, ഉച്ചഭക്ഷണം, അത്താഴം എന്നിവ ഇരുന്ന് മാത്രം കഴിക്കുക. നിങ്ങൾ എന്ത് കഴിച്ചു എത്ര കഴിച്ചു എന്ന് വ്യക്തമായി മനസ്സിലാക്കുവാൻ ഇത് സഹായിക്കുന്നു.

2. **സാവധാനം കഴിക്കുക, ശ്രദ്ധയോടെ കഴിക്കുക.** - ദഹനത്തിന്റെ ഏറ്റവും പ്രധാന ഭാഗമാണിത്. സാവധാനത്തിലും ശ്രദ്ധയോടെയും കഴിച്ചാൽ മാത്രമേ, ഭക്ഷണത്തിന്റെ അളവുകളും, നിങ്ങൾ ആവശ്യത്തിന് കഴിച്ചോ എന്നെല്ലാം നിങ്ങളുടെ തലച്ചോറിൽ രേഖപ്പെടുത്തുകയുള്ളൂ. ഇവ ശരിയാകുമ്പോൾ മാത്രമേ, ആവശ്യത്തിന് ഭക്ഷണം ലഭ്യമായി എന്നും, ഭക്ഷണത്തിലൂടെ ശരീരത്തിനും, മനസ്സിനും സംതൃപ്തി ലഭിച്ചു എന്നും തലച്ചോറിന് മനസ്സിലാകുകയുള്ളൂ.

3. **ചവച്ചരച്ച് കഴിക്കുക** - ഭക്ഷണം വായയിൽ ചെന്നാൽ ഏകദേശം 10 - 15 തവണ ചവക്കണം എന്നാണ് പറയുക. എന്നാൽ മാത്രമേ ആമാശയത്തിലും,

ചെറുകുടലിലും ഭക്ഷണം എത്തുമ്പോൾ, പോഷകാംശങ്ങളുടെ ആഗിരണം ഭംഗിയായി നടക്കുകയുള്ളൂ. ഇതും അമിതവണ്ണം കുറയ്ക്കാൻ ആവശ്യമാണ്. ഞാൻ മുൻപ് സൂചിപ്പിച്ചിരുന്ന പോലെ, പോഷകാംശങ്ങളുടെ ആഗിരണം ശരിയായി നടന്നില്ലെങ്കിൽ, തലച്ചോറിന് ഒരിക്കലും തൃപ്തി വരികയില്ല. വീണ്ടും വീണ്ടും ഭക്ഷണം നിങ്ങൾ ആവശ്യപ്പെടുകയും ചെയ്യും. ആ അവസരങ്ങളിൽ, നിങ്ങൾ തിരഞ്ഞെടുക്കുന്നത് എപ്പോഴും മോശം ഭക്ഷണങ്ങളായിരിക്കും.

4. **ഭക്ഷണം കഴിക്കുമ്പോൾ, ഭക്ഷണം കഴിക്കുക** - ടെലിവിഷന് മുൻപിൽ, പേപ്പർ **വായിച്ചുകൊണ്ട്, ഫോണിൽ** സംസാരിച്ചുകൊണ്ട്, ഭക്ഷണം കഴിക്കുന്നത് ഒഴിവാക്കുക. ഇങ്ങനെ കഴിക്കുമ്പോൾ ഏകദേശം 40 ശതമാനം കൂടുതൽ ഭക്ഷണം കഴിക്കുന്നു എന്നാണ് പഠനങ്ങൾ പറയുന്നത്. കുട്ടികൾക്ക് ഒരു കാരണവശാലും ടെലിവിഷന് മുൻപിൽ ഇരുത്തി ഭക്ഷണം കൊടുക്കരുത്. വിശപ്പ് മാറുന്നത് അവർക്ക് അറിയുവാൻ സാധിക്കുകയില്ല. ടെലിവിഷനിലെ പ്രോഗ്രാം കഴിയുന്നത് വരെ അവർ ഭക്ഷണം കഴിച്ചുകൊണ്ടിരിക്കും. നിങ്ങളുടെ ഭക്ഷണമുറിയിൽ ടെലിവിഷൻ ഉണ്ടെങ്കിൽ നിർബന്ധമായും അതെടുത്തു മാറ്റുക, അല്ലെങ്കിൽ ഓഫ് ചെയ്യുക. ഭക്ഷണം കഴിക്കുമ്പോൾ, ഭക്ഷണത്തിൽ മാത്രം ശ്രദ്ധിക്കുക.

ഈ കാര്യങ്ങൾ ചെയ്താൽ മാത്രമേ അറിഞ്ഞു കഴിക്കുന്നതിന്റെ ശക്തി നിങ്ങളുടെ ശരീരത്തിൽ പ്രകടമാവുകയുമുള്ളൂ. ഇതിലൂടെ ഉപാപചയം കൂട്ടുവാനും നിങ്ങൾക്ക് സാധിക്കും. ചുരുക്കം പറഞ്ഞാൽ ഭക്ഷണം ആസ്വദിച്ച് കഴിക്കുവാൻ പഠിക്കുക.

ആസ്വദിച്ച് കഴിക്കുന്നതിലൂടെ മാത്രമേ, നമ്മുടെ നാവിലെയും മൂക്കിലേയും ആസ്വാദന പ്രക്രിയകൾ, അതായത് രുചി, മണം സംതൃപ്തി എന്നിവ ഉത്തേജിപ്പിക്കുവാൻ നമുക്ക് സാധിക്കുകയുള്ളു. ഈ ഉത്തേജനത്തിലൂടെ ധാരാളം ഉമിനീരും ദഹനത്തിന് സഹായിക്കുന്ന രാസ പദാർത്ഥങ്ങളും, അമ്ലവും ആമാശയ രസങ്ങളും എൻസയ്മുകളും പാൻക്രിയാസിസിൽ നിന്നുള്ള രാസവസ്തുക്കളുടെയും, അമലൈസ്, ലിപേസ് എന്നിവയുടെ ഉല്പാദനവും നടക്കുകയുള്ളൂ. ഇതിനുപുറമെ, രക്തം നമ്മുടെ ദഹനേന്ദ്രിയങ്ങളിലേക്ക് ഒഴികിയെത്തുകയും ആമാശയവും, ചെറുകുടലും, വൻകുടലും ഒത്തൊരുമയോടെ പ്രവർത്തിക്കുകയും ചെയ്യും.

The Relationship of Eating Rate and Degree of Chewing to Body Weight Status among Preschool Children in Japan: A Nationwide Cross-Sectional Study

Hitomi Okubo,1,* Kentaro Murakami,2 Shizuko Masayasu,3 and Satoshi Sasaki2

https://www.ncbi.nlm.nih.gov/pmc/articles/PMC6356605/

10

മാനസിക സമ്മർദ്ദം അഥവാ സ്ട്രെസ്സ്

"എന്താണെന്നറിയില്ല ടെൻഷൻ വന്നാൽ ഞാൻ കൂടുതൽ കഴിക്കും" അമിതവണ്ണം ഉള്ളവരിൽ പലരും പറയുന്ന കാര്യമാണിത്.

ഇന്ന് മാനസിക സമ്മർദ്ദം അഥവാ സ്ട്രെസ്സ് ദൈനംദിന ജീവിതത്തിന്റെ ഒരു സാധാരണ ഭാഗമാണ്. ജീവിതത്തിന്റെ എല്ലാ മേഖലകളിലും മാനസിക സമ്മർദ്ദങ്ങളും പിരിമുറുക്കങ്ങളും നമ്മൾ അനുഭവിക്കുന്നു. കുറച്ച് സമയത്തേക്ക് മാത്രം നിൽക്കുന്ന സ്ട്രെസ്സ് മുതൽ കൂടുതൽ കാലം അനുഭവിക്കുന്ന സ്ട്രെസ്സ് വരെയുണ്ട്. സ്ട്രെസ്സ് അനുഭവപ്പെടുമ്പോൾ ആഡ്രിനൽ ഗ്രന്ഥികൾ പുറത്തുവിടുന്ന രണ്ട് ഹോർമോണുകളാണ് അഡ്രിനാലിനും കോർട്ടിസോളും. ഇതുമൂലം ഹൃദയം വേഗത്തിൽ പ്രവർത്തിക്കുവാൻ തുടങ്ങുന്നു. സിരകളിലൂടെയുള്ള രക്തത്തിന്റെ ഒഴുക്ക് കൂടുന്നു. ശ്വസനം വേഗത്തിലാകുന്നു. നമ്മുടെ ജാഗ്രത കൂടുകയും ചില പെട്ടെന്നുള്ള അപകടങ്ങളിൽ അല്ലെങ്കിൽ പെട്ടെന്ന് തീരുമാനങ്ങളെടുക്കുവാൻ ഇതെല്ലാം സഹായിക്കും. അതുകൊണ്ടുതന്നെ ചില സന്ദർഭങ്ങളിൽ ചെറിയ സ്ട്രെസ്സ് വരുന്നത് നല്ലതാണ്. എന്നാൽ മാത്രമേ ആ സന്ദർഭങ്ങളോട് പെട്ടെന്ന് പ്രതികരിക്കുവാൻ സാധിക്കുകയുള്ളു.

ഈ ഹോർമോണുകളാണ് ഫ്ലൈറ്റ് - ഫൈറ്റ് എന്ന പ്രവർത്തനങ്ങളെ നമ്മെ സഹായിക്കുന്നത്. ഒരു അപകടത്തിൽനിന്ന് രക്ഷപ്പെടാൻ ഇത് സഹായിക്കും.

സ്ട്രെസ്സ് ഹോർമോണുകളുടെ ചെറിയ അളവിലുള്ള ഇത്തരം പ്രവർത്തനങ്ങളൊക്കെ നല്ലതാണ്. എന്നാൽ ഈ കാലഘട്ടത്തിൽ പലർക്കും മാനസിക സമ്മർദ്ദങ്ങൾ ഒരിക്കലും അവസാനിക്കുന്നില്ല. എന്തിനും ഏതിനും സ്ട്രെസ്സ് നമ്മൾ അനുഭവിച്ചുകൊണ്ടിരിക്കുന്നു. പലപ്പോഴും നല്ല കാര്യങ്ങൾ പോലും കുറച്ചുകഴിയുമ്പോൾ സ്ട്രെസ്സ് കൂടുന്നതിനുകാരണമാകുന്നു. ഉദാഹരണത്തിന് ജോലിയിൽ ഒരു പ്രമോഷൻ കിട്ടിയാൽ ആദ്യം സന്തോഷിക്കുന്ന വ്യക്തി, പിന്നീട് അതിലേക്ക് എടുക്കേണ്ട ഉത്തരവാദിത്തത്തെപ്പറ്റി ആകുലപ്പെട്ടുകൊണ്ടിരിക്കുന്നത് കാണാം. കുടുംബത്തിലെ പ്രശ്നങ്ങൾ, സാമ്പത്തിക ബുദ്ധിമുട്ടുകൾ, ജോലി സംബന്ധമായ പിരിമുറുക്കങ്ങൾ ആരോഗ്യ പ്രശ്നങ്ങൾ എന്നിവ ചിലപ്പോൾ നീണ്ട കാലയളവിലേക്ക് മാനസിക സമ്മർദ്ദം ഉണ്ടാക്കുന്നു. ഇത്തരം നീണ്ടുനിൽക്കുന്ന മാനസിക സമ്മർദ്ദങ്ങൾ അഥവാ സ്ട്രെസ്സ് തലച്ചോറിനും ശരീരത്തിനും പ്രശ്നങ്ങൾ സൃഷ്ടിക്കുന്നു. ഇത് മൂലം രക്തോട്ടം കുറയ്ക്കുകയും തലച്ചോറിന്റെ പ്രവർത്തനത്തെ സാരമായി ബാധിക്കുകയും ചെയ്യും. സ്ട്രെസ്സ് ഹോർമോണുകൾ പ്രത്യേകിച്ച് കോർട്ടിസോൾ കൂടുതലായാൽ മുതിർന്നവരിൽ ഓർമ്മക്കുറവിന് കാരണമാകുന്നു. കൂടുതൽ കോർട്ടിസോൾ തലച്ചോറിന്റെ ഭാഗമായ ഹിപ്പോകാമ്പസ്സിന്റെ പ്രവർത്തനത്തെയും ബാധിക്കുന്നതായി ഗവേഷണങ്ങൾ കണ്ടെത്തി. ഈ ഭാഗമാണ് പെട്ടെന്നുണ്ടാകുന്ന സ്ട്രെസ്സ് കുറയുമ്പോൾ, കോർട്ടിസോളിന്റെ അളവ് കുറയ്ക്കാനുള്ള നിർദ്ദേശ്ശങ്ങൾ കൊടുക്കുന്നത്. ഈ പ്രവർത്തനം തകരാറിലാകുകയും കോർട്ടിസോൾ ഉയർന്ന അളവിൽ ശരീരത്തിൽ നിൽക്കുകയും ചെയ്യുന്നു. കോർട്ടിസോൾ കൂടുന്നത് വൈകാരിക അസുന്തലിതാവസ്ഥ ഉണ്ടാക്കുന്നു. രോഗപ്രതിരോധശേഷി കുറയുന്നു. എപ്പോഴും പനി, തലവേദന, ജലദോഷം എന്നിവയ്ക്കും സ്ട്രെസ്സ് കാരണമാകുന്നു. വിട്ടുമാറാത്ത മാനസിക സമ്മർദ്ദങ്ങൾ അമിതവണ്ണം, പ്രമേഹം, ഹൃദ്രോഗം, കാൻസറുകൾ,

അമിതരക്തസമ്മർദ്ദം, കുടലിലെ അൾസറുകൾ എന്നിവയുടെയും കാരണമാണ്.

സ്ട്രെസ്സും അമിതവണ്ണവും

എല്ലാ ദിവസവും വിട്ടുമാറാത്ത സ്ട്രെസ്സോടുകൂടി ജീവിക്കുന്നത് നിങ്ങളുടെ ശരീരഭാരത്തെയും ബാധിക്കുന്നു. വിട്ടുമാറാത്ത സ്ട്രെസ്സ് നമ്മുടെ ഉറക്കത്തിന് തടസ്സമുണ്ടാക്കുന്നു. ഇതുമൂലം വീണ്ടും കോർട്ടിസോളിന്റെ ഉത്പാദനം വർദ്ധിക്കുന്നു. കോർട്ടിസോൾ അമിതമായി വർദ്ധിക്കുന്നത് വിശപ്പിനെ നിയന്ത്രിക്കുന്ന ഹോർമോണുകളുടെ സന്തുലിതാവസ്ഥ തകരാറിലാക്കുന്നു. വിശപ്പ് കൂടുകയും അമിതമായി ഭക്ഷണം കഴിക്കുവാൻ നമ്മെ പ്രേരിപ്പിക്കുകയും ചെയ്യുന്നു. കോർട്ടിസോൾ, ലിപോ പ്രോട്ടീൻ ലിപേസ് എന്ന എൻസയ്മിന്റെ പ്രവർത്തനത്തെ ഉത്തേജിപ്പിച്ച് അമിതമായി കഴിക്കുന്ന മോശം ഭക്ഷണങ്ങളിലെ കൊഴുപ്പിനെ കൊഴുപ്പ് കോശങ്ങളിലേക്ക് എത്തിക്കുന്നു. കോർട്ടിസോൾ കൂടുതൽ ഉല്പാദിപ്പിക്കുന്നത് ഇൻസുലിൻ പ്രതിരോധത്തിനും കാരണമാകുന്നു. ഇതും ശരീരത്തിലെ പ്രത്യേകിച്ച് വയറിന് ചുറ്റുമുള്ള കൊഴുപ്പ് കൂടുന്നതിന് കാരണമാകുന്നു. ആന്തരികാവയവങ്ങൾക്ക് ചുറ്റുമുള്ള കൊഴുപ്പ് കൂടുന്നു, അതായത് വിസറൽ ഫാറ്റ് വർദ്ധിക്കുന്നു. കോർട്ടിസോളിനെ കൂടാതെ സെറോടോണിൻ, ന്യൂറോപെപ്പ്റ്റൈഡ് Y എന്ന ഹോർമോണുകളും ഇത്തരം മോശം ഭക്ഷണങ്ങൾ തിരഞ്ഞെടുക്കുന്നതിലും കൊഴുപ്പ് സംഭരിക്കുന്നതിനും പ്രധാനപങ്ക് വഹിക്കുന്നു. ഇത്തരം സന്ദർഭങ്ങളിൽ കൂടുതൽ മധുരമടങ്ങിയതോ, റിഫൈൻഡ് കാർബോഹൈഡ്രേറ്റും കൊഴുപ്പുമടങ്ങിയ ഭക്ഷണങ്ങളാണ് നിങ്ങൾ കൂടുതൽ കഴിക്കുവാൻ ശ്രമിക്കുന്നത്. ഉദാഹരണത്തിന് കേക്കുകൾ, പേസ്റ്ററീസ്, ഡോനട്സ്, ബിസ്കറ്റുകൾ എന്നിവ. റിഫൈൻഡ് കാർബോഹൈഡ്രേറ്റുകൾ കഴിക്കുമ്പോൾ സെറോടോണിന്റെ ഉല്പാദനം കൂടുതലാകുന്നു. സെറോടോണിൻ ആണ്

ശരീരത്തിന് ഒരു സുഖകരമായ അവസ്ഥ പ്രദാനം ചെയ്യുന്നത്. സ്ട്രെസ്സുള്ള സമയങ്ങളിൽ ആ സുഖകരമായ അവസ്ഥ ലഭിക്കുന്നതിന് വീണ്ടും മോശം ഭക്ഷണങ്ങളെ നാം ആശ്രയിക്കും. കൂടുതൽ ടെൻഷനോ മാനസിക സമ്മർദ്ദമോ വരുമ്പോൾ ഒരിക്കലും നല്ല ഭക്ഷണം അന്വേഷിച്ച് നടക്കാറില്ലല്ലോ. സ്ട്രെസ്സ് കൂടുതലായിരിക്കുന്ന അവസ്ഥയിൽ കൂടുതൽ റിഫൈൻഡ് കാർബോഹൈഡ്രേറ്റും കൊഴുപ്പുമടങ്ങിയ ഭക്ഷണം കഴിക്കുമ്പോൾ ന്യൂറോപെപ്പ്റ്റൈഡ് Y കൂടുതലായി ഉല്പാദിപ്പിക്കപ്പെടുകയും ശരീരത്തിൽ കൂടുതൽ കൊഴുപ്പ് സംഭരിക്കുവാൻ കാരണമാകുകയും ചെയ്യും.

Stress-related Cortisol Secretion in Men: Relationships With Abdominal Obesity and Endocrine, Metabolic and Hemodynamic Abnormalities

R Rosmond 1, M F Dallman, P Björntorp

https://pubmed.ncbi.nlm.nih.gov/9626108/

Metabolic effects of the nocturnal rise in cortisol on carbohydrate metabolism in normal humans.

S Dinneen, A Alzaid, J Miles, and R Rizza

https://www.ncbi.nlm.nih.gov/pmc/articles/PMC288409/?page=7

Cortisol Effects on Body Mass, Blood Pressure, and Cholesterol in the General Population

R Fraser 1, M C Ingram, N H Anderson, C Morrison, E Davies, J M Connell

https://pubmed.ncbi.nlm.nih.gov/10373217/

അതുകൊണ്ട് നിങ്ങൾ കൂടുതൽ മാനസിക സമ്മർദ്ദത്തിലോ, ടെൻഷനിലോ ആണെങ്കിൽ അനാരോഗ്യകരമായ ഭക്ഷണം കഴിക്കാതിരിക്കുവാനും അമിതവണ്ണം തടയുവാനും താഴെ പറയുന്ന കാര്യങ്ങൾ ചെയ്യുക.

- ❖ വിശക്കുന്ന സമയത്ത് നിങ്ങൾ നല്ല ഭക്ഷണം കഴിക്കുവാൻ ശ്രമിക്കണം. ഈ പുസ്തകത്തിൽ ഉടനീളം പറഞ്ഞ കാര്യമാണിത്. അതായത്

സമയത്തിന് ഭക്ഷണം കഴിക്കണം. വിശപ്പ് വരുമ്പോൾ ഭക്ഷണം കഴിച്ചില്ലെങ്കിൽ, രക്തത്തിലെ പഞ്ചസാരയുടെ അളവ് ക്രമാതീതമായി കുറയുകയും, പിന്നീട് മോശം ഭക്ഷണം കഴിക്കണമെന്ന ആസക്തി കൂടുകയും ചെയ്യും. ഒരുകാരണവശാലും ആഹാരം ഒഴിവാക്കുകയില്ല എന്ന് തീരുമാനിക്കുക.

- ❖ ഇടവിട്ട് നല്ല ആരോഗ്യകരമായ സ്നാക്കുകൾ കഴിക്കുക. സ്ട്രെസ്സ് കൂടുമ്പോൾ നിങ്ങൾ കഴിക്കുന്ന ഭക്ഷണം നിങ്ങളറിയാതെത്തന്നെ മാറുന്നു. അവിടെ നല്ല പ്രോട്ടീനും കൊഴുപ്പുമടങ്ങിയ നല്ല സ്നാക്കുകൾ കഴിക്കുക. ഇത് നിങ്ങളുടെ ഊർജ്ജം നിലനിർത്തും. നിങ്ങൾക്ക് സംതൃപ്തി ലഭിക്കുകയും ചെയ്യും. ബദാം, ചീസ്, തൈര്, സംഭാരം ഇതെല്ലാം നല്ലതാണ്.

- ❖ പലരും പറയുന്നത്, സ്ട്രെസ്സ് വരുമ്പോൾ എന്താണ് കഴിക്കുന്നത് എന്നൊന്നും നോക്കാൻ ശ്രമിക്കാറില്ല. അത് പാടില്ല. കാരണം നല്ല ഭക്ഷണം നമ്മുടെ തലച്ചോറിന്റെ ഇന്ധനമാണ്. അവിടെ തീർച്ചയായും നല്ല ഭക്ഷണം തന്നെ തിരഞ്ഞെടുക്കാൻ സാധിക്കണം.

- ❖ മാനസിക സമ്മർദ്ദത്തെ സ്വയം നിയന്ത്രിക്കുവാൻ പരിശീലിക്കുക. സ്ട്രസ്സ്, ടെൻഷൻ എന്നിവയെല്ലാം എല്ലാവർക്കും ഉണ്ടാകാം. എന്നാൽ ഇതിനെ നേരിടാൻ ശരീരത്തെ ഒരുക്കുക എന്നതാണ് പ്രധാനം. അതിനുള്ള കഴിവ് നമുക്ക് ലഭിക്കുന്നത് ശരിയായ ഭക്ഷണരീതികളിലൂടെയാണ്. മാനസിക സമ്മർദ്ദത്തിന് മരുന്നുകൾ കഴിക്കുന്നവർ ധാരാളമുണ്ട്. നിങ്ങളുടെ ഭക്ഷണരീതികൾ നല്ല രീതിയിൽ കൊണ്ടുപോകാൻ നിങ്ങൾക്ക് സാധിക്കുന്നുണ്ടെങ്കിൽ, തലച്ചോറിന്റെ പ്രവർത്തനം മികച്ച രീതിയിലാക്കുവാൻ സാധിക്കുമെന്ന്

വിശ്വസിക്കുക. അതിലൂടെ കഴിക്കുന്ന മരുന്നുകളുടെ അളവുകൾ, നിങ്ങളുടെ ഡോക്ടറുടെ നിർദ്ദേശാനുസരണം കുറച്ചുകൊണ്ടുവരുവാനും സാധിക്കും.

❖ നിങ്ങൾക്ക് സാധിക്കുന്ന വ്യായാമങ്ങൾ ചെയ്യുക. ശ്വസനവ്യായാമങ്ങൾ, യോഗ, നടത്തം എന്നിവയെല്ലാം നല്ലതാണ്.

❖ നല്ല ശാന്തമായ സംഗീതം കേൾക്കുന്നത് മാനസിക സമ്മർദ്ദം കുറയ്ക്കുന്നു.

❖ ദിവസവും പ്രാർത്ഥിക്കുക. ധ്യാനിക്കുക. ഇതെല്ലാം മാനസികമായ ഉന്മേഷം നിങ്ങൾക്ക് ലഭിക്കുന്നതിന് സഹായിക്കും. എല്ലാത്തിനും നന്ദി പറയുക.

❖ നല്ല ആരോഗ്യകരമായ ഉറക്കം സ്ട്രെസ്സ് കുറയ്ക്കുന്നതിന് അത്യാവശ്യമാണ്.

❖ ഇതെല്ലാം ചെയ്തിട്ടും സ്ട്രെസ്സ് കുറയ്ക്കാൻ നിങ്ങൾക്ക് സാധിക്കുന്നില്ലെങ്കിൽ മെഡിക്കൽ വിദഗ്ധരുടെ സേവനം തേടുക. ചില മാനസിക സമ്മർദ്ദങ്ങളും, വിഷാദരോഗങ്ങളും നിയന്ത്രിക്കുന്നതിന് മരുന്നുകളും കൗൺസിലിങ്ങുകളും ആവശ്യമായി വരാം.

അതുകൊണ്ട് സ്ട്രെസ്സും ഉത്കണ്ഠയും ഉണ്ടാകുമ്പോൾ കൂടുതൽ കഴിക്കുന്നത് നിങ്ങൾ മാത്രമല്ല. എന്നാൽ നല്ല ഭക്ഷണശീലങ്ങളിലൂടെ സ്ട്രെസ്സ് ഉണ്ടായാലും അമിതവണ്ണം തടയുവാൻ നിങ്ങൾക്ക് സാധിക്കും. സ്ട്രെസും ഉത്കണ്ഠയും ജീവിതത്തിന്റെ ഭാഗമാകാം. പക്ഷെ അത് മൂലം നിങ്ങളുടെ ശരീരഭാരം വർദ്ധിപ്പിക്കേണ്ടതില്ല. നിങ്ങൾ വിചാരിച്ചാൽ ഇതെല്ലാം വളരെ ഭംഗിയായി തരണം ചെയ്യുവാൻ സാധിക്കുമെന്ന് മറക്കരുത്.

ഒന്നിനെക്കുറിച്ചും ആകുലരാകേണ്ട. പ്രാർത്ഥനയിലൂടെയും അപേക്ഷയിലൂടെയും കൃതജ്ഞതാസ്തോത്രങ്ങളോടെ നിങ്ങളുടെ യാചനകൾ ദൈവസന്നിധിയിൽ അർപ്പിക്കുവിൻ (ഫിലിപ്പി 4: 6)

11

ഉറക്കം

തന്റെ പ്രിയപ്പെട്ടവർ ഉറങ്ങുമ്പോൾ കർത്താവ്
അവർക്ക് വേണ്ടത് നൽകുന്നു
(സങ്കീർത്തനങ്ങൾ 127: 2)

അമിതവണ്ണം കുറയ്ക്കാനും, ജീവിതശൈലീ രോഗങ്ങളിൽ നിന്ന് മോചനം കിട്ടുവാനും, പ്രവർത്തനമേഖലകളിൽ നേട്ടം കൈവരിക്കുവാനും, പ്രവർത്തനക്ഷമത കൂട്ടുവാനും നിങ്ങൾ ആഗ്രഹിക്കുന്നുണ്ടെങ്കിൽ, നിർബന്ധമായും ഉറങ്ങുവാനും സമയമുണ്ടാക്കണം. മുതിർന്നവർ 6 മണിക്കൂർ മുതൽ 8 മണിക്കൂർ വരെ ഉറങ്ങിയിരിക്കണം. കുട്ടികളാണെങ്കിൽ 10 മണിക്കൂറെങ്കിലും ഉറങ്ങണം.

ശരീരത്തിന് ആവശ്യമായ ഉറക്കം ലഭിക്കുന്നതിന്റെ പ്രാധാന്യം നമുക്കെല്ലാവർക്കും അറിയാം, എന്നിരുന്നാലും നമ്മളിൽ മിക്കവരും ആവശ്യത്തിന് ഉറങ്ങാത്തവരാണ്. പുതിയ ജീവിതശൈലീകളിൽ തിരക്കുകളും ജോലികളും കാരണം, ഉറങ്ങുന്നതിനുള്ള സമയം പലർക്കും കിട്ടാറില്ല. ചിലർ മനഃപൂർവം ഉറക്കം ഒഴിവാക്കുന്നു. ചിലർ വളരെ കുറഞ്ഞ അളവിൽ മാത്രം ഉറങ്ങുന്നു. ഇനി മറ്റുചിലർ 7 മണിക്കൂർ ഉറങ്ങുന്നുണ്ട്. പക്ഷെ ടെലിവിഷനൊക്കെ കണ്ട് രാത്രി വളരെ വൈകി 2 മണിക്കും 3 മണിക്കുമൊക്കെയാകും കിടക്കുന്നത്. എന്നിട്ട് രാവിലെ 9 മണിക്കോ 11 മണിക്കോ എഴുന്നേൽക്കും. ചോദിക്കുമ്പോൾ അവർ പറയും 7 - 8 മണിക്കൂർ ഉറങ്ങുന്നുണ്ട്. പക്ഷെ അതുകൊണ്ട് ശരീരത്തിന് ദോഷമേയുള്ളു. ശരീരത്തിന്റെ താളക്രമം അവിടെ

നഷ്ടപ്പെടുകയാണ് ചെയ്യുന്നത്. അവർ രാവിലത്തെ ഭക്ഷണം കഴിക്കുന്നത് ഉച്ചയ്ക്കാണ്. ഉച്ചഭക്ഷണം വൈകീട്ടും. അത്താഴവും വളരെ വൈകുന്നു. ഇതൊക്കെയാണ് അമിതവണ്ണത്തിന്റെയും ഇൻസുലിൻ പ്രതിരോധത്തിന്റെയും വയറിനുചുറ്റും കൊഴുപ്പ് അടിയുന്നതിന്റെയും പ്രധാന കാരണങ്ങൾ.

ശരീരത്തിന് ഉത്തമമായ ഉറക്കം ലഭിക്കുന്നത്, ശരീരഭാരം കുറയ്ക്കാനും, നമ്മുടെ പ്രായം വർദ്ധിക്കുന്ന പ്രക്രിയ സാവധാനത്തിലാക്കുവാനും, കാൻസറിനെ തടയാനും ഉന്മേഷത്തോടെ കൂടുതൽ ഉർജ്ജസ്വലതയോടെ നമ്മുടെ പ്രവർത്തനങ്ങൾ നടത്താനുമുള്ള കഴിവ് വർദ്ധിപ്പിക്കുന്നു. ഉറങ്ങുമ്പോൾ നമ്മുടെ ഉപബോധ മനസ്സ് ഉണരുന്നു. നമ്മുടെ ശരീരത്തിന്റെ നല്ല രീതിയിലുള്ള പ്രവർത്തനത്തിനും മാനസികമായ ഉന്മേഷത്തിനും ഇതാവശ്യമാണ്. മൊത്തത്തിലുള്ള ആരോഗ്യത്തിനായുള്ള അവിശ്വസനീയമായ അടിത്തറയാണ് ഉറക്കം. ഉറങ്ങുന്നതിനായി നിങ്ങൾ സമയം കണ്ടെത്തണം. അതിനായി നിങ്ങളുടെ ശീലങ്ങളിൽ അത് ഭക്ഷണത്തിലാണെങ്കിലും ബാക്കിയുള്ള കാര്യങ്ങളിലാണെങ്കിലും ചെറിയ മാറ്റങ്ങൾ വരുത്തിയാൽ മികച്ച ഉറക്കം ലഭിക്കുകയും മൊത്തത്തിലുള്ള ആരോഗ്യത്തെ വളരെ പോസിറ്റീവായി മാറ്റുകയും ചെയ്യും.

ദുഃഖകരമെന്ന് പറയട്ടെ, വളരെയേറെ മാനസിക സമ്മർദ്ദങ്ങൾ നിറഞ്ഞ, വളരെ തിരക്കുള്ള, മോശം ഭക്ഷണം ഉൾപ്പെടുന്ന, ഭക്ഷണം കഴിക്കാൻ പോലും സമയമില്ലാത്ത ആധുനിക ലോകത്ത് ഉറക്കമില്ലായ്മാ അല്ലെങ്കിൽ ഉറങ്ങാൻ സമയമില്ലാത്ത അവസ്ഥ വളരെ സാധാരണയായിരിക്കുന്നു. ഞങ്ങൾക്ക് വരുന്ന അമിതവണ്ണമുള്ളവരിലും, മറ്റ് ജീവിതശൈലീ രോഗങ്ങൾ മൂലം കഷ്ടപ്പെടുന്നവരിലും ഉറക്കമില്ലായ്മ വലിയൊരു പ്രശ്നം തന്നെയാണ്. ഉറക്കത്തിന്റെ അപര്യാപ്തത ആരോഗ്യം നിലനിർത്തുവാനും,

ശരീരഭാരം കുറയ്ക്കാനുമുള്ള നമ്മുടെ ശ്രമങ്ങളെ വിഫലമാക്കും.

ഉർജ്ജസ്വലവും സന്തോഷകരവും ആരോഗ്യകരവുമായ ജീവിതത്തിന്റെ പ്രധാന മൂലക്കല്ലാണ് ഉറക്കം. വേണ്ടത്ര ഉറക്കം ലഭിക്കാത്തതും മോശം നിലവാരമുള്ള ഉറക്കവും, വിശപ്പിനെ പ്രതികൂലമായി ബാധിക്കുന്നു. ഇത് ശരീരത്തിലെ കൊഴുപ്പിനെ ഉപയോഗിക്കുകയും സംഭരിക്കുകയും ചെയ്യുന്ന ഹോർമോണുകളെ പ്രതികൂലമായി ബാധിക്കുന്നു. ഭക്ഷണത്തോടുള്ള ആസക്തി കൂടുന്നു. ഇതെല്ലാം അമിതവണ്ണത്തിന് കാരണമാകുകയും ചെയ്യുന്നു. നിങ്ങൾ സാധാരണനിലയിലാണ് ഭക്ഷണം കഴിക്കുന്നതെങ്കിലും, ശരിയായ വിശ്രമവും ഉറക്കമില്ലായ്മയും നമ്മുടെ ശരീരഭാരം വർദ്ധിപ്പിക്കും.

ശരിയായ രീതിയിൽ ഉറങ്ങാതെ, അമിതവണ്ണത്തിന്റെയും പ്രമേഹത്തിന്റെയും സ്ലീപ് അപ്നിയ എന്ന വളരെ സൂക്ഷിക്കേണ്ട അസുഖങ്ങളുമായി ധാരാളം വ്യക്തികൾ എസ്കാസോയിൽ വരുന്നു. ഉറക്കമില്ലായ്മയുടെ പ്രശ്നങ്ങൾ അവരിൽ പ്രകടമായി ഞാൻ കണ്ടിട്ടുള്ളതാണ്.

42 വയസുള്ള മധു അമിതവണ്ണം മൂലം കഷ്ടപ്പെടുന്ന ഒരു വ്യക്തിയായിരുന്നു. വണ്ണം കുറയ്ക്കാൻ ഒരുപാട് കാര്യങ്ങൾ അദ്ദേഹം ചെയ്തുകൊണ്ടേയിരുന്നു. ഭക്ഷണം ഒഴിവാക്കൽ, നടത്തം, പലതരം വ്യായാമങ്ങൾ എല്ലാം പരീക്ഷിച്ചു. ഏകദേശം 20-25 കിലോയോളം കൊഴുപ്പ് അദ്ദേഹത്തിന് കൂടുതലായിരുന്നു. എപ്പോഴും അദ്ദേഹത്തിന് ക്ഷീണമായിരുന്നു. എവിടെ വണ്ണം കുറയ്ക്കാൻ പോയാലും ഭക്ഷണം കുറയ്ക്കലും വ്യായാമം കൂട്ടലും മാത്രം. അദ്ദേഹത്തിന്റെ ക്ഷീണം കൂടി കൂടി വന്നു. അദ്ദേഹത്തിന്റെ സ്ഥിതി വളരെ മോശമായിത്തീർന്നു. അപ്പോഴാണ് ഞങ്ങളുടെ പ്രോഗ്രാമിനെ കുറിച്ച് കേട്ട്, എന്റെ അടുത്ത് അദ്ദേഹം വരുന്നത്. വരുമ്പോൾ അമിതവണ്ണം എങ്ങനെയെങ്കിലും കുറയണം, വയർ കുറയണം എന്ന ആഗ്രഹം മാത്രം. ഞാൻ

അദ്ദേഹത്തിന്റെ ജീവിതശൈലീ ചോദിച്ചറിഞ്ഞു. വളരെയേറെ തിരക്കുകളുള്ള ജോലി. ധരാളം സമയം ഇരുന്ന് ജോലി ചെയ്യേണ്ട അവസ്ഥ. ഉറക്കം വളരെ കുറവ്. ജോലിത്തിരക്കുകളും യാത്രകളും മൂലം ദിവസങ്ങളോളം ഉറക്കമില്ലാത്ത അവസ്ഥ. ജോലിവരെ ചെയ്യാൻ സാധിക്കാത്ത അവസ്ഥയിലേക്ക് അദ്ദേഹത്തെ കൊണ്ടെത്തിച്ചു. ഉറക്കക്കുറവും അതുമൂലമുണ്ടായ മറ്റ് പ്രശ്നങ്ങളുമാണ് അദ്ദേഹത്തിന്റെ അമിതവണ്ണത്തിന്റെ പ്രധാന കാരണം. അവിടെ സാധാരണ ചെയ്യുന്നത് പോലെ ഭക്ഷണം കുറയ്ക്കലോ, വ്യായാമം കൂടുതൽ ചെയ്യിക്കലോ കൊണ്ടൊന്നും അദ്ദേഹത്തിന് മാറ്റം സാധ്യമല്ല. അദ്ദേഹത്തിന് ശരിയാക്കി കൊടുക്കേണ്ടത് ഉറക്കവും അദ്ദേഹത്തിന്റെ ജീവിതശൈലിയുമാണ്. ഇതിന്റെ കൂടെ അദ്ദേഹത്തിന് സ്ലീപ് അപ്നിയ എന്ന പ്രശ്നവുമുണ്ടായിരുന്നു. കൂർക്കം വലി, ഉറക്കത്തിൽ ശ്വാസതടസ്സം, ഇതുമൂലം പലതവണ ഉറക്കത്തിൽ നിന്നും ഉണരും. സ്ലീപ് അപ്നിയ അമിതവണ്ണമുള്ളവരിൽ വളരെ സാധാരണയായി കാണുന്നു. ശ്വസിക്കാൻ അവർക്ക് ബുദ്ധിമുട്ടുണ്ടായിരിക്കും, അതുകൊണ്ട് ശരീരത്തിൽ ഓക്സിജൻ കുറയും. ഈ ഉറക്കക്കുറവും ക്ഷീണവും ഭക്ഷണത്തോടുള്ള ആസക്തി കൂട്ടും, വാരി വലിച്ചു ചിലപ്പോൾ കഴിക്കും. ചിലപ്പോൾ ജോലിത്തിരക്ക് കാരണം ഒന്നും കഴിക്കില്ല. ഇതെല്ലാം ഇൻസുലിൻ ഹോർമോണിന്റെ സന്തുലിതാവസ്ഥ തെറ്റിക്കും. പ്രമേഹത്തിന് കാരണമാകും. ഇദ്ദേഹത്തിന് ഭക്ഷണത്തിനു മുൻപുള്ള രക്തത്തിലെ പഞ്ചസാരയുടെ അളവ് 157 ആയിരുന്നു. 90 ന് താഴെ നിൽക്കുന്നതാണ് അഭികാമ്യം. ഇത്തരം ജീവിതശൈലി അദ്ദേഹത്തിന്റെ രക്തസമ്മർദ്ദവും അപകടത്തിലാക്കിയിരുന്നു. ഈ കാര്യങ്ങൾ എല്ലാം അദ്ദേഹത്തിന് ഞാൻ പറഞ്ഞു മനസ്സിലാക്കി കൊടുത്തു. ഉറക്കം ശരിയാക്കുവാനുള്ള മാർഗ്ഗനിർദ്ദേശങ്ങൾ അദ്ദേഹത്തിന് നൽകി. അദ്ദേഹത്തിന്റെ ജീവിതരീതികൾ അനുസരിച്ചു ക്രമമായ ഒരു ഭക്ഷണ രീതി നൽകി. മൂന്ന് മാസത്തിനുള്ളിൽ, അദ്ദേഹത്തിന്റെ

രക്തത്തിലെ പഞ്ചസാരയുടെ അളവുകൾ സാധാരണ നിലയിലേക്ക് മാറിത്തുടങ്ങി, ഉറക്കം വളരെയേറെ മെച്ചപ്പെട്ടു. 5-6 കിലോ കുറഞ്ഞപ്പോഴേക്കും അമിത രക്തസമ്മർദ്ദം സാധാരണനിലയിലായി. അദ്ദേഹത്തിന്റെ ആരോഗ്യനിലവാരം വളരെയേറെ മെച്ചപ്പെട്ടു. ഉർജ്ജസ്വലനായി. നാല് മാസം കൊണ്ട് ഏകദേശം 16 കിലോയോളം അദ്ദേഹം കുറയ്ക്കുകയും ചെയ്തു. ഇതൊക്കെയാണ് ഒരു ശരീരത്തിന് സംഭവിക്കേണ്ടത്.

ഉറക്കമില്ലായ്മ നിങ്ങളുടെ ആരോഗ്യത്തിന്റെ എല്ലാ ഭാഗങ്ങളെയും താറുമാറാക്കുന്നു. അതുകൊണ്ടാണ് നന്നായി വിശ്രമിക്കുമ്പോൾ നിങ്ങൾക്ക് ഏറ്റവും ഉന്മേഷവും ഊർജ്ജവും അനുഭവപ്പെടുന്നത്. ഉറക്കം കുറയുന്നത് മാനസികാവസ്ഥ, രക്തത്തിലെ പഞ്ചസാരയുടെ സന്തുലിതാവസ്ഥ എന്നിവ തകരാറിലാക്കുന്നു. ഇൻസുലിൻ പ്രതിരോധം വർദ്ധിക്കുന്നു. നിങ്ങളുടെ ഊർജ്ജസ്വലത നഷ്ടപ്പെടുന്നു. മസ്തിഷ്ക്കം ശരിയായ രീതിയിൽ പ്രവർത്തിക്കാതെ വരുന്നു. ഇതെല്ലാം നിങ്ങളുടെ ആരോഗ്യത്തെ വളരെ സാരമായി ബാധിക്കുന്നു. ഒരു ദിവസത്തെ ഉറക്കം നഷ്ടപ്പെടുന്നത് തന്നെ നിങ്ങളുടെ തലച്ചോറിലെ കോശങ്ങൾ നശിക്കാൻ കാരണമാകുന്നു എന്ന് പഠനങ്ങൾ പറയുന്നു.

ഉറക്കക്കുറവ്, ശരീരത്തിന്റെ എല്ലാ പ്രവർത്തനങ്ങളെയും ബാധിക്കുന്നു, അമിതവണ്ണത്തിന് കാരണമാകുന്നു, ഹൃദ്രോഗങ്ങൾ, വിഷാദരോഗങ്ങൾ, പ്രമേഹം, എന്നിവയ്ക്കും കാരണമാകുന്നു. ആണുങ്ങളിൽ ശുക്ലത്തിന്റെ അളവ് കുറയുന്നു. മാത്രമല്ല, അലർജി, പനി, ജലദോഷം എന്നി അസുഖങ്ങൾ നിങ്ങളെ എപ്പോഴും ശല്യപ്പെടുത്തി കൊണ്ടിരിക്കുകയും ചെയ്യും. ഉറക്കം കുറയുന്നത് ചിലർക്ക് ഓർമ്മകുറവുകൾക്ക് കാരണമാകുന്നു. സ്ട്രോക്കിനുള്ള സാധ്യത നാലിരട്ടിയാകുകായും ചെയ്യുന്നു.

രാത്രിയിലെ ഉറക്കം നഷ്ടപ്പെടുന്നത് ഇൻസുലിൻ പ്രതിരോധം (insulin resistance) വർദ്ധിപ്പിക്കുമെന്നും, പ്രമേഹത്തിനും മറ്റ് പല പ്രശ്നങ്ങൾക്കും വഴിയൊരുക്കുമെന്നും ശാസ്ത്രീയ പഠനങ്ങൾ, കണ്ടെത്തിയിരിക്കുന്നു. മാത്രമല്ല മോശമായ ഉറക്കം ഹൃദയ രോഗങ്ങൾ, മോശം മാനസികാവസ്ഥ, രോഗപ്രതിരോധ ശേഷി കുറയുക, ആയുർദൈർഘ്യം കുറയുക എന്നിവയ്ക്കും കരണമാകുന്നുവെന്നും പല പഠനങ്ങളും* ചൂണ്ടികാണിക്കുന്നു.

ഉറക്കക്കുറവും അമിതവണ്ണവും

വിശപ്പിനെ നിയന്ത്രിക്കുന്നതിന് വ്യക്തമായി പ്രവർത്തിക്കുന്ന, ഹോർമോണുകളാൽ നിയന്ത്രിക്കപ്പെടുന്ന ഒരു സംവിധാനമുണ്ട്. അത് പ്രധാനമായും ഉറക്കത്തെ ബാധിക്കുന്ന ഹോർമോണുകളാൽ നിയന്ത്രിക്കപ്പെടുന്നു. ചില ഗവേഷണങ്ങളിൽ ആരോഗ്യമുള്ള പുരുഷന്മാരിൽ ഉറക്കക്കുറവ്, 'ഗ്രെലിൻ'(Ghrelin) എന്ന ഹോർമോൺ വർദ്ധിക്കുന്നതിന് കാരണമായി. ഈ ഹോർമോൺ ആണ് നമുക്ക് വിശപ്പ് തോന്നിപ്പിക്കുന്നത്. അതേസമയം അവർക്ക് വിശപ്പ് കുറയ്ക്കുന്ന ഹോർമോൺ - ലെപ്റ്റിൻ (Leptin) കുറയുകയും ചെയ്തു.

അതായത് ഉറക്കം പതിവായി നഷ്ടപ്പെടുമ്പോൾ നിങ്ങളുടെ വിശപ്പിനെ നിയന്ത്രിക്കാൻ സാധിക്കാതെ വരികയും, ഉയർന്ന കലോറി അടങ്ങിയ, ഉയർന്ന അളവിൽ അന്നജമടങ്ങിയ മോശമായ ഭക്ഷണങ്ങൾ കഴിക്കുവാൻ നിങ്ങൾ ആഗ്രഹിക്കുകയും, അമിതമായി കഴിക്കുകയും ചെയ്യും. സ്ഥിരമായി ഉറക്കം നഷ്ടപെടുന്നവരോട് ചോദിച്ചാൽ ഈ പറഞ്ഞ കാര്യങ്ങൾ അവർക്ക് വ്യക്തമായി മനസ്സിലാകും. അതുപോലെ തന്നെ ഉറക്കം കുറയുന്നത് മൂലം ഉയർന്നതോതിൽ കോർട്ടിസോൾ (Cortisol) എന്ന സ്ട്രെസ് ഹോർമോൺ ഉത്പാദിപ്പിക്കുകയും ചെയ്യും. ഇതെല്ലാം അമിതവണ്ണത്തിന് കാരണമാകുന്നു. പ്രത്യേകിച്ച് വയറിനു

ചുറ്റും, അരക്കെട്ടിനു ചുറ്റുമുള്ള കൊഴുപ്പിന്റെ അളവ് വർദ്ധിക്കുകയും ചെയ്യും.

മികച്ച ഉറക്കത്തിനായുള്ള ലളിതമായ മാർഗ്ഗങ്ങൾ

- നല്ല ഉറക്കം ലഭിക്കുന്നതിനും, തടസ്സങ്ങളില്ലാതെ ഉറങ്ങുന്നതിനും, രാത്രി എപ്പോഴും ഒരേ സമയത്തു കിടക്കുവാൻ ശ്രദ്ധിക്കണം. അത് നിങ്ങളുടെ ശരീരത്തിന് ഒരു താളം സൃഷ്ടിക്കുന്നു. ഞാൻ മുൻ അധ്യായങ്ങളിൽ സൂചിപ്പിച്ചിരുന്ന ജൈവഘടികാരം നിങ്ങൾ ഓർക്കുന്നുണ്ടല്ലോ. ഭക്ഷണ സമയങ്ങൾക്ക് മാത്രമല്ല ഉറക്കത്തിനും ഇത് അത്യന്താപേക്ഷിതമാണ്. ഉറങ്ങുന്നതിന് കൃത്യമായ സമയങ്ങൾ പാലിക്കുക. രാത്രി 10 നും 11 നും ഇടയിൽ ഉറങ്ങാൻ ശ്രമിക്കുക. ദിവസവും ഒരേ സമയം തന്നെ തിരഞ്ഞെടുക്കുക. ഉറക്കത്തിനോ നിങ്ങളുടെ പങ്കാളിയുമായി കിടക്കുന്നതിനോ മാത്രം നിങ്ങളുടെ കിടക്ക ഉപയോഗിക്കുക.

- സുഖകരമായ ഉറക്കത്തിന് നിങ്ങളുടെ കിടപ്പുമുറിയിൽ ടെലിവിഷൻ ഉണ്ടെങ്കിൽ ഇന്ന് തന്നെ ഒഴിവാക്കുക. ടെലിവിഷൻ കണ്ടുകൊണ്ടു സ്മാർട്ഫോൺ ഉപയോഗിച്ചുകൊണ്ടോ ഉറങ്ങരുത്. ഇത്തരം ഇലക്ട്രോണിക് ഉപകരണങ്ങളിൽ നിന്നും വരുന്ന കൃത്രിമവും തിളക്കമുള്ളതുമായ പ്രകാശം തലച്ചോറിന്റെ പ്രവർത്തനത്തെ തടസ്സപ്പെടുത്തുകയും മെലറ്റോണിൻ പോലുള്ള സ്ലീപ്പ് ഹോർമോണുകളെ അവതാളത്തിലാക്കുകയും ചെയ്യുമെന്ന് പഠനങ്ങൾ കാണിക്കുന്നു. ഉറങ്ങുന്നതിന് രണ്ടു മണിക്കൂർ മുൻപെങ്കിലും സ്മാർട്ഫോണുകൾ, ടെലിവിഷൻ എന്നിവ ഒഴിവാക്കണം.നിങ്ങളുടെ കിടപ്പുമുറി ശാന്തവും സമാധാനപരവുമായ ഒരു സ്ഥലമായിരിക്കണം. ഉറങ്ങാൻ

കിടക്കുന്നതിന് തൊട്ടുമുൻപെങ്കിലും സാമൂഹ്യ മാധ്യമങ്ങളിൽ നിന്ന് ഒഴിഞ്ഞു നിൽക്കുക.

❖ നിങ്ങളുടെ മനസ്സ് ശാന്തമായിരിക്കണം. നിങ്ങളുടെ മനസ്സിൽ ഉണ്ടാകുന്ന സ്ട്രെസ്, വിഷാദം, ഉത്കണ്ഠ, നാളെയെക്കുറിച്ചുള്ള ആകുലതകൾ, നാളെ തീർക്കേണ്ട ജോലികളെക്കുറിച്ചുള്ള ആധികൾ, ഇവയെല്ലാം ഉറക്കത്തെ എങ്ങനെ തടസ്സപ്പെടുത്തുമെന്ന് നമുക്കെല്ലാവർക്കും അറിയാമല്ലോ. ഇതെല്ലാം ശാന്തമായ നല്ല ഉറക്കത്തിന് തടസ്സമാകുന്ന കാര്യങ്ങളാണ്. നിങ്ങളുടെ കിടക്കയ്ക്കരികിൽ ഒരു നോട്ട്ബുക്ക് സൂക്ഷിക്കുക, നിങ്ങൾ ഉറങ്ങുന്നതിനുമുമ്പ് നാളെ ചെയ്യേണ്ട കാര്യങ്ങൾ എല്ലാം ഒരു രൂപരേഖയായി എഴുതി വെക്കുക. അങ്ങനെ ചെയ്യുമ്പോൾ നമ്മുടെ മനസ്സ് കുറേകൂടി ശാന്തമാകുന്നു.

❖ കിടക്കുന്നതിന് മുൻപ് ചെറിയ സ്ട്രെച്ചിങ് വ്യായാമങ്ങൾ ചെയ്യാവുന്നതാണ്. ശ്വസന വ്യായാമങ്ങളും ഗുണം ചെയ്യും. ഇത് നിങ്ങളുടെ മനസ്സിനെയും ശരീരത്തെയും ശാന്തമാക്കുവാൻ സഹായിക്കും. ദിവസവുമുള്ള ചെറിയ ചെറിയ വ്യായാമങ്ങൾ ഉറക്കത്തെ ഗണ്യമായി മെച്ചപ്പെടുത്താൻ കഴിയുമെന്ന് ഗവേഷണങ്ങൾ കാണിക്കുന്നു.

❖ ആദ്യ അധ്യായങ്ങളിൽ പറഞ്ഞ പോലെ നല്ല ഭക്ഷണരീതികൾ ശീലിക്കുക. സമയാസമയങ്ങളിൽ നല്ല ഭക്ഷണം കഴിക്കുക. പോഷകാംശങ്ങൾ നിറഞ്ഞ ഭക്ഷണം സമയത്തിന് കഴിക്കുന്നതും നിങ്ങളുടെ ഉറക്കം മികച്ചതാക്കാൻ സഹായിക്കും. രാത്രി വളരെ വൈകി ഭക്ഷണം കഴിക്കുന്നത് ഒഴിവാക്കുക. രാത്രിയിൽ ധാരാളം മധുരമോ, കഫീൻ, കൂടുതൽ അന്നജമടങ്ങിയ കാർബോഹൈഡ്രേറ്റുകൾ എന്നിവയും, ആൽക്കഹോൾ മുതലായവയും ഒഴിവാക്കുക. ഉറങ്ങുന്നതിന് മൂന്ന് മണിക്കൂർ മുൻപെങ്കിലും നിർബന്ധമായും ഭക്ഷണം

കഴിച്ചിരിക്കണം. രാത്രി വളരെ അധികമായി കഴിച്ച് കിടക്കാതിരിക്കുക. ഇത് ദഹനത്തെ ബാധിക്കുകയും ഉറക്കത്തെ തടസ്സപ്പെടുത്തുകയും ചെയ്യും.

❖ നിങ്ങളുടെ കിടപ്പ്മുറിയുടെ താപനില നല്ല രീതിയിൽ ക്രമീകരിക്കുക. കൂടുതൽ ചൂടും കൂടുതൽ തണുപ്പും ഉറക്കത്തെ ബാധിക്കും. എയർ കണ്ടിഷണർ ഉപയോഗിക്കുന്നുണ്ടെങ്കിൽ 25ºC - 27ºC ൽ താപനില ക്രമീകരിക്കുക. അത് നിങ്ങൾക്ക് കൂടുതൽ സുഖകരമായ ഉറക്കം നൽകും. മുറിയിലെ വെളിച്ചവും അതുപോലെ ക്രമീകരിക്കണം. ചെറിയ റീലാക്സിങ് പാട്ടുകൾ വയ്ക്കാവുന്നതാണ്.

❖ ഉറങ്ങുന്നതിന് അരമണിക്കൂർ മുൻപ് ഇളം ചൂട് വെള്ളത്തിൽ കുളിക്കുന്നതും നല്ലതാണ്. വെള്ളത്തിൽ അല്പം സുഗന്ധതൈലങ്ങൾ ഒഴിക്കുന്നതും സുഖകരമായ ഉറക്കം ലഭിക്കുന്നതിന് സഹായിക്കും. ലാവെൻഡർ തൈലം ഇതിനായി ഉപയോഗിക്കാവുന്നതാണ്. കിടപ്പുമുറിയിലെ സുഗന്ധത്തിനായും സുഗന്ധതൈലങ്ങൾ ഉപയോഗിക്കാവുന്നതാണ്.

ഈ പറഞ്ഞ കാര്യങ്ങൾ പരീക്ഷിക്കുകയും ഭക്ഷണശീലങ്ങളിൽ നല്ല മാറ്റങ്ങൾ വരുത്തിയിട്ടും നിങ്ങളുടെ ഉറക്കം ഒരു വിധത്തിലും ശരിയാകുന്നില്ലെങ്കിൽ, നിങ്ങൾ നിർബന്ധമായും ഒരു മെഡിക്കൽ ഡോക്ടറെ കണ്ട് ആവശ്യമായ പരിശോധനകൾ നടത്തേണ്ടതാണ്. തൈറോയ്ഡ് പ്രശ്നങ്ങൾ, ആർത്തവവിരാമം, ഫൈബ്രോമയാൾജിയ (പേശികളിൽ വ്യക്തതയില്ലാത്ത വേദനകൾ), വിട്ടുമാറാത്ത ക്ഷീണം, മാനസിക സമ്മർദ്ദം, വിഷാദരോഗങ്ങൾ, ഭക്ഷണത്തിനോടുള്ള അലർജികൾ എന്നിവ നിങ്ങളുടെ ഉറക്കത്തെ തടസ്സപ്പെടുത്തുന്നുണ്ടോ എന്ന് പരിശോധിക്കണം. നിങ്ങളുടെ ഉറക്കത്തിന്റെ ഗുണനിലവാരം പരിശോധിക്കുന്ന വിവിധ പരിശോധനകൾ നിലവിലുണ്ട്. അതുപോലെ സ്ലീപ് അപ്നിയ എന്ന

അസുഖവും നിങ്ങളുടെ ഉറക്കത്തെ ബാധിച്ചേക്കാം.ചില ആളുകളിൽ അമിതവണ്ണം മൂലം സ്ലീപ് അപ്നേയ ഉണ്ടാകുമെങ്കിലും ചിലർക്ക്, തലച്ചോറിനെ സംബന്ധിക്കുന്ന പ്രശ്നം മൂലമോ, മൂക്കിലെ ദശ വളരുന്നതുകൊണ്ടോ ശ്വാസ തടസ്സം മൂലമോ ഉറക്കം ലഭിക്കാതിരിക്കാം. ഇതിനെല്ലാം വിദഗ്ധ പരിശോധനകൾ ഒരു ഡോക്ടറുടെ മേൽനോട്ടത്തിൽ നടത്തേണ്ടതാണ്. പക്ഷെ ഇത്തരം പ്രശ്നങ്ങളെല്ലാം വളരെ കുറഞ്ഞ ശതമാനം ആളുകളിൽ മാത്രം കാണുന്ന കാര്യങ്ങളാണ്.

J Clin Endocrinol Metab. 2010 Jun;95(6):2963-8. doi: 10.1210/jc.2009-2430. Epub 2010 Apr 6. (https://www.ncbi.nlm.nih.gov/pubmed/20371664)

Curr Cardiol Rev. 2010 Feb; 6(1): 54–61.

doi: 10.2174/157340310790231635

Sleep Duration as a Risk Factor for Cardiovascular Disease- a Review of the Recent Literature (https://www.ncbi.nlm.nih.gov/pmc/articles/PMC2845795/)

Neuropsychobiology. 2011;64(3):141-51. doi: 10.1159/000328947. Epub 2011 Jul 29.

Sleep deprivation in mood disorders. (https://www.ncbi.nlm.nih.gov/pubmed/21811084)

Open Respir Med J. 2011; 5: 31–43.

Published online 2011 Jun 23. doi: 10.2174/1874306401105010031

Metabolic, Endocrine, and Immune Consequences of Sleep Deprivation (https://www.ncbi.nlm.nih.gov/pmc/articles/PMC3132857/)

Published online 2014 Jun 24. Prepublished online 2014 Mar 25. doi: 10.3389/fnagi.2014.00134

Human longevity is associated with regular sleep patterns, maintenance of slow wave sleep, and favorable lipid profile

(https://www.ncbi.nlm.nih.gov/pmc/articles/PMC4067693/)

Association of Short Sleep Duration With Weight Gain and Obesity at 1-year Follow-Up: A Large-Scale Prospective Study

Mayumi Watanabe 1, Hiroshi Kikuchi, Katsutoshi Tanaka, Masaya Takahashi

https://pubmed.ncbi.nlm.nih.gov/20175399/

The Association Between Short Sleep Duration and Obesity in Young Adults: A 13-year Prospective Study

Gregor Hasler 1, Daniel J Buysse, Richard Klaghofer, Alex Gamma, Vladeta Ajdacic, Dominique Eich, Wulf Rössler, Jules Angst

https://pubmed.ncbi.nlm.nih.gov/15283000/

Fam Community Health. Author manuscript; available in PMC 2015 Oct 15.

Published in final edited form as:

Fam Community Health. 2014 Oct-Dec; 37(4): 279–287.

doi: 10.1097/FCH.0000000000000038

The Association of TV Watching to Sleep Problems in a Church-going Population

Salim Serrano, DrPH, Jerry W. Lee, PhD, Salem Dehom, MPH, and Serena Tonstad, MD, MPH, PhD (https://www.ncbi.nlm.nih.gov/pmc/articles/PMC4607020/)

അമിതവണ്ണം കുറയ്ക്കാൻ ശ്രമിക്കുമ്പോഴും വിദഗ്ധ ഉപദേശം തേടാൻ ഒരിക്കലും മടിക്കരുത്. ഭക്ഷണക്രമവും, ഭക്ഷണസമയങ്ങളും എല്ലാംതന്നെ വളരെ ശ്രദ്ധയോടെ മാറ്റം വരുത്തേണ്ട കാര്യങ്ങളാണ്. അതുകൊണ്ട് തന്നെ ഇന്റർനെറ്റിലും ഓൺലൈനിലും വരുന്ന മുൻകൂട്ടി തയ്യാറാക്കിയ ഡയറ്റ് പ്ലാനുകൾ കുട്ടികളിൽ പരീക്ഷിക്കരുത്. എന്റെ പ്രോഗ്രാമിൽ ഏഴു വയസുള്ള കുട്ടികൾ വരെ പ്രോഗ്രാം ചെയ്യുന്നു. ഭിന്നശേഷിക്കാരായ കുട്ടികൾക്കും ഞങ്ങളുടെ പ്രോഗ്രാം വളരെ എളുപ്പത്തിൽ ചെയ്യാവുന്നതാണ്. ഞങ്ങൾ ലക്ഷ്യമിടുന്നത്, നല്ല ആരോഗ്യകരമായ ഒരു തലമുറയെയാണ്.

12

കുട്ടികളിലെ അമിതവണ്ണം

കുട്ടികളിലെ അമിതവണ്ണത്തെക്കുറിച്ച് വരുന്ന പഠനങ്ങൾ നമ്മുടെ ആരോഗ്യമേഖലക്കുതന്നെ വളരെ ആശങ്കയേകുന്ന ഒന്നാണ്. ഇന്ത്യയിലെ 1.4 കോടി (14 മില്യൺ) കുട്ടികളും അമിതവണ്ണത്തിന്റെ പിടിയിലാണ്.

കേരളത്തിൽ, ദേശീയ ഗ്രാമീണ ആരോഗ്യ ദൗത്യത്തിന്റെ സഹകരണത്തോടെ ആരോഗ്യവകുപ്പ് നടത്തിയ പഠനത്തിൽ 18 വയസ്സിന് താഴെയുള്ള 256000 കുട്ടികൾ വിവിധതരത്തിലുള്ള ആരോഗ്യപ്രശ്നങ്ങൾ നേരിടുന്നതായി കണ്ടെത്തിയിരിക്കുന്നു. ഹൃദ്രോഗം, പ്രമേഹം, അമിതഭാരം, ഭാരക്കുറവ്, പഠനവൈകല്യങ്ങൾ ഉൾപ്പെടെ മുതിർന്നവർ നേരിടുന്ന 52 തരത്തിലുള്ള അസുഖങ്ങൾ ഇതിൽപ്പെടുന്നു. കേരളത്തിലെ അഞ്ചുവയസിൽ താഴെയുള്ള കുട്ടികളുടെ ആരോഗ്യവും വളരെ മോശമാണെന്ന് ശിശുരോഗ - പോഷകാഹാര വിദഗ്ധർ ചൂണ്ടികാണിക്കുന്നു. ഒൻപതും പത്തും വയസ്സാകുമ്പോഴേക്കും കുട്ടികൾ പ്രമേഹരോഗികളാകുന്നു. പണ്ട് ടൈപ്പ്-1 പ്രമേഹം ആയിരുന്നെങ്കിൽ ഇപ്പോൾ മുതിർന്നവരിൽ ബാധിക്കുന്ന ടൈപ്പ്-2 പ്രമേഹം സാധാരണയാണ്. എട്ട് വയസ്സിൽ തന്നെ അമിത രക്തസമ്മർദ്ദം അനുഭവപ്പെടുന്ന കുട്ടികളുമുണ്ട്. വിറ്റാമിൻ D യുടെ കുറവ് മൂലം റിക്കറ്റ്സ് എന്ന അസുഖവും വ്യാപകമാണ്. സംസ്ഥാനത്തെ സ്കൂൾ ഹെൽത്ത് പ്രോഗ്രാമിന്റെ ഭാഗമായി ആരോഗ്യവകുപ്പ് സംസ്ഥാനത്തെ 1500 സ്കൂളുകളിൽ നടത്തിയ സർവേയിൽ സ്കൂൾ വിദ്യാർത്ഥികളിൽ രണ്ടിലൊന്ന് പേര് ജീവിതശൈലീ രോഗങ്ങളുടെ പിടിയിലാണെന്നാണ്. പ്രധാനമായി

അമിതവണ്ണവും ഭാരക്കൂടുതലും രണ്ടാമതായി പോഷകാഹാരക്കുറവും ഭാരക്കുറവും. ഇതിന്റെ പ്രധാന കാരണങ്ങളായി പറയുന്നത് പ്രഭാതഭക്ഷണം ഒഴിവാക്കുന്നത്, ഇടവേളകളിൽ മോശം ഭക്ഷണങ്ങൾ കഴിക്കുന്നത്, ശരിയായ ജീവിതശൈലീ മനസ്സിലാക്കുവാൻ സാധിക്കാത്തത് എന്നിവയാണ്. പ്രഭാതഭക്ഷണം ഒഴിവാക്കുമ്പോൾ തന്നെ ഇടവേളയിൽ മോശം ഭക്ഷണങ്ങളും ജങ്ക് ഫുഡുകളും കഴിക്കുവാൻ കുട്ടികൾ കൂടുതൽ താല്പര്യം കാണിക്കും. ഇതെല്ലാം കൊണ്ടുതന്നെ നല്ലൊരു ഭക്ഷണക്രമം നിർബന്ധമായും കുട്ടികളിൽ പരിശീലിപ്പിക്കേണ്ടതാണ്.

കുട്ടികളിലെ അമിതവണ്ണം ഫലപ്രദമായി നേരിടേണ്ടത്, സമൂഹത്തിന്റെ പ്രധാന ആവശ്യമാണ്. ജീവിതശൈലീ രോഗങ്ങൾ പിടികൂടുന്ന പ്രായം വളരെ കുറഞ്ഞു വരുന്നത് നമുക്ക് കാണാവുന്നതാണ്. കുട്ടികളിലെ ടൈപ്പ് 2 ഡയബെറ്റീസും, ഫാറ്റി ലിവറും പെൺകുട്ടികളിലെ ആർത്തവ സംബന്ധമായ പ്രശ്നങ്ങളും, വിഷാദരോഗങ്ങളുമെല്ലാം ഇപ്പോൾ കൂടി വരുന്നു. ഇതെല്ലാം മോശം ഭക്ഷണരീതികളുമായി ബന്ധപ്പെട്ടുകിടക്കുന്നു.

വ്യായാമത്തിന്റെ കുറവ് മാത്രമാണോ ഇതിന്റെ കാരണങ്ങൾ? മോശമായ ഭക്ഷണങ്ങളും സമയ ക്രമമില്ലാത്ത ഭക്ഷണ രീതികളും ഇതിന്റെ പ്രധാന ഘടകങ്ങളാണ്. ഞാൻ മുൻപ് സൂചിപ്പിച്ചതുപോലെ വ്യായാമം ചെയ്യുവാനുള്ള താല്പര്യം കുറയുന്നതും, അമിതമായി മോശം ഭക്ഷണം (കുട്ടികളുടെ കാഴ്ചപ്പാടിൽ അതൊന്നും മോശം ഭക്ഷണങ്ങൾ അല്ല) കഴിക്കണം എന്ന് തോന്നുന്നതും അമിതവണ്ണം കൂടുന്നതിന്റെ ലക്ഷണങ്ങളാണ്, കാരണങ്ങളല്ല.

അതുകൊണ്ടുതന്നെ സ്കൂൾ അധികൃതരും മാതാപിതാക്കളും കുട്ടികളുടെ ഭക്ഷണശീലങ്ങളിൽ അടിയന്തിര ശ്രദ്ധ പതിപ്പിക്കേണ്ടതാണ്. ഭക്ഷണത്തിന്റെ സമയങ്ങൾ കൃത്യമായി പാലിക്കാൻ എല്ലാവരും തയ്യാറാകണം. ഭക്ഷണം സമയത്തു കഴിക്കുന്നതിന്റെ പ്രാധാന്യം, ഏത്

ഭക്ഷണം തിരഞ്ഞെടുക്കണം എന്നിവയെ കുറിച്ചുള്ള ബോധവത്കരണമാണ് വ്യായാമത്തെക്കാൾ പ്രധാനമായി കുട്ടികൾക്കാവശ്യം. ഏതാണ് നല്ല ഭക്ഷണം, ഭക്ഷണത്തെ പേടിക്കേണ്ടതുണ്ടോ, സമയക്രമങ്ങൾ എങ്ങനെ പാലിക്കാം, എന്നിങ്ങനെയുള്ള കാര്യങ്ങളിൽ കുട്ടികൾക്കും, അതിനേക്കാളുപരി മാതാപിതാക്കൾക്കും സ്കൂൾ അധികൃതർക്കും ബോധവത്കരണം ആവശ്യമാണ്.

പല ഗവേഷണങ്ങളിൽ* നിന്നും മനസ്സിലാകുന്നത്, തന്റെ കുട്ടി അമിതവണ്ണമുള്ള കുട്ടിയാണെന്ന് ഭൂരിഭാഗം മാതാപിതാക്കൾക്കും അറിയില്ല എന്നതാണ്. അവർ വിചാരിക്കുന്നതും, സമൂഹം പറയുന്നതും, ആ കുട്ടി "ക്യൂട്ട്" ആണെന്നാണ്. ഇനി അറിഞ്ഞാൽ തന്നെ, പലരും എന്നോട് പറഞ്ഞിട്ടുണ്ട്. എന്റെ കുട്ടി വണ്ണം അല്പം കൂടുതലാണ്, അവന്റെ പഠിപ്പ് കഴിഞ്ഞിട്ട് വണ്ണം കുറയ്ക്കാൻ വിടാം. അതായത്, അവസാനമാണ് നമ്മൾ ആരോഗ്യത്തിന് കൊടുക്കുന്ന സ്ഥാനം.

*Overweight but unseen: a review of the underestimation of weight status and a visual normalization theory, Published online 2017 Jul 21. doi: 10.1111/obr.12570

https://www.ncbi.nlm.nih.gov/pmc/articles/PMC5601193/

ഭക്ഷണകാര്യങ്ങൾ പറയുകയാണെങ്കിൽ, പരസ്യങ്ങളിൽ കാണുന്ന എല്ലാ ഭക്ഷണങ്ങളും കുട്ടികൾക്ക്, വാങ്ങി കൊടുക്കുന്നു. ആരോഗ്യകരമായ ഭക്ഷണങ്ങൾ ആണ് എന്ന് പരസ്യങ്ങൾ അവകാശപ്പെടുന്ന ഭൂരിഭാഗം ഭക്ഷണങ്ങളും, ഭക്ഷണങ്ങളേയല്ല. അതാണ് കുട്ടികൾക്കാവശ്യം എന്ന രീതിയിലാണ് പരസ്യങ്ങൾ. ഇത്തരം തെറ്റിദ്ധാരണകൾ മാറ്റുവാൻ മാതാപിതാക്കൾക്ക് സാധിക്കണം. ഇത്തരം ഭക്ഷണങ്ങൾ എല്ലാം തന്നെ അമിതമായി പഞ്ചസാര അടങ്ങിയതോ, മോശമായ റിഫൈൻഡ് കാർബോഹൈഡ്രേറ്റുകൾ അടങ്ങിയതോ, ധാരാളം രാസവസ്തുക്കൾ അടങ്ങിയതോ ആയിരിക്കും. ഇതിൽ നിന്ന് കുട്ടികൾക്ക് വളരാൻ ആവശ്യമായ യഥാർത്ഥ

പോഷകാംശങ്ങൾ ലഭിക്കുന്നില്ല, മാത്രമല്ല, ശരീരത്തിന് ദോഷകരമായി ബാധിക്കുകയും ചെയ്യുന്നു. ആദ്യത്തെ അദ്ധ്യായങ്ങളിൽ സൂചിപ്പിച്ചിരുന്നപ്പോലെ പോലെ ശരീരത്തിനും, തലച്ചോറിനും സംതൃപ്തി ലഭിക്കുന്നില്ല. അത് അമിതവണ്ണത്തിനും രോഗങ്ങൾക്കും കാരണമാകുന്നു. ചില ജ്യൂസുകളിൽ അടങ്ങിയിരിക്കുന്നത്, 96 ഗ്രാം വരെ പഞ്ചസാരയാണ്.

കുട്ടികൾക്ക് ആരോഗ്യകരമായ യഥാർത്ഥ ഭക്ഷണം കൊടുത്തു ശീലിപ്പിക്കുക. പാക്കറ്റ് ഫുഡുകൾ, ബിസ്കറ്റുകൾ, ജ്യൂസുകൾ, എനർജി ഡ്രിങ്കുകൾ എന്നിവ തീർത്തും ഒഴിവാക്കുക. ആരോഗ്യകരമാണെന്നും പോഷകാംശങ്ങൾ വളരെ അടങ്ങിയതാണെന്നും നമ്മൾ വിചാരിക്കുന്ന പലതും കുട്ടികൾക്ക് വളരെ ദോഷകരമായതാണെന്ന് മനസ്സിലാക്കുക. കുട്ടികളെ സമയത്തിന് ഭക്ഷണം കഴിക്കാൻ പഠിപ്പിക്കുക. കുട്ടി, വിശപ്പ് മാറി എന്ന് പറഞ്ഞാൽ നിർത്താൻ സമ്മതിക്കുക.

ടെലിവിഷന് മുൻപിൽ ഇരുന്ന് ഭക്ഷണം കഴിക്കുന്നത് ഒഴിവാക്കണം. ഇത്തരം കാര്യങ്ങൾ ശരിയാക്കിയതിന് ശേഷം മാത്രം വ്യായാമങ്ങൾ പ്രോൽസാഹിപ്പിക്കാം. ഭക്ഷണം ശരിയായാൽ മാത്രമേ കുട്ടിക്ക് വ്യായാമം അല്ലെങ്കിൽ കളികളിൽ പങ്കെടുക്കുവാനുള്ള ഉന്മേഷം ലഭിക്കുകയുള്ളു. അല്ലാതെ തടി കൂടിയ കുട്ടിയോട്, ഭക്ഷണം കുറച്ചിട്ട് കൂടുതൽ ഓടാൻ പറഞ്ഞാൽ ആ കുട്ടിക്ക് അത് സാധിക്കുകയില്ല. അത് ആ കുട്ടി മടിയനായതുകൊണ്ടല്ല.

മാതാപിതാക്കളും, കൂട്ടുകാരുമാണ് ഒരു കുട്ടിയുടെ ഭക്ഷണരീതികളെ സ്വാധീനിക്കുന്നത്. വീട്ടിലെല്ലാവരും സമയത്തിന് കഴിക്കുക. സാധിക്കാവുന്ന സമയത്തെല്ലാം കുടുംബമൊന്നിച്ച് ഭക്ഷണം കഴിക്കുക. കുട്ടികളുടെ കൂടെ ഇരുന്ന് സമയമെടുത്തു, സന്തോഷത്തോടെ കഴിക്കുക.

ഇതൊന്നും ശരിയാക്കാതെ, അമിതവണ്ണമുള്ള കുട്ടിയെ കുറ്റപ്പെടുത്തിയിട്ട് കാര്യമില്ല. അവരെ

കുറ്റപ്പെടുത്താതിരിക്കുക. വീട്ടിൽ അമിതവണ്ണമുള്ള കുട്ടിയും, വണ്ണം കുറഞ്ഞ കുട്ടിയും ഉണ്ടെങ്കിൽ, രണ്ടുപേരോടും ഒരുപോലെ, ഭക്ഷണ കാര്യത്തിൽ പെരുമാറുക. രണ്ടുപേരുടെയും സമയക്രമങ്ങൾ ഒരുപോലെ ക്രമീകരിക്കുക. കുടുംബം മുഴുവൻ നല്ല ഭക്ഷണശീലങ്ങളിലേക്ക് മാറുക.

ഓർമിക്കുക അമിതവണ്ണം, നിങ്ങളുടെ കുട്ടിക്ക് വന്നു ചേർന്ന ഒരു അസുഖമാണ്. ചിലപ്പോൾ നിങ്ങളായിട്ട് വരുത്തിയ അസുഖവുമായിരിക്കാം. വളരെ ശ്രദ്ധയോടെ കൈകാര്യം ചെയ്യേണ്ട ഒന്നാണ്, കുട്ടികളിലെ അമിതവണ്ണം എന്ന അസുഖം. അല്ലാതെ ഭക്ഷണം കഴിക്കാതെ, ഓടാൻ പോടാ എന്ന് പറഞ്ഞിട്ട് യാതൊരു കാര്യവുമില്ല. നിങ്ങളുടെ കുട്ടി ഒരു ഭക്ഷണപ്രിയനോ, മടിയനോ ആയിട്ടല്ല അമിതവണ്ണം പിടിപെട്ടതെന്ന് മാതാപിതാക്കളെങ്കിലും മനസ്സിലാക്കണം. വളരെയധികം പിന്തുണയും പ്രോത്സാഹനവും ഇത്തരം കുട്ടികൾക്കാവശ്യമാണ്.

അമിതവണ്ണമുള്ള കുട്ടികളെ കളിയാക്കുകയോ കുറ്റപ്പെടുത്തുകയോ ചെയ്യാതിരിക്കുക. സ്കൂളുകളിലും വീടുകളിലും അവരെ പിന്തുണയ്ക്കുന്ന തരത്തിലുള്ള കാര്യങ്ങൾ ചെയ്യുക. അവർക്കുവേണ്ടി കുടുംബത്തിലെല്ലാവരും നല്ല ഭക്ഷണശീലങ്ങൾ പിന്തുടരുക. മാതാപിതാക്കൾ എന്ത് അവർക്ക് ലഭ്യമാക്കുന്നുവോ അതാണ് അവർ കഴിക്കുന്നത്. അതുകൊണ്ടുതന്നെ ആദ്യം മുതലേ നല്ല ഭക്ഷണം വാങ്ങുകയും കൊടുക്കുകയും ചെയ്യുന്നത് നല്ല ഭക്ഷണശീലം വളർത്തിയെടുക്കുവാൻ സഹായിക്കും. സ്കൂളുകളിലെ ഭക്ഷണശാലകളിലും നല്ല ഭക്ഷണം മാത്രം വിതരണം ചെയ്യുവാൻ സ്കൂൾ അധികൃതരും ശ്രദ്ധിക്കണം.

ഞങ്ങളുടെ സെന്ററിൽ ധാരാളം കുട്ടികൾ പ്രോഗ്രാം ചെയ്യുന്നുണ്ട്. അതിൽ മാതാപിതാക്കളുടെയും സഹോദരങ്ങളുടെയും ഭാഗത്തു നിന്നും പ്രോത്സാഹനം ലഭിക്കുന്നവർക്ക് മികച്ച ഫലങ്ങൾ ഉണ്ടാകുന്നത് കാണാറുണ്ട്.

അമിതവണ്ണമുള്ള കുട്ടികളെ തുടക്കത്തിലേ തന്നെ ചികിത്സിക്കുവാൻ തയ്യാറാകുക. അല്ലാതെ, പത്താം ക്ലാസ്സ് കഴിയട്ടെ, കല്യാണമാകട്ടെ, എന്ന് പറഞ്ഞു മാറ്റി വെക്കരുത്. കാരണം അസുഖങ്ങൾ പിടിപെട്ടാൽ പിന്നീട് അമിതവണ്ണം ചികിത്സിക്കുവാനും കുറയുവാനും ബുദ്ധിമുട്ടാണ്.

ഒരു ദിവസം കൊണ്ട് എല്ലാം മാറ്റിയെടുക്കാം എന്നും ഒരിക്കലും വിചാരിക്കരുത്. പെട്ടെന്ന് ഒരു ദിവസം കുട്ടിയെ വിളിച്ച്, ഇന്ന് മുതൽ മധുരം തരില്ല, ഇന്ന് മുതൽ ജ്യൂസ് കുടിക്കരുത്, മോശം ഭക്ഷണം കഴിക്കരുത് എന്ന് പറഞ്ഞാൽ ഒരു കാര്യവുമില്ല. ആദ്യം സമയത്തിനു വീട്ടിൽ വയ്ക്കുന്ന ഭക്ഷണം കൊടുത്തു തുടങ്ങുക. അത് അവർക്ക് ആവശ്യമുള്ളത്ര കൊടുക്കുക. നല്ല നാടൻ സാധാരണ ആഹാരങ്ങൾ സാവധാനം ഉൾപ്പെടുത്തി തുടങ്ങുക. ആവശ്യത്തിന് പോഷകാംശങ്ങൾ ശരീരത്തിൽ വരുന്നതിനനുസരിച്ച് മോശം ആഹാരങ്ങൾ കഴിക്കണം, കൂടുതൽ മധുരങ്ങൾ കഴിക്കണം, ജ്യൂസുകൾ കുടിക്കണം എന്ന ആഗ്രഹങ്ങളും തോന്നലുകളും മെല്ലെ മെല്ലെ കുറയുന്നത് കാണാം. നിങ്ങൾ ഓർക്കേണ്ട കാര്യം ഡയറ്റ് എന്ന് പറയുന്നത്, മോശം ഭക്ഷണം ഒഴിവാക്കൽ മാത്രമല്ല. അതിനുമുൻപായി നല്ല ഭക്ഷണം ശരീരത്തിലേക്ക് കൊടുക്കുക എന്നത് കൂടിയാണ്. മോശം ഭക്ഷണങ്ങൾ നിർബന്ധപൂർവം കഠിനപ്രയത്നം ചെയ്ത് ഒഴിവാക്കിയാലും, ആദ്യം അമിതവണ്ണം കുറയുന്നത് കാണാം. പക്ഷെ നല്ല പോഷകാംശങ്ങൾ അടങ്ങിയ ആഹാരങ്ങൾ ശരീരത്തിൽ വന്നില്ലെങ്കിൽ, ആ കുട്ടിക്ക് ഭക്ഷണത്തോടുള്ള ആസക്തി കൂടുകയും, വീണ്ടും മോശം ഭക്ഷണം കഴിക്കുവാൻ ശ്രമിക്കുകയും ചെയ്യും.

കുട്ടികളിലെ അമിതവണ്ണം നിയന്ത്രിക്കുന്നതിൽ സ്കൂൾ അധികൃതരും വളരെയധികം ശ്രദ്ധിക്കേണ്ടതുണ്ട്. എന്റെ അടുത്ത് അമിതവണ്ണം കുറയ്ക്കാൻ വന്ന ചില കുട്ടികൾ പറഞ്ഞത് സ്കൂളിലെ സമയക്രമങ്ങൾ കാരണമാണ്,

ശരിയായി ഭക്ഷണം കഴിക്കാൻ സാധിക്കാത്തത് എന്നാണ്. ചില സ്കൂളുകൾ രാവിലെ 7.30 ക്ക് ആരംഭിച്ചിട്ട് ഉച്ചക്ക് 1.30 ന് അവസാനിക്കുന്നു. പലപ്പോഴും കുട്ടികൾ പ്രാതൽ കഴിക്കുന്നില്ല. കഴിക്കുന്നുണ്ടെങ്കിൽ തന്നെ നല്ല ഭക്ഷണം കഴിക്കുന്നില്ല. ഒരു കുട്ടിയുടെ അമ്മ പറഞ്ഞത്, രാവിലെ ഞാൻ കുട്ടിക്ക് കൊടുക്കുന്നത് നൂഡിൽസും സോസ്സെജുകളും ആണെന്നാണ്. കാരണം പ്രാതൽ ഉണ്ടാക്കുവാനുള്ള സമയം കിട്ടുന്നില്ല. ഉച്ചഭക്ഷണവും അവർ കൊണ്ടുപോകാറില്ല. ഉച്ചക്ക് 1.30 ന് സ്കൂൾ വിടുന്നതുകൊണ്ട്, വീട്ടിലെത്തിയാൽ കഴിക്കാം എന്ന് വിചാരിക്കുന്നവരാണ് ഭൂരിഭാഗം കുട്ടികളും. അമ്മമാരും ഇതുതന്നെ സമ്മതിക്കുന്നു. എന്നാൽ വീട്ടിലെത്തിയാൽ - എത്തുമ്പോൾ ചിലപ്പോൾ രണ്ടരയോ മൂന്നു മണിയൊക്കെയാകും. അപ്പോൾ കുട്ടിക്ക് ചോറും കറികളും വേണ്ട. പിന്നെ നൂഡിൽസോ, സോസേജോ കൂടെ ജ്യൂസുകളൊക്കെത്തന്നെ വീണ്ടും ഭക്ഷണം. ഞാൻ ഈ പുസ്തകത്തിന്റെ ഉടനീളം പറഞ്ഞ പ്രധാന കാര്യം ഇവിടെ തെറ്റുന്നു. സമയം! സമയം തെറ്റിയാൽ എല്ലാം തെറ്റും. സമയം തെറ്റിയാൽ ഭക്ഷണത്തിന്റെ അളവുകൾ തെറ്റുന്നു, തിരഞ്ഞെടുക്കുന്ന ഭക്ഷണങ്ങൾ മാറുന്നു. അതുകൊണ്ടുതന്നെ ഭക്ഷണം കഴിക്കാൻ സമയമുണ്ടാകുന്ന രീതിയിൽ സ്കൂൾ സമയങ്ങൾ ക്രമീകരിക്കുവാൻ അധികൃതർ തയ്യാറാകണം. അത് കുട്ടികളുടെ സ്വഭാവത്തിലും, പഠനനിലവാരത്തിലും വളരെ ഗുണപരമായ മാറ്റങ്ങൾ ഉണ്ടാക്കും. വ്യായാമങ്ങൾ പ്രോത്സാഹിപ്പിക്കുന്നതിന് മുൻപ്, ഭക്ഷണം കഴിക്കാനുള്ള സമയം കൊടുക്കുക. കുട്ടികളുടെ വിദ്യാഭ്യാസ നിലവാരം, ഏകാഗ്രത, ഓർമ്മശക്തി ഇതിനെല്ലാം പ്രാധാന്യം കൊടുക്കുന്നുണ്ടെങ്കിൽ, വീണ്ടും ഞാൻ പറയുന്നു, ആദ്യം അവർക്ക് ശരിയായ സമയത്ത്, ശരിയായ നല്ല ഭക്ഷണം കഴിക്കാനുള്ള സാഹചര്യങ്ങൾ ഒരുക്കുക. നല്ല മാറ്റങ്ങൾ നമ്മുടെ കൺമുൻപിൽ കാണുമെന്നത് തീർച്ച.

Child obesity will NOT be solved by PE classes in schools, say researchers

By CHER THORNHILL FOR MAILONLINE UPDATED: 21:01 BST, 7 May 2009

https://www.dailymail.co.uk/health/article-1178232/Child-obesity-NOT-solved-PE-classes-schools-say-researchers.html

കേരള സർക്കാർ നടപ്പിലാക്കിയ ചില കാര്യങ്ങൾ വളരെ സ്വാഗതാർഹമാണ്. വിദ്യാലയങ്ങൾക്ക് സമീപം മോശം ഭക്ഷണങ്ങളുടെ വില്പന നിരോധിച്ചതാണ് അതിലൊന്ന്. പക്ഷെ ഇതിന്റെ കൂടെ നല്ല ഭക്ഷണങ്ങളുടെ വില്പനകൾ പ്രോത്സാഹിപ്പിക്കുന്നത് നല്ലതായിരിക്കും.

ഭക്ഷണശീലങ്ങളിൽ മാറ്റം വരുത്തുമ്പോൾ, യഥാർത്ഥ ഭക്ഷണങ്ങളും പോഷകാംശങ്ങളും ശരീരത്തിൽ വരുന്നതോടെ കുട്ടികളുടെ എല്ലാ കാര്യങ്ങളിലും പോസിറ്റീവായ മാറ്റങ്ങൾ കാണുന്നു.

പഠനനിലവാരം മെച്ചപ്പെടുന്നു.

- ❖ കൂടുതൽ ഉന്മേഷവാന്മാരാകുന്നു.
- ❖ ഓർമശക്തികൂടുന്നു.
- ❖ വിഷാദരോഗങ്ങൾ കുറയുന്നു
- ❖ ഏകാഗ്രത വർദ്ധിക്കുന്നു.
- ❖ ആത്മവിശ്വാസം വർദ്ധിക്കുന്നു
- ❖ ദഹന വ്യവസ്ഥ മെച്ചപ്പെടുന്നു.
- ❖ പേശി-സന്ധി വേദനകൾ കുറയുന്നു.
- ❖ ഹോർമോൺ പ്രവർത്തനങ്ങൾ മെച്ചപ്പെടുന്നു.
- ❖ ആക്ടിവിറ്റി കൂടുന്നു.

നിങ്ങളുടെ കുട്ടികൾ അമിതവണ്ണമുള്ളവരാണെങ്കിൽ താഴെ പറയുന്ന ബുദ്ധിമുട്ടുകൾ അവർക്കുണ്ടോ എന്ന് പരിശോധിക്കാവുന്നതാണ്.

- ഉന്മേഷക്കുറവ്
- ബലക്കുറവ്
- മലബന്ധം - ഉണ്ടെങ്കിൽ എൻഡോക്രൈനോളജിസ്റ്റിനെ കണ്ട് തൈറോയ്ഡ്, അഡ്രീനാൽ ഗ്രന്ഥി, പിറ്റ്യൂട്ടറി ഗ്രന്ഥി എന്നിവ പരിശോധിക്കാം
- തുടർച്ചയായ ദാഹം, കൂടെ കൂടെ മൂത്രമൊഴിക്കാൻ തോന്നുക എന്നിവയുണ്ടെങ്കിൽ പ്രമേഹത്തിന്റെ ലക്ഷണങ്ങൾ ആകാം
- നടക്കുമ്പോഴോ, വ്യായാമങ്ങൾ ചെയ്യുമ്പോഴോ, കിതപ്പ്, ശ്വാസതടസ്സം
- പേശി വേദനകൾ, സന്ധിവേദനകൾ. ശരീരത്തിന്റെ ഭാരം കൂടുന്നതിനനുസരിച്ച് ഇത്തരം വേദനകൾ കൂടാം. ഇവർക്ക് വ്യായാമങ്ങൾ ചെയ്യുവാനും, കളികളിൽ ഏർപ്പെടുവാനും ബുദ്ധിമുട്ടായിരിക്കും.
- ദഹനസംബന്ധമായ ബുദ്ധിമുട്ടുകൾ - പുളിച്ച് തികട്ടൽ, ഗ്യാസ്, ദഹനക്കുറവ്, നെഞ്ച് എരിച്ചിൽ. ശരീരഭാരം കൂടുന്നത് ദഹനവ്യവസ്ഥയിലെ ഇത്തരം താളപ്പിഴകൾക്ക് കാരണമാകുന്നു.
- കൂർക്കംവലി, ഉറങ്ങുമ്പോൾ ശ്വാസതടസ്സം, രാവിലെ എഴുന്നേൽക്കുമ്പോൾ ക്ഷീണം - സ്ലീപ് അപ്നിയ എന്ന അസുഖമാണിത്. വളരെ ശ്രദ്ധിക്കേണ്ട ഒരു കാര്യമാണിത്.
- ആസ്ത്മ, അലർജി എന്നിവയുള്ള കുട്ടികൾക്ക്, സ്റ്റിറോയ്ഡ് പോലുള്ള മരുന്നുകൾ ഉപയോഗിക്കുന്നത് അമിതവണ്ണത്തിന് കാരണമാകാം

❖ ഋതുകാലം, പ്രായം അറിയിക്കൽ, കൗമാരം - അമിതവണ്ണമുള്ള കുട്ടികൾക്ക് പ്രായം അറിയിക്കുന്നത് വളരെ നേരത്തെ ആയിരിക്കും. ഹോർമോൺ വ്യതിയാനങ്ങളാണ് ഇതിനു കാരണം. അമിതവണ്ണം, ഓവറികൾ, വൃഷ്ണങ്ങൾ, അഡ്രിനാൽ ഗ്രന്ഥികൾ എന്നിവയെ കൂടുതൽ ഉത്തേജിപ്പിക്കുന്നു. പെൺകുട്ടികളെ സംബന്ധിച്ചിടത്തോളം അമിതവണ്ണം മൂലം അവരുടെ സ്തനങ്ങൾ സാധാരണയിൽ കവിഞ്ഞ വളർച്ച കാണിക്കുന്നു. എട്ടു വയസ്സാകുമ്പോഴേക്കും മാസമുറ (menstruation) ആരംഭിക്കുന്നു.

❖ ആൺകുട്ടികളെ സംബന്ധിച്ചിടത്തോളം അമിതമായ കൊഴുപ്പ്, ടെസ്റ്റോസ്റ്റിറോൺ ഹോർമോണിനെ, സ്ത്രീകളിലേതു പോലെ ഈസ്ട്രജൻ ആക്കി മാറ്റുന്നു. ഇത് ആൺകുട്ടികളിലെ സ്തന വളർച്ചക്ക് കാരണമാകുന്നു. ഗൈനക്കോമാസ്റ്റിയ എന്ന് ഇതിനെ വിളിക്കുന്നു. അവരുടെ ലിംഗം ചെറുതായിരിക്കും, ഉള്ളിലേക്ക് വലിഞ്ഞുമിരിക്കാം.

❖ അമിതവണ്ണമുള്ള കുട്ടികളിൽ, മേല്പറഞ്ഞതെല്ലാം അവരുടെ സാമൂഹിക ജീവിതത്തിൽ പ്രശ്നങ്ങൾ ഉണ്ടാക്കുന്നു. മറ്റ് കുട്ടികളുടെ കളിയാക്കലുകളും, മാതാപിതാക്കളുടെ കുറ്റപ്പെടുത്തലുകളും വിഷാദ രോഗങ്ങൾക്ക് കാരണമാകുന്നു.

❖ നിയന്ത്രണമില്ലാതെ കുട്ടി ഭക്ഷണം കഴിക്കുന്നുണ്ടോ? ഭാരം കുറയുന്നതിന് വേണ്ടി, ഭക്ഷണം ഒഴിവാക്കുകയോ, പട്ടിണി കിടക്കുകയോ ചെയ്യുന്നുണ്ടോ?

❖ നിങ്ങളുടെ കുട്ടിയുടെ വിശപ്പ് എങ്ങനെയാണ്? ഇടക്കിടെ വിശക്കുമോ, വിശപ്പ് കുറവാണോ?

❖ കുട്ടി ആക്ടിവാണോ ?

- എത്ര സമയം ടെലിവിഷൻ കാണുന്നുണ്ട്? - പഠനങ്ങൾ പറയുന്നത്, ടെലിവിഷൻ കാണുന്ന സമയവും അമിതവണ്ണവും തമ്മിൽ അനിഷേധ്യമായ ബന്ധമാണുള്ളതെന്നാണ്. മാത്രമല്ല, ഇത് ഹൃദ്രോഗങ്ങൾക്കും കാരണമാകുന്നു.

- കുട്ടിയുടെ കഴുത്തിന് ചുറ്റും, ചർമ്മം വെൽവെറ്റ് പോലെ കട്ടി കൂടി, കറുത്ത നിറത്തിൽ കാണുന്നുണ്ടോ? ഉണ്ടെങ്കിൽ അത്, അഴുക്കല്ല. എന്ന് മനസ്സിലാക്കുക. അമിതവണ്ണമുള്ള കുട്ടികളിൽ സാധാരണയായി ഇത് കാണുന്നു. ഇതിനെ അകാൻതൊസിസ് നൈഗ്രികാൻസ് (Acanthosis nigricans) എന്ന് പറയുന്നു. പ്രമേഹം ഉണ്ടാകാനുള്ള സാധ്യതകളിലൊന്നാണിത്. ശരിയായ ഭക്ഷണ ക്രമങ്ങളിലൂടെ, അമിതവണ്ണം കുറയുന്നതിനനുസരിച്ച്, ഇത്തരം ചർമ്മം സാധാരണ നിലയിലാകുന്നു.

- മുകളിൽ പറഞ്ഞതിൽ മൂന്നോ അതിലധികമോ പ്രശ്നങ്ങൾ നിങ്ങളുടെ കുട്ടിക്ക് അനുഭവപ്പെടുന്നുണ്ടെങ്കിൽ അവരുടെ ഭക്ഷണ ശീലങ്ങളിലും ജീവിതശൈലികളും അടിയന്തരശ്രദ്ധ കൊടുക്കേണ്ടതാണ്. ഇത്രയും കാര്യങ്ങൾ മാതാപിതാക്കൾക്ക് വീട്ടിൽ വച്ച് തന്നെ പരിശോധിക്കാവുന്നതാണ്. കൂടുതൽ പരിശോധനകൾ ആവശ്യമാണെങ്കിൽ വിദഗ്ധനായ ഒരു ഡോക്ടറുടെ സേവനം ആവശ്യമാണ്.

13

ഉപസംഹാരം

രോഗം പിടിപെടുന്നതിന് മുൻപ്
ആരോഗ്യത്തെകുറിച്ച് ചിന്തിക്കുക
(പ്രഭാഷകൻ 18: 19)

ബൈബിളിലെ ഒരു വചനമാണിത്. യഥാർത്ഥത്തിൽ ഇതിന്റെ പേരാണ് " ഹെൽത്ത് കെയർ " ആരോഗ്യമുള്ളപ്പോൾ അത് നഷ്ടപ്പെടുത്താതെ നോക്കുക. നിലവിലുള്ള ആരോഗ്യത്തെ പരിപാലിക്കുക.

എന്നാൽ നമ്മുടെ നാട്ടിൽ കൂടുതലും സംഭവിക്കുന്നത്, അസുഖം വന്നാൽ മാത്രം ചികിത്സ നടത്തലാണ്. അതിന്റെ പേര് 'ഡിസീസ് കെയർ" എന്നാണ്. പലപ്പോഴും ചോദിച്ചാൽ പലരും പറയുന്ന കാര്യമാണ്, " ഓ! കുഴപ്പമില്ല ! ബോർഡറിലാ" പ്രമേഹം ആണെങ്കിലും, അമിത രക്തസമ്മർദ്ദം ആണെങ്കിലും, കൊളസ്ട്രോൾ അളവുകൾ ആണെങ്കിലും, തൈറോയ്ഡ് അസുഖങ്ങൾ ആണെങ്കിലും നമ്മൾ പറയും, ബോർഡറിലാ ! ബോർഡർ കടന്നാൽ നമ്മൾ മരുന്ന് കഴിക്കാൻ പോകും. എന്നാലും, എങ്ങനെയാണ് ഞാൻ അസുഖങ്ങളുടെ ബോർഡറിലെത്തിയത്, എന്ത് കൊണ്ടാണ് ബോർഡർ കടന്നത്, എന്നൊന്നും ഭൂരിഭാഗം പേരും ചിന്തിക്കാറില്ല. നമ്മുടെ ജീവിതശൈലിയിൽ ചെറിയ മാറ്റങ്ങൾ വരുത്തിയാൽ, മാറ്റിയെടുക്കാവുന്ന അസുഖങ്ങൾ പലരും ഉയർന്ന അളവിൽ മരുന്നുകൾ കഴിച്ച് 'കൺട്രോൾ' ചെയ്ത് പോയികൊണ്ടിരിക്കുകയാണ്. പലപ്പോഴും പല ചെറിയ അസുഖങ്ങളും ശ്രദ്ധയില്ലായ്മകൊണ്ട് മാത്രം

ശാസ്ത്രക്രിയകളിലേക്കും, ശരീരത്തിൽ വച്ചു പിടിപ്പിക്കുന്ന ഉപകരണങ്ങളിലേയ്ക്കും കൊണ്ടുചെന്നെത്തിക്കുകയും ചെയ്യുന്നു.

> ദൈവത്തെ സ്നേഹിക്കുന്നവർക്ക് അവിടുത്തെ
> പദ്ധതിയനുസരിച്ച് വിളിക്കപ്പെട്ടവർക്ക് അവിടുന്ന്
> സകലവും നന്മക്കായി പരിണമിപ്പിക്കുമെന്ന്
> നമുക്കറിയാമല്ലോ
> (റോമ 8: 28)

ദൈവം ചില സാഹചര്യങ്ങൾ നമുക്ക് വേണ്ടി ഒരുക്കുന്നു. ചില അസുഖങ്ങളുടെ തുടക്കം, ഉദാഹരണത്തിന് രക്തപരിശോധനകളിൽ നമ്മൾ ചില അസുഖങ്ങളുടെ ബോർഡറിൽ എത്തുന്നതിലൂടെ, നമുക്ക് സ്വയം മാറുന്നതിനും ചിന്തിക്കുന്നതിനുമുള്ള അവസരങ്ങളാണ് ദൈവം സൃഷ്ടിക്കുന്നത്. എങ്ങനെ ജീവിത ശൈലികൾ മാറ്റണം, ഭക്ഷണരീതികളിൽ മാറ്റങ്ങൾ വരുത്തണം എന്ന സൂചനകൾ ദൈവം ചില സാഹചര്യങ്ങൾ സൃഷ്ടിച്ചു കൊണ്ട് നമ്മളോട് പറയുന്നു. എന്നാൽ മനുഷ്യന്റെ പ്രകൃതിയനുസരിച് നമ്മൾ ഹൃദയം കഠിനമാക്കുന്നു. എനിക്കൊന്നും സംഭവിക്കില്ല, എന്ന ധാരണ നമ്മൾ കൊണ്ട് നടക്കുന്നു. നമ്മൾ വാശിയിൽ ഉറച്ചു നിൽക്കുന്നു. ഒരു പ്രായമായാൽ ഇതെല്ലാം സാധാരണയാണെന്ന് ന്യായം പറയുന്നു. പിന്നീട് അല്പം കൂടി കഠിനമായ സാഹചര്യങ്ങൾ ദൈവം നമ്മുടെ നന്മയ്ക്കായി ഒരുക്കുന്നു. കൂടുതൽ ബുദ്ധിമുട്ടുകൾ അല്ലെങ്കിൽ ശാരീരിക പ്രശ്നങ്ങൾ നമ്മുടെ ശ്രദ്ധ ആകർഷിക്കും. അസുഖങ്ങൾ കൂടുതലാകുമ്പോൾ നമ്മൾ കൂടുതൽ ശ്രദ്ധിക്കുവാൻ തുടങ്ങുന്നു.

കണക്കുകൾ പറയുന്നത് ഒരു വ്യക്തി 30 വയസ്സിൽ പ്രമേഹരോഗിയായാൽ ഏകദേശം 55 ലക്ഷം രൂപയോളം പ്രമേഹത്തിനും, അതിനോട് അനുബന്ധിച്ച് ഉണ്ടാകുന്ന അസുഖങ്ങൾ ചികിത്സിക്കുന്നതിനും, ചിലവാക്കുന്നു

എന്നാണ്. കാരണം പ്രമേഹം നിയന്ത്രിച്ചില്ലെങ്കിൽ എല്ലാ അവയവങ്ങളേയും ബാധിക്കുന്നു. കണ്ണുകൾ നഷ്ടപ്പെടുന്നു, രക്തക്കുഴലുകൾ, വൃക്കകൾ എന്നിവയെയെല്ലാം തകരാറിലാക്കുന്നു. ദന്തസംബന്ധമായ അസുഖങ്ങൾക്ക് കാരണമാകുന്നു. ഹാർട്ട് അറ്റാക്കിന്റെ ഏറ്റവും പ്രധാനപ്പെട്ട കാരണവും പ്രമേഹമാണെന്ന് പഠനങ്ങൾ തെളിയിക്കുന്നു. എന്നാൽ നമ്മുടെ നാട്ടിൽ പ്രമേഹത്തെ വളരെ നിസ്സാരമായിട്ടാണ് ജനങ്ങൾ കണക്കാക്കുന്നത്. മധുരം കൂടുതൽ കഴിച്ചാൽ വീട്ടിൽ പോയി രണ്ട് ഗുളിക കൂടുതൽ കഴിക്കാം എന്ന് പറയുന്നവരെ കാണാം. ഹൃദ്രോഗത്തിനു ഏകദേശം അഞ്ചു മുതൽ ഏഴു ലക്ഷം രൂപ വരെ ചിലവാക്കുന്നു. കാൽമുട്ട് മാറ്റിവക്കൽ ശസ്ത്രക്രിയ ഒന്നര ലക്ഷം മുതൽ രണ്ടര ലക്ഷം വരെയാണ്. കുട്ടികളില്ലാത്തതിനുള്ള ചികിത്സക്ക് മൂന്ന് ലക്ഷം മുതൽ പത്ത് ലക്ഷം വരെ.

എല്ലാം ജീവിതശൈലീ മൂലമാണെന്ന് പറയുന്നില്ല. എങ്കിലും ഭൂരിഭാഗവും ഭക്ഷണശീലങ്ങളിൽ നിന്നും, ജീവിതശൈലിയിൽ നിന്നുമാണ്. ഇത്തരം അസുഖങ്ങൾ ചികിത്സിക്കുമ്പോൾ, മരുന്നുകൾ എഴുതുന്നതോടൊപ്പം, നിങ്ങളുടെ ഭാരം നിർബന്ധമായും കുറയ്ക്കണമെന്ന്, രോഗികളോട് ഡോക്ടർമാർ വ്യക്തമായി നിർദ്ദേശിക്കാറുണ്ട്. എന്നാൽ രോഗികൾ ഈ മരുന്നുകൾ എല്ലാം വളരെ കൃത്യമായി കഴിക്കും. പക്ഷെ അമിതവണ്ണം കുറയ്ക്കുന്നതിന് ആവശ്യമായ ഭക്ഷണരീതികളോ ജീവിതശൈലീയോ മാറ്റുവാനുള്ള കാര്യങ്ങൾക്കൊന്നും യാതൊരു പ്രാധാന്യവും കൊടുക്കാറില്ല. ഇപ്പോഴും അമിതവണ്ണം കുറയ്ക്കാൻ പോകുന്നത്, ഒരു പാഴ്ചിലവായിട്ടോ, അല്ലെങ്കിൽ അത് ഒരു സൗന്ദര്യ വർദ്ധക ചികിത്സയായിട്ടോ ആണ് ഭൂരിഭാഗം ജനങ്ങളും കാണുന്നത്. ഇനി അമിതവണ്ണം കുറയ്ക്കാൻ തീരുമാനിച്ചാൽ തന്നെ ഓൺലൈനിൽ വരുന്നതോ, ആരോ ഒരാൾ എങ്ങനെയോ അഞ്ചു കിലോ കുറച്ച ഭക്ഷണരീതിയോ

എടുത്ത് അതുപോലെ പരീക്ഷിക്കും. പലപ്പോഴും ഇത് ഗുണത്തേക്കാളേറെ ദോഷം ചെയ്യുകയും ചെയ്യും.

അതുകൊണ്ട് നല്ലൊരു ബോധവത്കരണം സമൂഹത്തിൽ ആവശ്യമാണ്. പ്രമേഹം വരുമ്പോൾ, ചോറ് കഴിക്കരുത് എന്ന് പറഞ്ഞുവിടുന്ന തരത്തിലുള്ള ബോധവത്കരണമല്ല. പിന്നെയോ, പുതിയ ശാസ്ത്രപഠനങ്ങളുടെ അടിസ്ഥാനത്തിൽ, യഥാർത്ഥ ഭക്ഷണത്തിന്റെ പ്രാധാന്യമെന്താണ്, ഭക്ഷണം സമയത്തിന് കഴിക്കുന്നതിന്റെ ആവശ്യം എന്താണ്, ഏതാണ് നല്ല ഭക്ഷണം, ഏതെല്ലാമാണ് മോശം ഭക്ഷണം, ഇതെല്ലാം മനസ്സിലാക്കികൊണ്ടുള്ള ഒരു ബോധവത്കരണമാണ് ആവശ്യം. അല്ലാതെ വ്യായാമത്തെ മാത്രം പ്രോത്സാഹിപ്പിച്ചിരുന്നാൽ, അത് സാധിക്കാത്തവർക്ക്, അതായത് പ്രായമായവർ, അസുഖങ്ങൾ ഉള്ളവർ, ഭിന്നശേഷിക്കാർ, എന്നിവർക്ക് ശരിയായ ഒരു പോംവഴി പറഞ്ഞുകൊടുക്കുവാൻ സാധിക്കാതെ വരും. ഈ ബോധവത്കരണം, വ്യക്തികളിൽ, കുടുംബങ്ങളിൽ, സ്കൂളുകളിൽ, ഹോട്ടലുകളിൽ, ആശുപത്രി കാന്റീനുകളിൽ വരെ നടത്തണം.

ഈ പുസ്തകത്തിൽ എഴുതിയിരിക്കുന്ന കാര്യങ്ങൾ അമിതവണ്ണമുള്ളവർ, അല്ലെങ്കിൽ എന്തെങ്കിലും അസുഖങ്ങൾ ഉള്ളവർ മാത്രം ശ്രദ്ധിക്കേണ്ട കാര്യങ്ങളല്ല. കുടുംബങ്ങളിൽ മുഴുവൻ മാറ്റം വരുത്തേണ്ട കാര്യങ്ങളാണ്. അത് കുട്ടികളാണെങ്കിലും മുതിർന്നവരാണെങ്കിലും എന്ത് അസുഖങ്ങൾ ഉള്ളവരാണെങ്കിലും അമിതവണ്ണം ഉള്ളവരാണെങ്കിലും, ശരിയായ ഭാരം ഉള്ളവരാണെങ്കിലും, നല്ല രീതിയിൽ ഭക്ഷണം കഴിക്കുക എന്നതാണ് പരമപ്രധാനം. അല്ലാതെ അമിതവണ്ണമുള്ള ഒരു വ്യക്തി, തടി കുറയ്ക്കാൻ കുറച്ച് ദിവസത്തേക്ക് പാലിക്കേണ്ട കാര്യമല്ല ഇതിൽ എഴുതിയിരിക്കുന്നത്. വീട്ടിലെ എല്ലാവരും, പരസ്പരം സഹകരിച്ചും പ്രോത്സാഹിപ്പിച്ചും, ആത്മവിശ്വാസത്തോടെ ചെയ്യേണ്ട കാര്യങ്ങളാണിത്.

പരസ്പരം കുറ്റപ്പെടുത്താതിരിക്കുക, പരസ്പരം താരതമ്യം ചെയ്യാതിരിക്കുക, അമിതവണ്ണം കുറയ്ക്കുക എന്നത്, ഒരു മത്സരമായി കാണാതിരിക്കുക. ഓരോ ശരീരവും വ്യസ്തതമാണെന്ന് മനസ്സിലാക്കുക. എല്ലാവരും ഒരേ പോലെ ഭാരം കുറയുകയില്ല. ഓരോ വ്യക്തിയുടെയും അസുഖങ്ങളും, അവരുടെ രക്തത്തിലെ ഘടകങ്ങളും, അവർ മരുന്നുകൾ ഉപയോഗിക്കുന്നവരാണെങ്കിൽ അതിനെയെല്ലാം ആശ്രയിച്ചായിരിക്കും ആ വ്യക്തിയുടെ ഭാരം കുറയുന്നത്.

> "A journey of a thousand miles begins
> with a single step"
> Lao Tzu
> Chinese Philosopher

നല്ല ആരോഗ്യകരമായ ജീവിതശൈലിയിലേക്കുള്ള യാത്രക്ക് ചെറിയ ചുവടുകൾ മുന്നോട്ട് വക്കുക എന്നത് ആവശ്യവുമാണ്. നല്ലൊരു ഭക്ഷണരീതി പിന്തുടരുവാൻ നിങ്ങൾ ശ്രമിച്ചു തുടങ്ങുമ്പോൾ, പലവിധത്തിലുള്ള പ്രതിസന്ധികളും, ബുദ്ധിമുട്ടുകളും ഭാരം കൂടലും, ഭാരം കുറയാതെ നിൽക്കുകയുമെല്ലാം സംഭവിക്കാം. എന്ത് തന്നെയായാലും നിങ്ങളുടെ ശരീരത്തിന്റെ കഴിവുകളിൽ വിശ്വസിച്ചും, നല്ല ഭക്ഷണം നമ്മുടെ ശരീരത്തിൽ വളരെ നല്ല രീതിയിൽ പ്രവർത്തിക്കുമെന്ന് വിശ്വസിച്ചും മുന്നോട്ടു പോകുക. ഒന്നോ രണ്ടോ ദിവസംകൊണ്ട് വലിയ മാറ്റങ്ങൾക്ക് ശ്രമിക്കാതെ, ചെറിയ ചെറിയ മാറ്റങ്ങൾ ജീവിതരീതിയിലും ഭക്ഷണരീതികളിലും വരുത്തിക്കൊണ്ട് മുന്നേറുക.

തടസ്സങ്ങൾ ഉണ്ടാകാം, പരാജയങ്ങൾ ഉണ്ടാകാം, ജീവിതത്തിലെ തിരക്കുകൾക്കിടയിൽ ചില ദിവസങ്ങളിൽ, ചില സമയങ്ങളിൽ ഭക്ഷണരീതികളും വ്യായാമങ്ങളും വിചാരിച്ചതു പോലെ പിന്തുടരുവാൻ സാധിച്ചില്ലെന്ന് വരാം. എന്നാലും നിങ്ങൾക്ക് സ്വയം തിരിച്ചുവരുവാൻ സാധിക്കും. സാധിക്കണം. ചെറിയ കുട്ടികൾ ഓട്ടമത്സരത്തിൽ

പങ്കെടുക്കുമ്പോൾ, ചിലപ്പോൾ വീഴുന്നത് നിങ്ങൾ കണ്ടിട്ടുണ്ടാകും. അപ്പോൾ മാതാപിതാക്കൾ അവരെ കൂടുതൽ പ്രോത്സാഹിപ്പിക്കുന്നു. അത് കാണുമ്പോൾ കുട്ടി പൂർവാധികം ഉത്സാഹത്തോടെ ശക്തിയോടെ, വീര്യത്തോടെ ഓട്ടം തുടരുന്നു. ഏത് ഓട്ടം പൂർത്തിയാക്കുവാനും ദൈവം നിങ്ങളെ സഹായിക്കും. നമ്മുടെ എല്ലാ പ്രവൃത്തികളും ദൈവവിചാരത്തോടെ കൂടിയാകുകയും വേണം.

ദൈവം പലരീതികളിലൂടെ പല സാഹചര്യങ്ങളിലൂടെ, മുന്നറിയിപ്പുകളിലൂടെ നമ്മളോട് സംസാരിക്കുന്നു. അതിനെ വിവേചിച്ചറിയുവാനും യുക്തമായ തീരുമാനം എടുക്കുവാനുമുള്ള സ്വാതന്ത്ര്യം ദൈവം മനുഷ്യന് നൽകിയിരിക്കുന്നു. നിങ്ങൾക്കെന്താണോ നേടേണ്ടത് അതിനായി യുക്തിയോടെ പ്രയത്നിക്കുക. കാരണം ഇത് നിങ്ങളുടെ ശരീരമാണ്. നിങ്ങളുടെ ജീവിതമാണ്. അതിനെ മനോഹരമാക്കുവാനുള്ള കാര്യങ്ങൾ ചെയ്യുക എന്നതാണ് പ്രധാനം. ആരോഗ്യകരമായ ഭാവി നിങ്ങളുടെ കൈയിലാണ്. ഈ പുസ്തകം ഇവിടെ അവസാനിക്കുകയാണ്. എന്നാൽ നിങ്ങളുടെ യാത്ര ഇവിടെ ആരംഭിക്കുകയാണ്. ആരോഗ്യകരമായ ഒരു ജീവിതത്തിലേക്ക്. ഈ പുസ്തകത്തിൽ പറഞ്ഞ കാര്യങ്ങൾ ഒരു ശീലമാക്കി മാറ്റുന്നതിന് ആദ്യം 45 ദിവസത്തേക്ക് കൃത്യമായി നിങ്ങളുടെ ഭക്ഷണസമയങ്ങളും ജീവിതശൈലിയും മാറ്റുക. നിങ്ങളുടെ ഓരോ ദിവസത്തെയും മാറ്റങ്ങൾ സ്വയം മനസ്സിലാക്കുക. പിന്നീട് ആ ശീലങ്ങൾ പിന്തുടരുവാൻ നിങ്ങൾക്ക് അനായാസമായി സാധിക്കും. ദിവസവും ദൈവത്തോട് പ്രാർത്ഥിക്കുവാൻ സമയം കണ്ടെത്തുക. നിങ്ങൾക്ക് ലഭിക്കുന്ന ഓരോ മാറ്റത്തിനും ദൈവത്തോട് നന്ദി പറയുക.

> "തന്റെ അഭീഷ്ടമനുസരിച്ച് ഇച്ഛിക്കുവാനും പ്രവർത്തിക്കുവാനും നിങ്ങളെ ഉത്തേജിപ്പിക്കുന്നത് ദൈവമാണ്."
> (ഫിലിപ്പി 2: 13)

Frequently Asked Questions

എന്താണ് എസ്കാസോ®?

ജീവിതശൈലി രോഗങ്ങൾ തടയുന്നതിനും അമിതവണ്ണം കുറയ്ക്കുന്നതിനും വളരെയധികം ഫലപ്രദവും ശാസ്ത്രീയവുമായ ചികിത്സകൾ ചെയ്യുന്ന സ്ഥാപനമാണ് എസ്കാസോ®. 2006 മുതൽ പ്രവർത്തിക്കുന്ന എസ്കാസോ®, ഇത്തരത്തിലൊരു പ്രോഗ്രാം പിന്തുടരുന്ന ഇന്ത്യയിൽ തന്നെ ആദ്യത്തെ, അമിതവണ്ണം കുറയ്ക്കുന്ന, ഫിസിയോതെറാപ്പി - വെൽനെസ്സ് സെന്റർ ആണ്. സാധാരണ ബ്യൂട്ടി പാർലർ, ജിമ്മുകൾ, സ്പാ കേന്ദ്രങ്ങൾ വാഗ്ദാനം ചെയ്യുന്ന ഒരു ബ്യൂട്ടി തെറാപ്പി അല്ലെങ്കിൽ ഫിറ്റ്നസ്, വ്യായാമ പ്രോഗ്രാമുകൾ അല്ല എസ്കാസോയിലുള്ളത്.

വിദഗ്ധരായ ഡോക്ടർമാർ, ഫിസിയോതെറാപ്പിസ്റ്റുകൾ, ഡെർമറ്റോളജിസ്റ്റുകൾ, ക്ലിനിക്കൽ ന്യുട്രീഷനിസ്റ്റുകൾ, പരിശീലനം ലഭിച്ച പ്രാക്ടീഷണർമാർ എന്നിവരുടെ മേൽനോട്ടത്തിൽ, അമിതഭാരവും അമിതവണ്ണവും കൈകാര്യം ചെയ്യുന്നതിനുള്ള ചികിത്സകൾ എസ്കാസോ® വാഗ്ദാനം ചെയ്യുന്നു.

ആർക്കെല്ലാം എസ്കാസോ® പ്രോഗ്രാം ചെയ്യാം?

അമിതവണ്ണം, പ്രമേഹം, ഹൃദ്രോഗം, ഫാറ്റി ലിവർ, പിസിഒഡി, വന്ധ്യത പ്രശ്നങ്ങൾ, തുടങ്ങിയ ജീവിതശൈലി രോഗങ്ങൾ വരാതെ പ്രതിരോധിക്കുവാൻ ആഗ്രഹിക്കുന്നവർക്കും, ഇത്തരം ജീവിതശൈലീ രോഗങ്ങൾ ഉണ്ടെങ്കിൽ അവയിൽ ആരോഗ്യകരമായ മാറ്റങ്ങൾ വരണം എന്നാഗ്രഹിക്കുന്നവർക്കും, ശരീരത്തിനും മനസിനും ആരോഗ്യകരമായ ഒരു മാറ്റം വേണം

എന്നാഗ്രഹിക്കുന്നവർക്കും ഈ പ്രോഗ്രാം ചെയ്യാവുന്നതാണ്. എസ്കാസോയുടെ ജീവിതശൈലീ പ്രോഗ്രാമുകളിൽ ഒരു വിധത്തിലുമുള്ള മരുന്നുകളോ, ഫുഡ് സപ്പ്ളിമെന്റുകളോ, ജ്യൂസുകൾ, പൊടികൾ, കുത്തിവയ്പ്പുകൾ, ശസ്ത്രക്രിയകൾ അല്ലെങ്കിൽ സമ്മർദ്ദവും കഠിനവുമായ വ്യായാമം എന്നിവ ഉപയോഗിക്കുന്നില്ല.

എനിക്ക് പ്രമേഹം/അമിത രക്തസമ്മർദ്ദം /തൈറോയ്ഡ് പ്രശ്നങ്ങൾ/പിസിഒഡി ഉണ്ട്. എനിക്ക് ശരീരഭാരം കുറയ്ക്കാൻ കഴിയുമോ?

ഞങ്ങളുടെ ചികിത്സകൾ പ്രാഥമികമായി നിങ്ങളുടെ മൊത്തത്തിലുള്ള ഭാരം മാത്രമല്ല നിങ്ങളുടെ ആരോഗ്യത്തെയും കേന്ദ്രീകരിക്കുന്നു. ജീവിതശൈലിയിലെ മാറ്റങ്ങളും രക്തത്തിലെ ഘടകങ്ങളുടെ മാറ്റങ്ങളുമാണ് ഇത്തരം ജീവിതശൈലി രോഗങ്ങൾക്ക് കാരണം. അതിനാൽ ആദ്യം നിങ്ങളുടെ ജീവിതശൈലി, ഭക്ഷണക്രമം എന്നിവ ശരിയാക്കണം. ഇത് നിങ്ങളുടെ രക്തത്തിലെ ഘടകങ്ങൾ സാധാരണ നിലയിലാക്കാൻ സഹായിക്കും. മേൽപ്പറഞ്ഞ രോഗങ്ങൾക്ക് നിങ്ങൾ വൈദ്യചികിത്സ നടത്തുകയാണെങ്കിൽ, നിങ്ങളുടെ ചികിത്സകളിൽ നിന്ന് പരമാവധി ഫലങ്ങൾ നേടാൻ എസ്കാസോ® പ്രോഗ്രാം നിങ്ങളെ സഹായിക്കും, കൂടാതെ മരുന്നുകളുടെ അളവ് നിങ്ങളുടെ ഡോക്ടറുടെ മേൽനോട്ടത്തിൽകുറയ്ക്കാനും കഴിയും. എസ്കാസോ® പ്രോഗ്രാമിൽ രക്തത്തിലെ പഞ്ചസാരയുടെ അളവ്, HbA1C, മറ്റ് ജീവിതശൈലി രോഗങ്ങൾ എന്നിവയിൽ നല്ല മാറ്റങ്ങൾ നിങ്ങൾക്ക് കാണാം. ശരീരഭാരം കുറയുന്നത് ആരോഗ്യകരമായ ജീവിതത്തിന്റെ ഫലമാണ്. കൂടാതെ, മികച്ച ഫലങ്ങൾ ഉറപ്പാക്കുന്നതിന് ഞങ്ങളുടെ പ്രോഗ്രാമിന് മുമ്പായി നിങ്ങളുടെ എല്ലാ രക്തപരിശോധനകളും ആവശ്യമാണ്.

എനിക്ക് കാൽമുട്ട് വേദന/നടുവേദന/വൈകല്യം/നടക്കാനോ ഓടാനോ കഴിയില്ല, എനിക്ക് പ്രോഗ്രാം ചെയ്യാൻ കഴിയുമോ?

എസ്കാസോ പ്രോഗ്രാം എല്ലാവർക്കുമായി രൂപകൽപ്പന ചെയ്തിരിക്കുന്നു. ഏതെങ്കിലും തരത്തിലുള്ള വൈകല്യം,രോഗം അല്ലെങ്കിൽ സന്ധി വേദന എന്നിവയാൽ ബുദ്ധിമുട്ടുന്ന ആർക്കും ഇത് ചെയ്യാൻ കഴിയും. അത്തരം നിരവധി കേസുകളിൽ ഞങ്ങൾ വിജയകരമായി ചികിത്സിക്കുകയും ചെയ്തിട്ടുണ്ട്.

എന്തെങ്കിലും പാർശ്വഫലങ്ങൾ ഉണ്ടോ?

യഥാർത്ഥ ഭക്ഷണം സുരക്ഷിതമാണ്. മരുന്നുകളും ശസ്ത്രക്രിയകളും ഫുഡ് സപ്പ്ളിമെന്റ്സുകളും, ജ്യൂസുകളും പൊടികളും കുത്തിവയ്പ്പുകളും ഉപയോഗിക്കാതെ തന്നെ നിങ്ങളുടെ അമിതവണ്ണം കുറയ്ക്കുവാനും ജീവിതശൈലിയിൽ നല്ല മാറ്റങ്ങൾ വരുത്തുവാനും ഞങ്ങൾ നിങ്ങളെ സഹായിക്കുന്നു. യഥാർത്ഥ ഭക്ഷണത്തിലും ശരീരത്തിന്റെ ശരിയായ പ്രവർത്തനത്തിലും യഥാർത്ഥ സയൻസിലും ഞങ്ങൾ വിശ്വസിക്കുന്നു.

എനിക്ക് ഭക്ഷണം ഒഴിവാക്കേണ്ടതുണ്ടോ?

യഥാർത്ഥ ഭക്ഷണമാണ് യഥാർത്ഥ മരുന്ന്. യഥാർത്ഥ ഭക്ഷണത്തിൽ ഞങ്ങൾ വിശ്വസിക്കുന്നു. എസ്കാസോ®യുടെ GDDiET® എന്ന പ്രോഗ്രാം ഓർത്തോപെഡിക് ഫിസിയോതെറാപ്പിസ്റ്റും, ക്ലിനിക്കൽ ന്യൂട്രീഷ്യനിസ്റ്റും, ഹെൽത്ത് & വെൽനസ് കോച്ചുമായ ഗ്രിന്റോ ഡേവി ചിറക്കേക്കാരൻ വികസിപ്പിച്ച യഥാർത്ഥ ശാസ്ത്രത്തെ അടിസ്ഥാനമാക്കിയുള്ളതാണ്. ക്രാഷ് ഡയറ്റോ, ഏതെങ്കിലും വിദേശ ഡയറ്റ് പ്രോഗ്രാമുകളോ, ഹൈ പ്രോട്ടീൻ ഡയറ്റോ, ഹൈ ഫാറ്റ് ഡയറ്റോ അല്ല എസ്കാസോ® നിർദ്ദേശിക്കുന്നത്. ഇവിടെ ഭക്ഷണം കലോറി നോക്കി കഴിക്കലോ, ഗ്രാം

കണക്കാക്കി കഴിക്കാലോ ഇല്ല. സാധാരണ നിങ്ങൾ വീട്ടിൽ പാചകം ചെയ്യുന്നതെന്തോ - നിങ്ങളുടെ മുൻഗണന അനുസരിച്ച്- നിങ്ങൾ വെജിറ്റേറിയനാണോ, നോൺ വെജിറ്റേറിയനാണോ - കഴിക്കാം!

ഞാൻ ദിവസവും വരേണ്ടതുണ്ടോ?

നിങ്ങളുടെ ശരീരത്തിന്റെ ഘടനയുടെ വിശകലനത്തെ അടിസ്ഥാനമാക്കി, വിവിധതരത്തിലുള്ള പ്രോഗ്രാമുകൾ എസ്കാസോയിലുണ്ട്. ഓൺലൈൻ പ്രോഗ്രാമുകളും, GDDiET® വികസിപ്പിച്ചെടുത്ത, ഗ്രിന്റോ ഡേവി ചിറക്കേക്കാരെൻ നടത്തുന്ന ഒരു ദിവസത്തെ ജീവിതശൈലിയും അമിതവണ്ണം എന്നതിനെ ആസ്പദമാക്കിയുള്ള മാസ്റ്റർ ക്ലാസും ഞങ്ങളുടെ പ്രോഗ്രാമുകളിൽ ഉൾപ്പെടുന്നു. ആഴ്ചയിൽ മൂന്ന് ദിവസം സെന്ററിൽ വന്ന് ചെയ്യേണ്ട പ്രോഗ്രാമുകളും ഉണ്ട്. ഇതിൽ ഏതാണാവശ്യം എന്നത്, വിശദമായ കൺസൽറ്റേഷന് ശേഷം മാത്രമേ തീരുമാനിക്കുവാൻ സാധിക്കുകയുള്ളു.

ഞാൻ നിങ്ങൾ വിചാരിക്കുന്നപോലെ ഭക്ഷണം കഴിക്കുന്ന ആളല്ല! എന്നിട്ടും വണ്ണം കൂടുന്നു.

അമിതവണ്ണമുള്ള 90% ആളുകളും ഇതുതന്നെ പറയുന്നു. നിങ്ങളുടെ ശരീരത്തിന്റെ ശക്തിയിലും യഥാർത്ഥ ഭക്ഷണത്തിലും വിശ്വസിക്കുക. അമിതവണ്ണത്തിന്റെയും ജീവിതശൈലി രോഗങ്ങളുടെയും യഥാർത്ഥ കാരണം മനസിലാക്കുകയും ശരിയായ മാർഗ്ഗനിർദ്ദേശത്തോടെ ചികിത്സിക്കുകയും ചെയ്യുക. മെഡിക്കൽ മേൽനോട്ടമില്ലാതെ യാതൊരുവിധ ഭക്ഷണ പദ്ധതികളൊന്നും (ഡയറ്റ്) പാലിക്കരുത്. കാരണം ഭക്ഷണം മരുന്നാണ്. എസ്കാസോയിൽ നിങ്ങളുടെ നിലവിലെ ഭക്ഷണ രീതി, ജീവിതശൈലി, ശരീരഘടന, രക്ത റിപ്പോർട്ടുകൾ എന്നിവ വിശകലനം ചെയ്യുന്നു. ഇതിലൂടെ അമിതവണ്ണത്തിന്റെയും

ജീവിതശൈലീ രോഗങ്ങളുടെയും കാരണം കണ്ടെത്തുകയും നിങ്ങൾക്ക് മനസിലാക്കി തരുകയും ചെയ്യുന്നു.

എന്റെ ശരീരഭാരം കുറയുമോ? എന്റെ വയറ് എത്ര സെന്റിമീറ്റർ കുറയും?

അക്കങ്ങളിൽ വിശ്വസിക്കരുത്. നിങ്ങൾ ആദ്യം ശരീരഭാരം കുറയ്ക്കുമ്പോൾ, അധികമുള്ള കൊഴുപ്പോണോ കുറയുന്നത് എന്ന് പരിശോധിക്കണം. ശരീരഭാരം കുറയുമ്പോൾ പേശികളുടെ ഭാരം, ശരീരത്തിലെ വെള്ളത്തിന്റെ അളവുകൾ എന്നിവ കുറയരുത്. നിങ്ങൾ ഓരോ കിലോ കുറയുമ്പോഴും ഞങ്ങൾ ഇത് പരിശോധിച്ചുകൊണ്ടിരിക്കും. ഒപ്പം അമിതവണ്ണം കുറയുമ്പോൾ നിങ്ങളുടെ രക്തത്തിലെ പാരാമീറ്ററുകളുടെ പുരോഗതിയെക്കുറിച്ചും ഞങ്ങൾ പരിശോധിക്കും. അല്ലാതെ എത്ര ദിവസം കൊണ്ട് എത്ര കിലോ, എത്ര സെന്റിമീറ്റർ എന്ന പ്രോഗ്രാമുകളല്ല നമുക്കാവശ്യം.

ഈ ചികിത്സയ്ക്ക് ഒരു പ്രത്യേക പ്രായപരിധിയുണ്ടോ?

എസ്കാസോ® പ്രോഗ്രാം ഏതു പ്രായക്കാർക്കും ചെയ്യാവുന്നതാണ്. ഇപ്പോൾ മുതിർന്നവരിലും കുട്ടികളിലും അമിതവണ്ണവും ജീവിതശൈലി രോഗങ്ങളും കൂടുതലായി കണ്ടുവരുന്നു. എസ്കാസോയിൽ 7 വയസ്സ് മുതൽ - 81 വയസ്സ് വരെയുള്ളവർ പ്രോഗ്രാം ചെയ്യുന്നു. പ്രായഭേദ്യമന്യേ എല്ലാവർക്കും നല്ല ഫലങ്ങൾ ലഭിക്കുന്നു.

ഇനി എന്താണ് ഞാൻ ചെയ്യേണ്ടത് ?

എസ്കാസോയിലെ വിദഗ്ധരുമായി വിശദമായ കൺസൽറ്റേഷൻ നടത്തുക. ആദ്യം നിങ്ങളുടെ വിശദമായ ഒരു ബോഡി കോമ്പോസിഷൻ അനാലിസിസ് ചെയ്യുന്നു. ഇതിൽ നിങ്ങളുടെ ശരീരത്തിലെ മൊത്തം കൊഴുപ്പിന്റെ ശതമാനം, കൊഴുപ്പിന്റെ ഭാരം, ആന്തരിക അവയവങ്ങളെ

ചുറ്റിയുള്ള കൊഴുപ്പിന്റെ ലെവലുകൾ, ശരീരത്തിലെ ജലാംശത്തിന്റെ അളവ്, പേശികളുടെ ഭാരം, ഓരോ ഭാഗത്തുമുള്ള കൊഴുപ്പിന്റെയും പേശികളുടെയും അളവുകൾ, നിങ്ങളുടെ ഉപാപചയം, നിങ്ങളുടെ മെറ്റബോളിക് വയസ്സ് എന്നിവ മനസിലാക്കാം. ഈ ശരീരഘടനയും, നിങ്ങളുടെ അസുഖങ്ങളും പ്രായവും അനുസരിച്ച് അനുയോജ്യമായ ഒരു പാക്കേജ് ഞങ്ങൾ നിങ്ങൾക്ക് നിർദേശിക്കും. കൂടിക്കാഴ്ചയ്ക്ക് മുൻകൂട്ടി സമയം ബുക്ക് ചെയ്യുക. നിങ്ങൾക്ക് ആവശ്യമുള്ള സമയമെടുത്ത് നിങ്ങളുടെ എല്ലാ സംശയങ്ങളും ചോദിച്ച് മനസിലാക്കുക. എല്ലാ സംശയങ്ങളും തീർത്തതിന് ശേഷം മാത്രം ആവശ്യമുണ്ടെങ്കിൽ എസ്കാസോയിൽ പ്രോഗ്രാമിൽ ചേരുക.

ഇനി നിങ്ങൾ വിദേശത്തുള്ളവരോ, എസ്കാസോ ക്ലിനിക്കുകൾ സ്ഥിതി ചെയ്യുന്ന സ്ഥലത്തുനിന്ന് വളരെ അകലെ ഉള്ളവരോ ആണെങ്കിൽ ഞങ്ങളുമായി ഓൺലൈൻ വിഡിയോ കൺസൾട്ടേഷൻ ചെയ്യാവുന്നതാണ്. ഈ കൺസൾട്ടേഷന് ശേഷം നിങ്ങൾക്ക് ആവശ്യമായ പ്രോഗ്രാമിനെകുറിച്ച് വ്യക്തമായ രൂപരേഖ തരുന്നു. പിന്നീട് നിങ്ങൾക്ക് ഓൺലൈൻ ആയിതന്നെ എസ്കാസോ® GDDiET® പിന്തുടരാവുന്നതാണ്. ഓൺലൈനിൽ പ്രോഗ്രാം ചെയ്യുമ്പോഴും വ്യക്തിഗതമായിത്തന്നെ നിങ്ങളുടെ ഭക്ഷണക്രമങ്ങൾ ഞങ്ങൾ ശരിയാക്കി തരുന്നു. ഇവിടെ മുൻകൂട്ടി തയ്യാറാക്കിയ ഭക്ഷണരീതികൾ ആർക്കുമില്ല. നിങ്ങളുടെ ഭക്ഷണശീലങ്ങളും ജീവിതശൈലിയും സ്വയം ശരിയാക്കുവാൻ സാധിക്കുന്നതുവരെ ഞങ്ങളുടെ സേവനം നിങ്ങൾക്ക് ലഭ്യമാക്കാവുന്നതാണ്

എത്ര ചിലവ് വരും

എസ്കാസോയിൽ മുൻകൂട്ടി തയ്യാറാക്കിയ പ്രോഗ്രാമുകളില്ല. ഓരോരുത്തരുടെയും ശരീര ഘടന, രക്തത്തിലെ അളവുകൾ, മറ്റ് അസുഖങ്ങൾ, പ്രായം എന്നിവ വിശകലനം ചെയ്തതിന്

ശേഷമാണ് ഓരോരുത്തർക്കും ആവശ്യമായ പ്രോഗ്രാമുകൾ നിശ്ചയിക്കുന്നത്. അതിനാൽ ഒരു കൺസൾട്ടേഷൻ എടുക്കുക എന്നതാണ് ആദ്യം ചെയ്യേണ്ടത്

കൂടുതൽ വിവരങ്ങൾക്ക് വിളിക്കുക: +91 8089009009

Email: info@escaso.in

www.escaso.in

www.realweightlossdiet.com

Smart Wellness Pvt Ltd

Kochi | Thrissur | Kozhikode | Palakkad

Main References

https://apps.who.int/iris/bitstream/handle/10665/44583/9789241501491_eng.pdf;jsessionid=CE7B23B7728D63913E4D9EC832D198B5?sequence=1

Diabetes & Metabolic Syndrome: Clinical Research & Review Vol.13. Issue, Jan - Feb 2019, Page 318 -321

In charts: Fat tax or not, India's obesity problem is not restricted to Kerala
https://scroll.in/pulse/811461/in-charts-fat-tax-or-not-indias-obesity-problem-is-not-restricted-to-kerala

Obesity among Reproductive Age Women in Rural Kerala: A Hidden Threat Parameshwari Prahlad[1], Ramesh H[2]
Obesity Linked to Severe Coronavirus Disease, Especially for Younger Patients
Published April 16, 2020 Updated April 17, 2020
https://www.nytimes.com/2020/04/16/health/coronavirus-obesity-higher-risk.html

Obesity in Patients Younger Than 60 Years Is a Risk Factor for COVID-19 Hospital Admission
Jennifer Lighter, Michael Phillips, Sarah Hochman, Stephanie Sterling, Diane Johnson, Fritz Francois, Anna Stachel
https://academic.oup.com/cid/advance-article/doi/10.1093/cid/ciaa415/5818333

High prevalence of obesity in severe acute respiratory syndrome coronavirus-2 (SARS-CoV-2) requiring invasive mechanical ventilation
Arthur Simonnet Mikael Chetboun Julien Poissy Violeta Raverdy Jerome Noulette Alain Duhamel Julien Labreuche Daniel Mathieu Francois Pattou Merce Jourdain The Lille Intensive Care COVID-19 and Obesity study group
https://onlinelibrary.wiley.com/doi/10.1002/oby.22831

Obesity and COVID-19 Severity in a Designated Hospital in Shenzhen, China
Posted: 1 Apr 2020 Cai Qingxian Southern University of Science and Technology - National Clinical Research Center for Infectious Diseases
Fengjuan Chen Guangzhou Medical University - Guangzhou Eighth People's Hospital
https://papers.ssrn.com/sol3/papers.cfm?abstract_id=3556658

[Clinical Characteristics and Outcomes of 112 Cardiovascular Disease Patients Infected by 2019-nCoV] [Article in Chinese]
Y D Peng 1, K Meng 1, H Q Guan 1, L Leng 1, R R Zhu 1, B Y Wang 1, M A He 2, L X Cheng 1, K Huang 1, Q T Zeng
https://pubmed.ncbi.nlm.nih.gov/32120458/

The Medical Risks of Obesity
Xavier Pi-Sunyer, MD1
https://www.ncbi.nlm.nih.gov/pmc/articles/PMC2879283/

The Epidemiology of Obesity: A Big Picture
Adela Hruby, PhD, MPH and Frank B. Hu, MD, PhD, MPH
https://www.ncbi.nlm.nih.gov/pmc/articles/PMC4859313/

https://apps.who.int/iris/bitstream/handle/10665/44583/9789241501491_eng.pdf;jsessionid=CE7B23B7728D63913E4D9EC832D198B5?sequence=1

Circadian Rhythms in Diet-Induced Obesity.
Engin A1,2.
https://www.ncbi.nlm.nih.gov/pubmed/28585194

The Effect of Circadian and Sleep Disruptions on Obesity Risk
Junghyun Noh*
https://www.ncbi.nlm.nih.gov/pmc/articles/PMC6489456/

https://www.glycemicindex.com/foodSearch.php
https://www.freeonlinecalc.com/glycemic-index-calculator.html

The Biology of human startvation
The Minnesota Startvation experiment
By Dr.Ancel Key

They Starved So That Others Be Better Fed: Remembering Ancel Keys and the Minnesota Experiment
Leah M. Kalm, Richard D. Semba
https://academic.oup.com/jn/article/135/6/1347/4663828

Low-Fat Dietary Pattern and Weight Change Over 7 Years
The Women's Health Initiative Dietary Modification Trial

Barbara V. Howard, PhD; JoAnn E. Manson, MD, DrPH; Marcia L. Stefanick, PhD; et al
https://jamanetwork.com/journals/jama/fullarticle/202138

A macroepigenetic approach to identify factors responsible for the autism epidemic in the United States. Clinical Epigenetics
volume 4, Article number: 6 (2012)
https://clinicalepigeneticsjournal.biomedcentral.com/articles/10.1186/1868-7083-4-6

Shining the Spotlight on Trans Fats
https://www.hsph.harvard.edu/nutritionsource/what-should-you-eat/fats-and-cholesterol/types-of-fat/transfats/

Trans fatty acids – A risk factor for cardiovascular disease
Mohammad Perwaiz Iqbal
https://www.ncbi.nlm.nih.gov/pmc/articles/PMC3955571/

Consumption of Fructose and High Fructose Corn Syrup Increase Postprandial Triglycerides, LDL-Cholesterol, and Apolipoprotein-B in Young Men and Women
Kimber L. Stanhope, Andrew A. Bremer, Valentina Medici, Katsuyuki Nakajima, Yasuki Ito, Takamitsu Nakano, Guoxia Chen, Tak Hou Fong, Vivien Lee, Roseanne I. Menorca, Nancy L. Keim, and Peter J. Havel
https://www.ncbi.nlm.nih.gov/pmc/articles/PMC3200248/

Dietary Fructose and Glucose Differentially Affect Lipid and Glucose Homeostasis[1–3]
Ernst J. Schaefer,[4,]* Joi A. Gleason,[4] and Michael L. Dansinger[5]

https://www.ncbi.nlm.nih.gov/pmc/articles/PMC2682989/

Fructose consumption increases risk factors for heart disease: Study suggests US Dietary Guideline for upper limit of sugar consumption is too high
Date:July 28, 2011Source:The Endocrine Society
https://www.sciencedaily.com/releases/2011/07/110728082558.htm

The Association Between Artificial Sweeteners and Obesity.
Pearlman M1, Obert J2, Casey L3.
https://www.ncbi.nlm.nih.gov/pubmed/29159583

The truth about artificial sweeteners – Are they good for diabetics?
Vikas Purohit and Sundeep Mishra
https://www.ncbi.nlm.nih.gov/pmc/articles/PMC5903011/
It is time to bust the myth of physical inactivity and obesity: you cannot outrun a bad diet
http://dx.doi.org/10.1136/bjsports-2015-094911

Physical Activity and Weight Gain Prevention
I-Min Lee, MBBS, ScD, Luc Djoussé, MD, DSc, Howard D. Sesso, ScD, Lu Wang, MD, PhD, and Julie E. Buring, ScD
https://www.ncbi.nlm.nih.gov/pmc/articles/PMC2846540/

Changes in Weight, Waist Circumference and Compensatory Responses With Different Doses of Exercise Among Sedentary, Overweight Postmenopausal Women

Timothy S Church 1, Corby K Martin, Angela M Thompson, Conrad P Earnest, Catherine R Mikus, Steven N Blair
https://pubmed.ncbi.nlm.nih.gov/19223984/

https://www.ncbi.nlm.nih.gov/pubmed/10593526?dopt=Abstract#
Physical activity in the treatment of the adulthood overweight and obesity: current evidence and research issues

Total Energy Intake, Adolescent Discretionary Behaviors and the Energy Gap
K R Sonneville 1, S L Gortmaker
https://pubmed.ncbi.nlm.nih.gov/19079276/
It is time to bust the myth of physical inactivity and obesity: you cannot outrun a bad diet A Malhotra[1], T Noakes[2], S Phinney[3]
https://bjsm.bmj.com/content/49/15/967

Changes in Weight, Waist Circumference and Compensatory Responses with Different Doses of Exercise among Sedentary, Overweight Postmenopausal Women
Published online 2009 Feb 18.
doi: 10.1371/journal.pone.0004515
https://www.ncbi.nlm.nih.gov/pmc/articles/PMC2639700/

Why do individuals not lose more weight from an exercise intervention at a defined dose? An energy balance analysis
Published online 2012 Jun 11. doi: 10.1111/j.1467-789X.2012.01012.x
https://www.ncbi.nlm.nih.gov/pmc/articles/PMC3771367/

https://www.vox.com/2016/4/28/11518804/weight-loss-exercise-myth-burn-calories

Exercise Treatment of Obesity
Loretta DiPietro, MPH, PhD. and Nina S Stachenfeld, PhD.
https://www.ncbi.nlm.nih.gov/books/NBK278961/
Impact of prolonged neuromuscular electrical stimulation on metabolic profile and cognition-related blood parameters in type 2 diabetes: A randomized controlled cross-over trial. 2018 Aug;142:37-45. doi: 10.1016/j.diabres.2018.05.032. Epub 2018 May 24.
Crowe L, Caulfield B Aerobic neuromuscular electrical stimulation—an emerging technology to improve haemoglobin A1c in type 2 diabetes mellitus: results of a pilot study BMJ Open 2012;2:e000219. doi: 10.1136/bmjopen-2011-000219
Persistent metabolic adaptation 6 years after "The Biggest Loser" competition. 2016 Aug;24(8):1612-9. doi: 10.1002/oby.21538. Epub 2016 May 2.
Thyroid Function and Obesity
Silvia Longhi[1] and Giorgio Radetti[1],*
https://www.ncbi.nlm.nih.gov/pmc/articles/PMC3608008/

Impacts of Gut Bacteria on Human Health and Diseases.Published online 2015 Apr 2, in International Journal of Molecular sciences.
https://www.ncbi.nlm.nih.gov/pmc/articles/PMC4425030/

Influence of Gut Microbiota on Subclinical Inflammation and Insulin Resistance
Bruno Melo Carvalho[1] and Mario Jose Abdalla Saad[1]

https://www.researchgate.net/publication/248384770_Influence_of_Gut_Microbiota_on_Subclinical_Inflammation_and_Insulin_Resistance

The Human Gut Microbiome and Body Metabolism: Implications for Obesity and Diabetes
Sridevi Devaraj,1,2 Peera Hemarajata,1,2 and James Versalovic1,2,*
https://www.ncbi.nlm.nih.gov/pmc/articles/PMC3974587/

Probiotics and Prebiotics in Dietetics Practice
Linda C Douglas 1, Mary E Sanders
https://pubmed.ncbi.nlm.nih.gov/18313433/

Gut microbiota in common elderly diseases affecting activities of daily living.Published online 2018 Nov 14, World Journal of Gastroenterology
https://www.ncbi.nlm.nih.gov/pmc/articles/PMC6235798/

Role of Environmental Chemicals in Obesity: A Systematic Review on the Current Evidence.Published online 2013 Jun 5.https://www.ncbi.nlm.nih.gov/pmc/articles/PMC3687513/

Obesogens: An Environmental Link to Obesity
Wendee Holtcamp
https://www.ncbi.nlm.nih.gov/pmc/articles/PMC3279464/

Viral Infection and Obesity: Current Status and Future Prospective.https://www.ncbi.nlm.nih.gov/pubmed/28093994

Effects of the Environment, Chemicals and Drugs on Thyroid Function
David Sarne, M.D.
https://www.ncbi.nlm.nih.gov/books/NBK285560/

Estrogen: An Emerging Regulator of Insulin Action and Mitochondrial Function
Anisha A. Gupte, 1, * Henry J. Pownall, 2 and Dale J. Hamilton 1, 3
https://www.ncbi.nlm.nih.gov/pmc/articles/PMC4391691/

*The New England Journal of Medicine, July 26, 2007.With funding from NIH's National Institute on Aging (NIA), Dr. Nicholas Christakis of Harvard Medical School and Dr. James Fowler of the University of California, San Diego, examined how social networks affect obesity
https://www.nih.gov/news-events/nih-research-matters/friends-family-may-play-role-obesity
*J Clin Endocrinol Metab. 2010 Jun;95(6):2963-8. doi: 10.1210/jc.2009-2430. Epub 2010 Apr 6.
(https://www.ncbi.nlm.nih.gov/pubmed/20371664)

Curr Cardiol Rev. 2010 Feb; 6(1): 54–61.
doi: 10.2174/157340310790231635
Sleep Duration as a Risk Factor for Cardiovascular Disease- a Review of the Recent Literature
(https://www.ncbi.nlm.nih.gov/pmc/articles/PMC2845795/)

Neuropsychobiology. 2011;64(3):141-51. doi: 10.1159/000328947. Epub 2011 Jul 29.
Sleep deprivation in mood disorders.
(https://www.ncbi.nlm.nih.gov/pubmed/21811084)

Behavioral Treatment of Obesity
Meghan L. Butryn, Ph.D.,1 Victoria Webb, B.A.,2 and Thomas A. Wadden, Ph.D.2
https://www.ncbi.nlm.nih.gov/pmc/articles/PMC3233993/

Behavioral treatment of obesity
Article in American Journal of Clinical Nutrition 82(1):230S-235S · July 2005 *with* 167 Reads
DOI: 10.1093/ajcn/82.1.230S
https://www.researchgate.net/publication/323240816_Behavioral_treatment_of_obesity

Open Respir Med J. 2011; 5: 31–43.
Published online 2011 Jun 23. doi: 10.2174/1874306401105010031
Metabolic, Endocrine, and Immune Consequences of Sleep Deprivation
(https://www.ncbi.nlm.nih.gov/pmc/articles/PMC3132857/)

Published online 2014 Jun 24. Prepublished online 2014 Mar 25. doi: 10.3389/fnagi.2014.00134
Human longevity is associated with regular sleep patterns, maintenance of slow wave sleep, and favorable lipid profile
(https://www.ncbi.nlm.nih.gov/pmc/articles/PMC4067693/)

Fam Community Health. Author manuscript; available in PMC 2015 Oct 15.
Published in final edited form as:
Fam Community Health. 2014 Oct-Dec; 37(4): 279–287.

Child obesity will NOT be solved by PE classes in schools, say researchers

By CHER THORNHILL FOR MAILONLINE
UPDATED: 21:01 BST, 7 May 2009
https://www.dailymail.co.uk/health/article-1178232/Child-obesity-NOT-solved-PE-classes-schools-say-researchers.html
doi: 10.1097/FCH.0000000000000038
The Association of TV Watching to Sleep Problems in a Church-going Population
Salim Serrano, DrPH, Jerry W. Lee, PhD, Salem Dehom, MPH, and Serena Tonstad, MD, MPH, PhD
(https://www.ncbi.nlm.nih.gov/pmc/articles/PMC4607020/)

Overweight but unseen: a review of the underestimation of weight status and a visual normalization theory, Published online 2017 Jul 21. doi: 10.1111/obr.12570
https://www.ncbi.nlm.nih.gov/pmc/articles/PMC5601193/

Viral Infection and Obesity: Current Status and Future Prospective.
https://www.ncbi.nlm.nih.gov/pubmed/28093994

Metabolic Impact Of Sex Hormones On Obesity
Lynda M. Brown,1 Lana Gent,2 Kathryn Davis,2 and Deborah J. Clegg2,*
https://www.ncbi.nlm.nih.gov/pmc/articles/PMC2924463/

Estrogen: An Emerging Regulator of Insulin Action and Mitochondrial Function
Anisha A. Gupte, 1, * Henry J. Pownall, 2 and Dale J. Hamilton 1, 3
https://www.ncbi.nlm.nih.gov/pmc/articles/PMC4391691/

*The New England Journal of Medicine, July 26, 2007. With funding from NIH's National Institute on Aging (NIA), Dr. Nicholas Christakis of Harvard Medical School and Dr. James Fowler of the University of California, San Diego, examined how social networks affect obesity
https://www.nih.gov/news-events/nih-research-matters/friends-family-may-play-role-obesity

Role of Environmental Chemicals in Obesity: A Systematic Review on the Current Evidence. Published online 2013 Jun 5. https://www.ncbi.nlm.nih.gov/pmc/articles/PMC3687513/

Obesogens: An Environmental Link to Obesity
Wendee Holtcamp
https://www.ncbi.nlm.nih.gov/pmc/articles/PMC3279464/

The Relationship of Eating Rate and Degree of Chewing to Body Weight Status among Preschool Children in Japan: A Nationwide Cross-Sectional Study
Hitomi Okubo,1,* Kentaro Murakami,2 Shizuko Masayasu,3 and Satoshi Sasaki2
https://www.ncbi.nlm.nih.gov/pmc/articles/PMC6356605/

Stress-related Cortisol Secretion in Men: Relationships With Abdominal Obesity and Endocrine, Metabolic and Hemodynamic Abnormalities
R Rosmond 1, M F Dallman, P Björntorp
https://pubmed.ncbi.nlm.nih.gov/9626108/

Metabolic effects of the nocturnal rise in cortisol on carbohydrate metabolism in normal humans.
S Dinneen, A Alzaid, J Miles, and R Rizza

https://www.ncbi.nlm.nih.gov/pmc/articles/PMC288409/?page=7

Cortisol Effects on Body Mass, Blood Pressure, and Cholesterol in the General Population
R Fraser 1, M C Ingram, N H Anderson, C Morrison, E Davies, J M Connell
https://pubmed.ncbi.nlm.nih.gov/10373217/

J Clin Endocrinol Metab. 2010 Jun;95(6):2963-8. doi: 10.1210/jc.2009-2430. Epub 2010 Apr 6.
(https://www.ncbi.nlm.nih.gov/pubmed/20371664)
Curr Cardiol Rev. 2010 Feb; 6(1): 54–61.
doi: 10.2174/157340310790231635
Sleep Duration as a Risk Factor for Cardiovascular Disease- a Review of the Recent Literature
(https://www.ncbi.nlm.nih.gov/pmc/articles/PMC2845795/)

Neuropsychobiology. 2011;64(3):141-51. doi: 10.1159/000328947. Epub 2011 Jul 29.
Sleep deprivation in mood disorders.
(https://www.ncbi.nlm.nih.gov/pubmed/21811084)

Open Respir Med J. 2011; 5: 31–43.
Published online 2011 Jun 23.
doi: 10.2174/1874306401105010031
Metabolic, Endocrine, and Immune Consequences of Sleep Deprivation
(https://www.ncbi.nlm.nih.gov/pmc/articles/PMC3132857/)

Published online 2014 Jun 24. Prepublished online 2014 Mar 25. doi: 10.3389/fnagi.2014.00134

Human longevity is associated with regular sleep patterns, maintenance of slow wave sleep, and favorable lipid profile
(https://www.ncbi.nlm.nih.gov/pmc/articles/PMC4067693/)

Association of Short Sleep Duration With Weight Gain and Obesity at 1-year Follow-Up: A Large-Scale Prospective Study
Mayumi Watanabe 1, Hiroshi Kikuchi, Katsutoshi Tanaka, Masaya Takahashi
https://pubmed.ncbi.nlm.nih.gov/20175399/

The Association Between Short Sleep Duration and Obesity in Young Adults: A 13-year Prospective Study
Gregor Hasler 1, Daniel J Buysse, Richard Klaghofer, Alex Gamma, Vladeta Ajdacic, Dominique Eich, Wulf Rössler, Jules Angst
https://pubmed.ncbi.nlm.nih.gov/15283000/

Sleep Loss Results in an Elevation of Cortisol Levels the Next Evening
R Leproult 1, G Copinschi, O Buxton, E Van Cauter
https://pubmed.ncbi.nlm.nih.gov/9415946/

ഗ്രന്ഥകർത്താവിനെ കുറിച്ച്

തന്റെ പ്രവർത്തനമേഖല ഫിസിയോതെറാപ്പി ആയിരിക്കെത്തന്നെ അതിനുമപ്പുറം ആരോഗ്യപൂർണ്ണമായ ജീവിതത്തിന്റെ ആവശ്യകത, അഥവാ ശരീര അസ്വാസ്ഥ്യങ്ങൾ ഇല്ലാതെയുള്ള സുഖകരമായ ജീവിതം എന്നതിന്റെ പ്രാധാന്യത്തെ കുറിച്ച് ആഴത്തിൽ തിരിച്ചറിഞ്ഞ വ്യക്തിയാണ് ശ്രീ ഗ്രിന്റോ ഡേവി ചിറക്കേക്കാരൻ. എല്ലുരോഗ വിഭാഗത്തിൽ സ്ഥിരമായി കണ്ടുവരുന്ന മുട്ട് വേദന, എല്ലുകളുടേയും പേശികളുടേയും വേദന, ബലക്കുറവ് എന്നീ പ്രശ്നങ്ങളുമായി എത്തുന്ന രോഗികളെ കണ്ടു പരിചരിച്ചതിൽ നിന്നുമാണ് ഇതിന്റെയൊക്കെ മൂലകാരണങ്ങളിലേക്ക് ഇറങ്ങി ചെല്ലാൻ അദ്ദേഹം തീരുമാനിച്ചത്. തന്റെ അറിവും പ്രാവീണ്യവും കൊണ്ട് പോഷകാഹാരങ്ങളേയും ഫിസിയോ തെറാപ്പിയും സംയോജിപ്പിച്ച് ജി.ഡി.ഡയറ്റ്® എന്ന മാതൃക രൂപപെടുത്തിയെടുക്കുകയും എസ്കാസോ എന്ന സ്ഥാപനം തുടങ്ങുകയും ചെയ്തു. ഈ മാതൃക വ്യക്തികളുടെ ജീവിത രീതിയിലും, ജീവശൈലി രോഗങ്ങളിലും ഏറെ മാറ്റമുണ്ടാക്കി.

കാലാകാലങ്ങളായി കേട്ടുപഴകിയ ശരീരഭാരം, അമിതവണ്ണം, ഭക്ഷണക്രമങ്ങൾ, വ്യായാമങ്ങൾ എന്നിവയെ കുറിച്ചുള്ള കെട്ടുകഥകളും തെറ്റിദ്ധാരണകളും ഇല്ലാതാക്കുകയാണ് ശ്രീ ഗ്രിന്റോ ഡേവി പിന്നീട് ചെയ്തത്. ശരിയായ ആഹാരം, ശരിയായ അളവ്, ശരിയായ സമയം എന്നിവയിൽ ഊന്നി ഓരോ വ്യക്തിക്കും അവർക്കിഷ്ടമുള്ള യഥാർത്ഥ ഭക്ഷണം കഴിച്ചു കൊണ്ട് തന്നെ ശരീരഭാരം കുറയ്ക്കാം എന്നത് വലിയ അത്ഭുതമാണ് പലരിലും സൃഷ്ടിച്ചത്. പട്ടിണി കിടന്നും, കഠിന വ്യായാമങ്ങൾ ചെയ്തും തടി കുറയാതെ വിഷമിച്ചവരോട് ആവശ്യാനുസരണം ഭക്ഷണം കഴിച്ചു കൊണ്ട് തന്നെ അമിതവണ്ണം ഇല്ലാതാക്കാം എന്ന് അദ്ദേഹം തിരുത്തിക്കൊടുത്തു. ഓരോ വ്യക്തിയുടേയും

ജീവിതരീതികളിൽ അവരറിയാതെ ഒളിഞ്ഞു കിടക്കുന്ന ശീലക്കേടുകളെ പിഴുതെറിഞ്ഞ് മനസ്സിനേയും ശരീരത്തേയും ഒരുപോലെ ഊർജ്ജസ്വലമാക്കുക എന്നതാണ് ശ്രീ.ഗ്രിന്റോ ഡേവി തന്റെ ഗവേഷണത്തിലൂടെ കൈവരിച്ച രീതി. ഇതിനു അനുസൃതമായാണ് മരുന്നുകളോ ഫുഡ് സപ്ലിമെന്റുകളോ കഠിനമായ വ്യായാമങ്ങളോ കൂടാതെ ശരീരഭാരത്തെ ക്രമീകരിക്കുവാനും ജീവിതശൈലീ മെച്ചപ്പെടുത്തുവാനുമായി ജി.ഡി.ഡയറ്റ്® രൂപപ്പെടുത്തിയത്. ഏതു പ്രായക്കാർക്കും, ഭിന്നശേഷിക്കാർക്കും, ഏത് ജീവിതശൈലീ രോഗങ്ങൾ ഉള്ളവർക്കും ഗർഭിണികൾക്കും, മുലയൂട്ടുന്ന അമ്മമാർക്കും, പ്രമേഹ രോഗികൾക്കുമെല്ലാം അനുയോജ്യമായ യാതൊരുവിധ പാർശ്വഫലങ്ങളും കൂടാത്ത രീതികളാണ് ജി.ഡി.ഡയറ്റിനെയും എസ്കാസോയെയും വേറിട്ടതാക്കുന്നത്.

ശ്രീ. ഗ്രിന്റോ ഡേവി ചിറക്കേക്കാരൻ ഒരു അംഗീകൃത ഓർത്തോപീഡിക് ഫിസിയോതെറാപ്പിസ്റ്റും, ജീവിതശൈലിയിൽ ആരോഗ്യകരമായ മാറ്റങ്ങൾ വരുത്തുന്ന വിദഗ്ധനുമാണ്. അപ്പോളോ ആശുപത്രിയിൽ ക്ലിനിക്കൽ ന്യൂട്രീഷൻ പൂർത്തിയാക്കിയ അദ്ദേഹത്തിന് HCPC - UK യിൽ റെജിസ്ട്രേഷൻ ഉണ്ട്. കാലിഫോർണിയ ഇൻസ്റ്റിറ്റ്യൂട്ട് ഓഫ് ഇന്റഗ്രൽ സ്റ്റഡീസിൽ നിന്ന് ഹെൽത്ത് & വെൽനെസ്സ് പരിശീലനം പൂർത്തിയാക്കിയ ശ്രീ. ഗ്രിന്റോ ഡേവി രാജ്യത്തെ മികച്ച പത്രമാധ്യമങ്ങളായ ഇന്ത്യൻ എക്സ്പ്രസ്സ്, ഡെക്കാൻ ക്രോണിക്കൾ, മലയാള മനോരമ, മാതൃഭൂമി, ഏഷ്യാനെറ്റ് എന്നിവയിൽ ഇടംപിടിച്ചു. ശ്രീ. ഗ്രിന്റോ ഡേവി പ്രസിദ്ധനായ പ്രാസംഗികനും, പ്രബോധകനുമാണ്. സ്മാർട്ട് വെൽനെസ്സ് പ്രൈവറ്റ് ലിമിറ്റഡിനു കീഴിൽ വരുന്ന എസ്കാസോയുടെ സ്ഥാപക മാനേജിങ് ഡയറക്ടറായ ഇദ്ദേഹം ചെന്നൈ ഡോ.MGR മെഡിക്കൽ സർവകലാശാലയിൽ നിന്നും ഫിസിയോതെറാപ്പി - ഓർത്തോപീഡിക്സ് ബിരുദാനന്തര ബിരുദത്തിൽ ഒന്നാം റാങ്ക് നേടിയിട്ടുണ്ട്.

നല്ല ഭക്ഷണരീതികളിലൂടെ നല്ല ആരോഗ്യം, നല്ല മാനസികാവസ്ഥ, ബുദ്ധിവികാസം, മാനസികസന്തോഷം എന്നിവയെല്ലാം നേടിയെടുക്കാൻ കഴിയും എന്ന ശ്രീ ഗ്രിന്റോയുടെ രീതിയിലൂടെ ഫലം കണ്ടവർ ഒട്ടനവധിയാണ്. അതിൽ സിനിമാ സീരിയൽ താരങ്ങൾ, രാഷ്ട്രീയ നേതാക്കൾ, ആരോഗ്യ പ്രവർത്തകർ, ഡോക്ടർമാർ, അധ്യാപകർ, എഞ്ചിനീയർമാർ എന്നിങ്ങനെ സമൂഹത്തിലെ വിവിധ മേഖലകളിൽ പ്രവർത്തിക്കുന്ന ഒട്ടേറെപ്പേർ വർഷങ്ങളായി അദ്ദേഹത്തിൽ വിശ്വാസമർപ്പിച്ചു പോരുന്നു. അമിതവണ്ണത്തിന് പുറമെ പ്രമേഹം, PCOD, അമിത രക്തസമ്മർദ്ദം, വന്ധ്യത തുടങ്ങിയ പ്രശ്നങ്ങൾക്കുള്ള ശാശ്വത പരിഹാരമാണ് അവരിലോരോരുത്തരും ശ്രീ ഗ്രിന്റോയിലൂടെ നേടിയത്.

ശ്രീ ഗ്രിന്റോ ഡേവി ഒരു വലിയ ആരോഗ്യ വിപ്ലവത്തിനാണ് ആരംഭം കുറിച്ചത്. നല്ല ആരോഗ്യം എന്നത് കേട്ടുകേൾവി മാത്രമായിക്കൊണ്ടിരിക്കുന്ന ഇന്നത്തെ സമൂഹത്തിലും, ജീവിത സാഹചര്യത്തിലും, ശരിയായ ഭക്ഷണം തന്നെയാണ് ശരിയായ മരുന്ന് എന്ന തിരിച്ചറിവാണ് അദ്ദേഹം നൽകുന്നത്.

Grinto Davy Chirakekkaren on Social Media

www.realweightlossdiet.com
www.escaso.in

Instagram : @grintodavy
Youtube : @grintodavy
Facebook : @grintodavyc
Twitter : @smartphysio
Instagram : @escasoclub
Facebook : @smartescasoclub

Programs

Enhancing Lifestyle: One Day Workshop

Enhancing Lifestyle & Obesity Management with Grinto Davy - 3 - 6 month program

Please give your valuable feedback at

pr@escaso.in

www.ingramcontent.com/pod-product-compliance
Lightning Source LLC
Chambersburg PA
CBHW060823220526
45466CB00003B/958
* 9 7 8 1 6 4 8 9 9 7 6 9 3 *